中国科学院华南植物园
辽宁医巫闾山国家级自然保护区
辽宁省北票市泉巨永林果服务站

U0607387

中国药用植物

CHINESE MEDICINAL PLANTS

主 编 叶华谷 张凤秋 王忠芹 曾飞燕 第六辑（二十六—三十）

（二十七）

化学工业出版社

·北京·

本书以图文结合的形式，收录我国野生及栽培的药用植物共200种（包括亚种、变种及变型），主要从植物资源利用的角度，介绍了每种植物的中文名、别名、拉丁名、基原、形态特征、生境、分布、采集加工、性味功能、主治用法等，有些种类还有附方。为了安全起见，在一些有毒植物的性味功能后面标明"有大毒""有毒""有小毒"等字样，提醒读者慎用。

本书可供药物研究、教育、资源开发利用及科普等领域人员参考使用。

图书在版编目（CIP）数据

中国药用植物.二十七/叶华谷等主编. — 北京：化学工业出版社，2018.4
ISBN 978-7-122-33616-3

Ⅰ.①中… Ⅱ.①叶… Ⅲ.①药用植物－介绍－中国 Ⅳ.①R282.71

中国版本图书馆CIP数据核字（2019）第000100号

责任编辑：李　丽
责任校对：边　涛　　　　　　　　　　　　　装帧设计：百彤文化传播

出版发行：化学工业出版社（北京市东城区青年湖南街13号　邮政编码：100011）
印　　装：北京缤索印刷有限公司
889mm×1194mm　1/32　印张13　字数500千字　2020年1月北京第1版第1次印刷

购书咨询：010-64518888　　　　　　　　　售后服务：010-64518899
网　　址：http://www.cip.com.cn
凡购买本书，如有缺损质量问题，本社销售中心负责调换。

定　　价：79.00元　　　　　　　　　　　　版权所有　　违者必究

本书编写人员

主　　编：叶华谷　　张凤秋　　王忠芹　　曾飞燕

执行主编：张凤秋　　王忠芹

副 主 编：于　璐　　刘晓峰　　白国华　　郑　珺

编写人员：谢晓丽　　杨志恒　　王丽丽　　王玉环　　于　慧　　马　羚
　　　　　陈红梅　　王梦婵　　王忠芹　　白静姝　　李宏博　　李海燕
　　　　　阚　颖　　张秀艳　　方志强　　叶华谷　　叶育石　　付　琳
　　　　　付绍智　　白国华　　张　伟　　扬天建　　全　健　　刘　冰
　　　　　刘晓峰　　卢　野　　杜怡枫　　李书渊　　李巧玲　　李如良
　　　　　李泽贤　　李洁玉　　李健容　　熊铁一　　翟永春　　杨　毅
　　　　　杨科明　　肖　波　　吴林芳　　余中莲　　余道平　　邹　滨
　　　　　张　征　　张建海　　张慧晔　　张凤秋　　张秋颖　　于　璐
　　　　　郑　新　　陆颂规　　陈玉笋　　陈巧明　　陈步峰　　陈绍成
　　　　　陈洪源　　陈海山　　范小静　　林汝顺　　易思荣　　郑　珺
　　　　　侯惠婵　　廖文波　　谭秋平　　秦新生　　贾　晗　　夏　静
　　　　　夏禾毕兰　黄　娅　　黄志海　　曹洪麟　　曹照忠　　彭启新
　　　　　韩　量　　曾飞燕　　曾宪禹　　谢孔平　　谢伄德　　雷美艳
　　　　　裴丽容　　裴男才　　翟俊文

摄　　影：张凤秋　　王忠芹

本书承

"中国科学院战略生物资源科技支撑体系运行专项（CZBZX-1）、财政部战略生物资源科技支撑运行专项（KSCX2-YW-Z-1004）、植物园国家标准体系建设与评估（Y421051001）、植物园迁地保护植物编目及信息标准化（2009FY120200）"项目、科技部科技基础资源调查专项"中国西南地区极小种群野生植物调查与种质保存（2017FY100100）"、重庆市科委基本科研业务费项目（2013CSTC-JBKY-01317）、川渝共建特色生物资源研究与利用重点实验室资助出版。

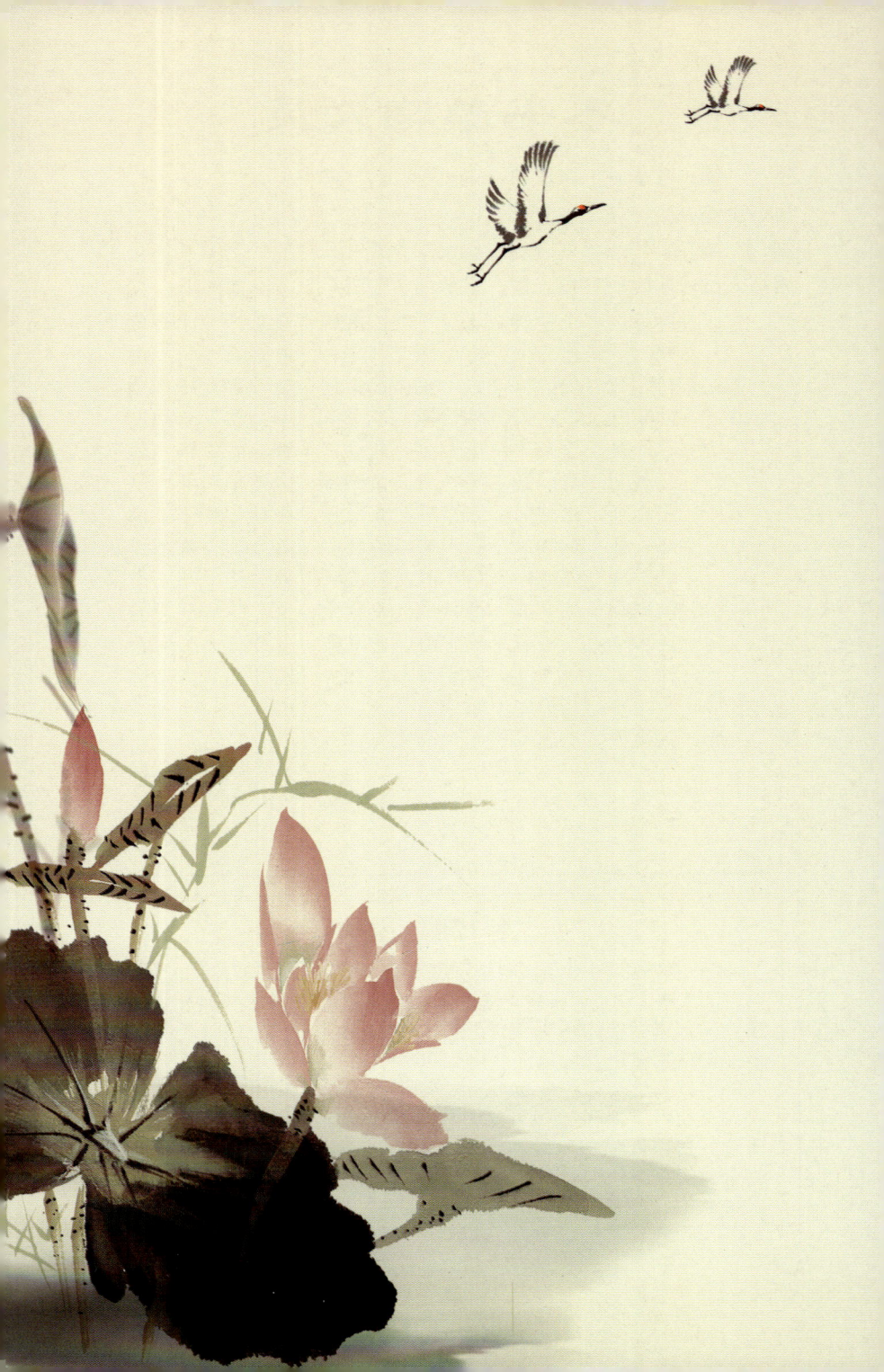

前言 Foreword

　　世界上的药品绝大多数直接或间接地来源于植物。我国地大物博，植物资源极其丰富，已知的高等植物就有3万多种，其中药用植物超过1万种，为了让人们对药用植物有更直观的认识，我们将以系列丛书的形式，把中国药用植物以文字描述和彩色照片的形式陆续出版。本书内容包括每种植物的中文名、别名、拉丁名、基原、形态特征、生境、分布、采集加工、性味功能、主治用法，有些种类还有附方。书后附有中文名索引和拉丁名索引。本书中介绍的植物种类按拉丁名首字母顺序排列，共收录我国野生及栽培的药用植物200种（包括亚种、变种和变型）。其中的性味功能与主治用法主要参考《全国中草药汇编》《中华本草》《云南中药资源名录》《西双版纳药用植物名录》等。

　　为了避免有些有毒植物因误服或服用过量引起中毒，在该植物的性味功能后面标明"有大毒""有毒""有小毒"等字样，应慎用。

　　本书主要是从植物资源与利用的角度来阐述，可供药物研究、教育、资源开发利用及科普等领域人员参考使用。

目录 Contents

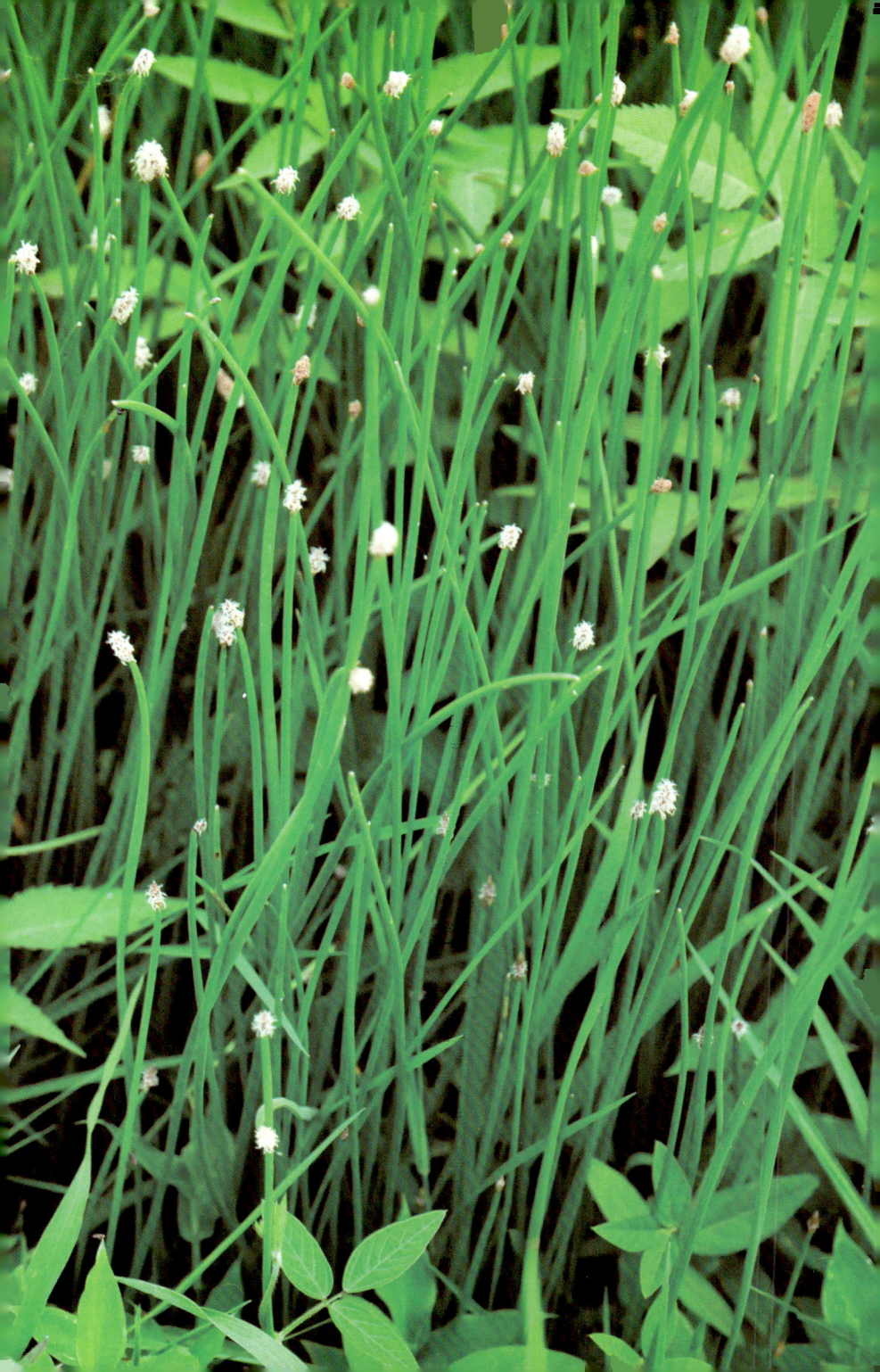

刺五加

Acanthopanax senticosus (Rupr. et Maxim.) Harms.

【别　　名】五加参

【基　　原】来源于五加科五加属刺五加 **Acanthopanax senticosus**（Rupr. et Maxim.）Harms. 的根皮入药。

【形态特征】落叶灌木，高1～3 m；分枝多，一、二年生的通常密生刺，稀仅节上生刺或无刺；刺直而细长，针状，下向，基部不膨大，脱落后遗留圆形刺痕，叶有小叶5，稀3；叶柄常疏生细刺，长3～10 cm；小叶片纸质，椭圆状倒卵形或长圆形，长5～13 cm，宽3～7 cm，顶端渐尖，基部阔楔形，上面粗糙，深绿色，下面淡绿色，边缘有锐利重锯齿，侧脉6～7对，两面明显，网脉不明显；小叶柄长0.5～2.5 cm，有棕色短柔毛，有时有细刺。伞形花序单个顶生，或2～6个组成稀疏的圆锥花序，直径2～4 cm，有花多数；总花梗长5～7 cm；花梗长1～2 cm，无毛或基部略有毛；花紫黄色；萼边缘近全缘或有不明显的5小齿；花瓣5，卵形，长1～2 mm；雄蕊5，长1.5～2 mm；子房5室，花柱全部合生成柱状。果实球形或卵球形，有5棱，黑色，直径7～8 mm，宿存花柱长1.5～1.8 mm。花期6～7月；果期8～10月。

【生　　境】生于针阔叶混交林或阔叶林内、林缘及灌丛中。

【分　　布】黑龙江、吉林、辽宁。朝鲜、日本和俄罗斯也有分布。

【采集加工】春、秋季采挖根，除去泥土，剥取根皮，晒干。

【性味功能】味微辛、稍苦，性温。补气益精、祛风湿、壮筋骨、活血祛瘀、益气健脾、补肾安神。

【主治用法】治风寒湿痹、神经衰弱、气虚无力、高血压、低血压症、冠心病、心绞痛、高脂血症、筋骨挛急、咳嗽痰喘、糖尿病、阳痿、水肿、慢性中毒、脚气等。用量：10～15 g。

【附　　注】

（1）据现代科学研究，本品还有延缓衰老、降压、增强免疫力、抗血栓、降血糖、抗疲劳、抗肿瘤、耐缺氧、耐化学刺激、诱生干扰素、抗低温、抗高温、抗辐射和升高白细胞等作用。

（2）本品为《中华人民共和国药典》（2015年版）收录的药材，也为东北道地药材。

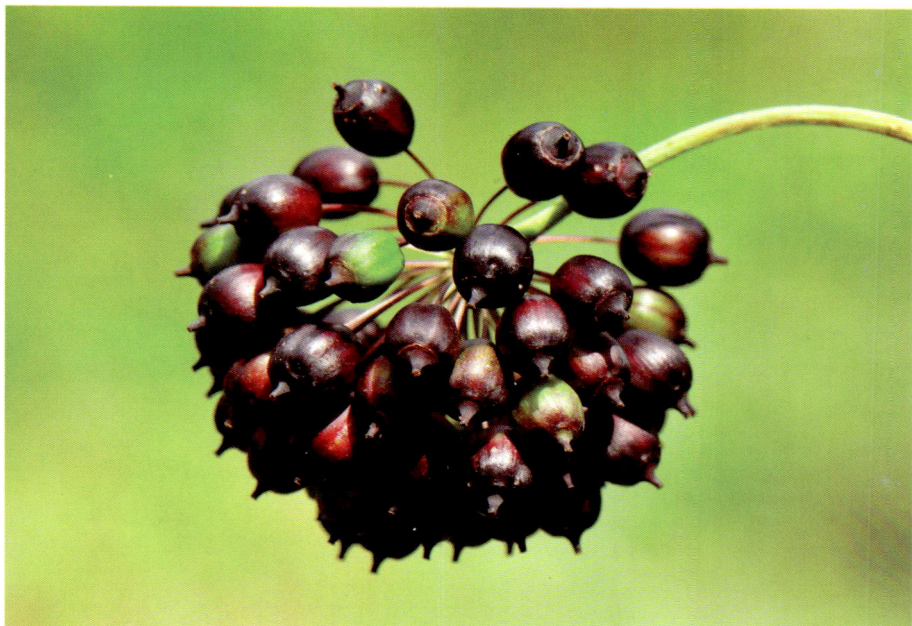

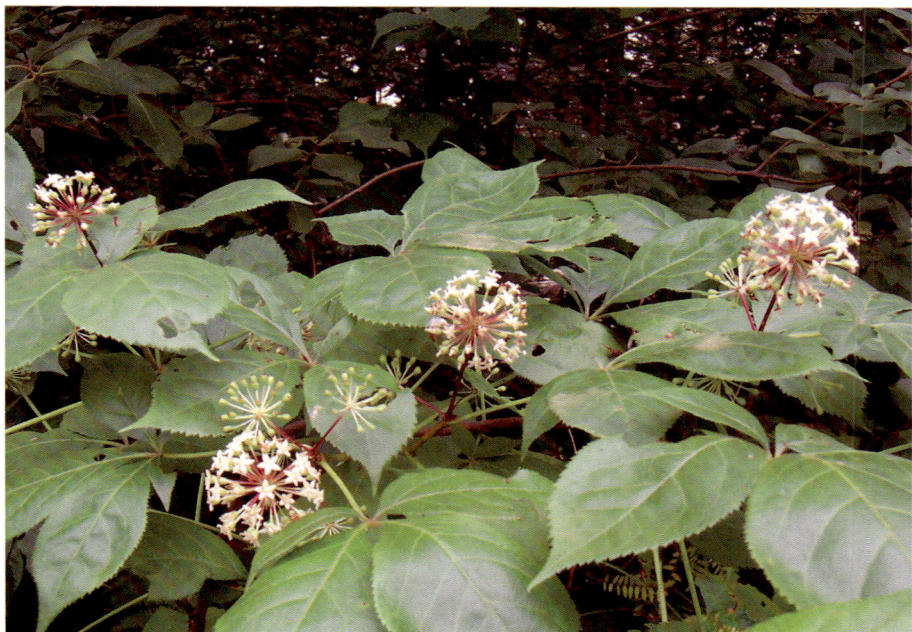

茶条槭

Acer ginnala Maxim.

【别　　名】茶条、华北茶条槭

【基　　原】来源于槭树科槭属茶条槭 **Acer ginnala** Maxim. 的嫩叶及芽入药。

【形态特征】落叶灌木或小乔木，高5～6 m。树皮粗糙、微纵裂，灰色，稀深灰色或灰褐色。小枝细瘦，近于圆柱形，当年生枝绿色或紫绿色，多年生枝淡黄色或黄褐色，皮孔椭圆形或近于圆形。冬芽细小。叶纸质，基部圆形，截形或略近于心脏形，叶片长圆卵形或长圆椭圆形，长6～10 cm，宽4～6 cm，常较深3～5裂；中央裂片锐尖或狭长锐尖，侧裂片通常钝尖，向前伸展，各裂片的边缘均具不整齐的钝尖锯齿；叶柄长4～5 cm。伞房花序长6 cm，具多数的花；花梗细瘦，长3～5 cm。花杂性，雄花与两性花同株；萼片5，卵形，黄绿色，长1.5～2 mm；花瓣5，长圆卵形，白色，较长于萼片；雄蕊8，与花瓣近于等长，花药黄色；花柱无毛，长3～4 mm，顶端2裂。果实黄绿色或黄褐色；小坚果长8 mm；翅连同小坚果长2.5～3 cm，中段较宽或两侧近于平行，张开近于直角或成锐角。花期5月；果期10月。

【生　　境】生于山坡、路旁及灌丛中。

【分　　布】黑龙江、吉林、辽宁、内蒙古、河北、山西、河南、陕西、甘肃。蒙古、俄罗斯西伯利亚东部、朝鲜和日本也有分布。

【采集加工】春季采摘嫩叶及芽，除去杂质，洗净，晒干。

【性味功能】味苦，性寒。清热明目、抗菌。

【主治用法】治肝热、目赤昏花、上呼吸道感染、咽肿痛、小儿肺炎、烫伤、菌痢。用量：5～10 g。

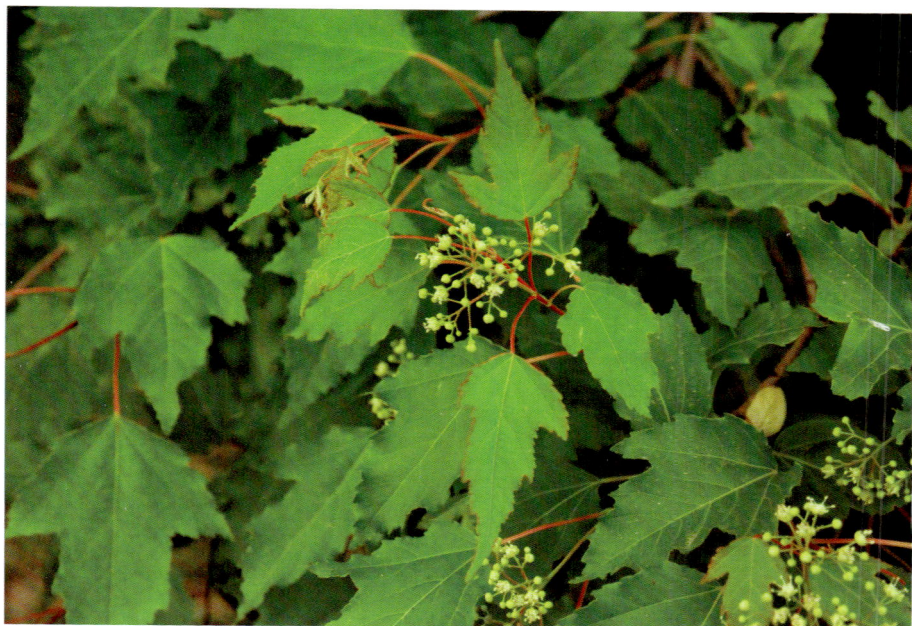

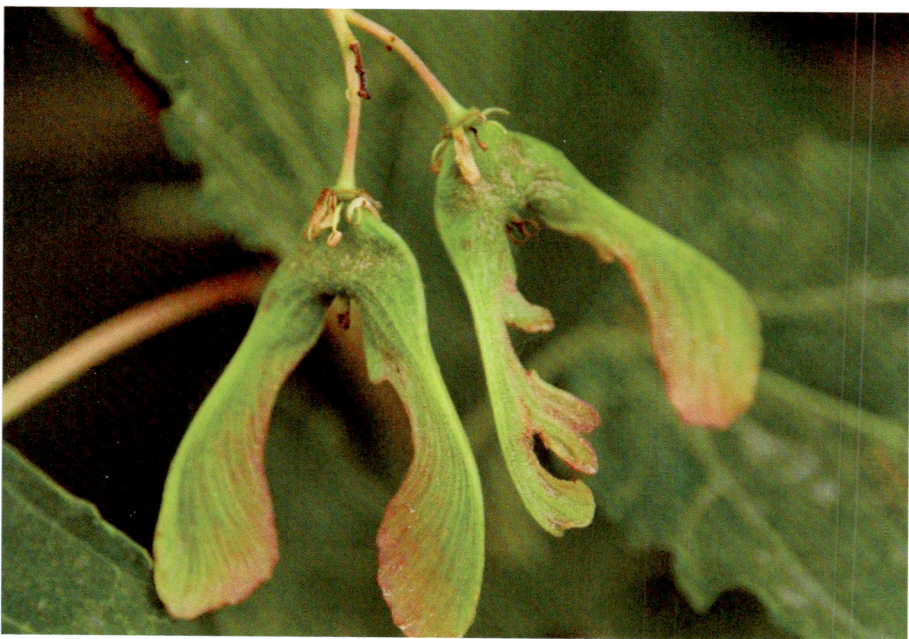

元宝槭

Acer truncatum Bunge

【别　　名】元宝树、平基槭、五脚树、华北五角槭

【基　　原】来源于槭树科槭属元宝槭 **Acer truncatum** Bunge 的根皮入药。

【形态特征】落叶乔木，高8～10 m。树皮灰褐色或深褐色，深纵裂。当年生枝绿色，多年生枝灰褐色，具圆形皮孔。冬芽小，卵圆形。叶纸质，长5～10 cm，宽8～12 cm，常5裂，稀7裂；裂片三角卵形或披针形，顶端锐尖或尾状锐尖，边缘全缘，长3～5 cm，宽1.5～2 cm，有时中央裂片的上段再3裂；裂片间的凹缺锐尖或钝尖；叶柄长3～5 cm。花黄绿色，杂性，雄花与两性花同株，常成无毛的伞房花序，长5 cm，直径8 cm；总花梗长1～2 cm；萼片5，黄绿色，长圆形；花瓣5，淡黄色或淡白色，长圆倒卵形，长5～7 mm；雄蕊8，生于雄花者长2～3 mm，生于两性花者较短，花药黄色；花盘微裂；花柱短，2裂，柱头反卷，微弯曲；花梗细瘦，长约1 cm。翅果淡黄色或淡褐色，常成下垂的伞房果序；小坚果压扁状，长1.3～1.8 cm；翅长圆形，两侧平行，稀稍长，张开成锐角或钝角。花期5月；果期9月。

【生　　境】生于针阔混交林及杂木林内或林缘及灌丛中。

【分　　布】黑龙江、吉林、辽宁、内蒙古、河北、山西、山东、江苏、河南、陕西、甘肃等。

【采集加工】夏、秋季采挖树根，剥取根皮，洗净晒干或鲜用。

【性味功能】味淡，性微温。祛风除湿。

【主治用法】治风湿腰背疼痛。泡酒服。用量：9～15 g。

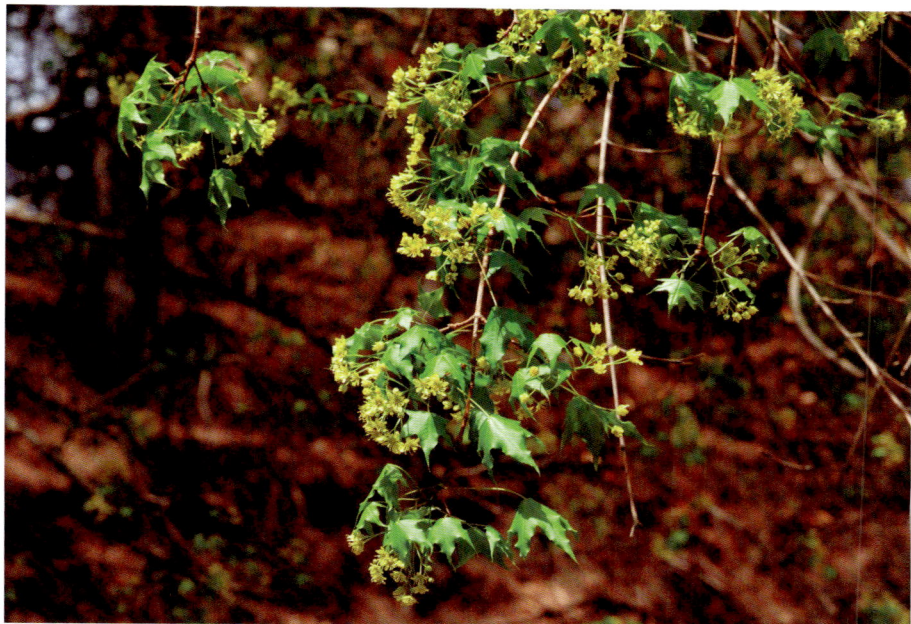

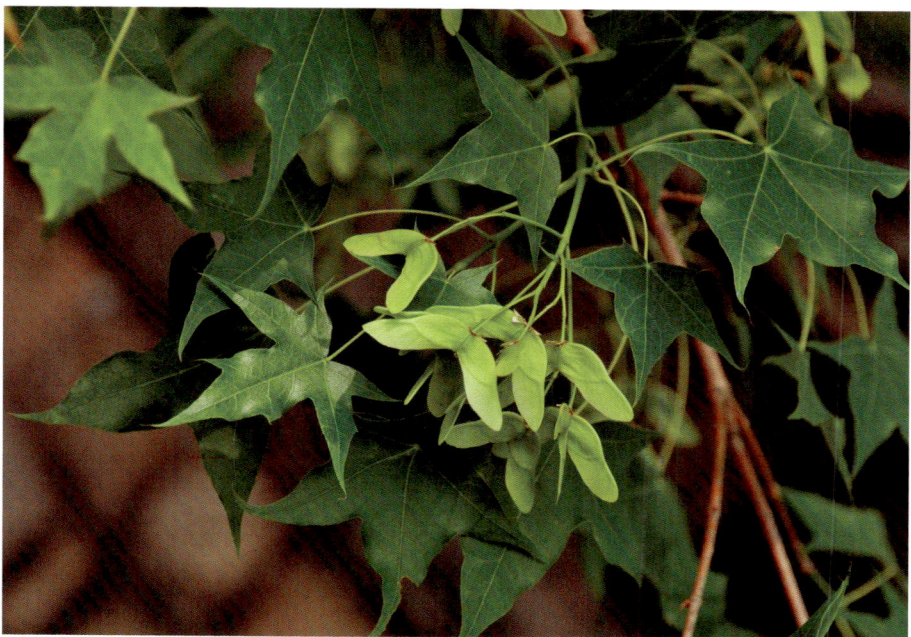

高山蓍

Achillea alpina L.

【别　　名】蓍、羽衣草、蚰蜒草、锯齿草

【基　　原】来源于菊科蓍属高山蓍 **Achillea alpina** L. 的带花全草入药。

【形态特征】多年生草本，具短根状茎。茎直立，高30～80 cm。叶无柄，条状披针形，长6～10 cm，宽7～15 mm，篦齿状羽状浅裂至深裂，基部裂片抱茎；裂片条形或条状披针形，尖锐，边缘有不等大的锯齿或浅裂，齿端和裂片顶端有软骨质尖头，下部叶花期凋落，上部叶渐小。头状花序多数，集成伞房状；总苞宽矩圆形或近球形，直径4～7 mm；总苞片3层，覆瓦状排列，宽披针形至长椭圆形，长2～4 mm，宽1.2～2 mm，中间草质，绿色，有凸起的中肋，边缘膜质，褐色，疏生长柔毛；托片和内层总苞片相似。边缘舌状花6～8朵，长约4～4.5 mm，舌片白色，宽椭圆形，长2～2.5 mm，顶端3浅齿，管部翅状压扁，长1.5～2.5 mm，无腺点；管状花白色，长2.5～3 mm，冠檐5裂，管部压扁。瘦果宽倒披针形，长2 mm，宽1.1 mm，扁，有淡色边肋，有时头状花序中心的1～2瘦果腹面有1～2肋棱。花期7～8月；果期8～9月。

【生　　境】生于山坡草地、灌丛间及林缘等处。

【分　　布】黑龙江、吉林、辽宁、内蒙古、河北、山西、宁夏、甘肃等。朝鲜、日本、蒙古、俄罗斯远东地区也有分布。

【采集加工】夏、秋季采收带花全草，除去杂质，切段，洗净，鲜用或晒干。

【性味功能】味辛、苦，性微温。有小毒。清热、解毒消肿、祛风止痛。

【主治用法】治扁桃体炎、风湿关节痛、牙痛、经闭腹痛、胃痛、肠炎、痢疾、泄泻、阑尾炎、肾盂肾炎、盆腔炎、毒蛇咬伤、痈疖肿毒、跌打损伤。外用适量鲜草捣烂敷患处。用量：1～3 g。

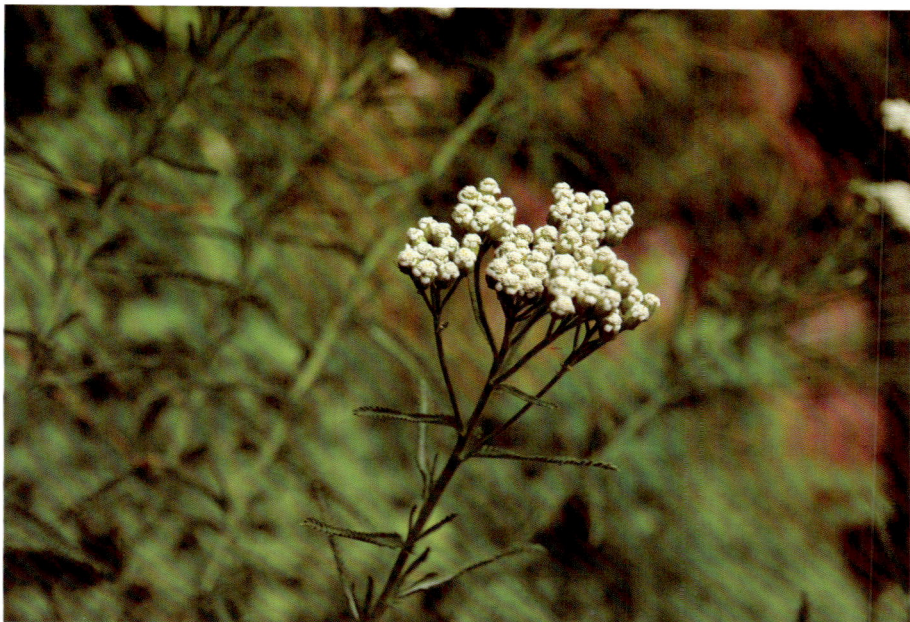

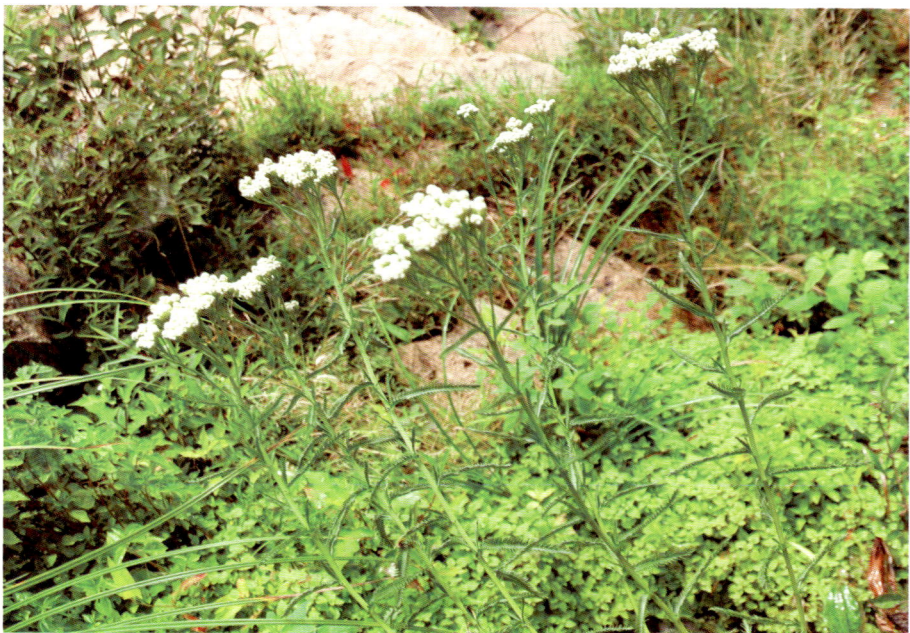

牛扁

Aconitum barbatum Pers. var. **puberulum** Ledeb.

【别　　名】北方乌头

【基　　原】来源于毛茛科乌头属牛扁 **Aconitum barbatum** Pers. var. **puberulum** Ledeb. 的块根入药。

【形态特征】多年生草本。根近直立，圆柱形，长达15 cm。茎高55～90 cm，粗2.5～5 mm，茎和叶柄均被反曲而紧贴的短柔毛，生2～4枚叶，在花序之下分枝。基生叶2～4，与茎下部叶具长柄；叶片肾形或圆肾形，长4～8.5 cm，宽7～20 cm，叶分裂程度较小，中全裂片分裂不近中脉，末回小裂片三角形或狭披针形；叶柄长13～30 cm，基部具鞘。顶生总状花序长13～20 cm，具密集的花；下部苞片狭线形，长4.5～7.5 mm，中部的披针状钻形，长约2.5 mm，上部的三角形，长1～1.5 mm；花梗直展，长0.2～1 cm；小苞片生花梗中部附近，狭三角形，长1.2～1.5 mm；萼片黄色，上萼片圆筒形，高1.3～1.7 cm，粗约3.8 mm，直，下缘近直，长1～1.2 cm；唇长约2.5 mm，距比唇稍短，直或稍向后弯曲；花丝全缘；心皮3。蓇葖长约1 cm；种子倒卵球形，长约2.5 mm，褐色，密生横狭翅。花期7～8月；果期8～9月。

【生　　境】生于山地疏林下或较阴湿处。

【分　　布】辽宁、内蒙古、河北、山西、新疆。俄罗斯西伯利亚也有分布。

【采集加工】春、秋季挖块根，除去泥土，洗净，晒干。

【性味功能】味苦，性温。有毒。祛风止痛、止咳、平喘、化痰。

【主治用法】治慢性支气管炎、腰腿痛、喘咳、淋巴结结核、疥癣。用量：3～6 g，外用适量。

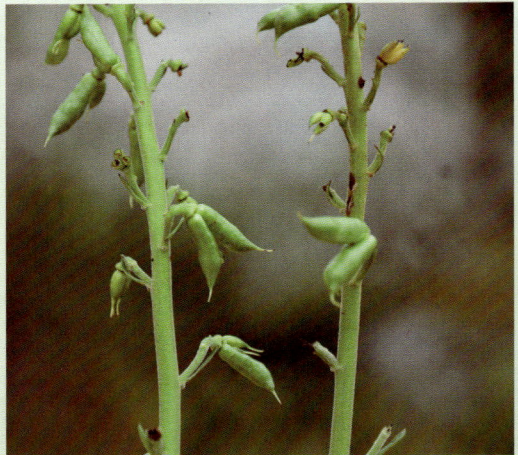

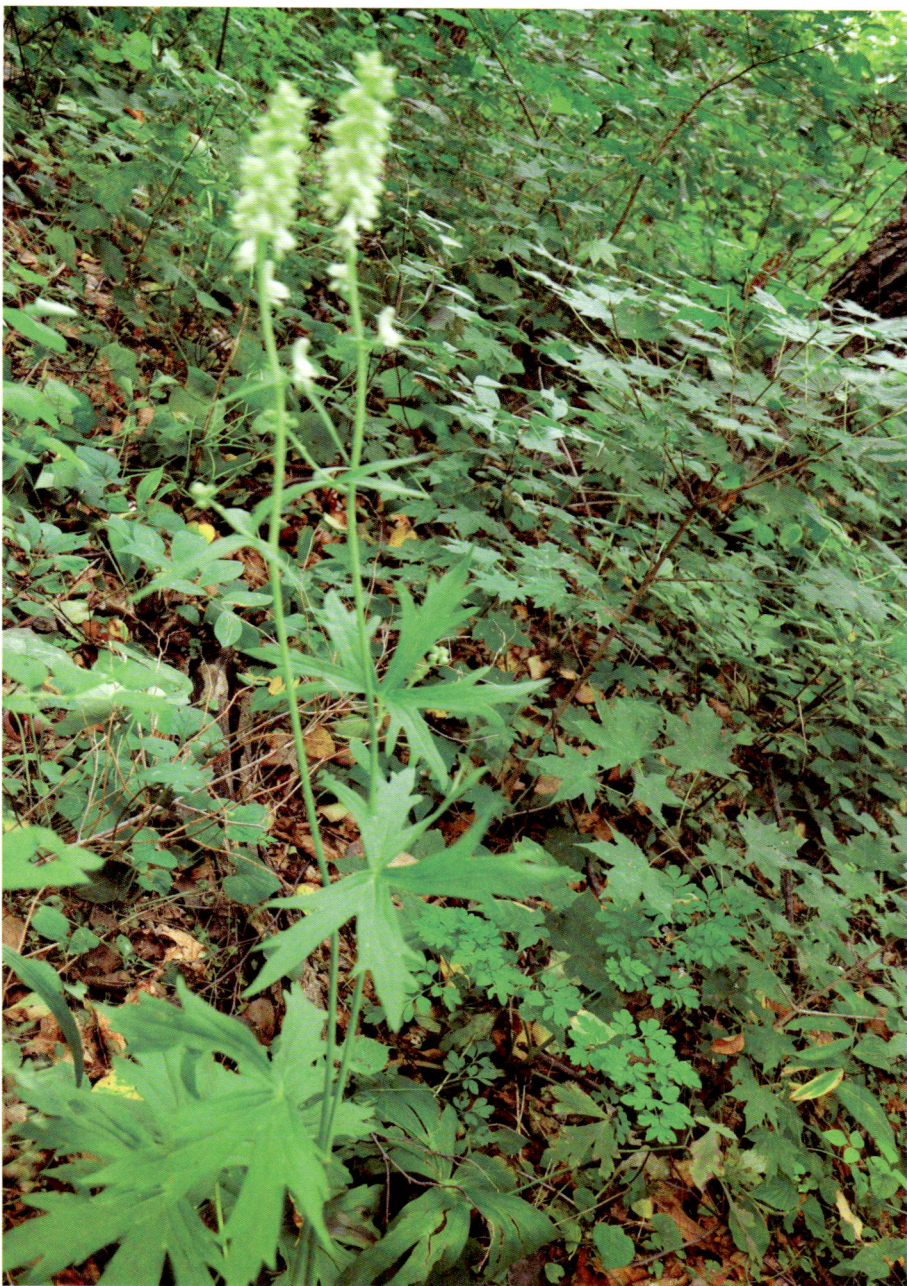

吉林乌头

Aconitum kirinense Nakai

【别　　名】靰鞡花

【基　　原】来源于毛茛科乌头属吉林乌头 **Aconitum kirinense** Nakai 的块根入药。

【形态特征】多年生草本。茎高80～120 cm，粗3～5.5 mm，分枝，疏生2～6枚叶。基生叶约2枚，与茎下部叶均具长柄；叶片肾状五角形，长12～17 cm，宽20～24 cm，三深裂至距基部0.8～1.8 cm处，表面被紧贴的短曲柔毛；叶柄长20～30 cm，疏被伸展的柔毛或几无毛。顶生总状花序长18～22 cm；轴及花梗被反曲而紧贴的短毛；花梗长0.8～1.2 cm；小苞片生花梗中部或下部，钻形，长1.2～4 mm；萼片黄色，外面密被短柔毛，上萼片圆筒形，高1.4～1.8 cm，粗4～5 mm，喙短，下缘稍凹，长9～10 mm，侧萼片宽倒卵形，长约8 mm，下萼片狭椭圆形；花瓣无毛，唇长约3 mm，舌状，微凹，距与唇近等长或稍短，顶端膨大，直或向后弯曲；花丝全缘，无毛或疏被缘毛；心皮3，无毛。蓇葖长1～1.2 cm，无毛；种子三棱形，长约2.5 mm，密生波状横狭翅。花期7～8月；果期8～9月。

【生　　境】生于杂木林内、灌丛、林缘及沟谷等处。

【分　　布】黑龙江、吉林、辽宁。俄罗斯远东地区也有分布。

【采集加工】春、秋季挖块根，除去泥土，洗净，晒干。

【性味功能】味辛，性温。行气止痛。

【主治用法】治肝气郁滞所致中脘气机不畅腹痛，水煎服或入丸、散剂。本品有毒，内服必须炮制，孕妇忌内服。用量：3～6 g。

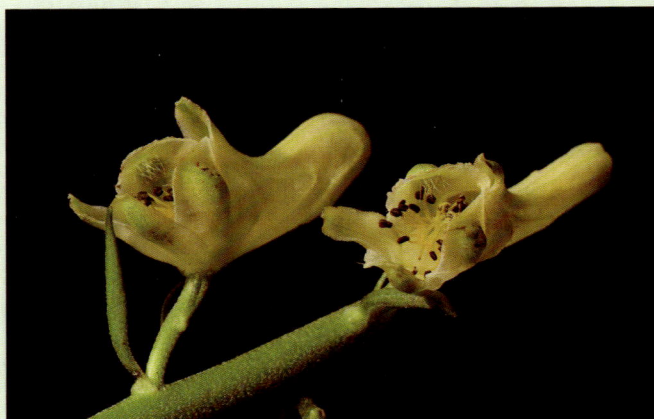

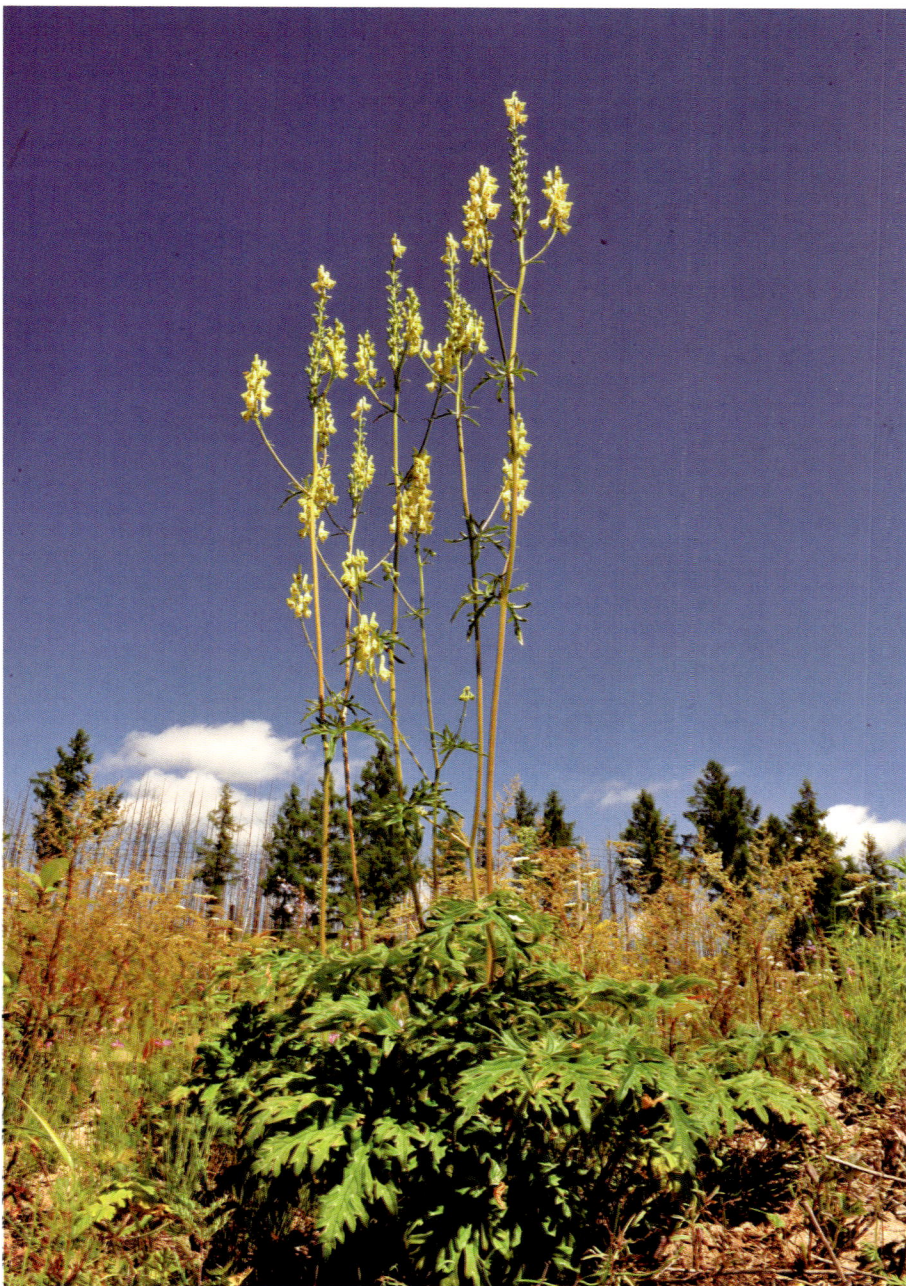

宽叶蔓乌头

Aconitum sczukinii Turcz.

【别　　名】鸡头草

【基　　原】来源于毛茛科乌头属宽叶蔓乌头 **Aconitum sczukinii** Turcz. 的块根入药。

【形态特征】草质藤本。块根倒圆锥形，长达3.5 cm，粗达1.2 cm。茎缠绕，偶尔下部近直立，分枝。茎中部叶有短柄；长7～10 cm，宽8～11 cm，基部心形，三全裂，全裂片具短柄或长柄，中央全裂片菱形或菱状卵形，渐尖，在中部之下三裂，边缘疏生卵形或三角状卵形粗牙齿；叶柄长约为叶片长度之半，无鞘。花序顶生或腋生，有少数花；苞片小，线形；花梗长1.5～2.5 cm，通常在花序的一侧，向下弯曲；小苞片生花梗中部附近，钻形，长1.5～2 mm；萼片蓝色，上萼片高盔形，高1.6～1.9 cm，下缘长1.4～1.6 cm，稍凹，稍向上斜展，外缘近垂直，侧萼片长1.2～1.4 cm；花瓣无毛，瓣片长约9 mm，唇长约5 mm，距长约2 mm，向后弯曲或近拳卷；心皮5或3，子房疏生短柔毛。蓇葖直，长约2 cm；种子三棱形，长约3 mm，沿棱生狭翅，在两面密生横膜翅。花期8～9月；果期9～10月。

【生　　境】生于疏林下、灌丛、林缘、沟谷及林间草地等处。

【分　　布】黑龙江、吉林、辽宁、内蒙古。朝鲜、俄罗斯远东地区也有分布。

【采集加工】春、秋季挖块根，洗净，晒干药用。

【性味功能】味辛、苦，性热。有大毒。祛风除湿、温经止痛。

【主治用法】治风寒湿痹、关节疼痛、寒疝作痛、心腹冷痛、麻醉止痛、痈疽疥癣等。炮制品久煎后服。用量：0.5～1 g。外用生品适量研末调敷或醋、酒抹涂。孕妇忌内服。

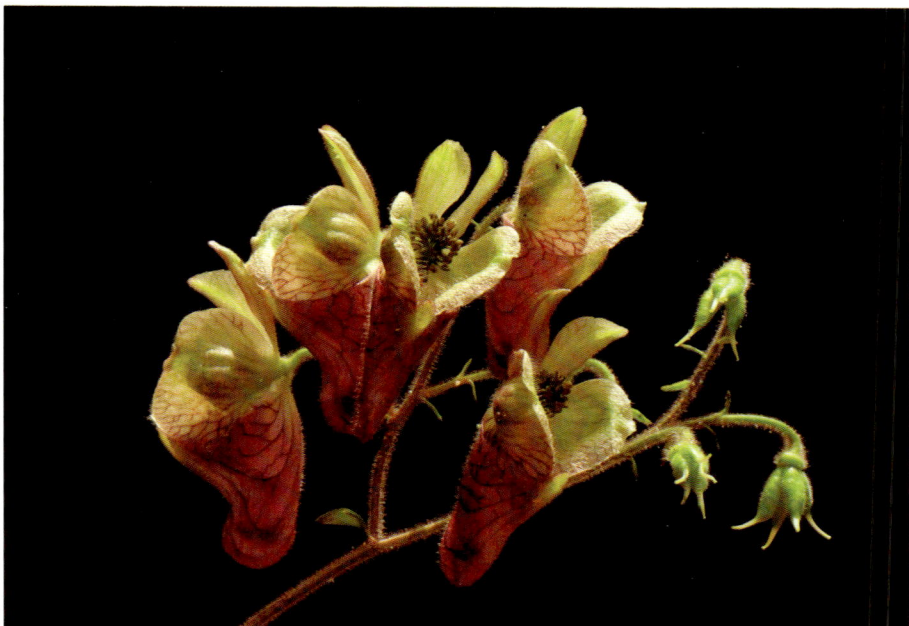

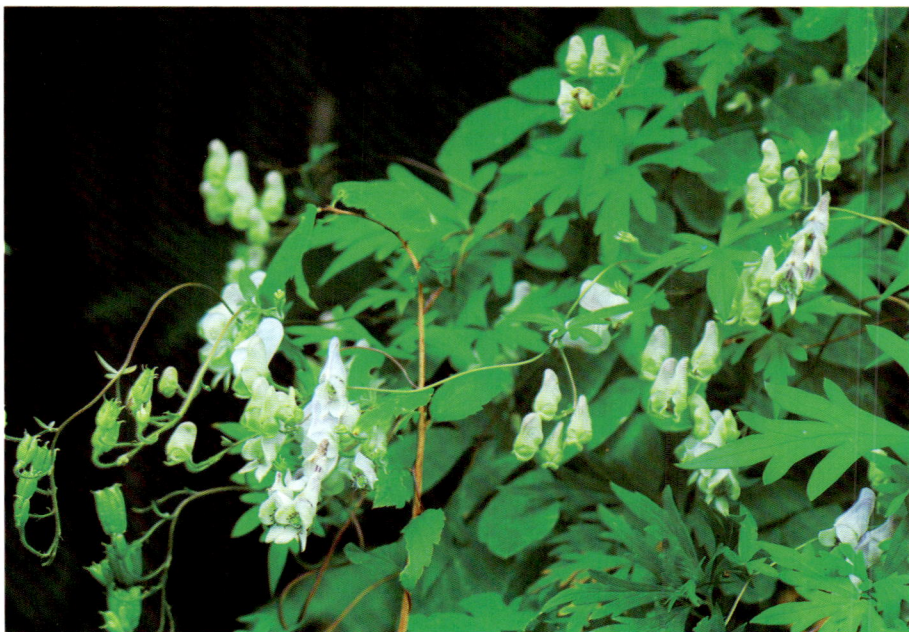

石沙参

Adenophora polyantha Nakai

【别　　名】糙萼沙参

【基　　原】来源于桔梗科沙参属石沙参 Adenophora polyantha Nakai 的根入药。

【形态特征】多年生草本，茎1至数支发自一条茎基上，常不分枝，高20～100 cm。基生叶叶片心状肾形，边缘具不规则粗锯齿，基部沿叶柄下延；茎生叶完全无柄，卵形至披针形，边缘具疏离而三角形的尖锯齿或几乎为刺状的齿，长2～10 cm，宽0.5～2.5 cm。花序常不分枝而成假总状花序，或有短的分枝而组成狭圆锥花序。花梗短，长一般不超过1 cm；花萼通常各式被毛，有的整个花萼被毛，有的仅筒部被毛，毛有密有疏，有的为短毛，有的为乳头状凸起，筒部倒圆锥状，裂片狭三角状披针形，长3.5～6 mm，宽1.5～2 mm；花冠紫色或深蓝色，钟状，喉部常稍稍收缢，长14～22 mm，裂片短，不超过全长1/4，常先直而后反折；花盘筒状，长2～4 mm；花柱常稍稍伸出花冠，有时在花大时与花冠近等长。蒴果卵状椭圆形，长约8 mm，直径约5 mm。种子黄棕色，卵状椭圆形，稍扁，长1.2 mm。花期8～9月；果期9～10月。

【生　　境】生于阳坡开旷草地上。

【分　　布】吉林、辽宁、内蒙古、河北、山东、江苏、安徽、河南、山西、陕西、甘肃、宁夏。朝鲜也有分布。

【采集加工】春、秋季采挖根，除去泥土，洗净，鲜用或晒干。

【性味功能】味甘，性凉。清热养阴、祛痰止咳。

【主治用法】治肺热燥咳、虚痨久咳、咽喉痛等。用量：干品10～15 g；鲜品15～30 g。

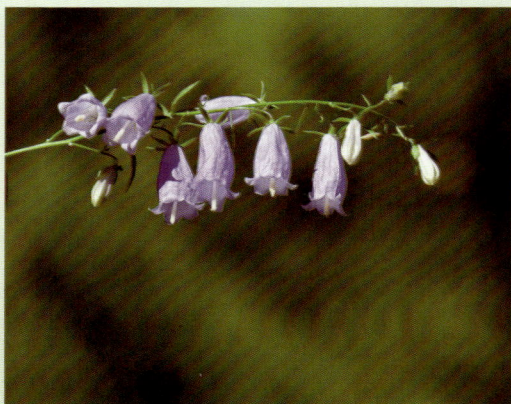

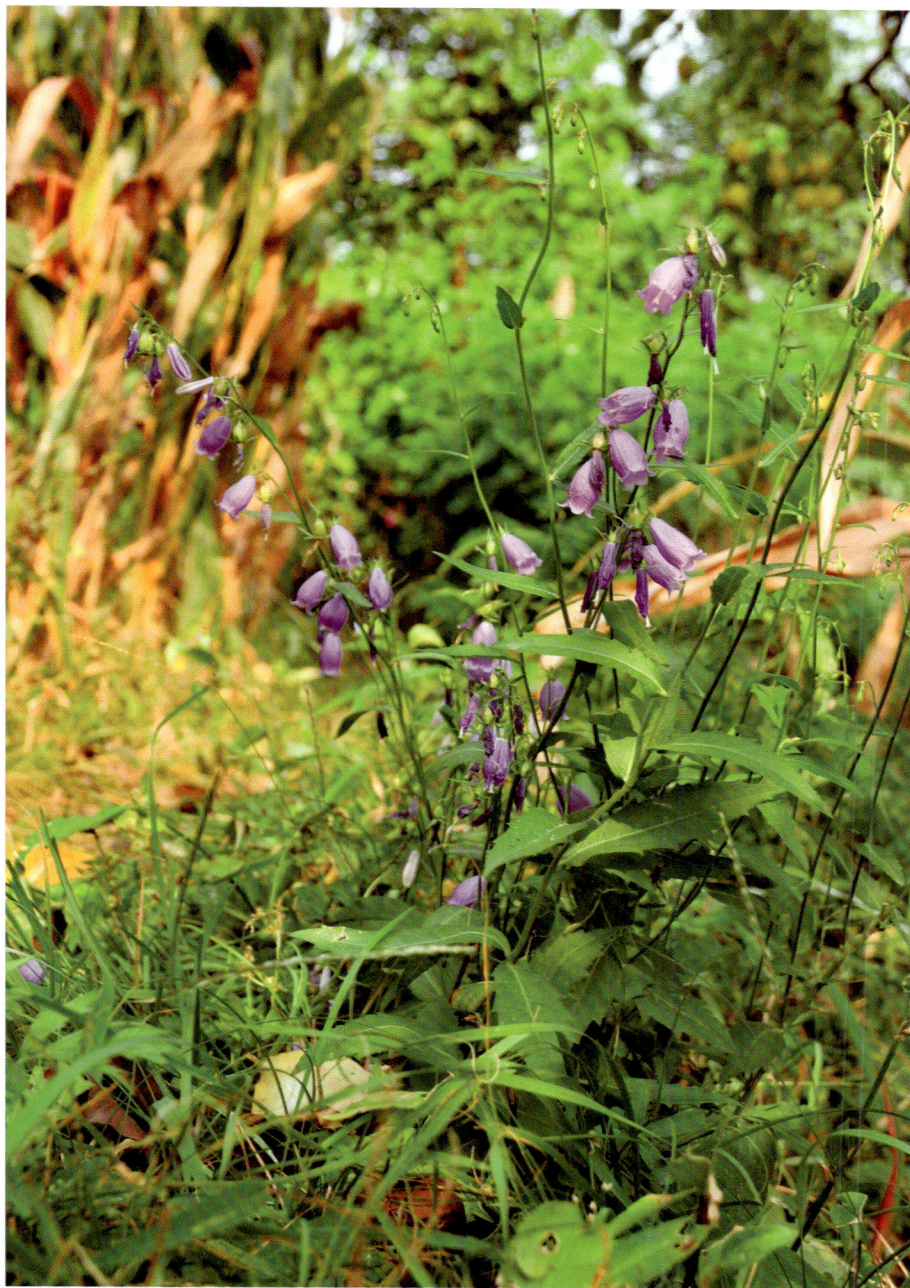

薄叶荠苨

Adenophora remotiflora (Sieb. et Zucc.) Miq.

【基　　原】来源于桔梗科沙参属薄叶荠苨 **Adenophora remotiflora** (Sieb. et Zucc.) Miq. 的干燥根入药。

【形态特征】多年生草本，茎单生，高60～80 cm。根圆锥形，黄褐色，具分枝。茎直立，光滑，无毛，常多少呈"之"字形曲折，有白色乳汁。单叶互生，有长柄，叶卵形至卵状披针形，少为卵圆形，长7～12 cm，宽3～4.5 cm，基部多为平截形、圆钝至宽楔形，顶端多为渐尖，叶缘有不整齐锯齿或重锯齿。花序呈假总状或狭圆锥状；花下垂，萼片5裂，钟形，裂片狭披针形，全缘，长5～10 mm，宽2.5～4 mm；花冠钟状，蓝色、蓝紫色或白色，径1.5～2.5 cm，裂片三角形，雄蕊5，花丝下半部呈披针形，上方渐细；花盘筒状，细长，长2.5～3 mm；雌蕊1，子房半下位。蒴果倒卵形。种子多数。花期7～8月；果期8～9月。

【生　　境】生于海拔山坡、林间草地、林缘及路旁等处。

【分　　布】黑龙江、吉林、辽宁、内蒙古。朝鲜、日本和俄罗斯也有分布。

【采集加工】春、秋季采挖根，除去泥土，洗净，晒干。

【性味功能】味甘，性寒。清热、化痰、解毒。

【主治用法】治肺热咳嗽、咽喉肿痛、气管炎、哮喘、跌打损伤、消渴及疔疮肿毒等。用量：5～10 g。

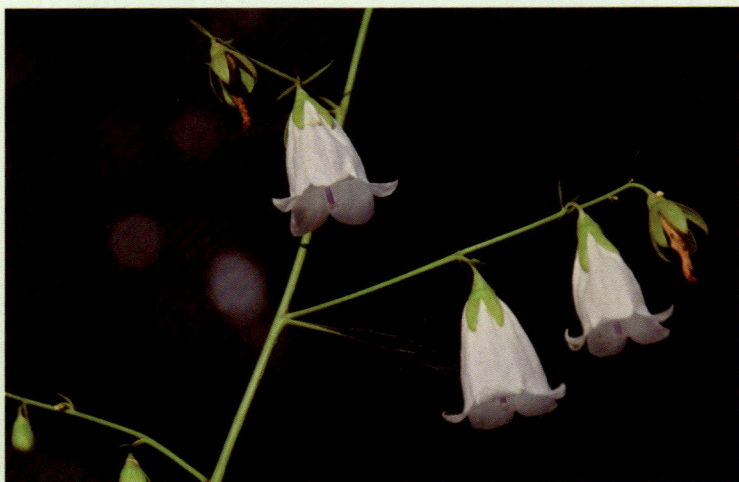

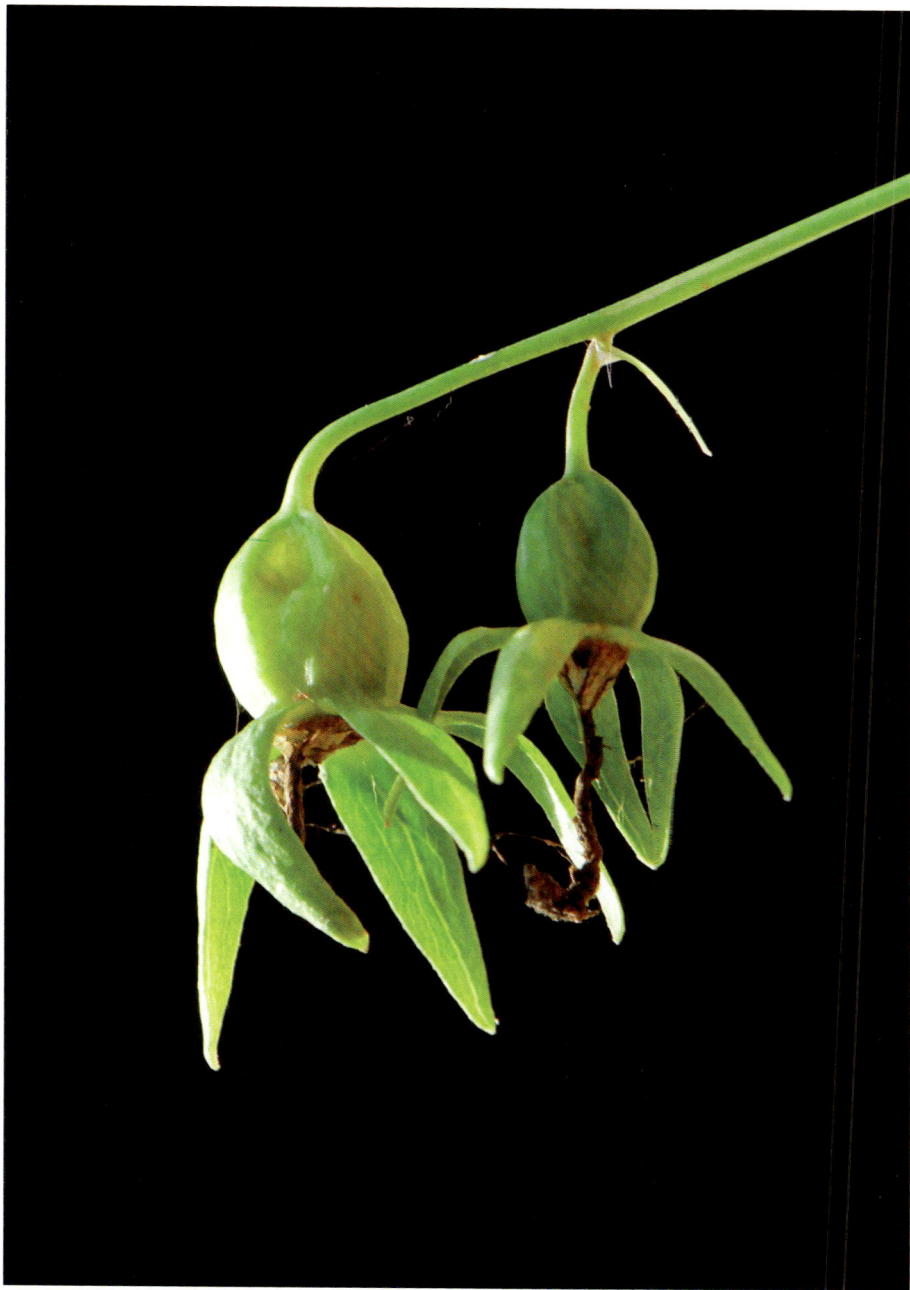

荠苨

Adenophora trachelioides Maxim.

【别　　名】心叶沙参、杏叶菜

【基　　原】来源于桔梗科沙参属荠苨 **Adenophora trachelioides** Maxim.的干燥根入药。

【形态特征】多年生草本。茎单生，高40～120 cm，直径可达近1 cm，无毛，常多少之字形曲折，有时具分枝。基生叶心状肾形，宽超过长；茎生叶具2～6 cm长的叶柄，叶片心形或在茎上部的叶基部近于平截形，通常叶基部不向叶柄下延成翅，顶端钝至短渐尖，边缘为单锯齿或重锯齿，长3～13 cm，宽2～8 cm，无毛或仅沿叶脉疏生短硬毛。花序分枝大多长而几乎平展，组成大圆锥花序，或分枝短而组成狭、圆锥花序。花萼筒部倒三角状圆锥形，裂片长椭圆形或披针形，长6～13 mm，宽2.5～4 mm；花冠钟状，蓝色、蓝紫色或白色，长2～2.5 cm，裂片宽三角状半圆形，顶端急尖，长5～7 mm；花盘筒状，长2～3 mm，上下等粗或向上渐细；花柱与花冠近等长。蒴果卵状圆锥形，长7 mm，直径5 mm。种子黄棕色，两端黑色，长矩圆状，稍扁，有一条棱，棱外缘黄白色，长0.8～1.5 mm。花期7～8月；果期8～9月。

【生　　境】生于林间草地、山坡路旁及干燥石质山坡等处。

【分　　布】吉林、辽宁、内蒙古、河北、山东、江苏、浙江、安徽。

【采集加工】春、秋季采挖根，除去泥土，洗净，晒干。

【性味功能】味甘，性寒。清热解毒、化痰止咳。

【主治用法】治干燥咳嗽、咽喉痛、消渴、疔疮肿毒、痈疽等。外用适量研末调敷或鲜品捣敷患处。用量：6～15 g。

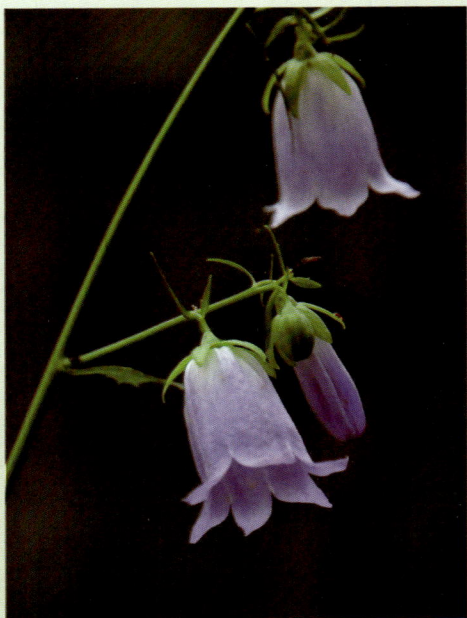

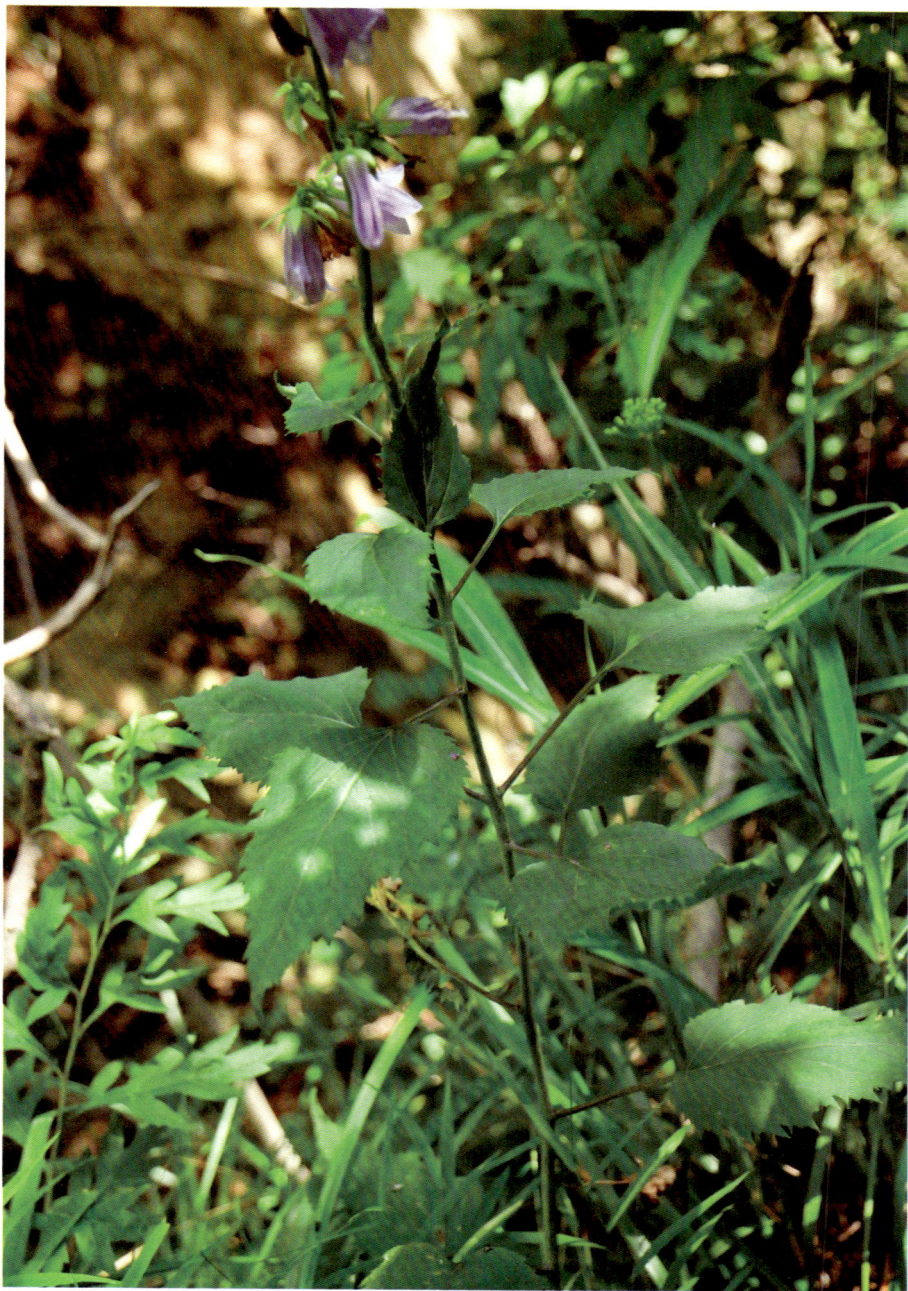

辽吉侧金盏花

Adonis pseudoamurensis W. T. Wang

【基　　原】来源于毛茛科侧金盏花属辽吉侧金盏花**Adonis pseudoa-murensis** W. T. Wang 的带根全草入药。

【形态特征】多年生草本。根状茎长约1.5 cm，粗约达5 mm。茎4～20 cm，粗1.2～2 mm，无毛或顶部有稀疏短柔毛，下部或上部分枝。基部和下部叶鳞片状，卵形或披针形，长0.7～1.8 cm。茎中部以上叶约4，无毛，无柄或近无柄；叶片宽菱形，长和宽均为4～8 cm，二至三回羽状全裂，末回裂片披针形或线状披针形，宽1～1.5 cm，顶端锐尖。花单生茎或枝的顶端，直径2.5～4 cm；萼片约5，灰紫色，宽卵形、菱状宽卵形或宽菱形，长7.5～10 mm，宽6～9 mm，顶端钝或圆形，有时急尖，全缘或上部边缘有1～2小齿，有短睫毛；花瓣约13，黄色，长圆状倒披针形，长1.2～2 cm，宽3.5～7 mm；雄蕊长达4.5 mm，花药长圆形，长约1.2 mm；心皮近无毛，花柱长约0.8 mm。花期3～4月；果期4～5月。

【生　　境】生于山坡、草甸及林下较肥沃处。

【分　　布】吉林、辽宁。朝鲜也有分布。

【采集加工】早春连根挖取全草，除去泥土，洗净，晒干。

【性味功能】味苦、辛，性平。有小毒。强心利尿。

【主治用法】治心悸、心脏性水肿、充血性心力衰竭、癫痫。用量：口服细粉25 mg，1日1～3次；或水浸或酒浸2.5 g，1日2次。

【附　　注】本品毒性较大，用时需遵医嘱。

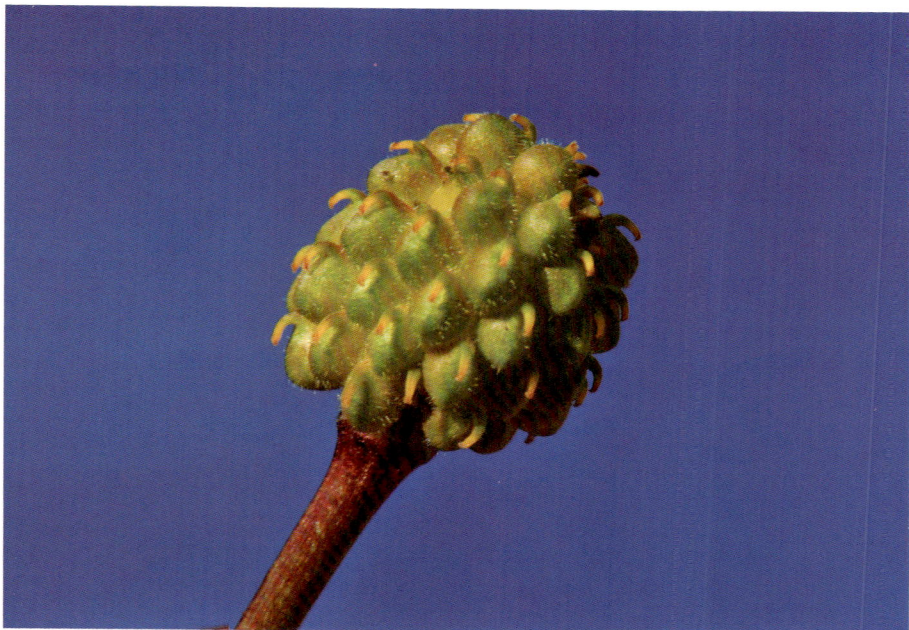

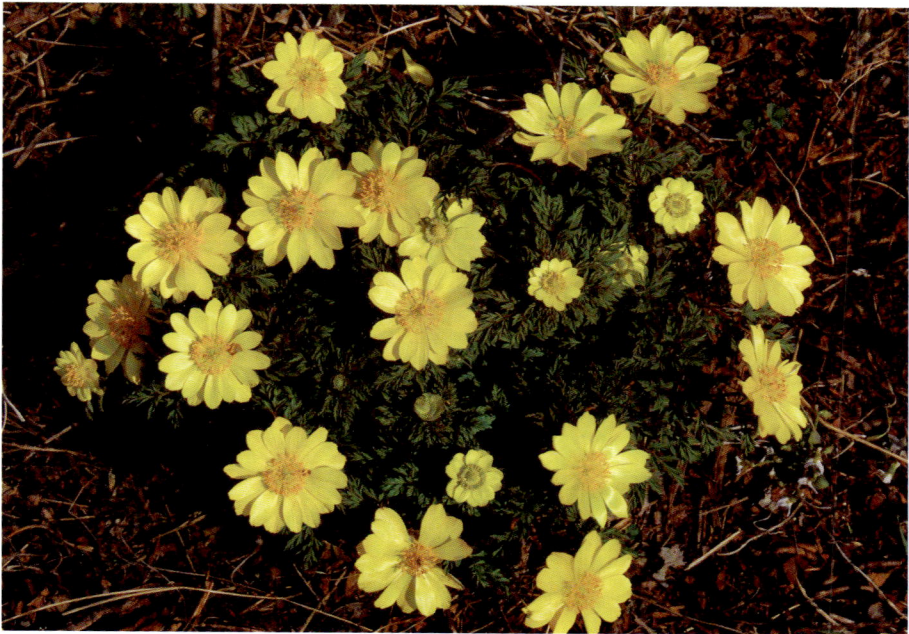

五福花

Adoxa moschatellina L.

【基　　原】来源于五福花科五福花属五福花 **Adoxa moschatellina** L. 的全草入药。

【形态特征】多年生矮小草本，高8～15 cm；根状茎横生，末端加粗；茎单一，纤细，无毛，有长匍匐枝。基生叶1～3，为1～2回三出复叶；小叶片宽卵形或圆形，长1～2 cm，3裂，小叶柄长0.6～1.2 cm，叶柄长4～9 cm；茎生叶2枚，对生，3深裂，裂片再3裂，叶柄长1 cm左右。花序有限生长，5～7朵花成顶生聚伞性头状花序，无花柄。花黄绿色，直径4～6 mm；花萼浅杯状，顶生花的花萼裂片2，侧生花的花萼裂片3；花冠幅状，管极短，顶生花的花冠裂片4，侧生花的花冠裂片5，裂片上乳突约略可见；内轮雄蕊退化为腺状乳突，外轮雄蕊在顶生花为4，在侧生花为5，花丝2裂几至基部，花药单室，盾形，外向，纵裂；子房半下位至下位，花柱在顶生花为4，侧生花为5，基部连合，柱头4～5，点状。核果球形，直径2～5 mm。花期4～5月；果期7～8月。

【生　　境】生于林下、林缘或灌丛及溪边湿草地等处；常聚生成片生长。

【分　　布】黑龙江、吉林、辽宁、内蒙古、河北、山西、四川、青海、云南、新疆。日本、朝鲜、北美和欧洲也有分布。

【采集加工】春末夏初采收全草，除去杂质，洗净，晒干。

【性味功能】镇静。

【主治用法】治风湿性关节炎，取适量水煎服。

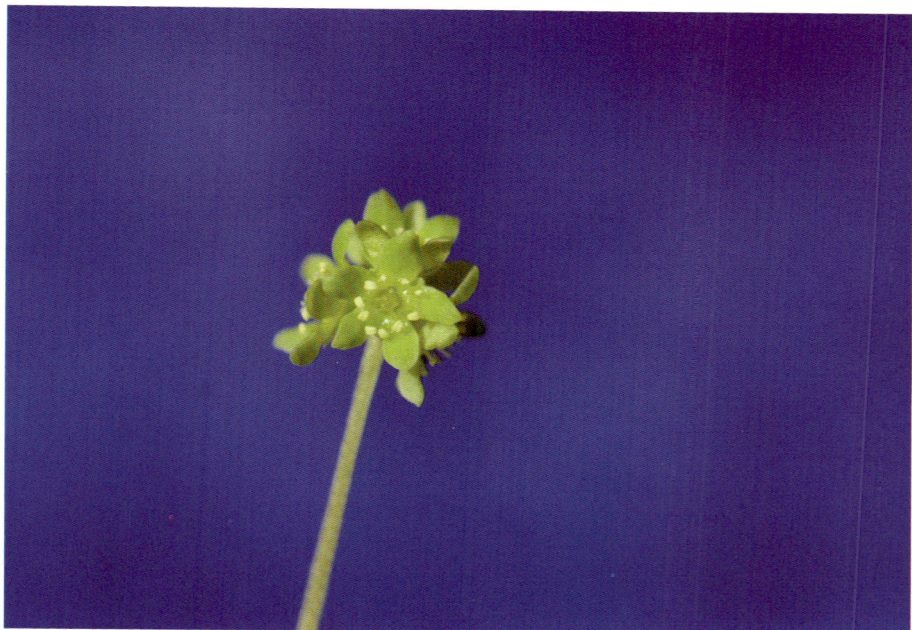

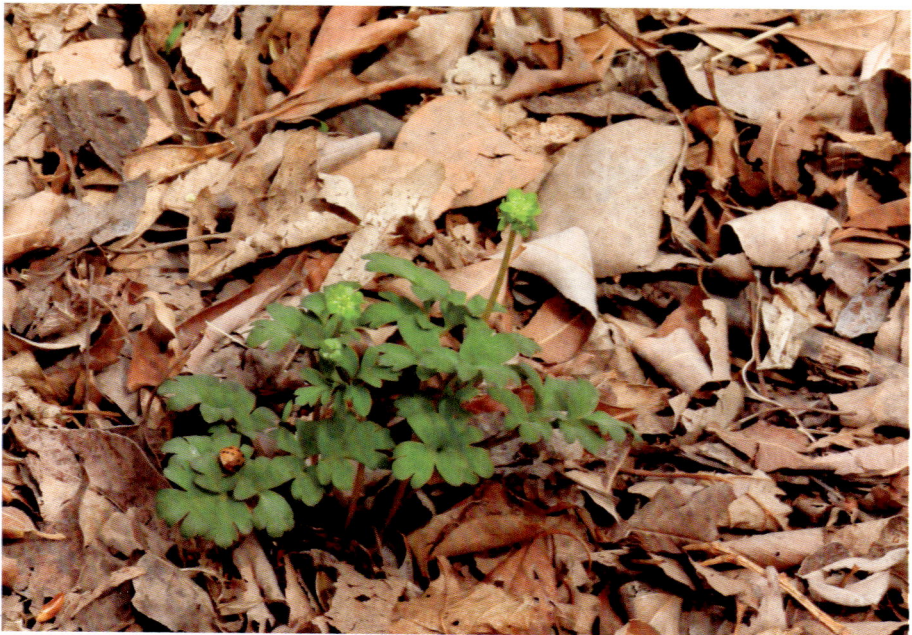

麦仙翁

Agrostemma githago L.

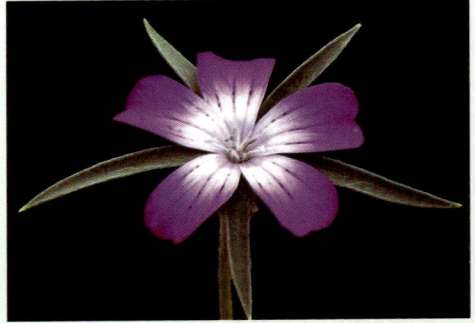

【别　　名】麦毒草

【基　　原】来源于石竹科麦仙翁属麦仙翁 **Agrostemma githago** L. 的干燥全草入药。

【形态特征】一年生草本，高60～90 cm，全株密被白色长硬毛。茎单生，直立，不分枝或上部分枝。叶片线形或线状披针形，长4～13 cm，宽2～10 mm，基部微合生，抱茎，顶端渐尖，中脉明显。花单生，直径约30 mm，花梗极长；花萼长椭圆状卵形，长12～15 mm，后期微膨大，萼裂片线形，叶状，长20～30 mm；花瓣紫红色，比花萼短，爪狭楔形，白色，无毛，瓣片倒卵形，微凹缺；雄蕊微外露，花丝无毛；花柱外露，被长毛。蒴果卵形，长12～18 mm，微长于宿存萼，裂齿5，外卷；种子呈不规则卵形或圆肾形，长2.5～3 mm，黑色，具棘凸。花期6～8月；果期7～9月。

【生　　境】生于麦田中或路旁草地，为田间杂草。

【分　　布】黑龙江、吉林、内蒙古、新疆。欧洲、亚洲、非洲北部和北美洲也有分布。

【采集加工】春、夏季采收全草，除去杂质，洗净，晒干。

【性味功能】味甘、苦，性温。止血、止咳。

【主治用法】治百日咳、子宫出血等。用量：3～9 g。

【附　　注】该物种为中国植物图谱数据库收录的有毒植物，其毒性为种子有毒。人中毒有腹痛、呕吐、腹泻、眩晕、低烧、脊柱剧烈疼痛和运动困难，有时昏迷或死亡。动物食自身体重0.1%～1.0%的种子粉可引起死亡。

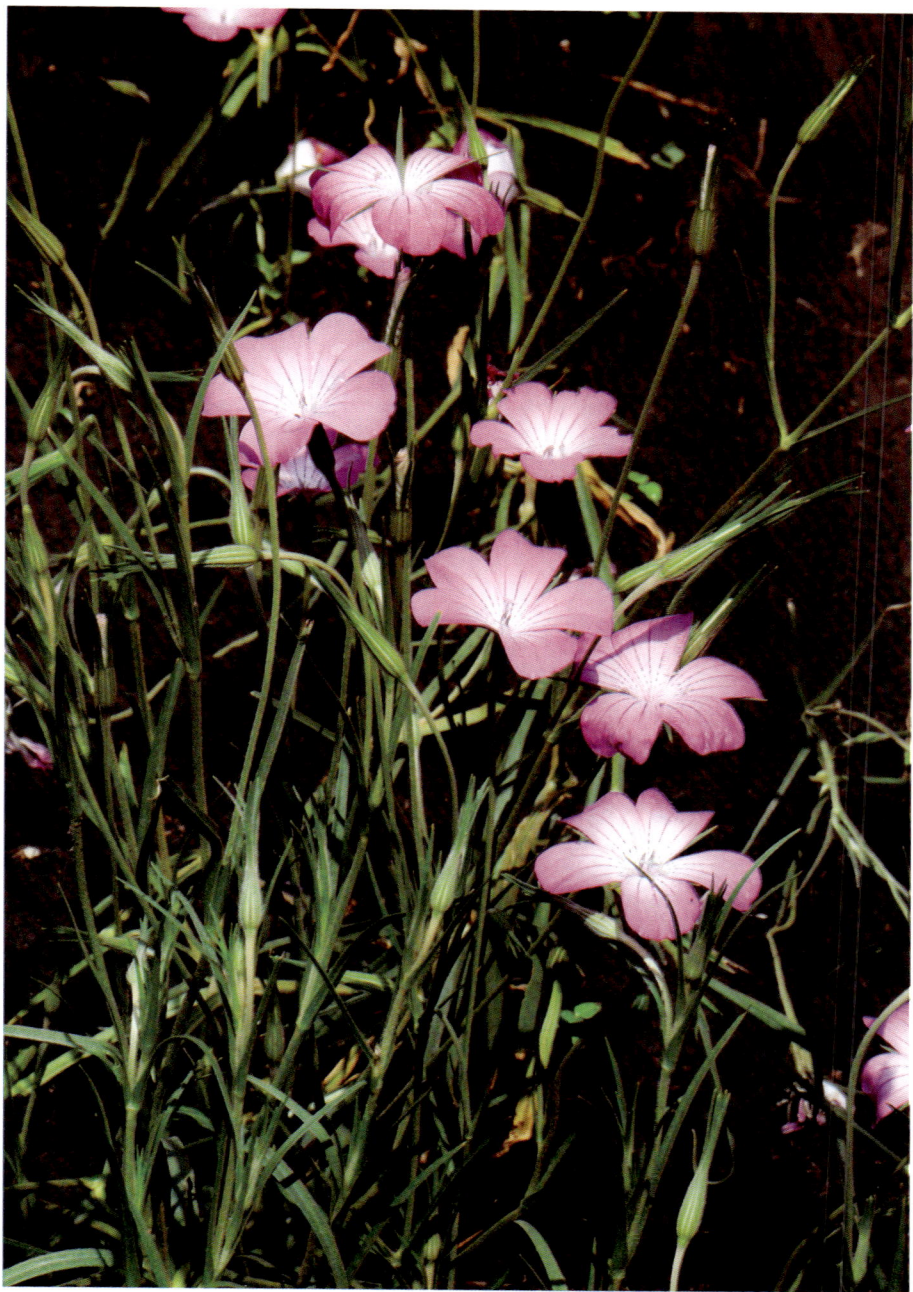

多花筋骨草

Ajuga multiflora Bunge

【别　　名】筋骨草、花夏枯草

【基　　原】来源于唇形科筋骨草属多花筋骨草 **Ajuga multiflora** Bunge 的全草入药。

【形态特征】多年生草本。茎直立，不分枝，高6～20 cm，四棱形，密被灰白色绵毛状长柔毛，幼嫩部分尤密。基生叶具柄，柄长0.7～2 cm，茎上部叶无柄；叶片均纸质，椭圆状长圆形或椭圆状卵圆形，长1.5～4 cm，宽1～1.5 cm，顶端钝或微急尖，基部楔状下延，抱茎。轮伞花序自茎中部向上渐靠近，至顶端呈一密集的穗状聚伞花序；苞叶大，下部者与茎叶同形，向上渐小，呈披针形或卵形；花梗极短，被柔毛。花萼宽钟形，长5～7 mm，萼齿5，整齐，钻状三角形。花冠蓝紫色或蓝色，筒状，长1～1.2 cm，冠檐二唇形，上唇短，直立，顶端2裂，裂片圆形，下唇伸长，宽大，3裂，中裂片扇形，侧裂片长圆形。雄蕊4，二强，花丝粗壮。花柱细长。花盘环状，裂片不明显，前面呈指状膨大。小坚果倒卵状三棱形，背部具网状皱纹，腹部中间隆起，具1大果脐，其长度占腹面2/3，边缘被微柔毛。花期5～6月；果期7～8月。

【生　　境】生于向阳草地、山坡、林缘、阔叶林下、溪流旁沙质地及路旁等处。

【分　　布】黑龙江、辽宁、吉林、内蒙古、河北、江苏、安徽。俄罗斯远东地区、朝鲜也有分布。

【采集加工】夏、秋季采收全草，除去杂质，洗净，晒干。

【性味功能】味苦，性寒。清热、凉血、消肿。

【主治用法】治跌打损伤。用量：3～5 g。

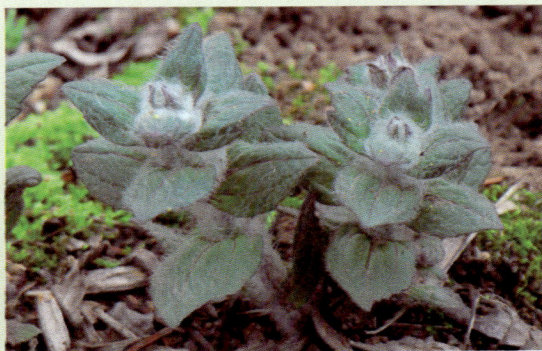

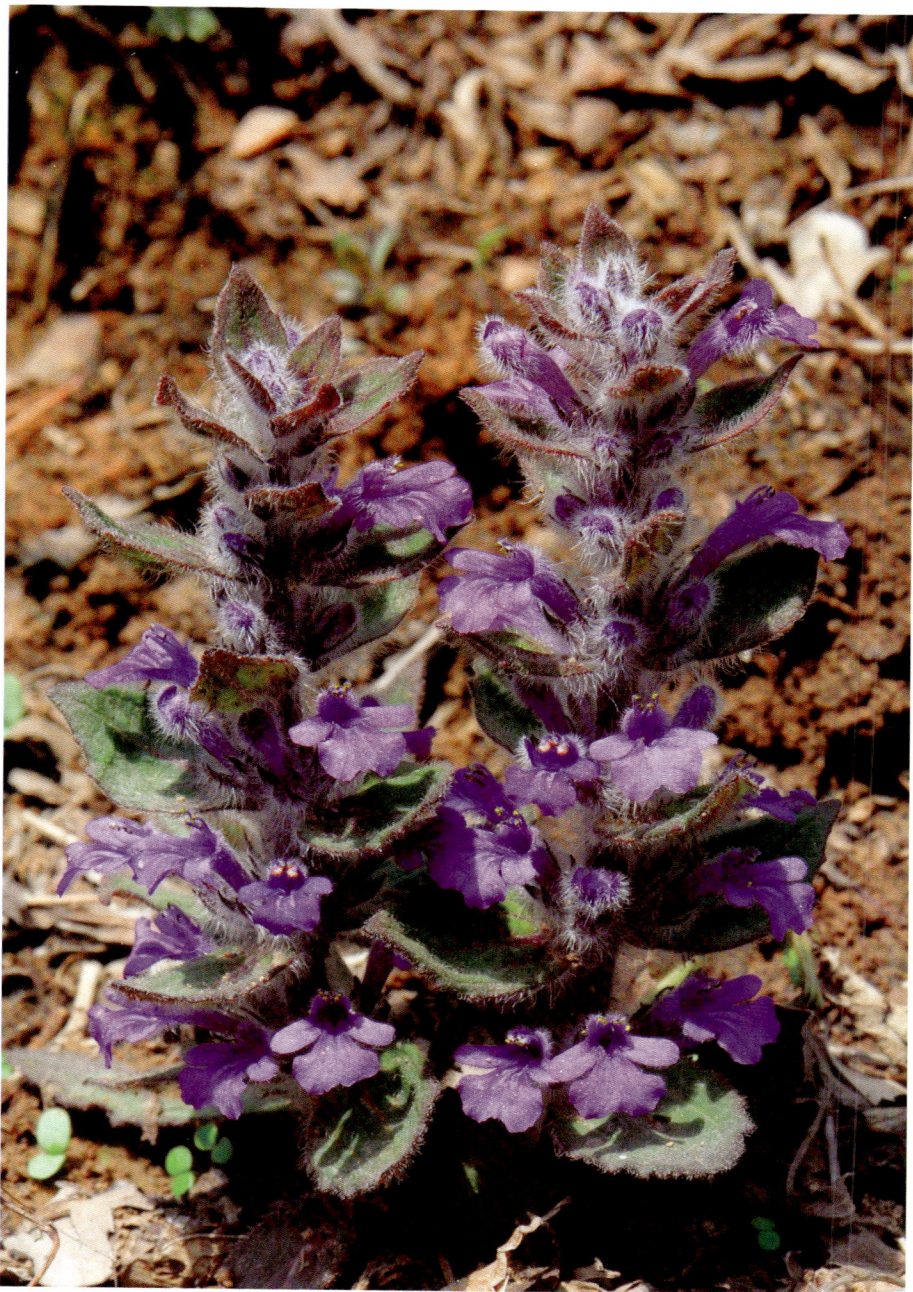

长梗韭

Allium neriniflorum Baker.

【别　　名】长梗葱

【基　　原】来源于百合科葱属长梗韭 **Allium neriniflorum** Baker. 的鳞茎入药。

【形态特征】多年生草本，植株无葱蒜气味。鳞茎单生，卵球状至近球状，宽1~2 cm；鳞茎外皮灰黑色，膜质，不破裂，内皮白色，膜质。叶圆柱状或近半圆柱状，中空，具纵棱，沿纵棱具细糙齿，等长于或长于花葶，宽1~3 mm。花葶圆柱状，高15~30 cm，粗1~2 mm，下部被叶鞘；总苞单侧开裂，宿存；伞形花序疏散；小花梗不等长，长4.5~11 cm，基部具小苞片；花红色至紫红色；花被片长7~10 mm，宽2~3.2 mm，基部2~3 mm互相靠合成管状（即靠合部分尚能看见外轮花被片的分离边缘），分离部分星状开展，卵状矩圆形、狭卵形或倒卵状矩圆形，顶端钝或具短尖头，内轮的常稍长而宽，有时近等宽，少有内轮稍狭的；花丝约为花被片长的1/2，基部2~3 mm合生并与靠合的花被管贴生，分离部分锥形；子房圆锥状球形，每室6~8胚珠，极少具5胚珠；花柱常与子房近等长；柱头3裂。花期7~8月；果期8~9月。

【生　　境】生于山坡、湿地、草地或海边沙地等处。

【分　　布】黑龙江、辽宁、吉林、内蒙古、河北。俄罗斯和蒙古也有分布。

【采集加工】春、秋季采挖鳞茎，剪掉须根，除去泥土，洗净，晒干。

【性味功能】味辛、苦，性温。通阳散结、下气。

【主治用法】治跌打损伤、瘀血疼痛、肿胀、闪伤、扭伤、金刀伤等。用量：3~10 g。外用适量捣烂敷患处。

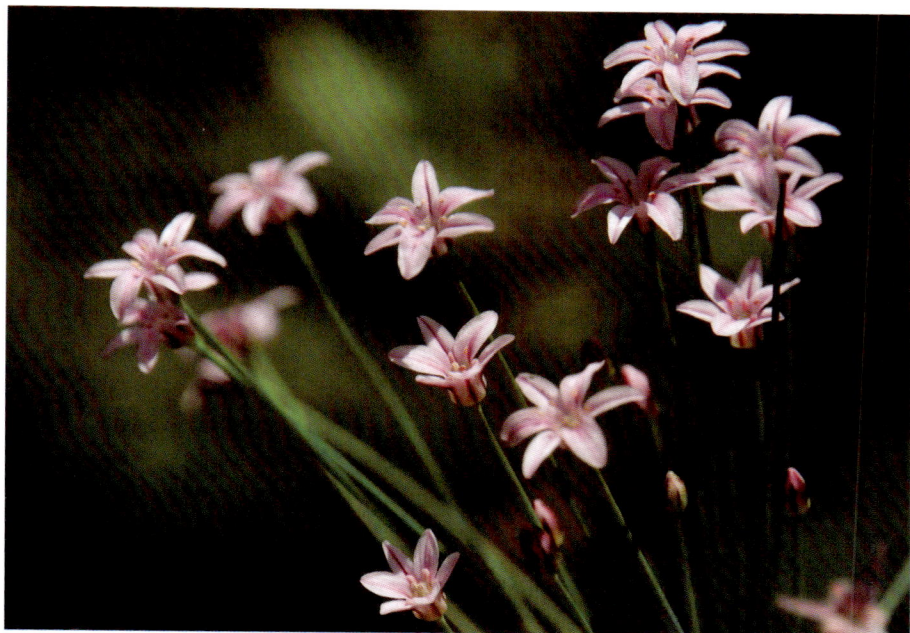

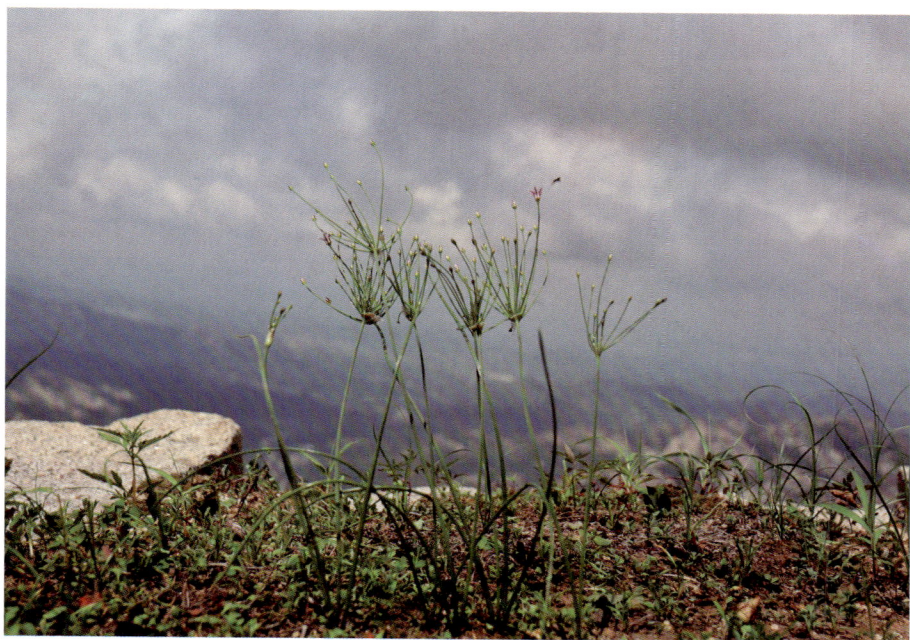

山韭

Allium senescens L.

【别　　名】岩葱

【基　　原】来源于百合科葱属山韭 **Allium senescens** L. 的叶入药。

【形态特征】多年生草本，具粗壮的横生根状茎。鳞茎单生或数枚聚生，近狭卵状圆柱形或近圆锥状，粗0.5～2.5 cm；鳞茎外皮灰黑色至黑色，膜质。叶狭条形至宽条形，肥厚，基部近半圆柱状，上部扁平，有时略呈镰状弯曲，短于或稍长于花葶，宽2～10 mm，顶端钝圆。花葶圆柱状，常具2纵棱，高10～65 cm，粗1～5 mm，下部被叶鞘；总苞2裂，宿存；伞形花序半球状至近球状，具多而稍密集的花；小花梗近等长，比花被片长2～4倍，稀更短，基部具小苞片，稀无小苞片；花紫红色至淡紫色；花被片长3.2～6 mm，宽1.6～2.5 mm，内轮的矩圆状卵形至卵形，顶端钝圆并常具不规则的小齿，外轮的卵形，舟状，略短；花丝等长，从比花被片略长直至为其长的1.5倍，仅基部合生并与花被片贴生，内轮的扩大成披针状狭三角形，外轮的锥形；子房倒卵状球形至近球状，基部无凹陷的蜜穴；花柱伸出花被外。花期7～8月；果期8～9月。

【生　　境】生于干燥的石质山坡、林缘、荒地、路旁等处。

【分　　布】黑龙江、辽宁、吉林、内蒙古、河北、河南、山西、甘肃、新疆。从欧洲经中亚直到西伯利亚都有分布。

【采集加工】夏、秋季采摘叶，除去杂质，洗净，晒干。

【性味功能】味咸、涩，性寒。温中行气。

【主治用法】治脾胃虚弱、饮食不佳、脘腹胀满、羸乏及脾胃不足之腹泻、尿频数等。

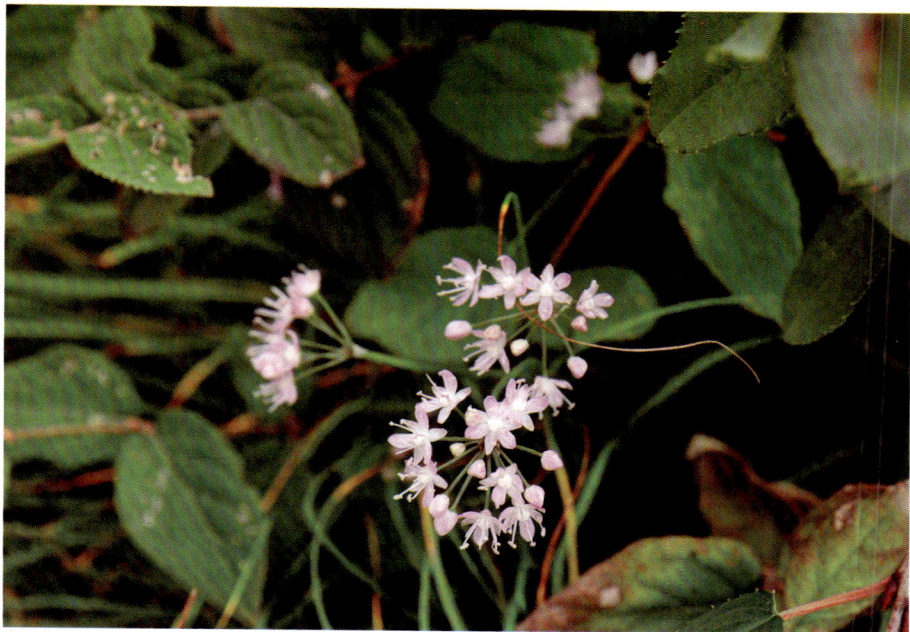

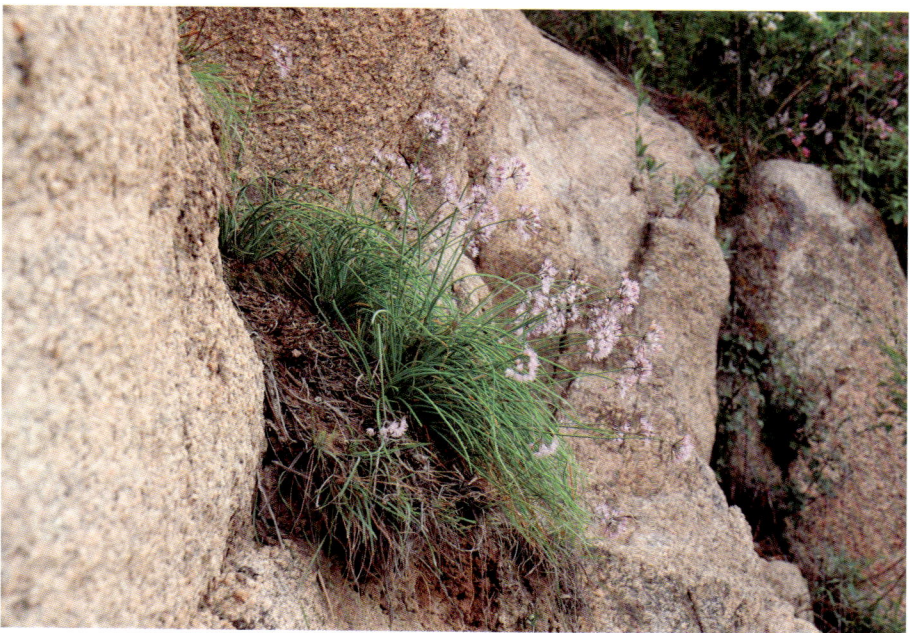

球序韭

Allium thunbergii G. Don

【别　　名】野葱

【基　　原】来源于百合科葱属球序韭 **Allium thunbergii** G. Don 的全草入药。

【形态特征】多年生草本，鳞茎常单生，卵状至狭卵状，或卵状柱形，粗0.7～2.5 cm；鳞茎外皮污黑色或黑褐色，纸质，顶端常破裂成纤维状，内皮有时带淡红色，膜质。叶三棱状条形，中空或基部中空，背面具1纵棱，呈龙骨状隆起，短于或略长于花葶，宽1.5～5 mm。花葶中生，圆柱状，中空，高30～70 cm，1/4～1/2被疏离的叶鞘；总苞单侧开裂或2裂，宿存；伞形花序球状，具多而极密集的花；小花梗近等长，比花被片长2～4倍，基部具小苞片；花红色至紫色；花被片椭圆形至卵状椭圆形，顶端钝圆，长4～6 mm，宽2～3.5 mm，外轮舟状，较短；花丝等长，约为花被片长的1.5倍，锥形，无齿，仅基部合生并与花被片贴生；子房倒卵状球形，腹缝线基部具有帘的凹陷蜜穴；花柱伸出花被外。花期8～9月；果期9～10月。

【生　　境】生于草地、湿草地、山坡及林缘等处。

【分　　布】黑龙江、辽宁、吉林、河北、河南、陕西、山西、山东、江苏、台湾等。俄罗斯远东地区、蒙古、朝鲜和日本也有分布。

【采集加工】花期采收全草，除去杂质，洗净，晒干。

【性味功能】味辛，性温。利尿、润肠、清热去烦。

【主治用法】治老人脾胃气弱，饮食不多，羸乏。

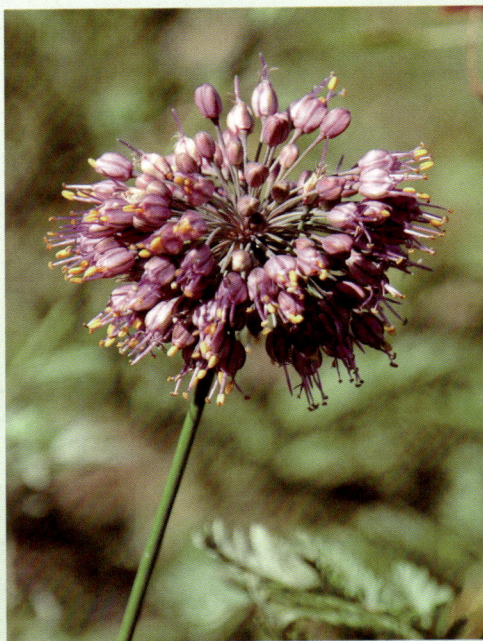

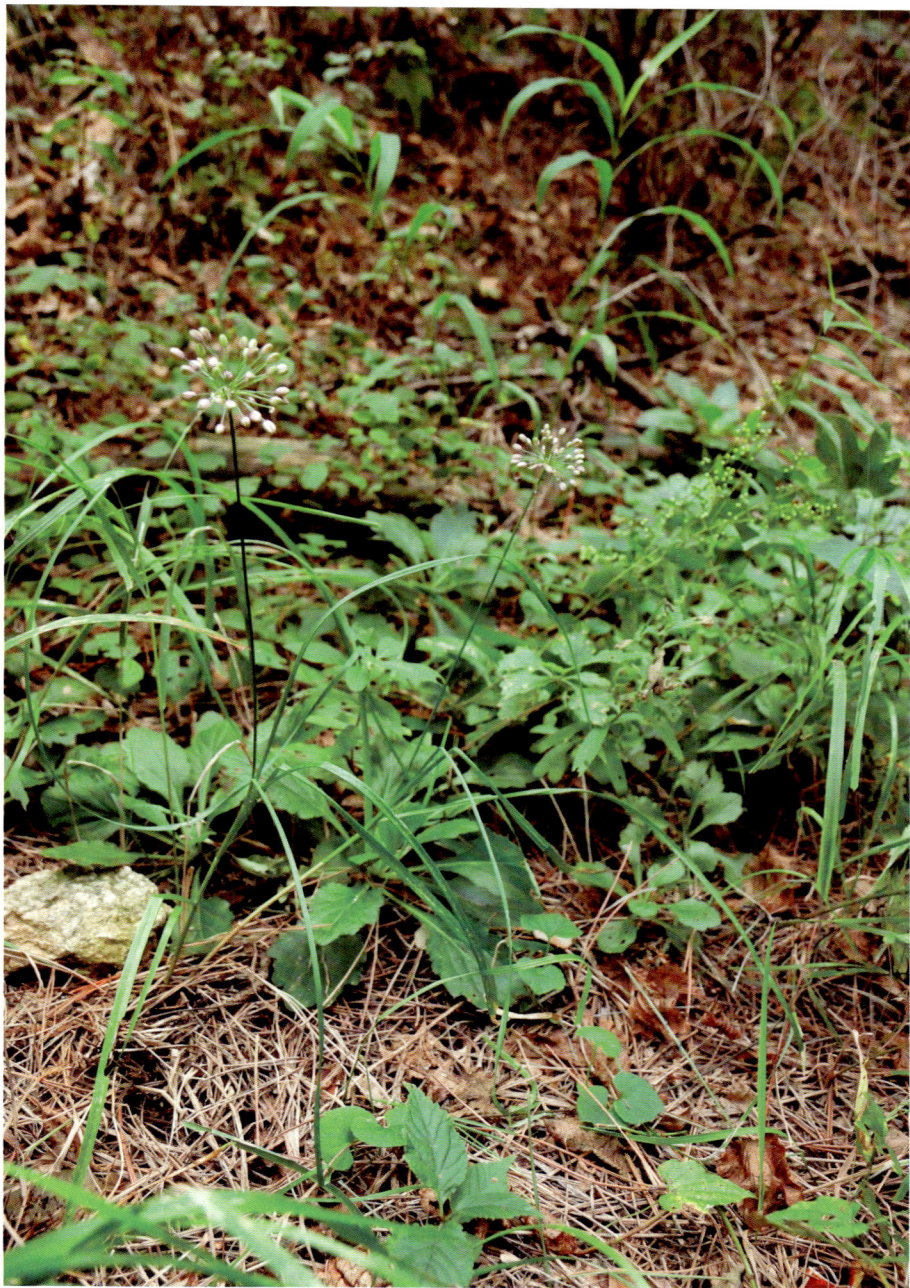

豚草

Ambrosia artemisiifolia L.

【别　　名】豕草

【基　　原】来源于菊科豚草属豚草**Ambrosia artemisiifolia** L. 的干燥带根全草入药。

【形态特征】一年生草本，高20～150 cm；茎直立，上部有圆锥状分枝。下部叶对生，具短叶柄，二次羽状分裂，裂片狭小，长圆形至倒披针形，全缘；上部叶互生，无柄，羽状分裂。雄头状花序半球形或卵形，径4～5 mm，具短梗，下垂，在枝端密集成总状花序。总苞宽半球形或碟形；总苞片全部结合，无肋，边缘具波状圆齿。花托具刚毛状托片；每个头状花序有10～15个不育的小花；花冠淡黄色，长2 mm，有短管部，上部钟状，有宽裂片；花药卵圆形；花柱不分裂，顶端膨大成画笔状。雌头状花序无花序梗，在雄头状花序下面或在下部叶腋单生，或2～3个密集成团伞状，有1个无被能育的雌花，总苞闭合，具结合的总苞片，倒卵形或卵状长圆形，长4～5 mm，宽约2 mm，顶端有围裹花柱的圆锥状嘴部，在顶部以下有4～6个尖刺，稍被糙毛；花柱2深裂，丝状，伸出总苞的嘴部。瘦果倒卵形，藏于坚硬的总苞中。花期8～9月；果期9～10月。

【生　　境】生于田野、路旁或河边的湿地等处。

【分　　布】原产北美。在我国东北地区、长江流域及以北地区已驯化野生成为路旁杂草。

【采集加工】夏、秋季采收全草，切段，洗净，晒干。

【性味功能】消炎。

【主治用法】治风湿性关节炎。外用适量煎水洗患处。

【附　　注】豚草花粉是引起人体一系列过敏性变态症状——枯草热的主要过敏源。空气中豚草花粉粒的密度达到40～50粒/m³，人群就能感染枯草热(秋季花粉症)。患者的临床表现为眼、耳、鼻奇痒、阵发性喷嚏、流鼻涕、头痛和疲劳；有的胸闷、憋气、咳嗽、呼吸困难。年久失治的还可并发肺气肿、肺心病，痛苦万状，甚至死亡。豚草植株和花粉还可使某些人患过敏性皮炎，全身起"风疱"。

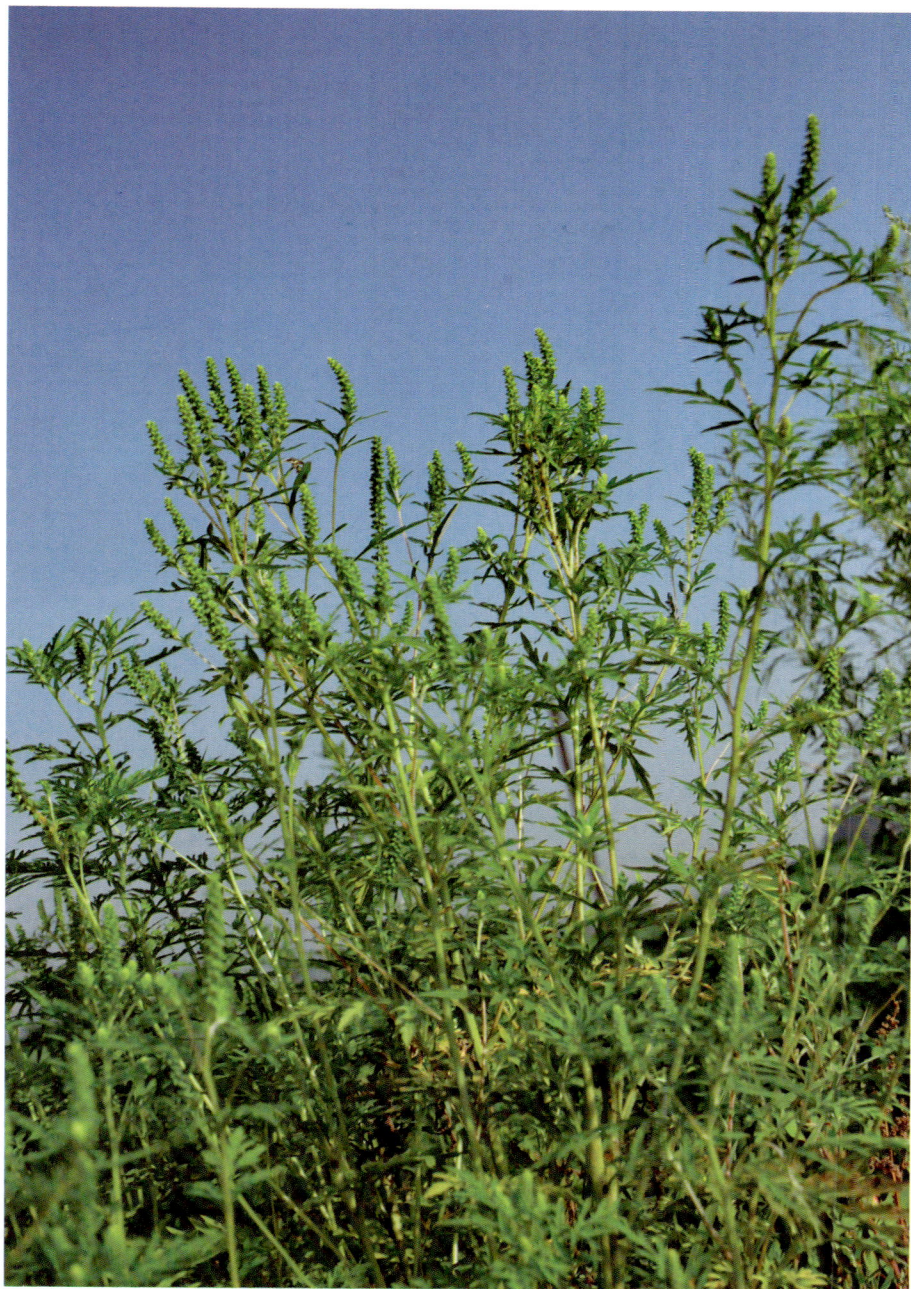

三裂叶豚草

Ambrosia trifida L.

【别　　名】大破布草

【基　　原】来源于菊科豚草属三裂叶豚草 **Ambrosia trifida** L. 的干燥带根全草入药。

【形态特征】一年生粗壮草本，高 50～170 cm。叶对生，有时互生，具叶柄，下部叶 3～5 裂，上部叶 3 裂或有时不裂，裂片卵状披针形或披针形，顶端急尖或渐尖，边缘有锐锯齿，有三基出脉，粗糙。叶柄长 2～3.5 cm，基部膨大，边缘有窄翅。雄头状花序多数，圆形，径约 5 mm，有长 2～3 mm 的细花序梗，下垂，在枝端密集成总状花序。总苞浅碟形，绿色；总苞片结合，外面有 3 肋，边缘有圆齿。花托无托片，每个头状花序有 20～25 不育的小花；小花黄色，长 1～2 mm，花冠钟形，上端 5 裂，外面有 5 紫色条纹。花药离生，卵圆形；花柱不分裂，顶端膨大成画笔状。雌头状花序在雄头状花序下面上部的叶状苞叶的腋部聚作团伞状，具一个无被能育的雌花。总苞倒卵形，长 6～8 mm，宽 4～5 mm，顶端具圆锥状短嘴，嘴部以下有 5～7 肋，每肋顶端有瘤或尖刺，花柱 2 深裂，丝状。瘦果倒卵形，藏于坚硬的总苞中。花期 8～9 月；果期 9～10 月。

【生　　境】生于田野、路旁及河边湿地等处，常聚生成片生长。

【分　　布】原产北美。在东北已驯化野生成为路旁杂草，造成了严重的生物入侵，成为新的归化植物。主要分布于东北三省及内蒙古东北部。

【采集加工】夏、秋季采收全草，切段，洗净，晒干。

【性味功能】收敛和杀菌。

【主治用法】全草可做收敛剂和清洁剂。

【附　　注】三裂叶豚草是人类健康和作物生产的危险性杂草，被许多国家列为检疫对象。由于该草的花粉中含有水溶性蛋白，与人接触可迅速释放，引起过敏性变态反应，它是秋季花粉过敏症的主要过敏源。每年 8～9 月，大量花粉在空气中飞扬，当花粉密度达到 40～50 粒/m³, 时，人们吸入后就会感染，症状是咳嗽、流涕、哮喘、眼鼻奇痒或出现皮炎。每年同期复发，病情逐年加重，严重的会并发肺气肿、肺心病乃至死亡。

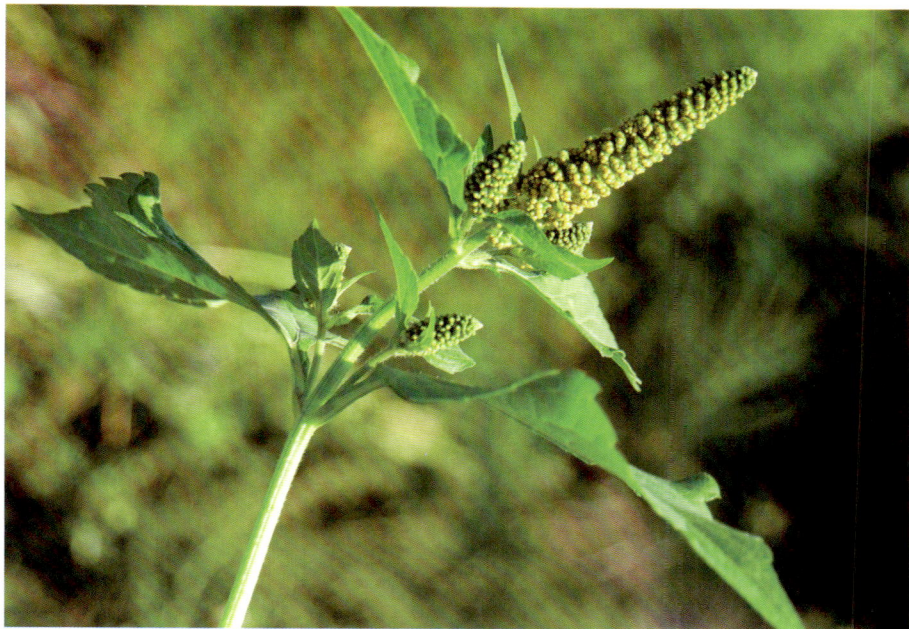

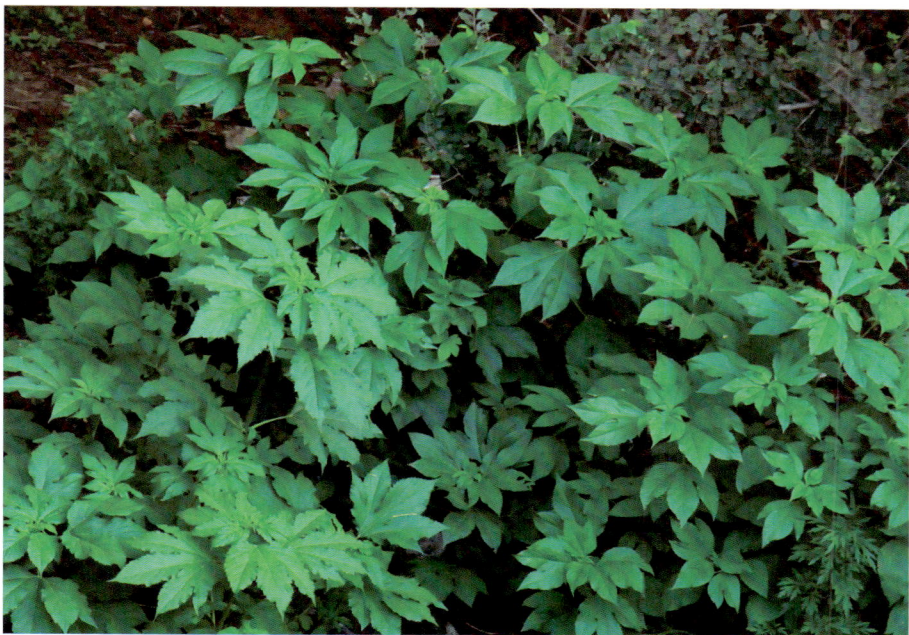

水棘针

Amethystea caerulea L.

【基　原】来源于唇形科水棘针属水棘针 **Amethystea caerulea** L. 的全草入药。

【形态特征】一年生草本，高0.3～1 m，呈金字塔形分枝。茎四棱形。叶柄长0.7～2 cm；叶片纸质或近膜质，三角形或近卵形，3深裂，稀不裂或5裂，裂片披针形，边缘具粗锯齿或重锯齿，中间的裂片长2.5～4.7 cm，两侧的裂片长2～3.5 cm。花序为由松散具长梗的聚伞花序所组成的圆锥花序；苞叶与茎叶同形，变小；小苞片微小，线形，长约1 mm；花梗短，长1～2.5 mm。花萼钟形，长约2 mm，具10脉，萼齿5，近整齐，三角形。花冠蓝色或紫蓝色，冠筒内藏或略长于花萼，冠檐二唇形，上唇2裂，长圆状卵形或卵形，下唇略大，3裂，中裂片近圆形，侧裂片与上唇裂片近同形。雄蕊4，前对能育，花丝细弱，伸出雄蕊约1/2，花药2室，室叉开，纵裂。花盘环状，具相等浅裂片。小坚果倒卵状三棱形，背面具网状皱纹，腹面具棱，两侧平滑，合生面大，高达果长1/2以上。花期8～9月，果期9～10月。

【生　境】生于田间、路旁、林缘、灌丛及湿草地等处。

【分　布】黑龙江、辽宁、吉林、内蒙古、河北、河南、山东、安徽、湖北、山西、陕西、四川、甘肃、云南、新疆。伊朗、俄罗斯、蒙古、朝鲜、日本也有分布。

【采集加工】夏、秋季采收全草，除去杂质，切段，洗净，晒干。

【性味功能】味辛，性温。发表散寒、祛风透疹。

【主治用法】治感冒、头痛、咽喉肿痛、麻疹不出、荨麻疹、皮肤瘙痒等。用量：3～10 g。

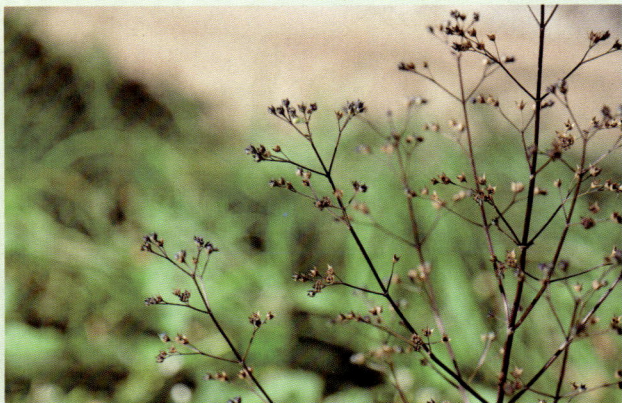

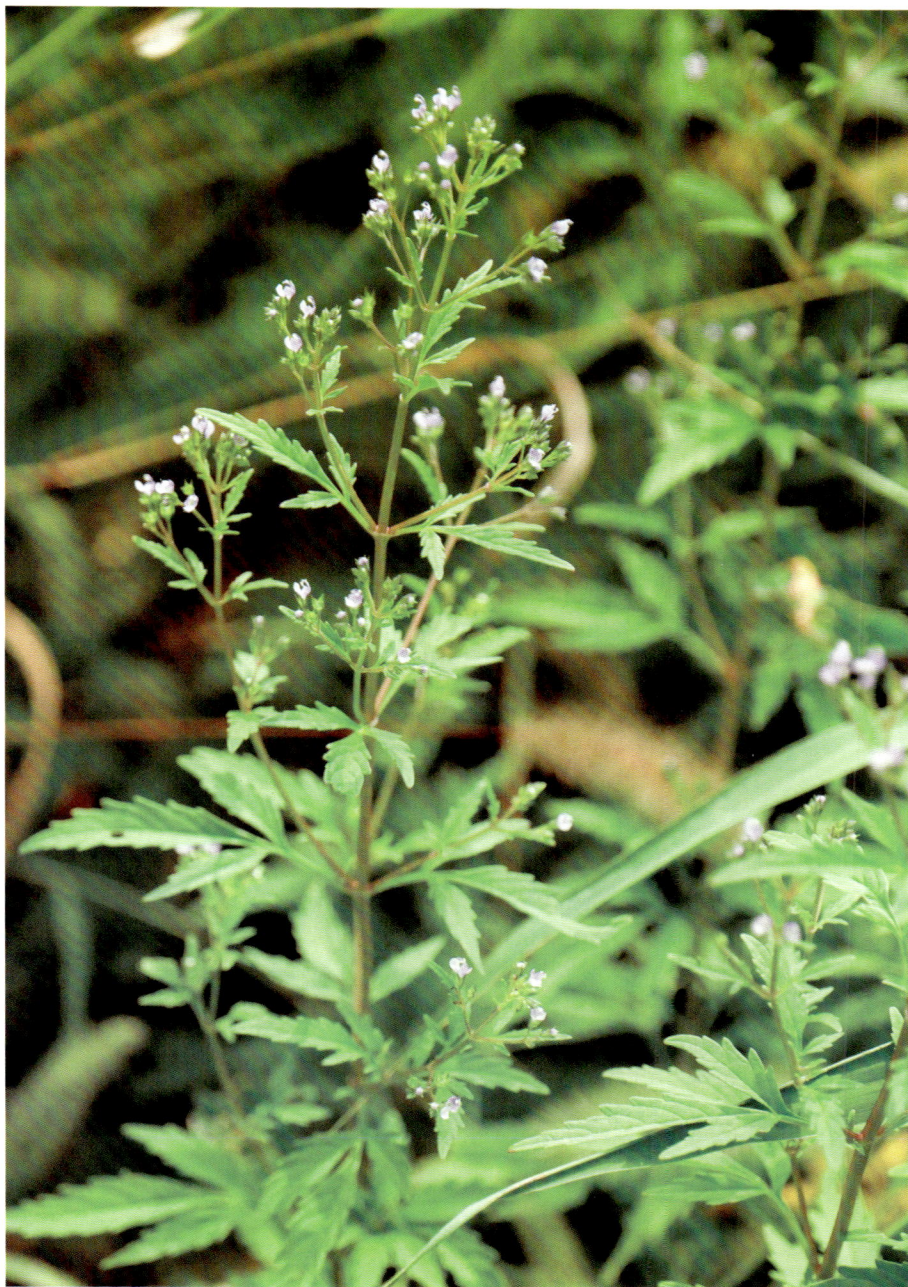

朝鲜当归

Angelica gigas Nakai

【别　　名】大当归、大独活、土当归

【基　　原】来源于伞形科当归属朝鲜当归 **Angelica gigas** Nakai 的根入药。

【形态特征】多年生高大草本，高 1～2 m。根颈粗短；根圆锥形，直径 2～5 cm，有支根数个，灰褐色，茎粗壮，中空，紫色，径 1.5～5 cm，有纵深沟纹。叶二至三回三出式羽状分裂，基生叶及茎下部叶的叶柄长达 30 cm；叶片轮廓近三角形，长 20～40 cm，叶轴不呈翅状下延；茎中部叶的叶柄长近 20 cm，叶柄基部渐成抱茎的狭鞘；末回裂片长圆状披针形，长 4～15 cm，基部楔形，有时具缺刻状裂片，顶端尖或渐尖，边缘有不整齐的锐尖锯齿或重锯齿；上部的叶简化成囊状膨大的叶鞘，顶端有细裂的叶片，外面紫色。复伞形花序近球形，花序梗长 2～6 cm，伞辐 20～45，长 2～3 cm；总苞片 1 至数片，膨大成囊状，深紫色；小伞形花序密集成小的球形；小总苞数片，紫色；萼齿不明显；花瓣倒卵形，深紫色；雄蕊暗紫色。果实卵圆形，黄褐色，长 5～8 mm，背棱隆起，肋状，侧棱翅状。花期 7～8 月；果期 8～9 月。

【生　　境】生于山地林内溪流旁及林缘草地等处，喜富含腐殖质的砂质土壤。

【分　　布】黑龙江、吉林、辽宁。朝鲜和日本也有分布。

【采集加工】春、秋季采挖根，除去泥土，洗净，晒干。

【性味功能】味甘、辛，性温。补血调经、活血止痛、除风和血、润肠通便。

【主治用法】治贫血、关节肿痛、风湿痹痛、痈疽疮毒、月经不调、痛经、闭经、崩漏、血虚腹痛、肠燥便秘及跌打损伤等。用量：15～25 g。

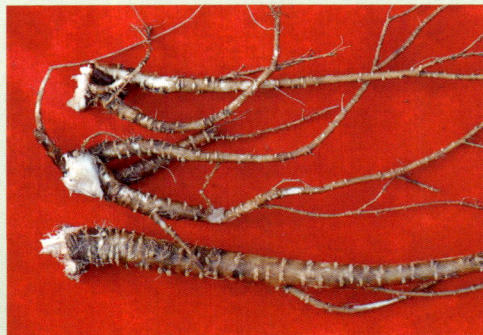

【附　　方】

（1）治闪挫肿痛：朝鲜当归、荆芥各 50 g，葱白 5 枚，煎汤洗患处。

（2）治关节肿痛：朝鲜当归 25 g，黄柏 20 g，苍术 25 g，水煎服，每日 2 次。

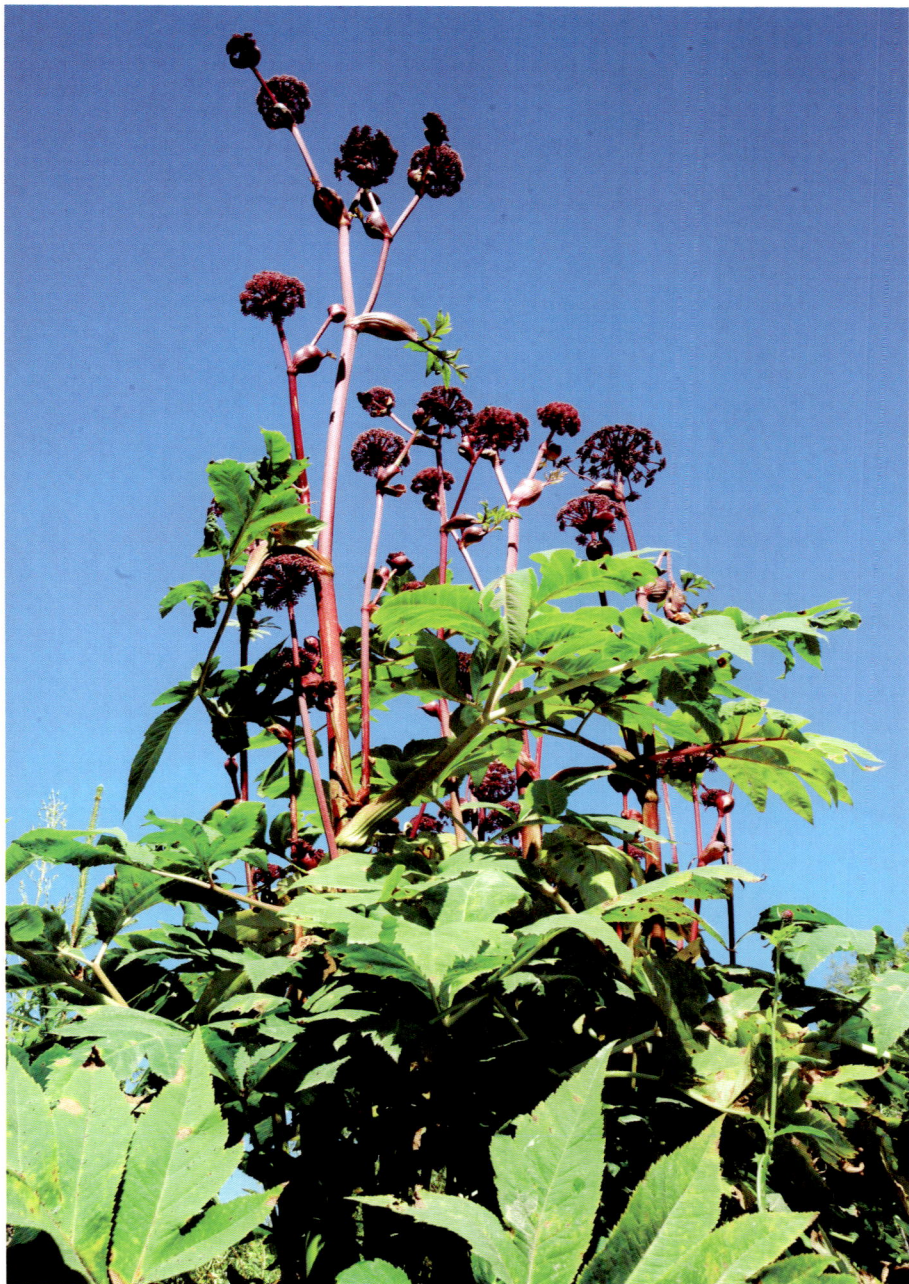

拐芹

Angelica polymorpha Maxim.

【别　　名】拐芹当归

【基　　原】来源于伞形科当归属拐芹 **Angelica polymorpha** Maxim.的根入药。

【形态特征】多年生草本，高0.5～1.5 m。根圆锥形。茎单一，细长，中空，有浅沟纹，节处常为紫色。叶二至三回三出式羽状分裂，叶片轮廓为卵形至三角状卵形，长15～30 cm，宽15～25 cm；茎上部叶简化为无叶或带有小叶、略膨大的叶鞘，叶鞘薄膜质，常带紫色。第一回和第二回裂片有长叶柄，小叶柄通常膝曲或弧形弯曲；末回裂片有短柄或近无柄、卵形或菱状长圆形、纸质，长3～5 cm，宽2.5～3.5 cm，3裂。复伞形花序直径4～10 cm；伞辐11～20，长1.5～3 cm，开展，上举；总苞片1～3或无，狭披针形；小苞片7～10，狭线形，紫色；萼齿退化，少为细小的三角状锥形；花瓣匙形至倒卵形，白色，渐尖，顶端内曲；花柱短，常反卷。果实长圆形至近长方形，基部凹入，长6～7 mm，宽3～5 mm，背棱短翅状，侧棱膨大成膜质的翅，与果体等宽或略宽，棱槽内有油管1，合生面油管2。花期8～9月；果期9～10月。

【生　　境】生于山沟溪流旁、杂木林下、灌丛间及阴湿草丛中。

【分　　布】吉林、辽宁、河北、山东、江苏。朝鲜和日本也有分布。

【采集加工】春、秋季采挖根，除去泥土，洗净，晒干。

【性味功能】味甘、辛，性温。祛风散寒、散湿、消肿、排脓、止痛。

【主治用法】治风寒表证、风温痹痛、脘腹、胸胁疼痛、跌打损伤。用量：3～9 g；外用适量研末捣敷。

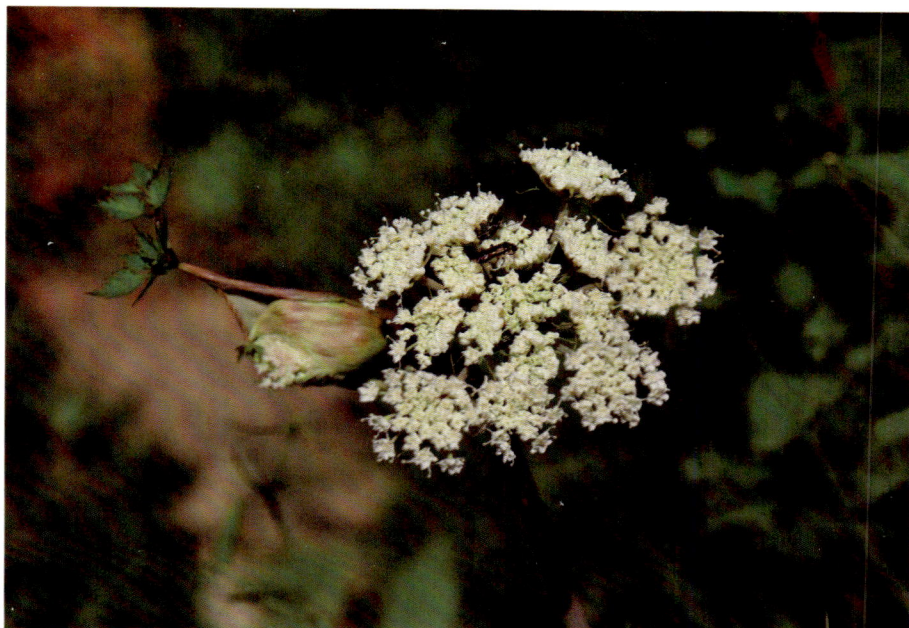

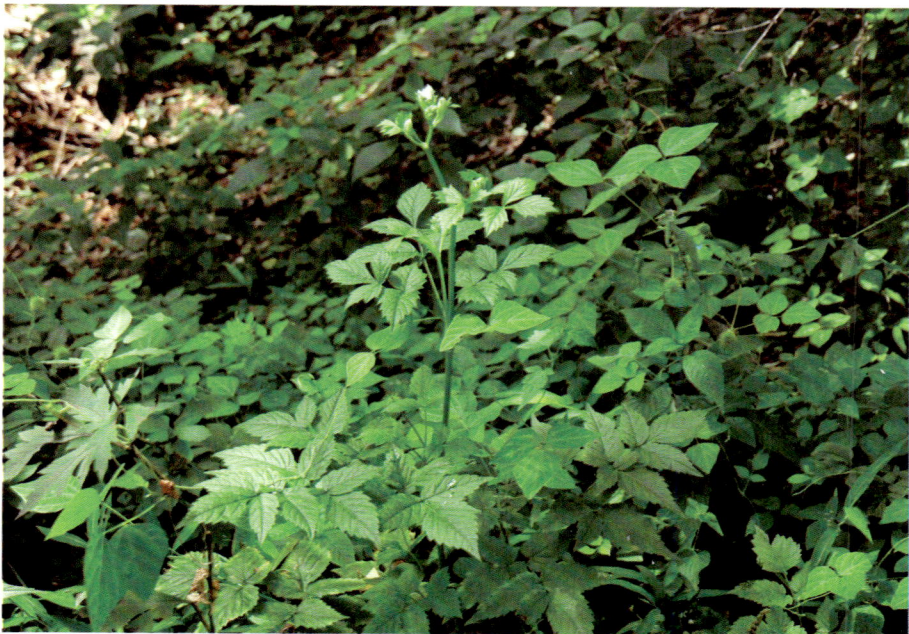

垂果南芥

Arabis pendula L.

【别　　名】唐芥、扁担蒿、野白菜、大蒜芥

【基　　原】来源于十字花科南芥属垂果南芥 **Arabis pendula** L. 的果实入药。

【形态特征】二年生草本，高30～150 cm，全株被硬单毛、杂有2～3叉毛。主根圆锥状，黄白色。茎直立，上部有分枝。茎下部的叶长椭圆形至倒卵形，长3～10 cm，宽1.5～3 cm，顶端渐尖，边缘有浅锯齿，基部渐狭而成叶柄，长达1 cm；茎上部的叶狭长椭圆形至披针形，较下部的叶略小，基部呈心形或箭形，抱茎，上面黄绿色至绿色。总状花序顶生或腋生，有花10余朵；萼片椭圆形，长2～3 mm，背面被有单毛、2～3叉毛及星状毛，花蕾期更密；花瓣白色、匙形，长3.5～4.5 mm，宽约3 mm。长角果线形，长4～10 cm，宽1～2 mm，弧曲，下垂。种子每室1行，种子椭圆形，褐色，长1.5～2 mm，边缘有环状的翅。花期7～8月；果期8～9月。

【生　　境】生于林缘、灌丛、山坡、路旁、沟边、河边湿地、田间及村屯住宅附近等处。

【分　　布】黑龙江、辽宁、吉林、内蒙古、河北、山西、湖北、陕西、甘肃、青海、新疆、四川、贵州、云南、西藏。亚洲北部和东部也有分布。

【采集加工】秋季采摘成熟果实，除去杂质，洗净，晒干。

【性味功能】味辛，性平。清热解毒、消肿。

【主治用法】治疮痈肿毒、阴道炎、阴道滴虫。水煎服，外用熬水熏洗患处。用量：内服5 g，外用适量。

【附　　方】

（1）治痈肿：垂果南芥适量，煎汤熏洗。

（2）治阴道炎，阴道滴虫：垂果南芥5 g，荆芥15 g，蔓荆子10 g，益母草15 g，玉竹15 g，一枝蒿10 g，共研细末，每日1次，每次7.5 g。

（3）治小儿荨麻疹：垂果南芥、艾蒿，外加鸡树条、色树条、臭李条、接骨木、暖木条（统称五色条子）适量，熬水趁热洗患处，洗出汗来即好。

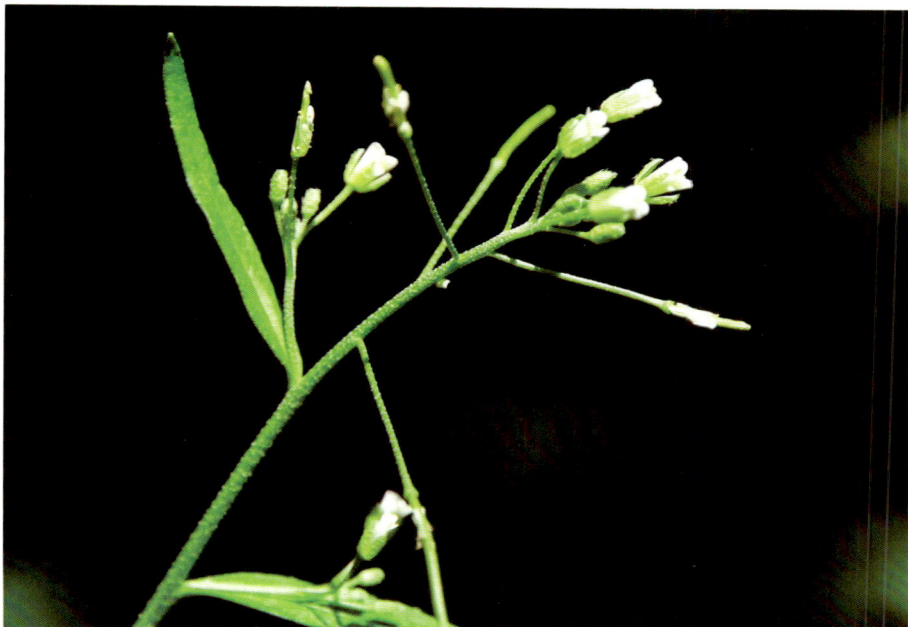

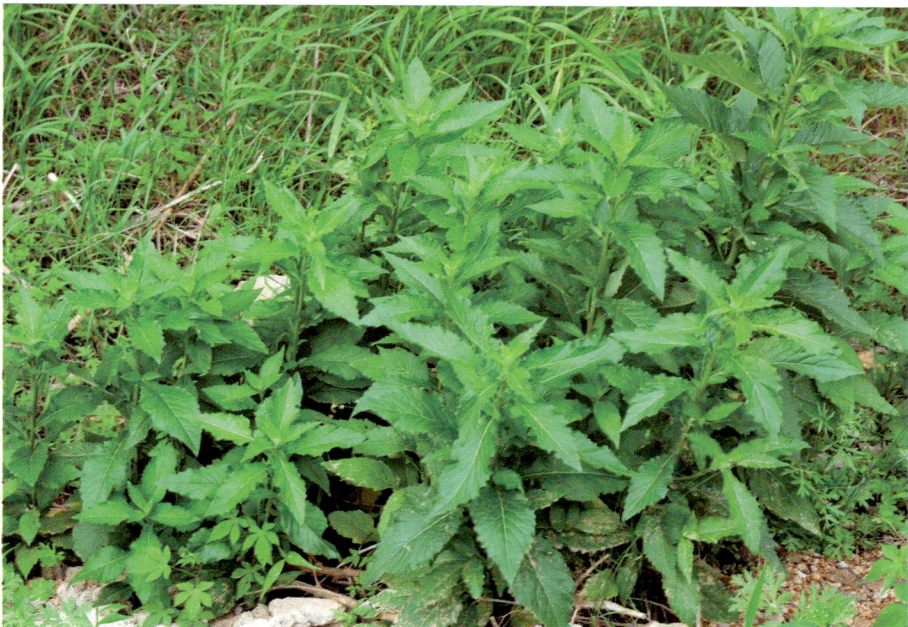

辽东楤木

Aralia elata(Miq.)Seem.

【别　　名】龙芽楤木

【基　　原】来源于五加科楤木属辽东楤木 **Aralia elata**(Miq.)Seem. 的根皮及树皮入药。

【形态特征】落叶小乔木，高1.5～6 m，树皮灰色；小枝灰棕色，疏生多数细刺；刺长1～3 mm，基部膨大；嫩枝上常有长达1.5 cm的细长直刺。叶为二回或三回羽状复叶，长40～80 cm；叶柄长20～40 cm；托叶和叶柄基部合生，顶端离生部分线形，长约3 mm；叶轴和羽片轴基部通常有短刺；羽片有小叶7～11，基部有小叶1对；小叶片薄纸质或膜质，阔卵形、卵形至椭圆状卵形，长5～15 cm，宽2.5～8 cm，顶端渐尖，基部圆形至心形，侧脉6～8对；小叶柄长3～5 mm。圆锥花序长30～45 cm，伞房状；主轴短，长2～5 cm，分枝在主轴顶端指状排列；伞形花序直径1～1.5 cm，有花多数或少数；总花梗长0.8～4 cm，花梗长6～7 mm；苞片和小苞片披针形；花黄白色；萼长1.5 mm；花瓣5，长1.5 mm，卵状三角形；子房5室；花柱5，离生或基部合生。果实球形，黑色，直径4 mm。花期8～9月；果期9～10月。

【生　　境】生于阔叶林或针阔混交林的林下、林缘及路旁，常聚生成片生长。

【分　　布】黑龙江、辽宁、吉林。朝鲜、俄罗斯和日本也有分布。

【采集加工】春、秋季采挖根，剥取根皮，切段，鲜用或晒干。四季割取树干下部，剥取树皮，切段，鲜用或晒干。

【性味功能】味辛，性平。有小毒。补气安神、健脾利水、祛风除湿、活血止痛。

【主治用法】治气虚无力、神经衰弱、颅外伤后无力综合征、肾虚阳痿、风湿痛、胃痛、慢性胃炎、胃痉挛、胃及十二指肠溃疡、肝炎、消渴、肾炎水肿。外用适量，捣烂敷患处。用量：干品25～50 g；鲜品50～100 g。

【附　　方】

(1)治筋骨痹痛：辽东楤木根皮100 g，用白酒0.5 kg，浸泡7天，每服一酒盅。

(2)治胃、十二指肠溃疡，慢性胃炎：辽东楤木根皮5 kg，加水25 kg，熬成膏，每服3～5 ml，每日3次。

(3)治神经衰弱：辽东楤木根皮10 g，水煎服。

(4)治水肿：辽东楤木根25 g，水煎，日服2次。

(5)治奶汁不足：辽东楤木的果实适量，煎水，加煮红皮鸡蛋数个，一并服下。

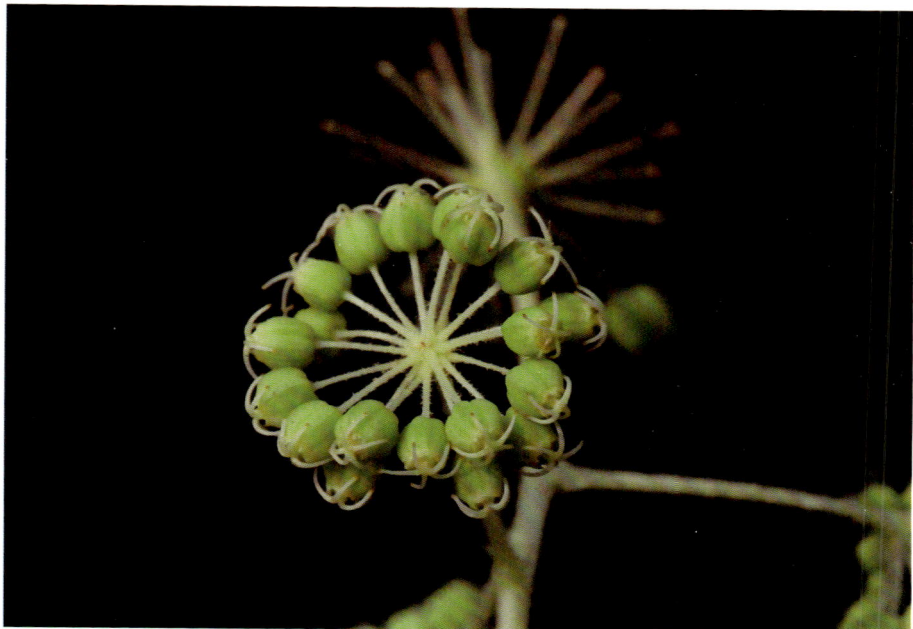

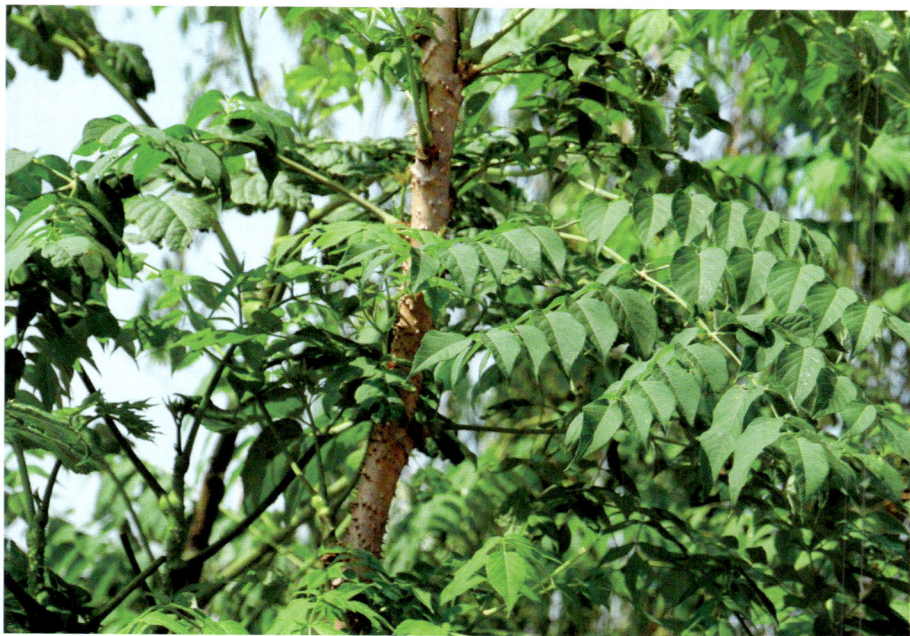

南牡蒿

Artemisia eriopoda Bge.

【别　　名】牡蒿、黄蒿、一枝蒿

【基　　原】来源于菊科蒿属南牡蒿 **Artemisia eriopoda** Bge. 的全草入药。

【形态特征】多年生草本。高30～60 cm，具细纵棱。叶纸质；基生叶与茎下部叶近圆形、宽卵形或倒卵形，长4～8 cm，宽2.5～6 cm，一至二回大头羽状深裂或全裂或不分裂，裂片倒卵形、近匙形或宽楔形，叶基部渐狭，宽楔形，叶柄长1.5～3 cm；中部叶近圆形或宽卵形，长、宽2～4 cm，一至二回羽状深裂或全裂，每侧有裂片2～3枚，叶基部宽楔形，基部有线形分裂的假托叶；上部叶渐小，卵形或长卵形。在茎端、分枝上半部及小枝上排成穗状花序或穗状花序式的总状花序，并在茎上组成开展、稍大型的圆锥花序；总苞片3～4层，外层略短小，外、中层总苞片卵形或长卵形，边膜质，内层总苞片长卵形，半膜质；雌花4～8朵，花冠狭圆锥状，檐部具2～3裂齿，花柱伸出花冠外，顶端2叉，叉端尖；两性花6～10朵，花冠管状，花药线形，顶端附属物尖，长三角形，基部圆钝，花柱短。瘦果长圆形。花期8～9月；果期9～10月。

【生　　境】生于林缘、路旁、草坡、灌丛、溪边、疏林内或及林中空地等处。

【分　　布】辽宁、内蒙古、河北、山西、陕西、山东、江苏、安徽、河南、湖北、湖南、四川、云南。朝鲜、日本、蒙古（东部）也有分布。

【采集加工】夏、秋季花蕾期采收全草，除去杂质，切段，洗净，鲜用或晒干。

【性味功能】味苦、微辛，性凉。祛风除湿、解毒。

【主治用法】治风湿关节痛、头痛、浮肿、毒蛇咬伤。外用适量捣烂敷患处。

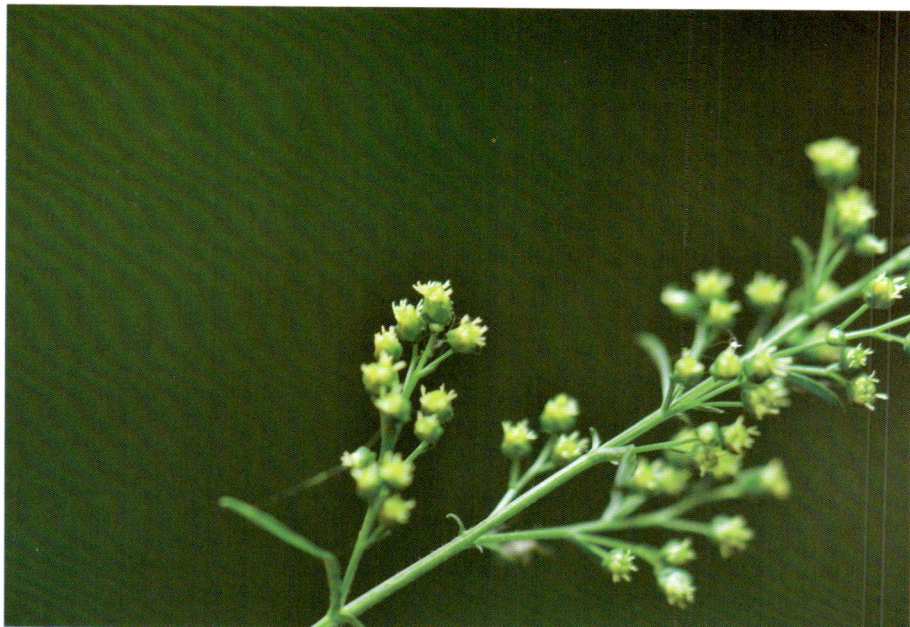

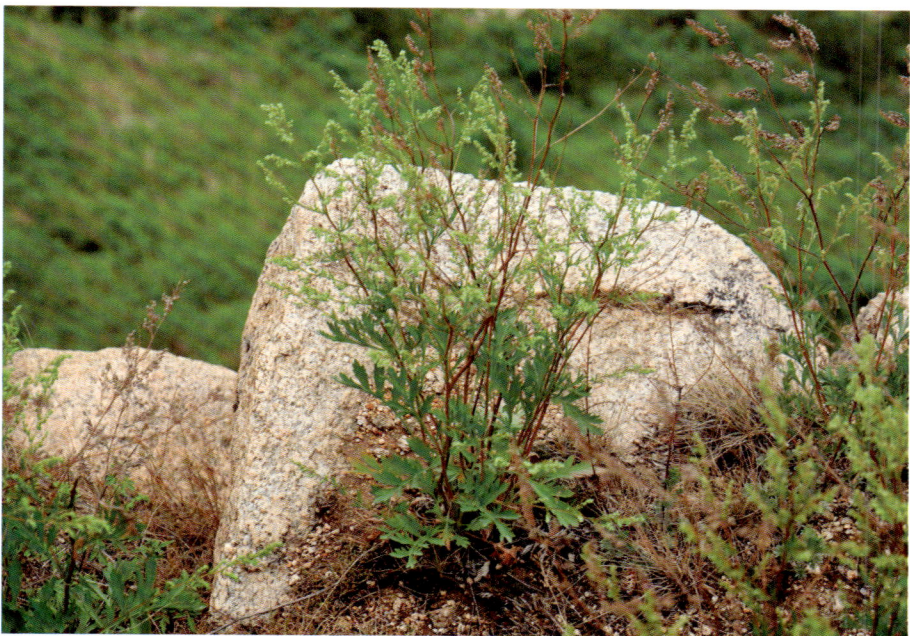

菴闾

Artemisia keiskeana Miq.

【别　　名】菴芦

【基　　原】来源于菊科蒿属菴闾 **Artemisia keiskeana** Miq. 的干燥果实及全草入药。

【形态特征】半灌木状草本。茎多数，常成丛，高30～100 cm；基生叶多数或少数，成莲座状排列，基生叶、茎下部叶及营养枝叶倒卵形或宽楔形，长3～8 cm，宽1.5～4.5 cm，顶端圆，中部以上边缘具数枚粗而尖的浅锯齿，基部楔形；中部叶倒卵形、卵状椭圆形或倒卵状匙形，长4.5～6.5 cm，宽1.5～4 cm，顶端钝尖；上部叶小，卵形或椭圆形。头状花序近球形，直径3～3.5 mm，具细梗，梗长1.5～2 mm，在分枝上排成总状或复总状花序，并在茎上组成狭窄或疏而稍开展的圆锥花序，花后头状花序下垂；总苞片3～4层，外层总苞片小，卵形，中、内层总苞片椭圆形或长卵形；花序托小，半球形；雌花6～10朵，花冠狭圆锥状，檐部具2裂齿；两性花13～18朵，花冠管状，部分为狭管状，背面具小腺点，花药线形，顶端附属物尖，长三角形，基部钝，花柱略短于花冠或近与花冠等长。瘦果卵状椭圆形，略压扁。花期7～8月；果期9～10月。

【生　　境】生于山坡、灌丛、草地及疏林下等处。

【分　　布】黑龙江、辽宁、吉林、河北、山东。日本、朝鲜及俄罗斯（东部）也有分布。

【采集加工】夏、秋季花蕾期采收全草，切段，洗净，晒干。秋季采摘果实，除去杂质，晒干。

【性味功能】全草：味苦、辛，性温。行瘀、祛湿。果实：味苦、辛，性温。行瘀、祛湿。

【主治用法】全草：治风寒湿痹、跌打损伤、妇女血瘀经闭、产后停瘀腹痛及阳痿等。果实：治风寒湿痹、跌打损伤、血瘀经闭及产后停瘀腹痛等。用量：全草15～30 g；果实4.5～9 g。

【附　　方】

（1）治诸淤血不散而成痛：生菴闾蒿，捣取汁600 g服之。

（2）治疗风湿关节痛：菴闾25～50 g，水煎服。

（3）治阳痿：菴闾子10～15 g，水煎服。

（4）治产后腹痛：菴闾子、桃仁（汤浸、去皮、尖、双仁、麸炒微黄）各25 g。上药捣罗为末，炼蜜和丸，如梧桐子大。不计时候，以热汤下20丸。

（5）治产后血痛：菴闾子50 g，水600 g，童子小便2杯，煎饮。

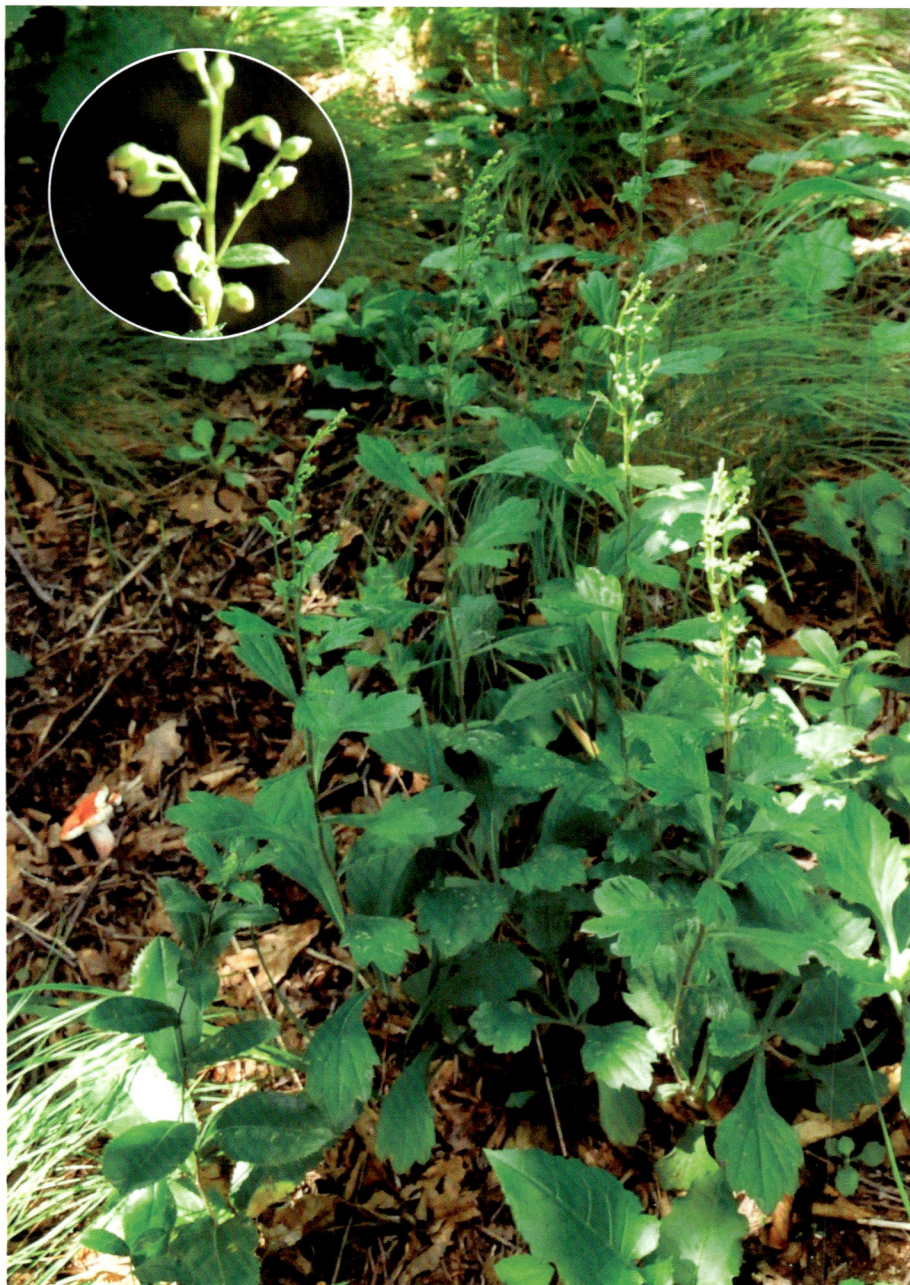

宽叶山蒿

Artemisia stolonifera (Maxim.) Kom.

【别　　名】天目蒿

【基　　原】来源于菊科蒿属宽叶山蒿 **Artemisia stolonifera**（Maxim.）Kom. 的全草入药。

【形态特征】多年生草本。茎少数或单生，高50～120 cm。叶厚纸质；基生叶、茎下部叶与营养枝叶椭圆形或椭圆状倒卵形，不分裂，边缘具疏裂齿或疏锯齿；中部叶椭圆状倒卵形、长卵形或卵形，长6～12 cm，宽4～7 cm，顶端尖，全缘或中部以上边缘具2～3枚浅裂齿或为深裂齿，并有少数疏或密的锯齿；苞片叶椭圆形、卵状披针形或线状披针形，全缘。头状花序多数，长圆形或宽卵形，直径3～4 mm，在短的分枝上密集排成穗状花序或穗状花序状的总状花序；总苞片3～4层，外层总苞片较短，中层总苞片倒卵形或长卵形，内层总苞片长卵形或匙形；花序托圆锥形，凸起；雌花10～12朵，花冠狭管状，檐部有2～3裂齿，花柱细长，伸出花冠外，顶端2叉，叉端尖；两性花12～15朵，花冠管状或高脚杯状，花药线形，顶端附属物尖，花柱与花冠等长，顶端2叉，叉端截形，具睫毛。瘦果窄卵形或椭圆形，略扁。花期8～9月；果期9～10月。

【生　　境】生于林缘、疏林下、路旁及荒地与沟谷等处。

【分　　布】黑龙江、辽宁、吉林、内蒙古、河北、山西、山东、江苏、安徽、浙江、湖北等。朝鲜、日本及俄罗斯（远东地区）也有分布。

【采集加工】夏、秋季花蕾期采收全草，除去杂质，切段，洗净，晒干。

【性味功能】味甘、淡，性凉。清利湿热，解毒。

【主治用法】治黄疸型肝炎、小便不利等。

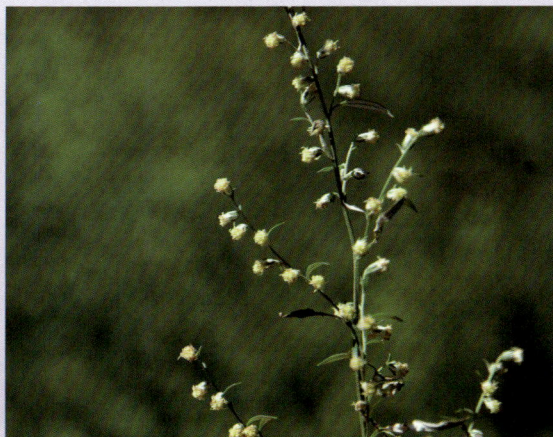

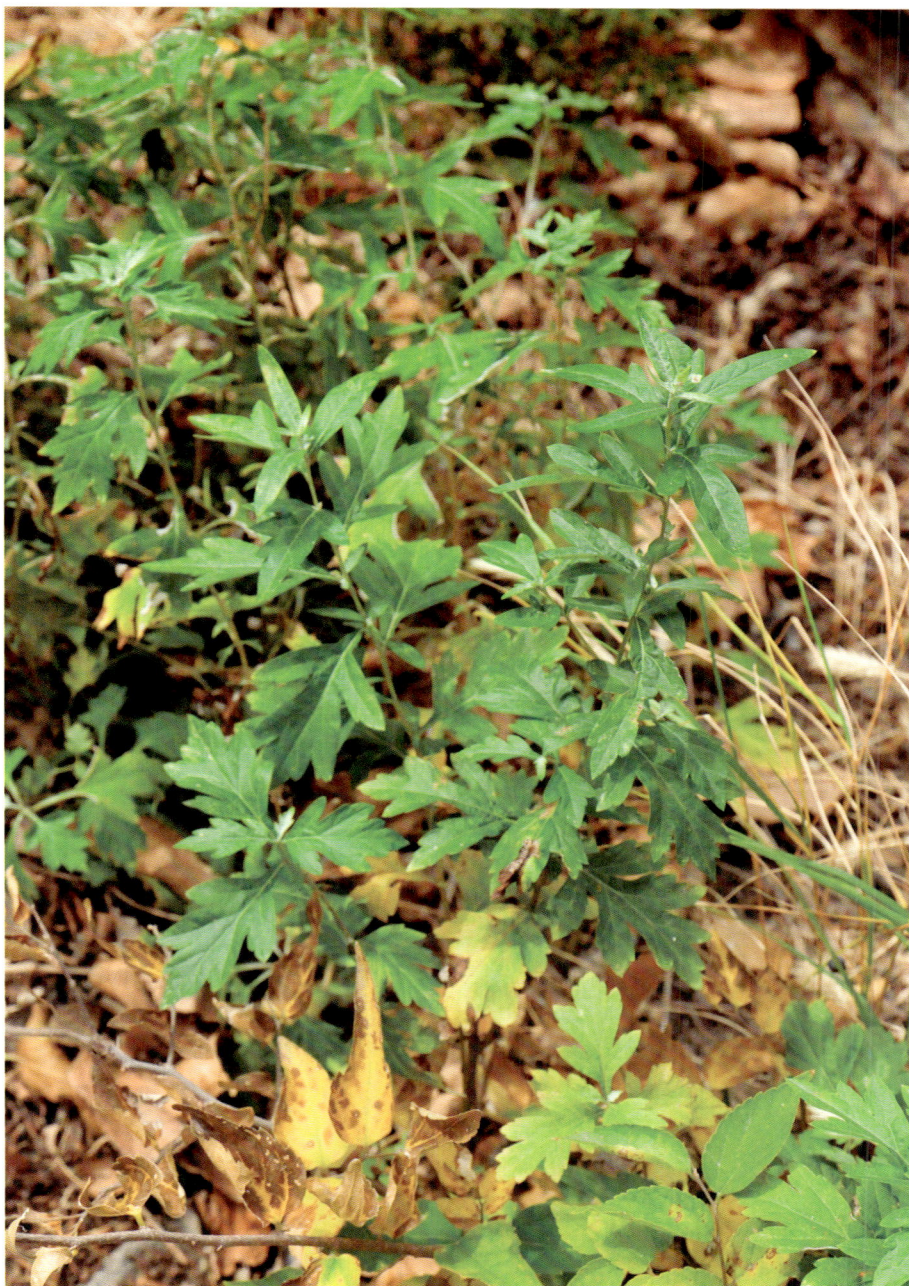

毛莲蒿

Artemisia vestita Wall. ex Bess.

【别　　名】铁杆蒿、老羊蒿、结白蒿、山蒿、白蒿

【基　　原】来源于菊科蒿属毛莲蒿 **Artemisia vestita** Wall. ex Bess. 的全草入药。

【形态特征】半灌木状草本或为小灌木状。植株有浓烈的香气。茎直立，多数，丛生，高50～120 cm；茎下部与中部叶卵形、椭圆状卵形或近圆形，长2～7.5 cm，宽1.5～4 cm，二至三回栉齿状的羽状分裂，第一回全裂或深裂，每侧有裂片4～6枚，裂片长椭圆形、披针形或楔形，第二回为深裂，小裂片小；上部叶小，栉齿状羽状深裂或浅裂；苞片叶分裂或不分裂。头状花序多数，球形或半球形，直径2.5～4 mm，有短梗或近无梗，下垂，基部有线形小苞叶，在茎的分枝上排成总状花序、复总状花序或近似于穗状花序；总苞片3～4层，内、外层近等长，外层总苞片卵状披针形或长卵形，中层、内层总苞片卵形或宽卵形；花序托小，凸起；雌花6～10朵，花冠狭管状，檐部具2裂齿，花柱伸出花冠外，顶端2叉；两性花13～20朵，花冠管状，花药线形。瘦果长圆形或倒卵状椭圆形。花期8～9月；果期9～10月。

【生　　境】生于山坡、草地、灌丛及林缘等处。

【分　　布】吉林、辽宁、河北、河南、山东、江苏、陕西、湖北、广西、四川、贵州、云南、宁夏、甘肃、青海、新疆、西藏。印度（北部）、巴基斯坦（北部）、尼泊尔也有分布。

【采集加工】夏、秋季花蕾期采收全草，除去杂质，切段，洗净，晒干。

【性味功能】味苦，性寒。清虚热、健胃、利湿、祛风止痒。

【主治用法】治瘟疫内热、四肢酸痛、骨蒸发热。用量：10～15 g。

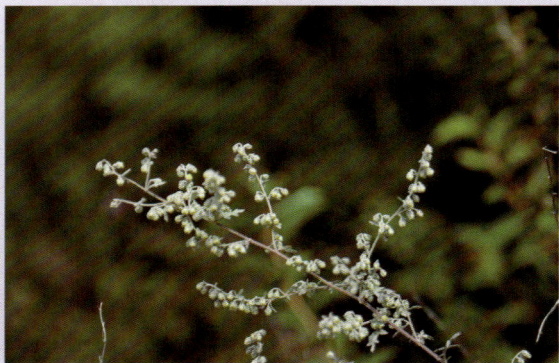

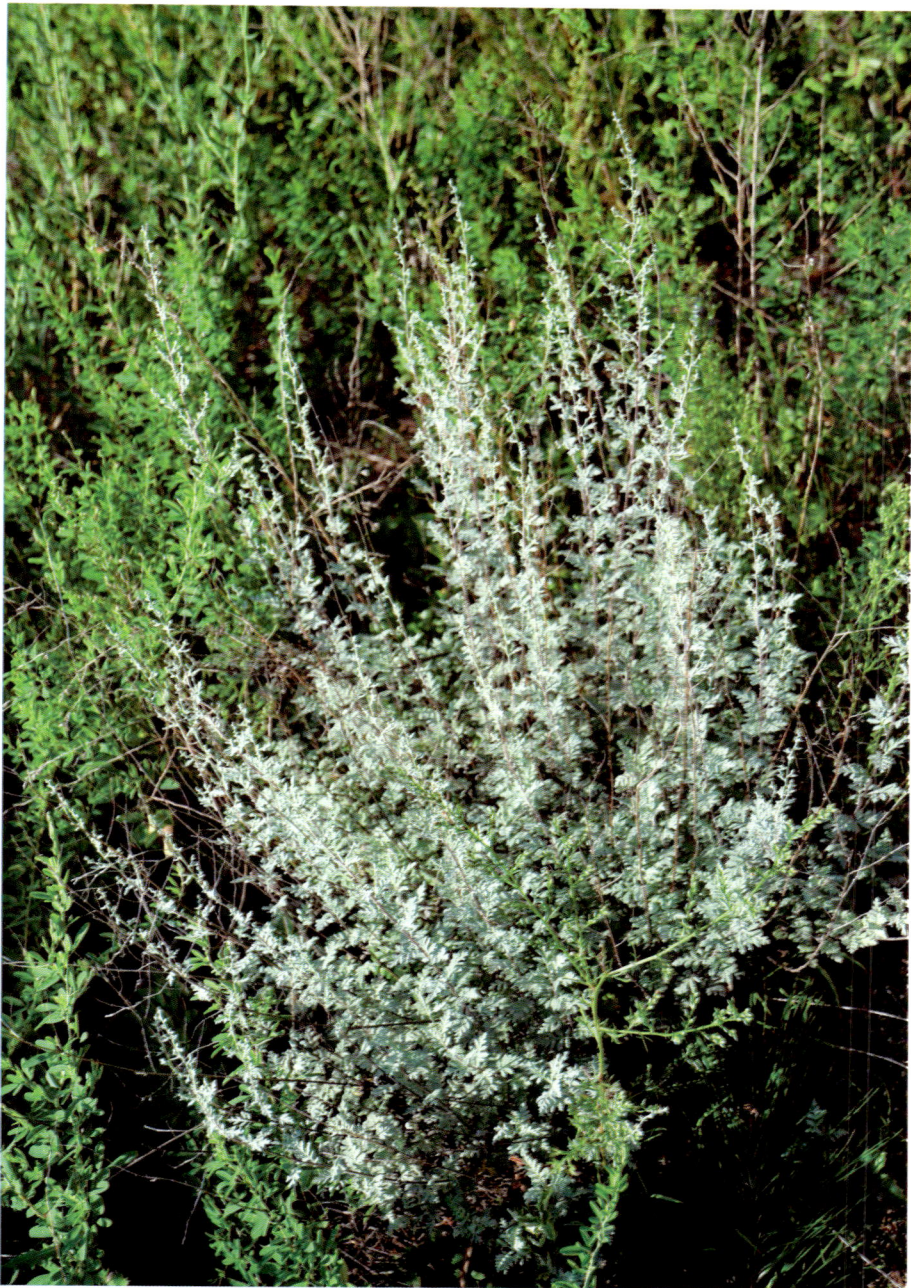

野古草

Arundinella hirta（Thunb.）Tanaka

【别　　名】毛杆野古草

【基　　原】来源于禾本科野古草属野古草 **Arundinella hirta**（Thunb.）Tanaka的全草入药。

【形态特征】多年生草本。根茎较粗壮，长可达10 cm，密生具多脉的鳞片，须根直径约1 mm。秆直立，疏丛生，高60～110 cm，径2～4 mm，有时近地面数节倾斜并有不定根，质硬，节黑褐色，具髯毛或无毛。叶鞘无毛或被疣毛；叶舌短，上缘圆凸，具纤毛；叶片长12～35 cm，宽5～15 mm，常无毛或仅背面边缘疏生一列疣毛至全部被短疣毛。花序长10～40 cm，开展或略收缩，主轴与分枝具棱，棱上粗糙或具短硬毛；孪生小穗柄分别长约1.5 mm及3 mm，无毛；第一颖长3～3.5 mm，具3～5脉；第二颖长3～5 mm，具5脉；第一小花雄性，约等长于等二颖，外稃长3～4 mm，顶端钝，具5脉，花药紫色，长1.6 mm；第二小花长2.8～3.5 mm，外稃上部略粗糙，3～5脉不明显，无芒，有时具0.6～1 mm芒状小尖头；基盘毛长1～1.3 mm，约为稃体的1/2；柱头紫红色。花期7～8月；果期8～9月。

【生　　境】生于海拔山坡、山谷及溪边等处，常聚生成片生长。

【分　　布】全国各地（除新疆、西藏、青海外）。俄罗斯远东地区、朝鲜、日本也有分布。

【采集加工】夏、秋季采收全草，除去杂质，切段，洗净，晒干。

【性味功能】清热、凉血。

【主治用法】治发热、热入营血、血热妄行等。

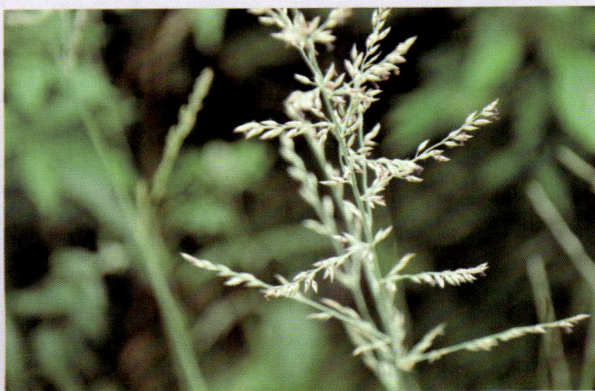

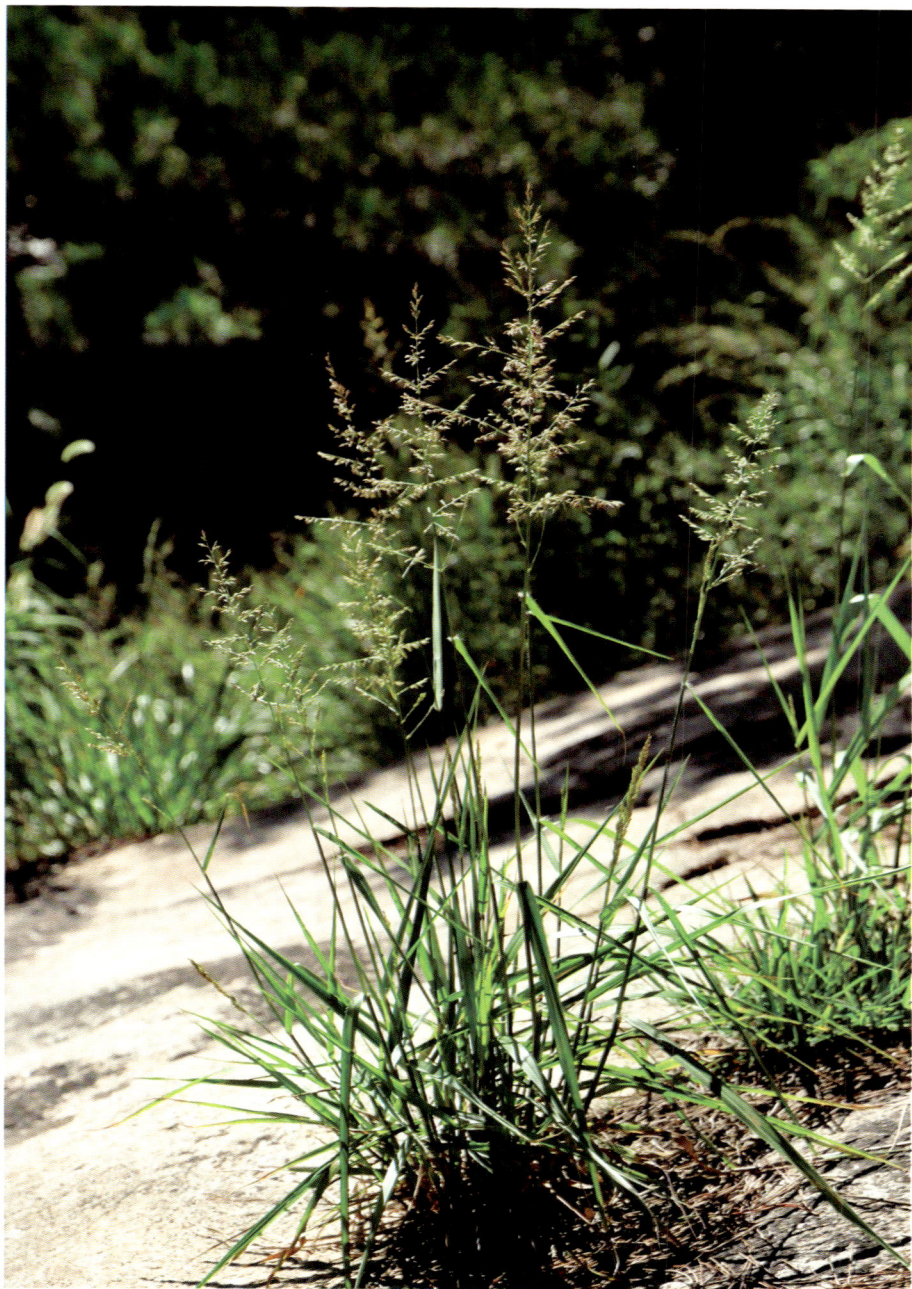

南玉带

Asparagus oligoclonos Maxim.

【别　　名】南玉帚、南龙须菜

【基　　原】来源于百合科天门冬属南玉带 **Asparagus oligoclonos** Maxim. 的根入药。

【形态特征】多年生草本，高40～80 cm。根稍肉质，粗2～3 mm。茎平滑或稍具条纹，坚挺，上部不俯垂；分枝有明显的棱条，有时嫩枝疏生软骨质齿。叶状枝长而直，通常每5～12枚成簇，近扁圆柱形，表面略具3棱，棱上有时有软骨质齿，直伸或稍弧曲，长1～3 cm，粗约0.5 mm；叶鳞片状，基部有短距或不明显，极少具短刺。花每1～2朵腋生，黄绿色，单性，雌雄异株；花梗较长，1.5～2.5 cm，少有较短的，关节位于近中部或上部；雄花：花被片6，长6～9 mm，宽约2 mm；花药长圆形，雄蕊6，花丝全长的3/4贴生于花被片上；雌花较小，花被片6，长约3 mm，具6枚退化雄蕊。浆果球形，直径8～10 mm，熟时红色，后渐变黑色。花期5～6月；果期7～8月。

【生　　境】生于杂木林下、林缘、草原及灌丛中。

【分　　布】黑龙江、辽宁、吉林、内蒙古、河北、河南、山东。朝鲜、日本和俄罗斯远东地区也有分布。

【采集加工】春、秋季采挖根，剪掉须根，除去泥土，洗净，晒干。

【性味功能】味甘、苦，性寒。清热解毒、止咳平喘、利尿。

【主治用法】治慢性气管炎、哮喘、尿路结石、肾炎、咽喉炎、牙周炎等。用量：3～6 g。

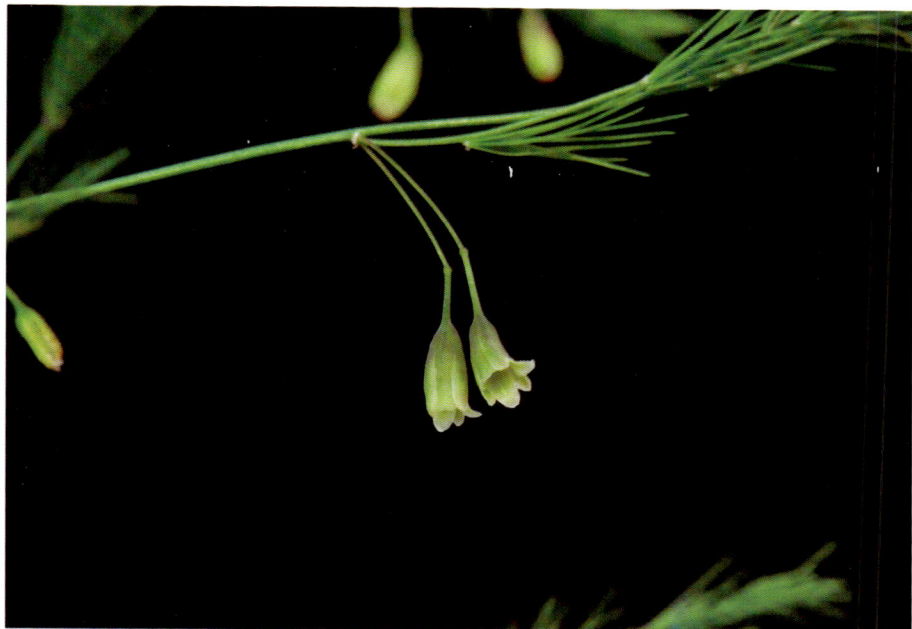

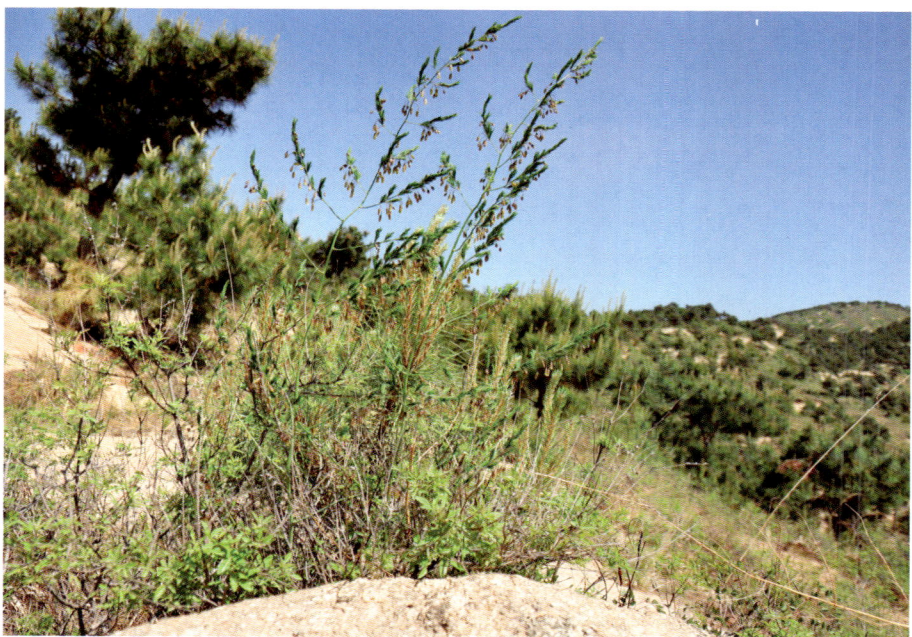

圆苞紫菀

Aster maackii Regel

【别　　名】麻氏紫菀、马氏紫菀

【基　　原】来源于菊科紫菀属圆苞紫菀 **Aster maackii** Regel 的干燥带根全草入药。

【形态特征】多年生草本，根状茎粗壮。茎直立，高40～85 cm。下部叶在花期枯萎，中部及上部叶长椭圆状披针形，长4～11 cm，宽0.7～2 cm，基部渐狭，顶端尖或渐尖，边缘有小尖头状浅锯齿；上部叶渐小，长圆披针形，全缘，尖或稍钝；全部叶纸质。头状花序径3.5～4.5 cm，2个或少数在茎或枝端排成疏散伞房状，有时单生；花序梗长2～8 cm，顶端有长圆形或卵圆形苞叶。总苞半球形，长7～9 mm，径1.2～2 cm；总苞片3层，疏覆瓦状排列，长圆形至线状长圆形，顶端圆形，外层长3～4 mm，宽约1.5 mm，上部草质，内层长达8 mm，宽达2 mm，上端紫红色且有微毛。舌状花约20余个，管部长2.5～3 mm，舌片紫红色，长圆状披针形，长15～18 mm；管状花黄色，长约6 mm，管部长约3 mm，裂片长1 mm，花柱附片长0.7 mm。冠毛白色或基部稍红色。瘦果倒卵圆形，长2 mm。花期8～9月；果期9～10月。

【生　　境】生于阴湿坡地、杂木林缘、积水草地及沼泽地等处。

【分　　布】黑龙江、吉林、辽宁、内蒙古自治区。朝鲜及俄罗斯远东地区也有分布。

【采集加工】夏、秋季采挖带根全草，洗净，晒干。

【性味功能】性温，味苦。行气、活血、解毒。

【主治用法】治风湿关节痛、牙痛。

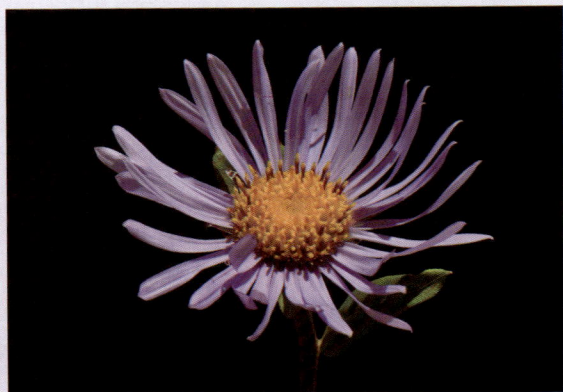

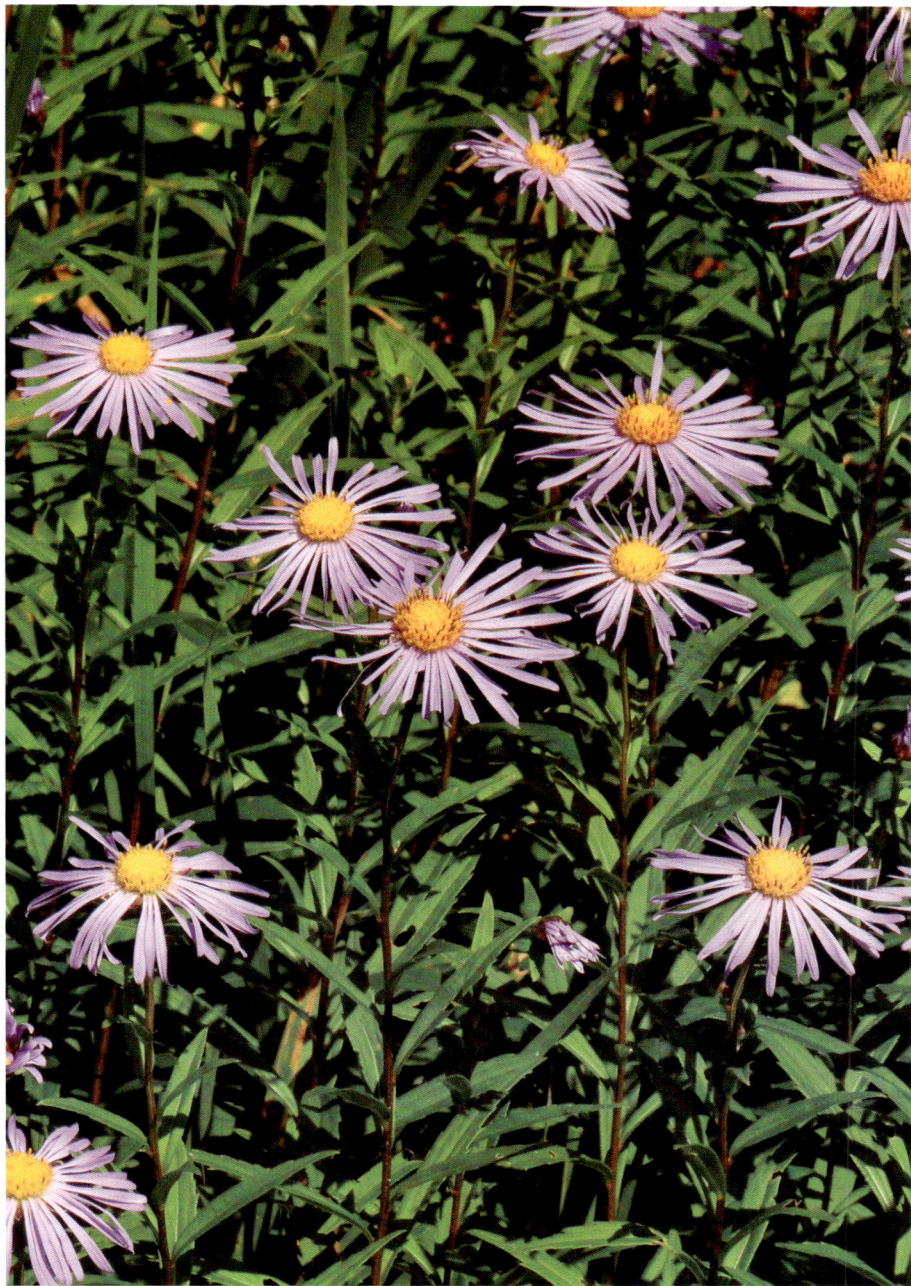

羽叶鬼针草

Bidens maximowicziana Oett.

【别　　名】鬼针草

【基　　原】来源于菊科鬼针草属羽叶鬼针草 **Bidens maximowicziana** Oett. 的全草入药。

【形态特征】一年生草本。茎直立，高15～70 cm。茎中部叶具柄，柄长1.5～3 cm，叶片长5～11 cm，三出复叶状分裂或羽状分裂，侧生裂片1～3对，疏离，通常条形至条状披针形，顶端渐尖，边缘具稀疏内弯的粗锯齿，顶生裂片较大，狭披针形。头状花序单生茎端及枝端，开花时直径约1 cm，高0.5 cm，果时直径达1.5～2 cm，高7～10 mm；外层总苞片叶状，8～10枚，条状披针形，长1.5～3 cm，边缘具疏齿及缘毛，内层苞片膜质，披针形，果时长约6 mm，顶端短渐尖，淡褐色，具黄色边缘。托片条形，边缘透明，果时长约6 mm。舌状花缺，盘花两性，长约2.5 mm，花冠管细窄，长约1 mm，冠檐壶状，4齿裂。花药基部2裂，略钝，顶端有椭圆形附器。瘦果扁，倒卵形至楔形，长3～4.5 mm，宽1.5～2 mm，边缘浅波状，具瘤状小突起或有时呈啮齿状，具倒刺毛，顶端芒刺2枚，长2.5～3 mm，有倒刺毛。花期8～9月；果期9～10月。

【生　　境】生于沟边、路旁及河边湿地等处。

【分　　布】黑龙江、吉林、内蒙古。俄罗斯、朝鲜、日本也有分布。

【采集加工】夏、秋季采收全草，除去杂质，洗净，鲜用或晒干。

【性味功能】味苦，性平。行气止痛、止血、止汗。

【主治用法】治感冒、牙痛、气管炎、腹泻、痢疾、盗汗等。用量：15～25 g。

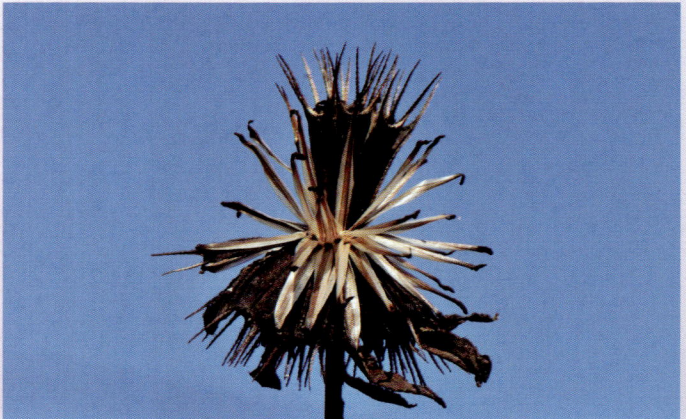

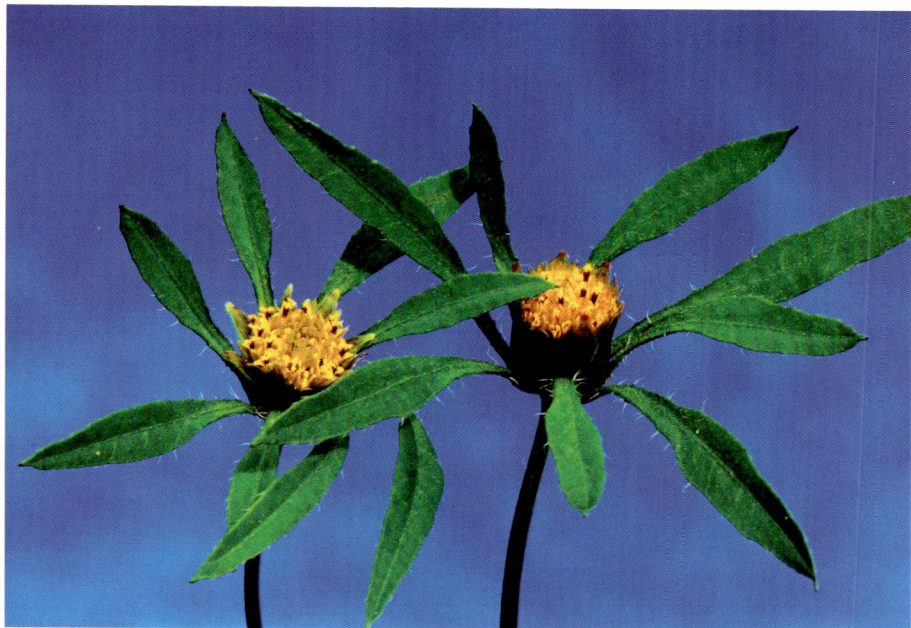

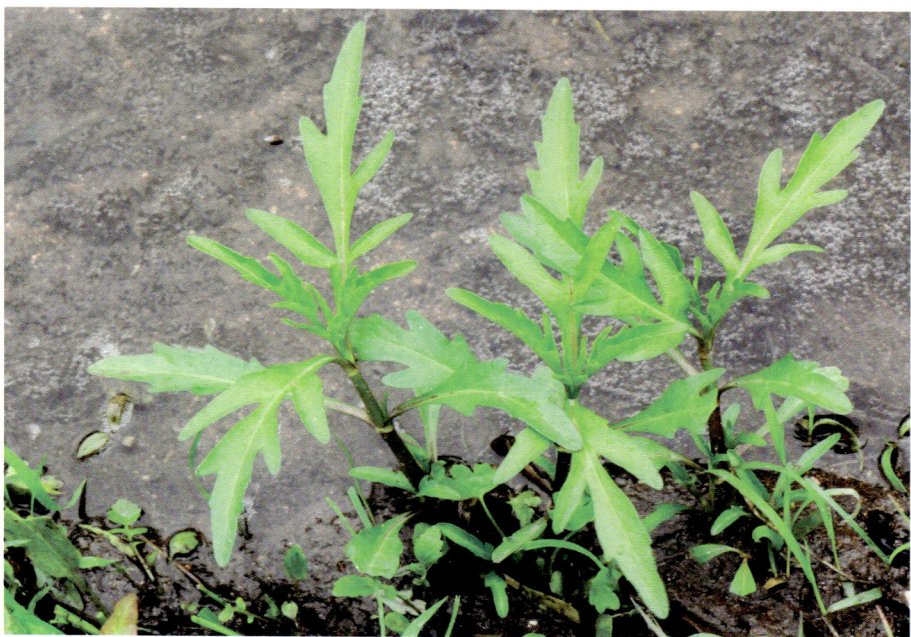

线叶柴胡

Bupleurum angustissimum (Franch.) Kitagawa

【别　　名】笟柴胡

【基　　原】来源于伞形科柴胡属线叶柴胡 **Bupleurum angustissimum**（Franch.）Kitagawa 的根及地上部分入药。

【形态特征】多年生草本，高15～80 cm。根细圆锥形，表面红棕色，长可达14 cm，根颈部有残留的丛生叶鞘，呈毛刷状。单茎或2至数茎丛生；细圆，有纵槽纹，自下部三分之一处二歧式分枝，小枝向外开展，光滑。茎下部叶通常无柄，线形，长6～18 cm，宽8～10 mm，基部与顶端均狭窄，尖锐，质地较硬，乳绿色，叶脉3～5，边缘卷曲；茎上部叶较短。伞形花序多数，直径1.5～2 cm；总苞通常缺乏或仅1片，钻形，长2～3 mm；伞辐5～7，不等长，长1.5～3 cm；小伞形花序直径约5 mm；小总苞片5，线状披针形，顶端尖锐，3脉，比果柄长，长约2.5 mm；花瓣黄色；花柄长约1 mm。果椭圆形，长约2 mm，宽约1 mm，果棱显著，线形。花期7～8月；果期8～9月。

【生　　境】生于干草原、干燥山坡及多石干旱坡地上。

【分　　布】黑龙江、辽宁、吉林、内蒙古、山西、陕西、甘肃、青海。

【采集加工】春、秋季采挖根及地上部分，以秋季为最佳，除去泥土，洗净，晒干。

【性味功能】味苦，性寒。疏风退热、疏肝、升阳。

【主治用法】治感冒发热、疟疾、胸胁胀痛、月经不调、脱肛、阴挺、子宫脱垂、肝炎、胆道感染。用量：6～9 g。

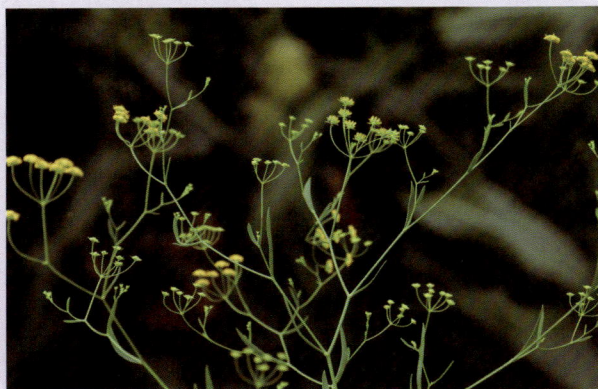

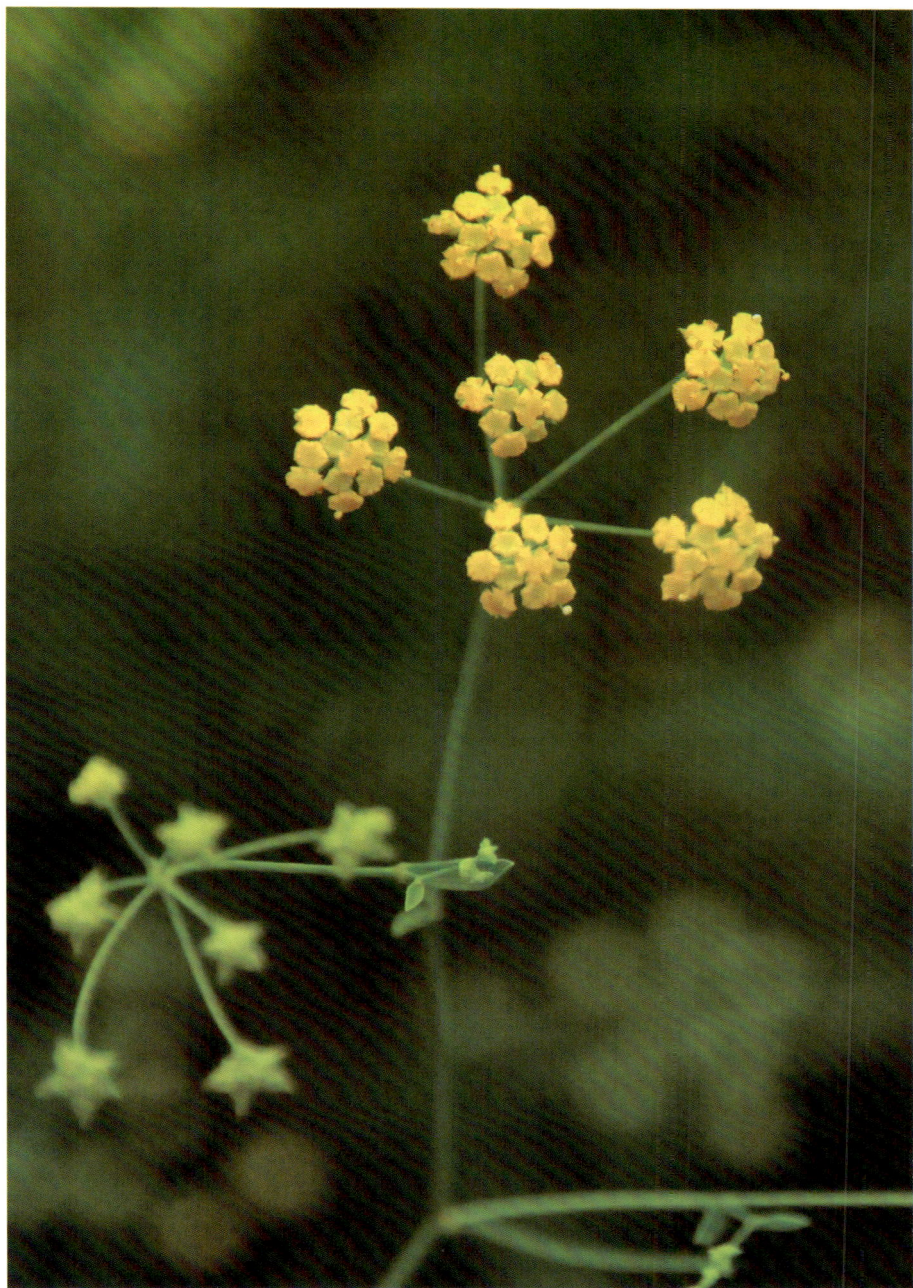

柔毛打碗花

Calystegia dahurica (Herb.) Choisy f. **anestia** (Fernald) Hara

【别　　名】毛打碗花、日本打碗花、日本天剑、缠枝牡丹

【基　　原】来源于旋花科打碗花属柔毛打碗花 **Calystegia dahurica** (Herb.) Choisy f. **anestia** (Fernald) Hara [*Calystegia pubescens* Lindl.]的根及全草入药。

【形态特征】多年生草本，茎匍匐或缠绕，稍被毛，随处分枝，具棱。叶具柄，长1.5～4 cm，有毛；叶片戟形或箭形，3裂，中裂片卵状披针形或狭卵状三角形，长4～9 cm，侧裂片开展，基部深心形或戟形；通常茎基部叶较宽，上部叶较狭细。花腋生，单一，花梗较叶长，长约5 cm；苞片卵形，长1.5～2.5 cm；萼片5；花冠大，长约5 cm，淡红色；雄蕊5，花丝基部膨大，有小鳞片；雌蕊比雄蕊长，子房2室，每室2个胚珠，柱头2裂。蒴果球形，光滑，无毛。种子卵状圆形，无毛。花期6～8月；果期8～9月。

【生　　境】生于山坡草地、耕地、撂荒地、路边及山地草甸等处。

【分　　布】黑龙江、吉林、辽宁、内蒙古自治区。

【采集加工】春、秋季采挖根，除去泥土，切段，洗净，晒干。夏、秋季采收全草，除去杂质，切段，洗净，晒干。

【性味功能】味甘，性寒。清热利尿、理气健脾。

【主治用法】治高血压、消化不良、糖尿病、咽喉炎、急性扁桃体炎及骨折等。用量：25～50 g。

【附　　方】

（1）治高血压：柔毛打碗花根50 g，煎服，日服2次。

（2）治小便不利：柔毛打碗花带根全草75 g，糠谷老2～3个，水煎服。

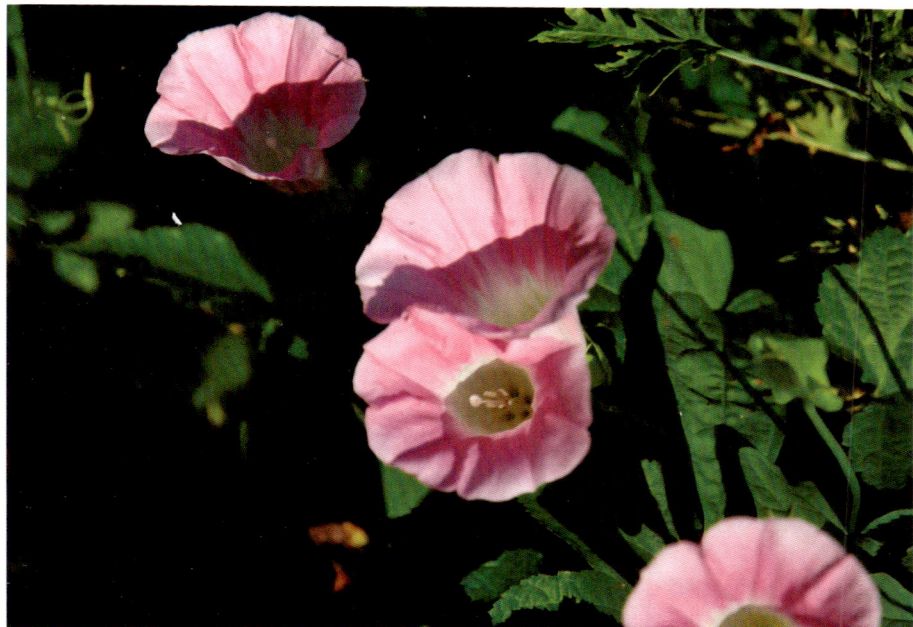

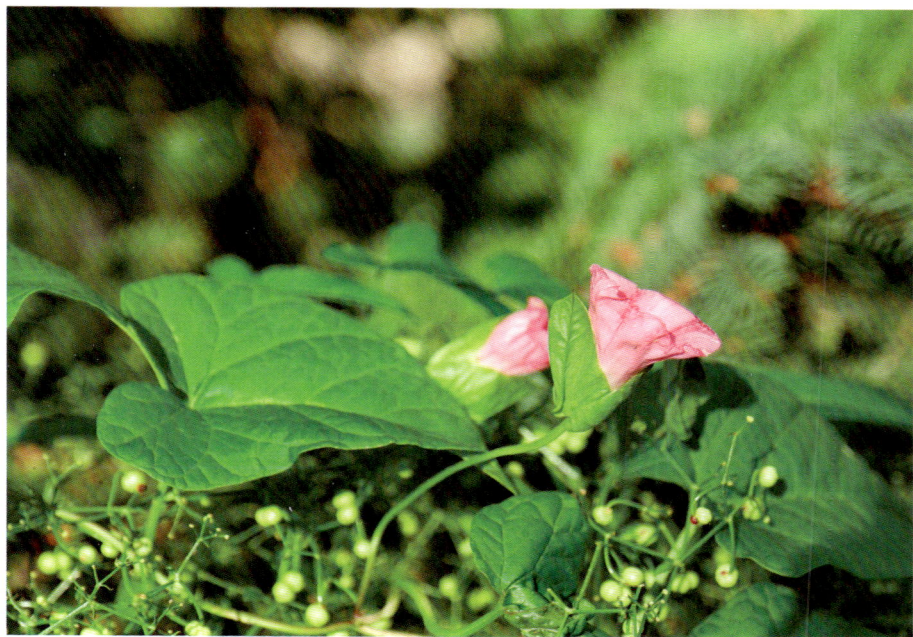

紫斑风铃草

Campanula punctata Lam.

【别　　名】灯笼花、吊钟花

【基　　原】来源于桔梗科风铃草属紫斑风铃草**Campanula punctata** Lam. 的全草入药。

【形态特征】多年生草本，全体被刚毛，具细长而横走的根状茎。茎直立，粗壮，高20～100 cm，通常在上部分枝。基生叶具长柄，叶片心状卵形；茎生叶下部的有带翅的长柄，上部的无柄，三角状卵形至披针形，长4～5 cm，宽1.5～3 cm，顶端尖或渐尖，两面被刺状柔毛，背面沿脉毛较密，边缘具不整齐钝齿。花顶生于主茎及分枝顶端，下垂；花萼密被刺状柔毛，萼筒长4～5 mm，顶端5裂，裂片直立，狭三角形状披针形，裂片间有一个卵形至卵状披针形而反折的附属物，它的边缘有芒状长刺毛；花冠白色，带紫斑，筒状钟形，长3～6.5 cm，裂片有睫毛；雄蕊5，子房与萼筒合生，花柱长约2.5 cm，无毛，柱头3裂，线形。蒴果半球状倒锥形，脉很明显，于侧面基部3孔裂。种子灰褐色，矩圆状，稍扁，长约1 mm。花期6～7月；果期8～9月。

【生　　境】生于林缘、灌丛、山坡及路边草地等处，常聚生成片生长。

【分　　布】黑龙江、吉林、辽宁、内蒙古、河北、山西、河南、陕西、四川、湖北、甘肃。朝鲜、日本和俄罗斯远东地区也有分布。

【采集加工】夏、秋季采收全草，切段，洗净，晒干。

【性味功能】味苦，性凉。清热解毒、止痛。

【主治用法】治咽喉痛、头痛、难产等。用量：5～10 g。

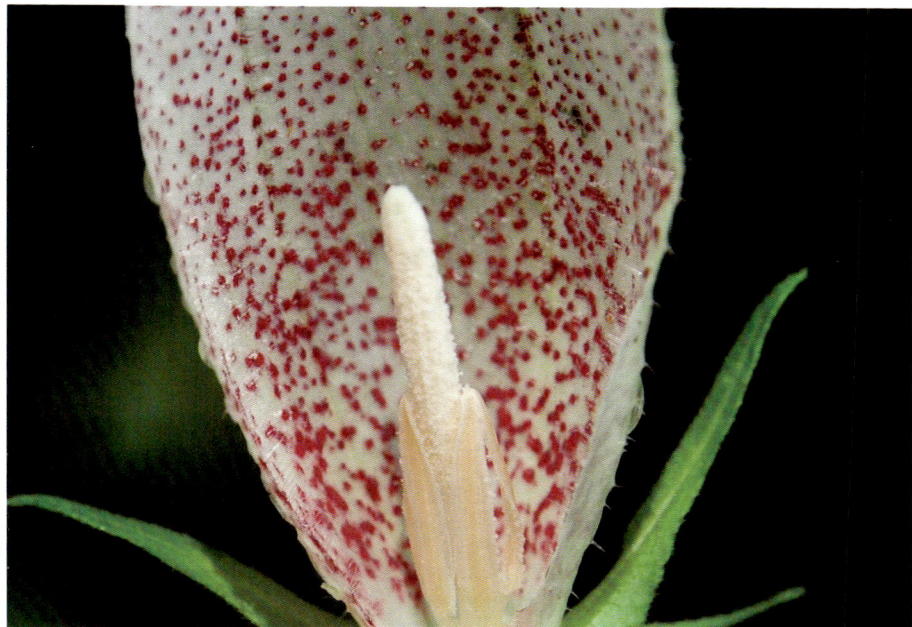

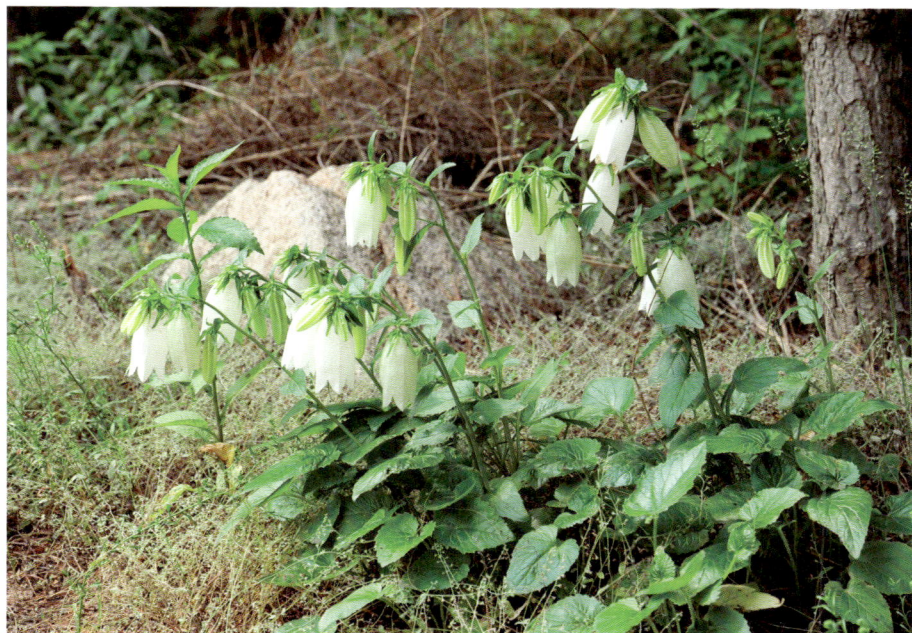

宽叶薹草

Carex siderosticta Hance

【别　　名】崖棕

【基　　原】来源于莎草科薹草属宽叶薹草 *Carex siderosticta* Hance 的干燥根及根状茎入药。

【形态特征】多年生草本。根状茎长。营养茎和花茎有间距，花茎近基部的叶鞘无叶片，淡棕褐色，营养茎的叶长圆状披针形，长10～20 cm，宽1～3 cm。花茎高达30 cm，苞鞘上部膨大似佛焰苞状，长2～2.5 cm，苞片长5～10 mm。小穗3～10个，单生或孪生于各节，雄雌顺序，线状圆柱形，长1.5～3 cm，具疏生的花；小穗柄长2～6 cm，多伸出鞘外。雄花鳞片披针状长圆形，顶端尖，长5～6 mm，两侧透明膜质，中间绿色，具3条脉；雌花鳞片椭圆状长圆形至披针状长圆形，顶端钝，长4～5 cm，两侧透明膜质，中间绿色，具3条脉，遍生稀疏锈点。果囊倒卵形或椭圆形、三棱形，长3～4 mm，平滑，具多条明显凸起的细脉，基部渐狭，具很短的柄，顶端骤狭成短喙或近无喙，喙口平截。小坚果紧包于果囊中，椭圆形，三棱形，长约2 mm；花柱宿存，基部不膨大，顶端稍伸出果囊之外，柱头3个。花期5月；果期6月。

【生　　境】生于针阔叶混交林或阔叶林下或林缘等处，常聚生成片生长。

【分　　布】黑龙江、辽宁、吉林、河北、山西、陕西、山东、安徽、浙江、江西。俄罗斯远东地区、朝鲜、日本也有分布。

【采集加工】春、秋季采挖块根及根状茎，洗净，除去杂质，晒干。

【性味功能】味甘、辛，性温。补血、养血。

【主治用法】治妇人血气、五劳七伤。煎服或焙干研末温酒调服。用量：6～15 g。

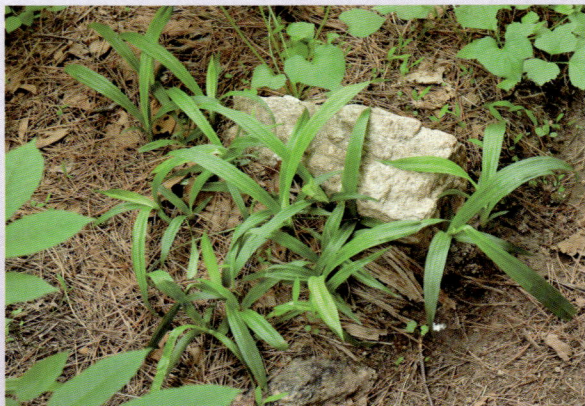

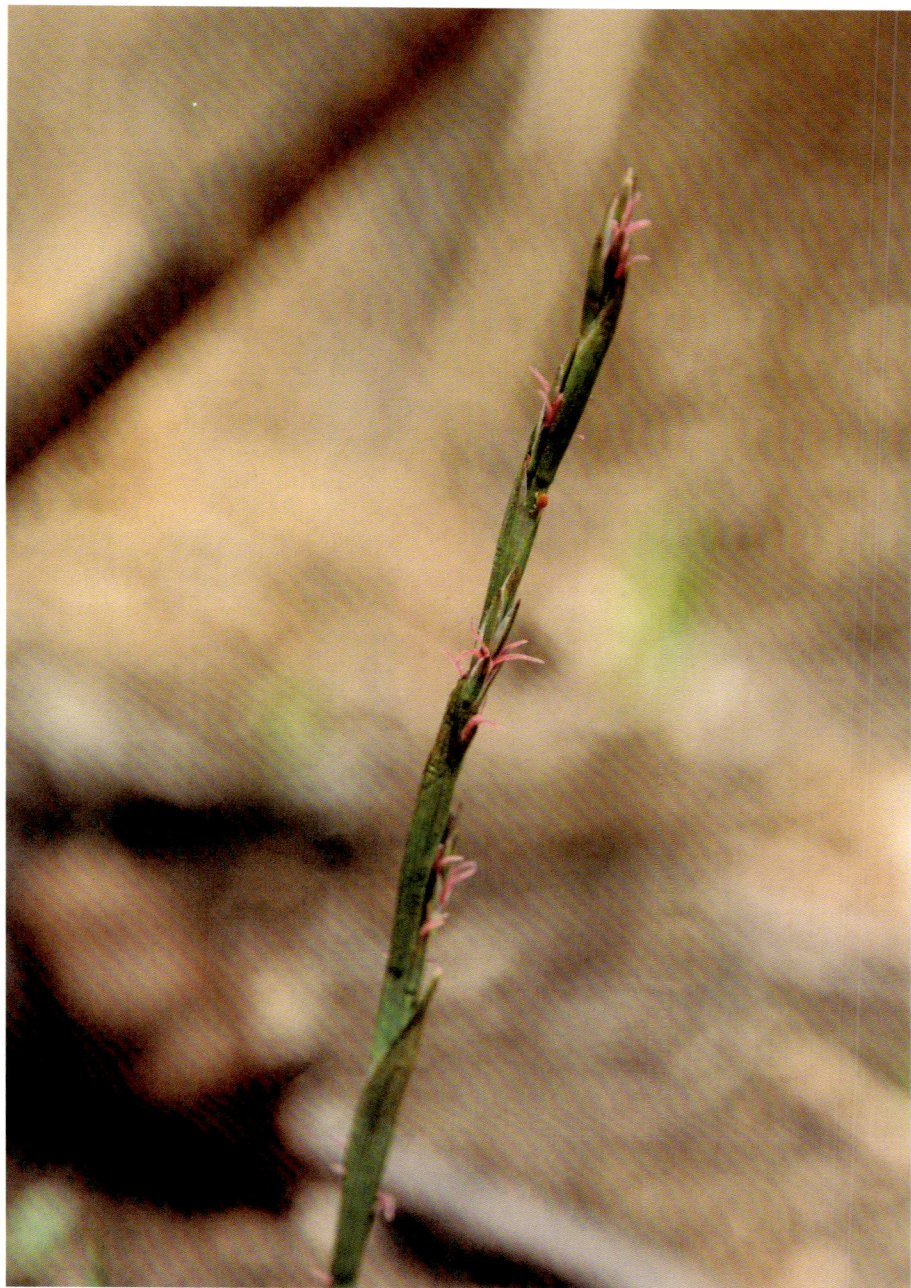

鹅耳枥

Carpinus turczaninowii Hance

【基　　原】来源于榛木科鹅耳枥属鹅耳枥 **Carpinus turczaninowii** Hance 的皮和叶入药。

【形态特征】落叶乔木，高5～10 m；树皮暗灰褐色，粗糙，浅纵裂；枝细瘦，灰棕色，无毛；小枝被短柔毛。叶卵形、宽卵形、卵状椭圆形或卵菱形，有时卵状披针形，长2.5～5 cm，宽1.5～3.5 cm，顶端锐尖或渐尖，基部近圆形或宽楔形，有时微心形或楔形，边缘具规则或不规则的重锯齿，上面无毛或沿中脉疏生长柔毛，下面沿脉通常疏被长柔毛，脉腋间具髯毛，侧脉8～12对；叶柄长4～10 mm，疏被短柔毛。果序长3～5 cm；序梗长10～15 mm，序梗、序轴均被短柔毛；果苞变异较大，半宽卵形、半卵形、半矩圆形至卵形，长6～20 mm，宽4～10 mm，疏被短柔毛，顶端钝尖或渐尖，有时钝，内侧的基部具一个内折的卵形小裂片，外侧的基部无裂片，中裂片内侧边缘全缘或疏生不明显的小齿，外侧边缘具不规则的缺刻状粗锯齿或具2～3个齿裂。小坚果宽卵形，长约3 mm。花期4～5月；果期9～10月。

【生　　境】生于山坡或山谷林中，山顶及贫瘠山坡亦能生长。

【分　　布】辽宁、山西、河北、河南、山东、陕西、甘肃。朝鲜、日本也有分布。

【采集加工】四季剥皮，洗净，晒干。夏、秋季采摘叶，除去杂质，洗净，晒干或鲜用。

【性味功能】味淡，性平。活血化瘀、消肿止痛。

【主治用法】治疗跌打损伤、痈肿、淋证，水煎服。用量：10～15 g。

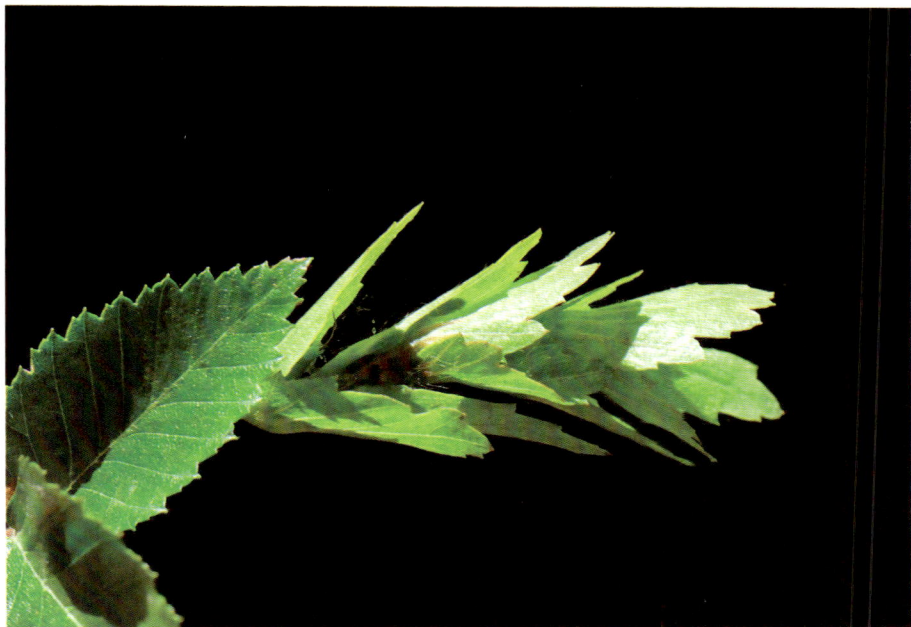

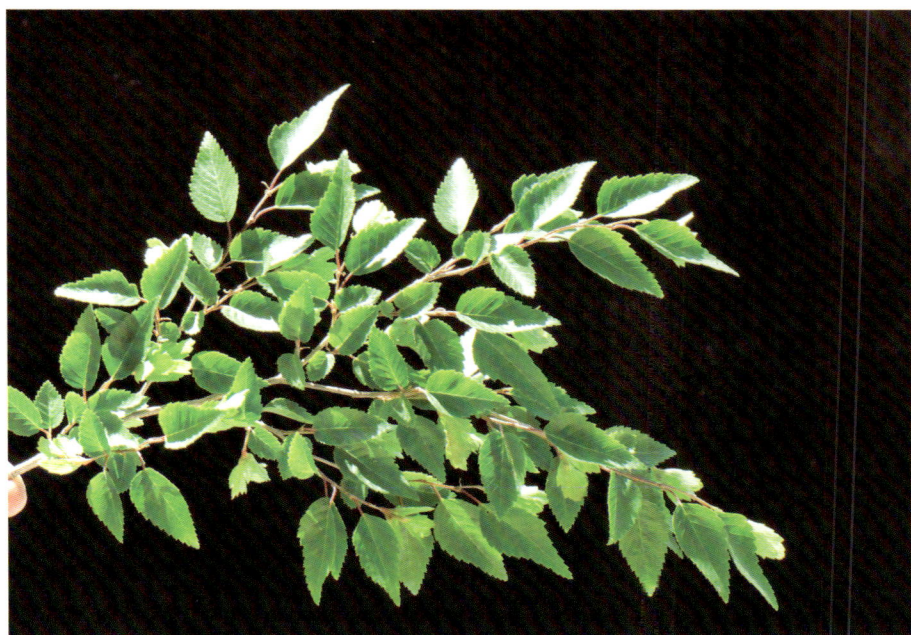

欧李

Cerasus humilis (Bge.) Sok.

【基　　原】来源于蔷薇科樱属欧李 Cerasus humilis (Bge.) Sok. 的种子入药。

【形态特征】落叶灌木，高 0.4～1.5 m。小枝灰褐色或棕褐色。冬芽卵形，疏被短柔毛或几无毛。叶片倒卵状长椭圆形或倒卵状披针形，长 2.5～5 cm，宽 1～2 cm，中部以上最宽，顶端急尖或短渐尖，基部楔形，边有单锯齿或重锯齿，上面深绿色，无毛，下面浅绿色，无毛或被稀疏短柔毛，侧脉 6～8 对；叶柄长 2～4 mm；托叶线形，长 5～6 mm，边有腺体。花单生或 2～3 花簇生，花叶同开；花梗长 5～10 mm，被稀疏短柔毛；萼筒长宽近相等，约 3 mm，外面被稀疏柔毛，萼片三角卵圆形，顶端急尖或圆钝；花瓣白色或粉红色，长圆形或倒卵形；雄蕊 30～35 枚；花柱与雄蕊近等长。核果成熟后近球形，红色或紫红色，直径 1.5～1.8 cm；核表面除背部两侧外无棱纹。花期 4～5 月；果期 7～8 月。

【生　　境】生于阳坡沙地、山地灌丛及半固定沙丘上。

【分　　布】黑龙江、辽宁、吉林、内蒙古、河北、山东、河南。

【采集加工】夏、秋季采摘果实，剥取果皮，打破果壳，获取种子，洗净，晒干。

【性味功能】味辛、苦、甘，性平。润肠通便、利水消肿。

【主治用法】治津枯肠燥、食积气滞、腹胀便秘、下腹水肿、浮肿、脚气、小便淋痛、心腹疼痛、眼翳、年老体弱、病后体虚、产后血虚等。用量：3～10 g；外用适量。

【附　　方】

（1）治慢性肾炎、腿脚浮肿、大便燥结、小便少：郁李仁（欧李仁）、生薏苡仁各 15 g，水煎服。

（2）治便秘：郁李仁、火麻仁、柏子仁各 12 g，桃仁 15 g，水煎服。或用郁李仁、火麻仁各 15 g，水煎服。

（3）治肿满、小便不利：陈皮、郁李仁、槟榔、茯苓、白术各 50 g，甘遂 25 g。上药研末，每服 10 g，姜枣汤下。

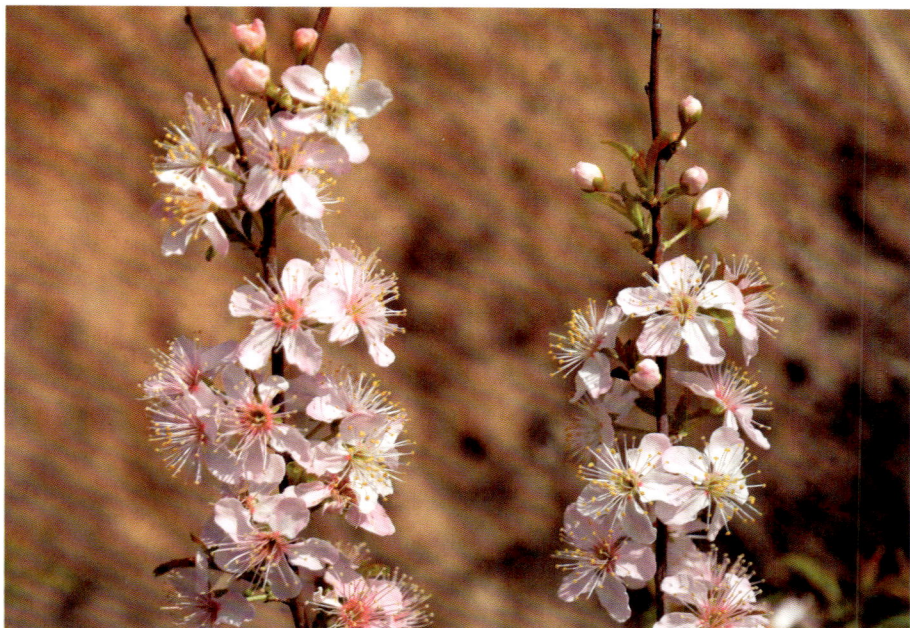

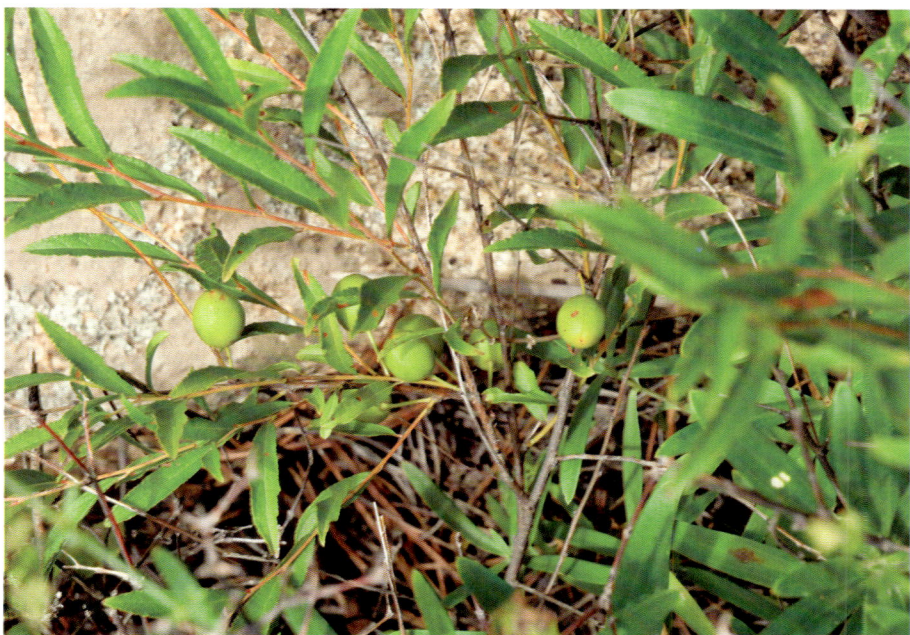

毛樱桃

Cerasus tomentosa (Thunb.) Wall.

【别　　名】山樱桃、梅桃、山豆子、樱桃

【基　　原】来源于蔷薇科樱属毛樱桃 **Cerasus tomentosa** (Thunb.) Wall. 的种子及叶入药。

【形态特征】落叶灌木，通常高0.3～1 m，稀呈小乔木状，高可达2～3 m。小枝紫褐色或灰褐色。冬芽卵形。叶片卵状椭圆形或倒卵状椭圆形，长2～7 cm，宽1～3.5 cm，顶端急尖或渐尖，基部楔形，边有急尖或粗锐锯齿，上面暗绿色或深绿色，被疏柔毛，下面灰绿色，密被灰色茸毛或以后变为稀疏，侧脉4～7对；叶柄长2～8 mm，被茸毛或脱落稀疏；托叶线形，长3～6 mm。花单生或2朵簇生，花叶同开，近先叶开放或先叶开放；花梗长达2.5 mm或近无梗；萼筒管状或杯状，长4～5 mm，萼片三角卵形，顶端圆钝或急尖，长2～3 mm，内外两面内被短柔毛或无毛；花瓣白色或粉红色，倒卵形，顶端圆钝；雄蕊20～25枚，短于花瓣；花柱伸出与雄蕊近等长或稍长；子房全部被毛或仅顶端或基部被毛。核果近球形，红色，直径0.5～1.2 cm；核表面除棱脊两侧有纵沟外，无棱纹。花期4～5月；果期6～7月。

【生　　境】生于山坡林中、林缘、灌丛中及草地上。

【分　　布】黑龙江、辽宁、吉林、内蒙古、河北、山东、山西、陕西、宁夏、甘肃、青海、四川、云南、西藏。

【采集加工】夏、秋季采摘果实，剥取果皮，打破果壳，获取种子，洗净，晒干。

【性味功能】种子味辛、甘，性平。除热止泻、益气、固精。种仁还有消斑疹的功效。

【主治用法】种子：治大便秘结、水肿、尿少。叶外用治毒蛇咬伤。用量：种子3～9 g；叶外用适量鲜品捣烂敷患处。

【附　　注】本品为《中华人民共和国药典》(2015年版)收录的药材。

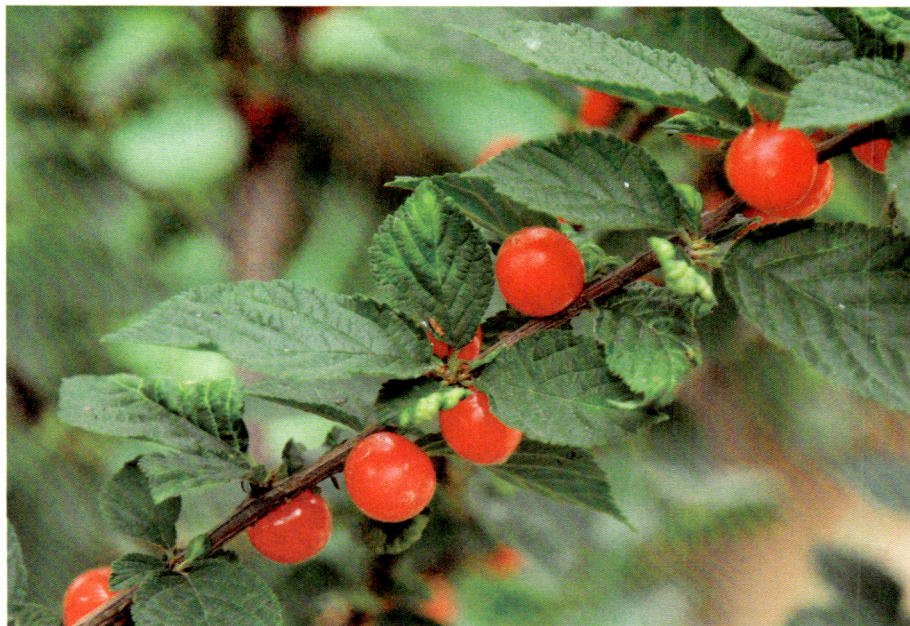

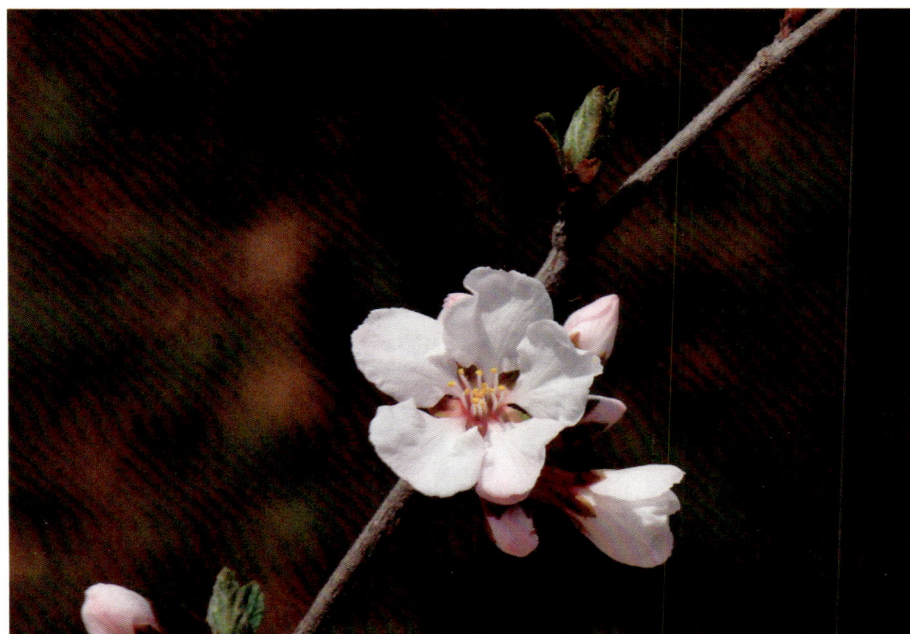

毒芹

Cicuta virosa L.

【别　　名】芹叶钩吻

【基　　原】来源于伞形科毒芹属毒芹 **Cicuta virosa** L. 的干燥根及根茎入药。

【形态特征】多年生粗壮草本，高 70～100 cm。主根短缩，支根多数，肉质或纤维状，根状茎有节，内有横隔膜。茎单生，直立，圆筒形。基生叶柄长 15～30 cm，叶鞘膜质，抱茎；叶片轮廓呈三角形或三角状披针形，长 12～20 cm，2～3 回羽状分裂；最下部的一对羽片有 1～3.5 cm 长的柄，羽片3裂至羽裂，裂片线状披针形或窄披针形，长 1.5～6 cm，宽 3～10 mm，较上部的茎生叶有短柄，叶片的分裂形状如同基生叶；最上部的茎生叶 1～2 回羽状分裂。复伞形花序顶生或腋生，花序梗长 2.5～10 cm；总苞片通常无或有 1 线形的苞片；伞辐 6～25，近等长；小总苞片多数，线状披针形。小伞形花序有花 15～35，花柄长 4～7 mm；萼齿明显，卵状三角形；花瓣白色，倒卵形或近圆形，长 1.5～2 mm；花丝长约 2.5 mm，花药近卵圆形。分生果近卵圆形，长、宽 2～3 mm，每棱槽内油管 1，合生面油管 2。花期 7～8 月；果期 8～9 月。

【生　　境】生于河边、水沟旁、沼泽、湿草甸子、林下水湿地等处，常聚生成片生长。

【分　　布】黑龙江、辽宁、吉林、内蒙古、河北、陕西、甘肃、四川、新疆等。俄罗斯的远东地区、蒙古、朝鲜、日本也有分布。

【采集加工】夏、秋季采挖根，以秋季为最佳，洗净，除去杂质，晒干。

【性味功能】味辛、微甘，性温。有大毒。拔毒、散瘀。

【主治用法】治化脓性骨髓炎。外用适量鲜品捣敷患处；干品捣碎后调鸡蛋清敷患处。忌内服。

【附　　方】治化脓性骨髓炎：毒芹鲜根洗净，用石器砸碎（禁用金属器械），用鸡蛋清搅拌成糊状，按创面大小敷患处。敷时面积不宜过大，以免刺激正常皮肤。也可将毒芹用清水洗净阴干，研成细末，用鸡蛋清调成糊状，每日或隔日换药 1 次。

【附　　注】全草有毒，以根状茎最毒，早春和晚秋毒性最大，儿童误食 10 克后即死亡。人误食后，其主要症状是恶心、呕吐、瞳孔扩大、昏迷、痉挛、窒息而死亡。牛误食后，其主要症状是全身发抖、脉速、腹胀、口吐白沫、知觉丧失，严重者在 15～20 min 内而死亡。

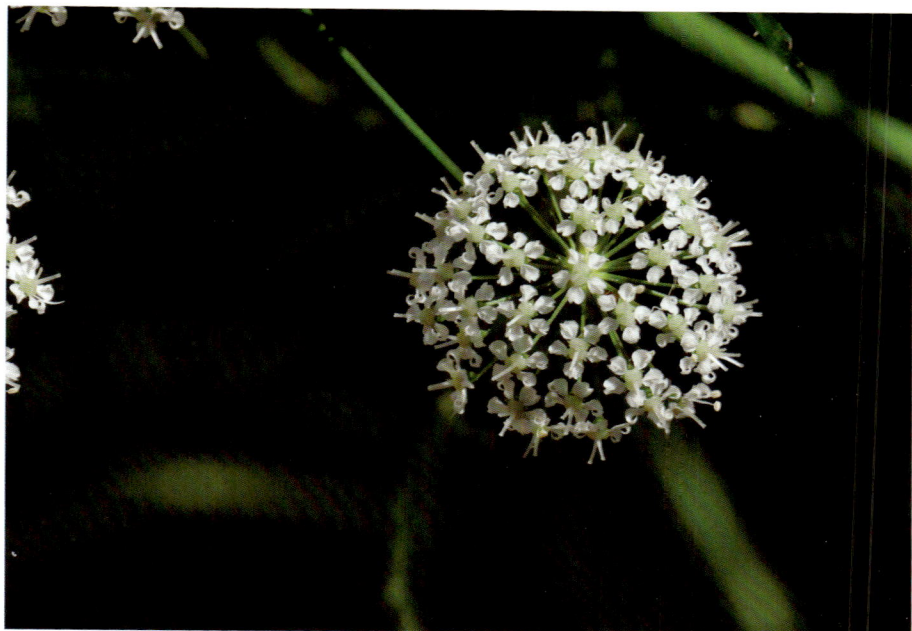

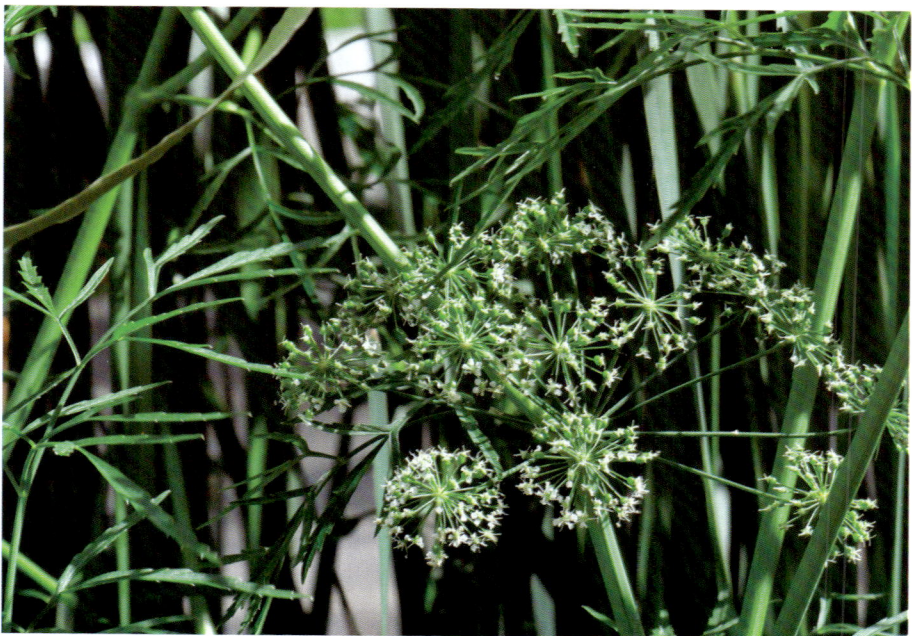

水珠草

Circaea lutetiana L.

【别　　名】露珠草

【基　　原】来源于柳叶菜科露珠草属水珠草Circaea lutetiana L. 的全草入药。

【形态特征】多年生草本。植株高15～80 cm；根状茎上不具块茎；茎无毛，稀疏生曲柔毛。叶狭卵形、阔卵形至矩圆状卵形，长4.5～12 cm，宽2～5 cm，基部圆形至近心形，稀阔楔形，顶端短渐尖至长渐尖，边缘具锯齿。总状花序长约2.5～30 cm，单总状花序或基部具分枝；花梗与花序轴垂直，被腺毛，基部无小苞片。花管长0.6～1 mm；萼片长1.3～3.2 mm，宽1～1.7 mm，通常紫红色，反曲；花瓣倒心形，长1～2 mm，宽1.4～2.5 mm，通常粉红色；顶端凹缺至花瓣长度的1/3或1/2；蜜腺明显，伸出于花管之外。果实长2.2～3.8 mm，径1.8～3 mm，梨形至近球形，基部通常不对称地渐狭至果梗，果上具明显纵沟；成熟果实连果梗长5.3～8.5 mm。花期7～8月；果期8～9月。

【生　　境】生于林缘、灌丛及疏林下。

【分　　布】黑龙江、辽宁、吉林、内蒙古、河北、山东。东欧、朝鲜、韩国、日本北部也有分布。

【采集加工】夏、秋季采收全草，切段，洗净，晒干。

【性味功能】味辛、苦，性平。清热解毒、和胃气、止脘腹疼痛、利小便、通月经。

【主治用法】治风热感冒、小便不利、产后浮肿、痈疽肿毒等。

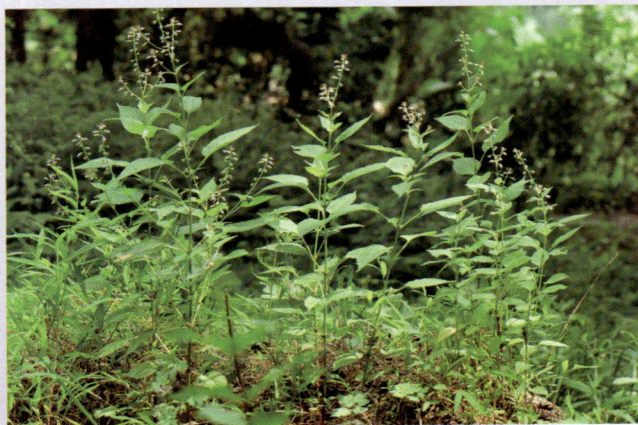

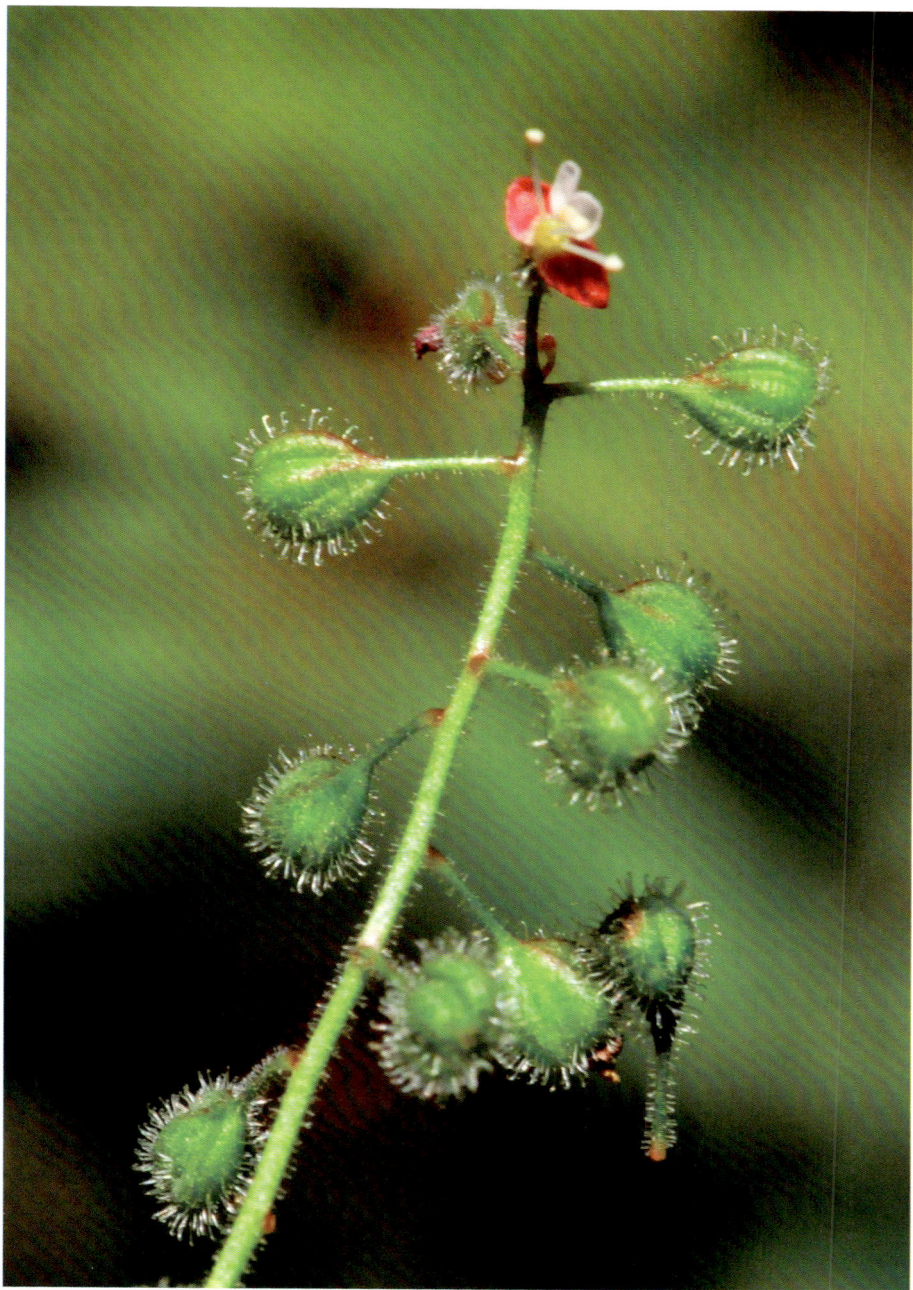

烟管蓟

Cirsium pendulum Fisch. ex DC.

【基　原】来源于菊科蓟属烟管蓟 **Cirsium pendulum** Fisch. ex DC. 的干燥全草入药。

【形态特征】多年生草本，高1～3 m。茎直立。基生叶及下部茎叶长椭圆形、偏斜椭圆形、长倒披针形或椭圆形，下部渐狭成长或短翼柄或无柄，明显的但却不规则二回羽状分裂，一回为深裂，一回侧裂片5～7对，半长椭圆形或偏斜披针形，中部侧裂片较大，长4～16 cm，宽1.5～6 cm；向上的叶渐小，无柄或扩大耳状抱茎。头状花序下垂，在茎枝顶端排成总状圆锥花序。总苞钟状，直径3.5～5 cm。总苞片约10层，覆瓦状排列，外层与中层长三角形至钻状披针形，全长1～4 cm，宽1～2.5 mm，上部或中部以上钻状，向外反折或开展，内层及最内层披针形或线状披针形，长1.2～2.5 cm，宽1.5～2 mm，顶端短钻状渐尖。小花紫色或红色，花冠长2.2 cm，细管部细丝状，长1.6 cm，檐部短，长6 mm，5浅裂。瘦果偏斜楔状倒披针形，顶端斜截形，长4 mm。冠毛污白色；长羽毛状，长达2.2 cm，向顶端渐细。花期7～8月；果期8～9月。

【生　境】生于河岸、草地、山坡及林缘等处。

【分　布】黑龙江、辽宁、吉林、内蒙古、河北、山西、陕西、甘肃。俄罗斯远东、朝鲜、日本也有分布。

【采集加工】夏、秋季采收全草，洗净，切段，鲜用或晒干。

【性味功能】味苦，性凉。凉血止血、祛瘀消肿、止痛。

【主治用法】治衄血、咯血、吐血、尿血、功能性子宫出血、产后出血、肝炎、肾炎、乳腺炎、跌打损伤、外伤出血、痈疖肿毒等。用量：10～25 g。外用取适量鲜品捣烂敷患处。

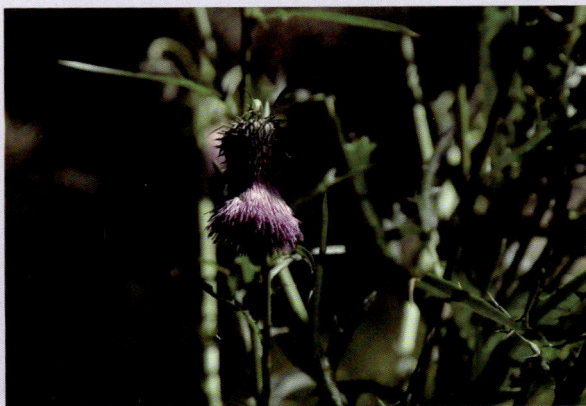

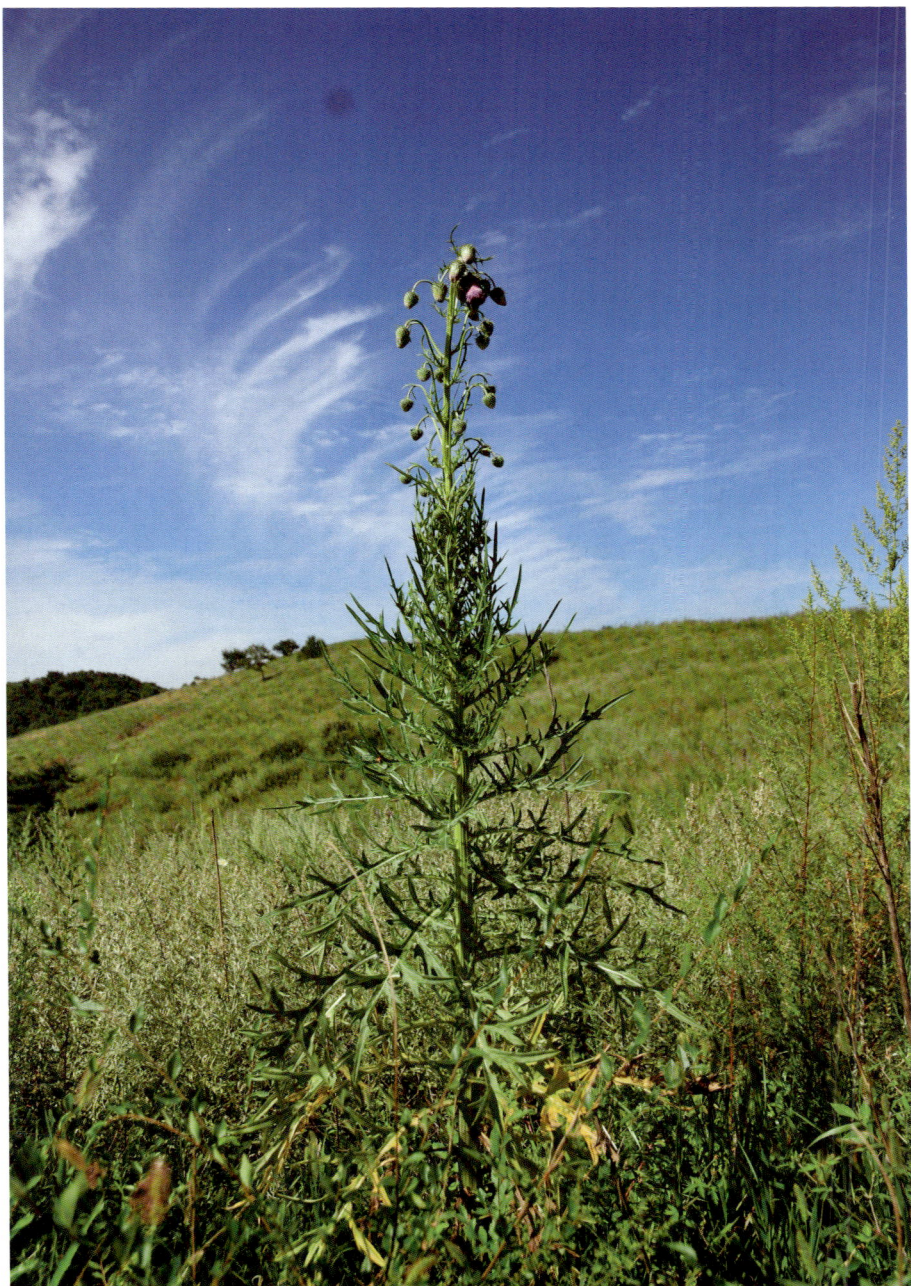

绒背蓟

Cirsium vlassovianum Fisch. ex DC.

【基　原】来源于菊科蓟属绒背蓟 **Cirsium vlassovianum** Fisch. ex DC. 的干燥根入药。

【形态特征】多年生草本，有块根。茎直立，有条棱，单生，高25～90 cm，全部茎枝被稀疏的多细胞长节毛或上部混生稀疏茸毛。全部茎叶披针形或椭圆状披针形，顶端渐尖、急尖或钝，中部叶较大，长6～20 cm，宽2～3 cm，上部叶较小；全部叶，不分裂，上面绿色，被稀疏的多细胞长节毛，下面灰白色，被稠密的茸毛。头状花序单生茎顶或生花序枝端。总苞长卵形，直立，直径2 cm。总苞片约7层，最外层长三角形，长5 mm，顶端急尖成短针刺，中内层披针形，长9～12 mm，顶端急尖成短针刺，最内层宽线形，长2 cm，顶端膜质长渐尖，全部苞片外面有黑色黏腺。小花紫色，花冠长1.7 cm，檐部长1 cm，不等5深裂，细管部长7 mm。瘦果褐色，稍压扁，倒披针状或偏斜倒披针状，长4 mm，顶端截形或斜截形，有棕色纹。冠毛浅褐色，多层，基部连合成环；冠毛刚毛长羽毛状，长1.5 cm。花期7～8月；果期8～9月。

【生　境】生于山坡林中、林缘、河边及湿地等处。

【分　布】分布于东北和华北的广大地区。俄罗斯远东地区、朝鲜及蒙古也有分布。

【采集加工】春、秋季采挖根，除去泥沙，洗净，鲜用或晒干。

【性味功能】味微辛，性温。祛风除湿、止痛。

【主治用法】治风湿性关节炎、四肢麻木、跌打损伤、小儿慢惊风等。泡酒服。用量：干品3～9 g，鲜品20～30 g。

【附　方】治风湿性关节炎：绒背蓟20 g，白酒0.5 kg，浸7日，每服10～15 ml，每日3次，儿童酌减。

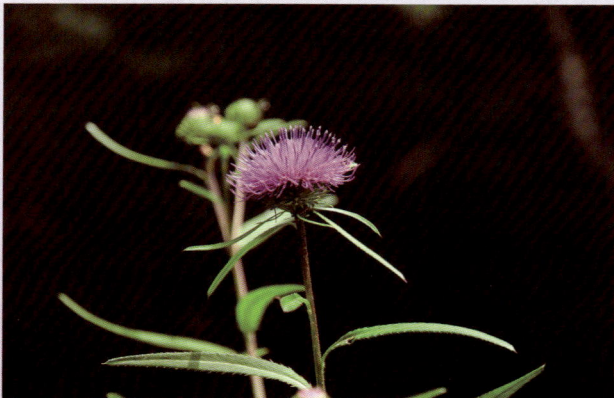

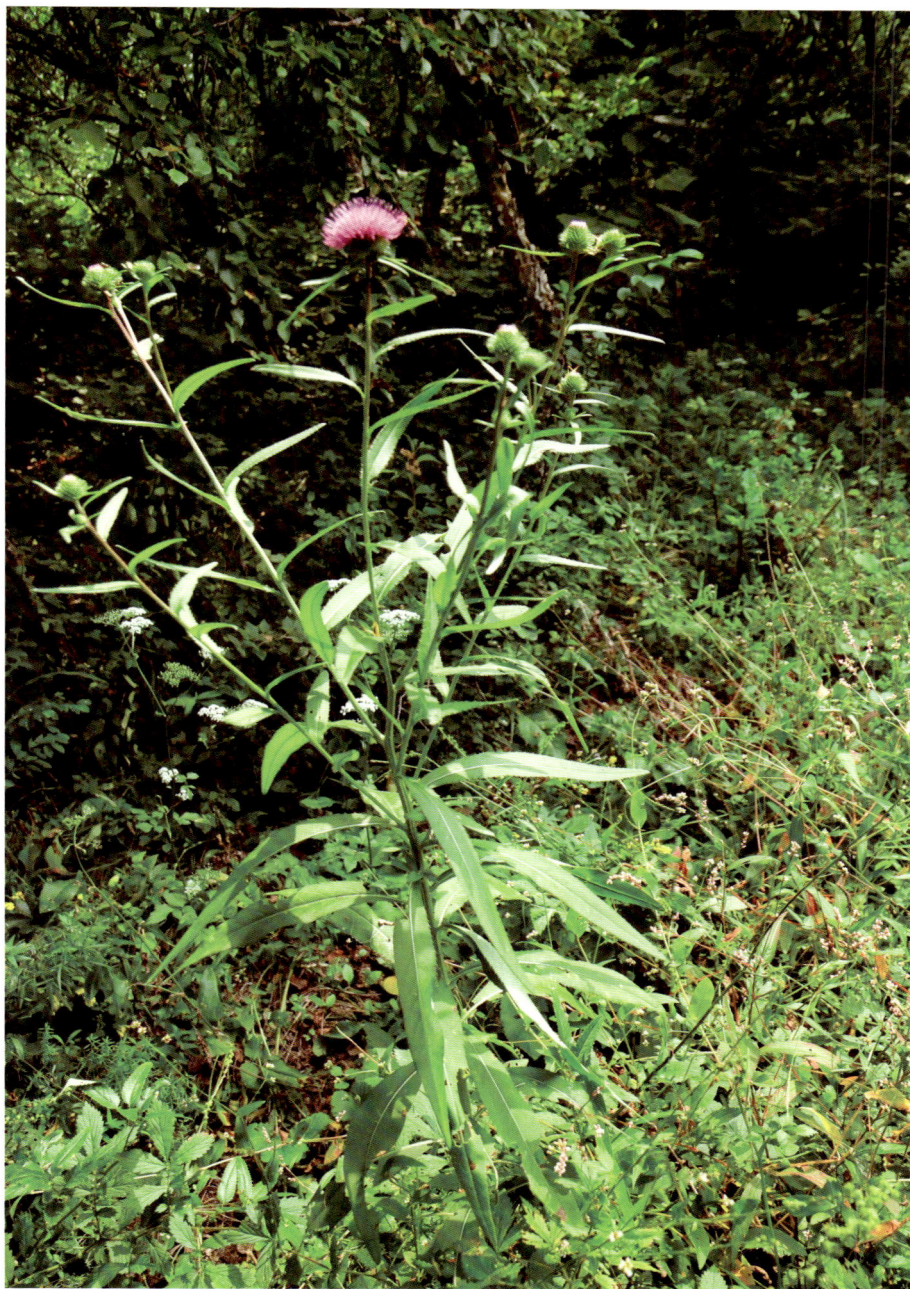

铃兰

Convallaria majalis L.

【别　　名】草玉铃

【基　　原】来源于百合科铃兰属铃兰 **Convallaria majalis** L. 的根及全草入药。

【形态特征】多年生草本，植株高20～40 cm。根状茎细长，匍匐。叶通常2枚，极少3枚，叶片椭圆形或卵状披针形，长10～18 cm，宽4～11 cm，顶端急尖，基部近楔形，具弧形脉，叶柄长10～20 cm，呈鞘状互相抱着，基部有数枚鞘状的膜质鳞片。花莛由鳞片腋生出。花莛高15～30 cm，稍外弯；苞片披针形，短于花梗；总状花序偏侧生，具6～10朵花；苞片披针形，膜质；花梗长1～1.5 cm；花白色，短钟状，芳香，长0.6～0.7 cm，径约1 cm，下垂；花被顶端6浅裂，裂片卵状三角形，顶端锐尖，有1脉；花丝稍短于花药，向基部扩大；雄蕊6，花丝短，花药黄色，近矩圆形；雌蕊1，子房卵球形，3室，花柱柱状，长约3 mm，柱头小。浆果球形，直径6～12 mm，熟时红色，稍下垂。种子4～6枚，扁圆形或双凸状，表面有细网纹，直径3 mm。花期5～6月；果期7～8月。

【生　　境】生于腐殖质肥沃的山地林下、林缘灌丛及沟边等处，常聚生成片生长。

【分　　布】黑龙江、辽宁、吉林、内蒙古、河北、河南、浙江、山东、浙江、山西、湖南、陕西、宁夏、甘肃。朝鲜、日本至欧洲、北美洲也很常见。

【采集加工】春、秋季采挖根，除去泥土，洗净，晒干。夏、秋季采收全草，除去杂质，切段，洗净，晒干。

【性味功能】味甘、苦，性温。有毒。温阳利水、活血祛风。

【主治用法】治心力衰竭、风湿性心脏病、阵发性心动过速、紫癫、浮肿、劳伤、崩漏、带下病、克山病、跌打损伤等，水煎服或研粉冲。外用适量，煎水洗或烧灰研粉调敷。本品有毒，患有急性心肌炎、心内膜炎疾病的人勿用。用量：水煎5～15 g，研粉1 g，外用适量。

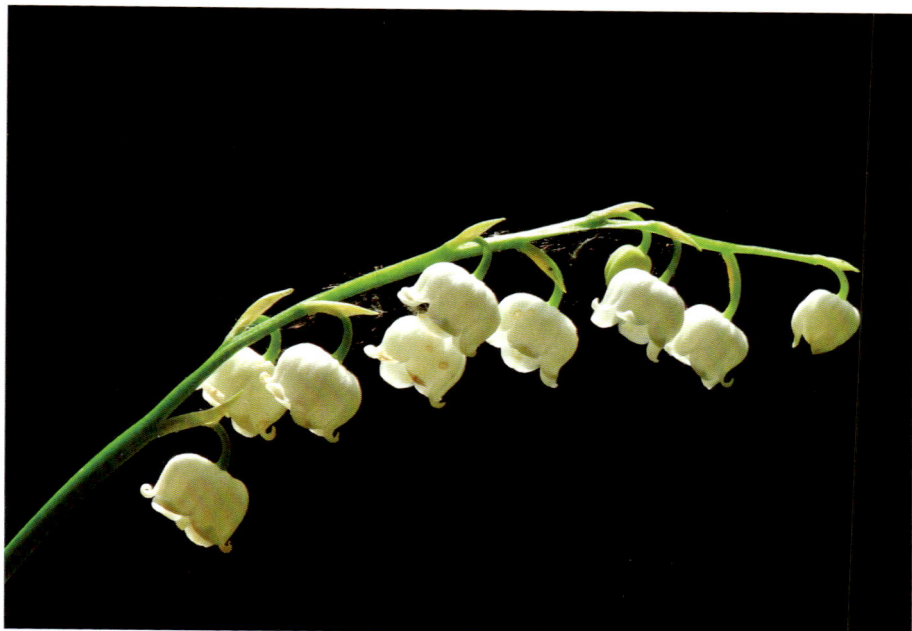

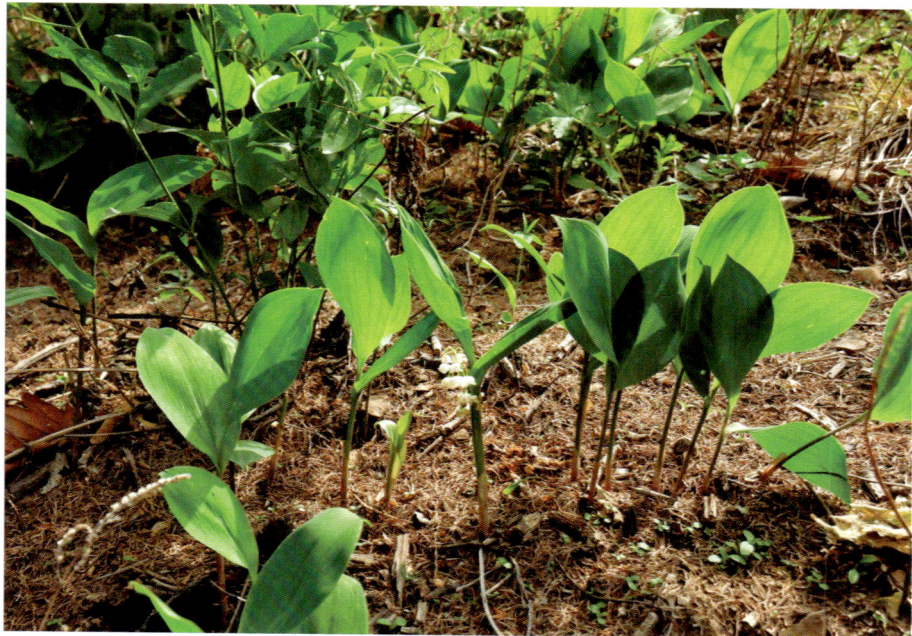

珠果黄堇

Corydalis speciosa Maxim.

【别　　名】珠果紫堇、黄堇

【基　　原】来源于紫堇科紫堇属珠果黄堇 **Corydalis speciosa** Maxim. 的全草入药。

【形态特征】多年生灰绿色草本，高40～60 cm，具主根。当年生和第二年生的茎常不分枝。下部茎生叶具柄，上部的近无柄，叶片长约15 cm，狭长圆形，二回羽状全裂，一回羽片约5～7对，二回羽片约2～4对，卵状椭圆形，约长1～1.5 cm，宽5～8 mm，羽状深裂。总状花序生茎和腋生枝的顶端，密具多花，长约5～10 cm。苞片披针形至菱状披针形。花梗长约7 mm。花金黄色。萼片小，近圆形，中央着生，直径约1 mm。外花瓣较宽展，通常渐尖。上花瓣长2～2.2 cm；距约占花瓣全长的1/3。下花瓣长约1.5 cm，基部多少具小瘤状凸起。内花瓣长约1.3 cm，顶端微凹。雄蕊束披针形，较狭。柱头呈二臂状横向伸出。蒴果线形，长约3 cm，俯垂，念珠状，具1列种子。种子黑亮，扁压，直径约2 mm，边缘具密集的小点状印痕；种阜杯状，紧贴种子。花期4～5月；果期5～6月。

【生　　境】生于林下、林缘、坡地、河岸石砾地、水沟边及路旁等处，常聚生成片生长。

【分　　布】黑龙江、辽宁、吉林、内蒙古、河北、山东、河南、江苏、江西、浙江、湖南。俄罗斯远东地区、朝鲜、日本也有分布。

【采集加工】夏、秋季采收全草，除去杂质，切段，洗净，晒干。

【性味功能】味苦、涩，性寒。清热解毒、行气止痛、活血散瘀、消肿。

【主治用法】治痈疮热疖、无名肿毒、角膜充血、结膜炎、痔疮、腹痛、无名肿毒及中耳炎等。外用适量调醋敷患处，忌内服。

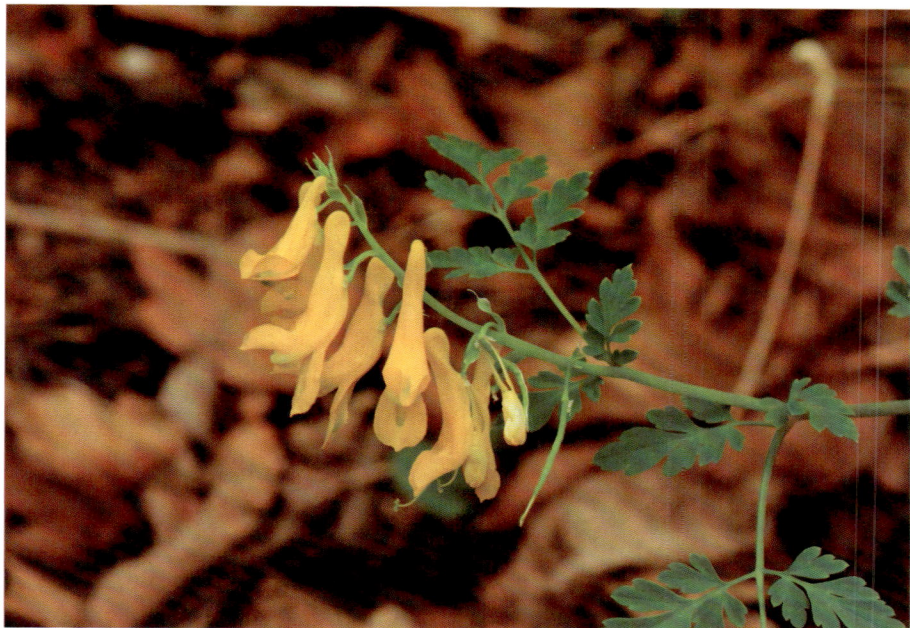

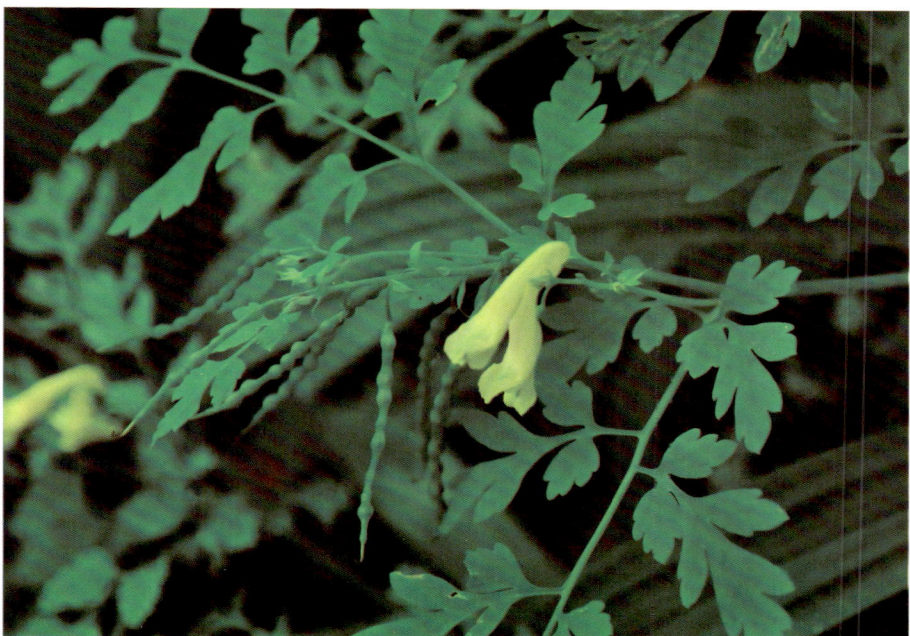

毛榛

Corylus mandshurica Maxim.et Rupr.

【别　　名】胡榛、角榛

【基　　原】来源于桦木科榛属毛榛 **Corylus mandshurica** Maxim.et Rupr. 的种仁入药。

【形态特征】落叶灌木或小乔木，高2～5 m；树皮灰色；枝条暗灰色，无毛，小枝黄褐色，密被短柔毛兼被疏生的长柔毛，无或多少具刺状腺体。叶的轮廓为矩圆形或宽倒卵形，长4～13 cm，宽2.5～10 cm，顶端凹缺或截形，中央具三角状突尖，基部心形，有时两侧不相等，边缘具不规则的重锯齿，中部以上具浅裂，上面无毛，下面于幼时疏被短柔毛，以后仅沿脉疏被短柔毛，其余无毛，侧脉3～5对；叶柄纤细，长1～2 cm，疏被短毛或近无毛。雄花序单生，长约4 cm。果单生或2～6枚簇生成头状；果苞钟状，外面具细条棱，密被短柔毛兼有疏生的长柔毛，密生刺状腺体，很少无腺体，较果长但不超过1倍，很少较果短，上部浅裂，裂片三角形，边缘全缘，很少具疏锯齿；序梗长约1.5 cm，密被短柔毛。坚果近球形，长7～15 mm，无毛或仅顶端疏被长柔毛。花期4～5月；果期8～9月。

【生　　境】生于山坡阔叶、针叶混交林林内、林缘、沟谷及灌丛中。

【分　　布】黑龙江、辽宁、吉林、内蒙古、河北、山西、山东、陕西、甘肃、四川。朝鲜、俄罗斯远东地区、日本也有分布。

【采集加工】秋季采摘成熟果实，除去果苞及果壳，获取种仁，晒干。

【性味功能】味甘，性平。益气、开胃、明目。

【主治用法】治病后体虚、食少疲乏、视物不清。用量：9～15 g。

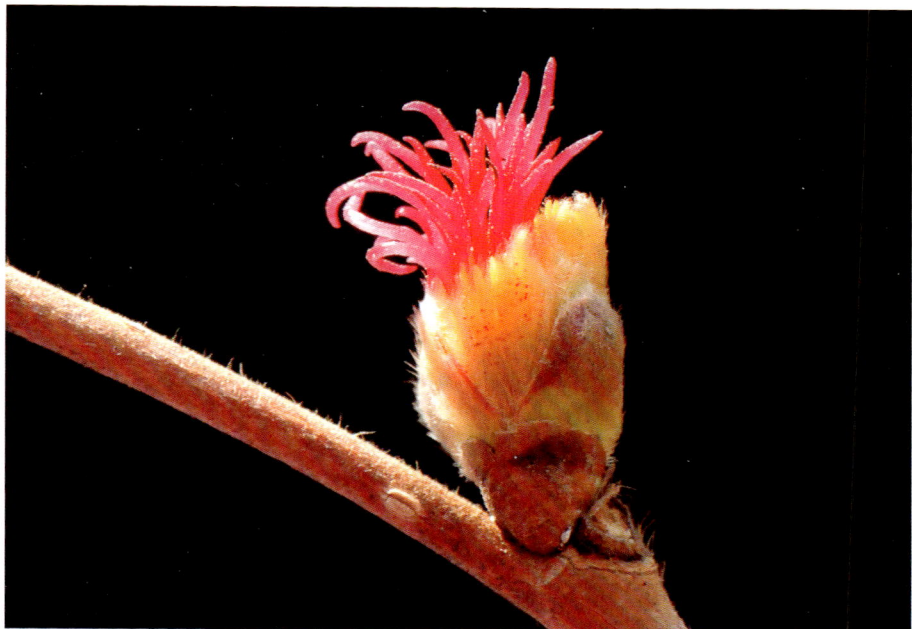

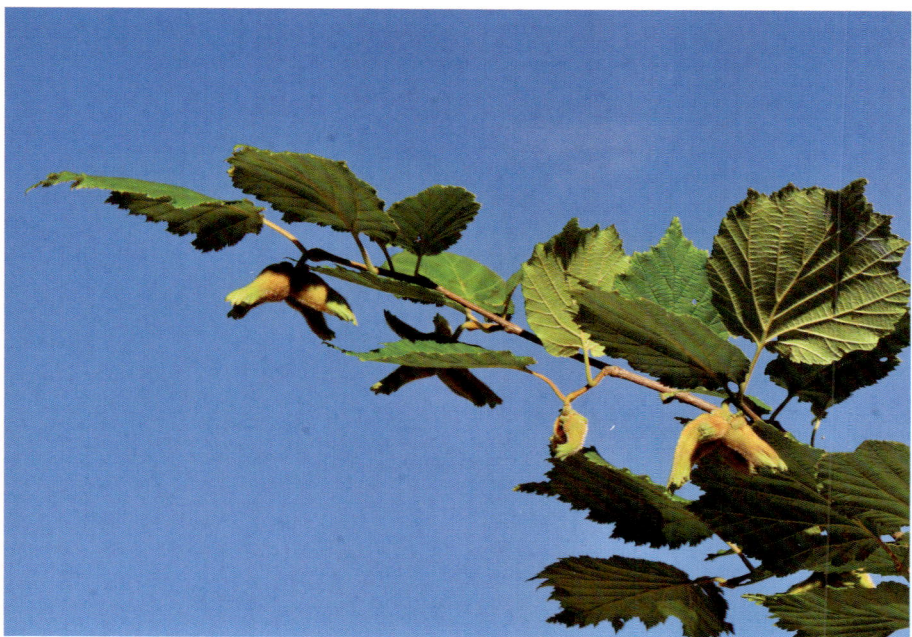

变色白前

Cynanchum versicolor Bunge

【别　　名】半蔓白薇、白花牛皮消

【基　　原】来源于萝藦科鹅绒藤属变色白前 **Cynanchum versicolor** Bunge 的干燥根及根状茎入药。

【形态特征】半灌木；茎上部缠绕，下部直立，全株被茸毛。叶对生，纸质，宽卵形或椭圆形，长7～10 cm，宽3～6 cm，顶端锐尖，基部圆形或近心形，两面被黄色茸毛，边具绿毛；侧脉6～8对。伞形状聚伞花序腋生，近无总花梗，着花10余朵；花序梗被茸毛，长仅1 mm，稀达10 mm；花萼外面被柔毛，内面基部5枚腺体极小，裂片狭披针形，渐尖；花冠初呈黄白色，渐变为黑紫色，枯干时呈暗褐色，钟状辐形；副花冠极低，比合蕊冠为短，裂片三角形；花药近菱状四方形；花粉块每室1个，长圆形，下垂；柱头略为凸起，顶端不明显2裂。蓇葖单生，宽披针形，长5 cm，直径1 cm，向端部渐尖；种子宽卵形，暗褐色，长5 mm，宽3 mm；种毛白色绢质，长2 cm。花期6～8月；果期8～9月。

【生　　境】生于花岗岩石山上的灌木丛中及溪流旁等处。

【分　　布】辽宁、河北、河南、四川、山东、江苏、浙江。

【采集加工】春、秋季采挖根及根状茎，除去泥土，洗净，切段，晒干。

【性味功能】味辛、甘，微温。清热、凉血、利尿通淋、解毒疗疮。

【主治用法】治阴虚内热、风湿灼热多眠、肺热咳血、温疟、产后虚烦血厥、血虚发热、热淋、血淋、风湿痛、瘰疬、痈疽肿毒。外用适量，鲜品捣烂敷患处。

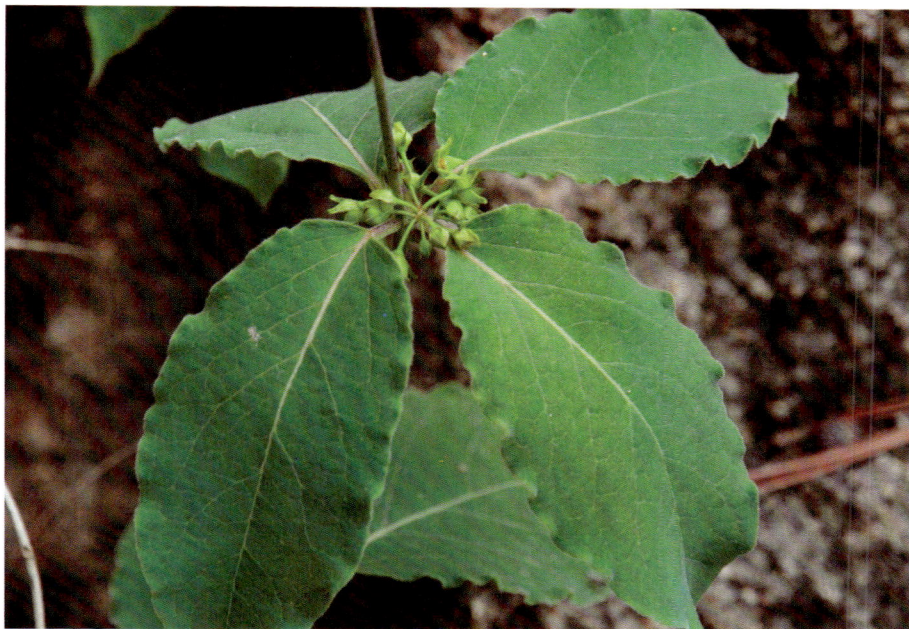

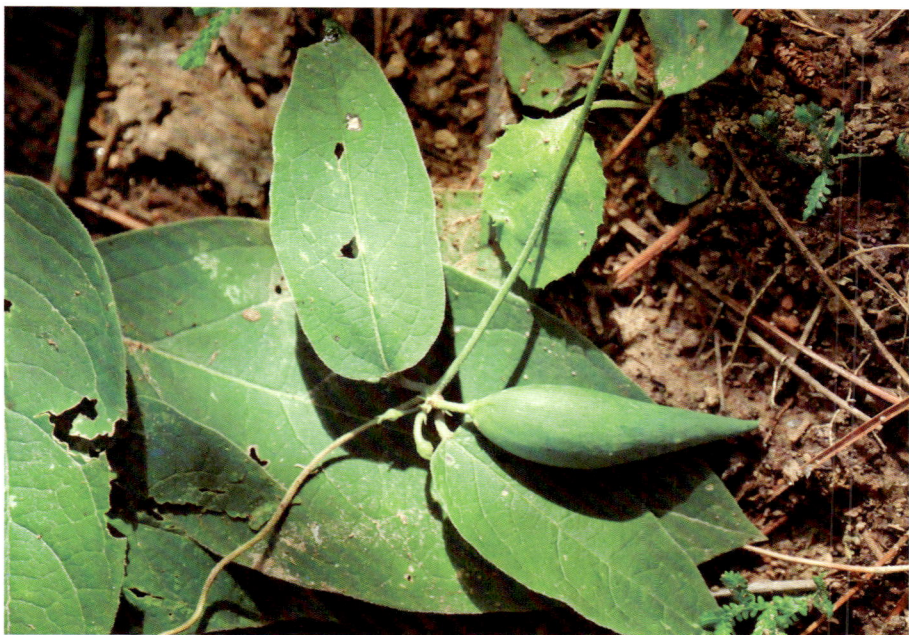

隔山消

Cynanchum wilfordii (Maxim.) Hemsl.

【基　　原】来源于萝藦科鹅绒藤属隔山消 **Cynanchum wilfordii** (Maxim.) Hemsl. 的干燥根入药。

【形态特征】多年生草质藤本；肉质根近纺锤形，灰褐色，长约10 cm，直径2 cm；茎被单列毛。叶对生，薄纸质，卵形，长5～6 cm，宽2～4 cm，顶端短渐尖，基部耳状心形，两面被微柔毛，干时叶面经常呈黑褐色，叶背淡绿色；基脉3～4条，放射状；侧脉4对。近伞房状聚伞花序半球形，着花15～20朵；花序梗被单列毛，花长2 mm，直径5 mm；花萼外面被柔毛，裂片长圆形；花冠淡黄色，辐状，裂片长圆形，顶端近钝形，外面无毛，内面被长柔毛；副花冠比合蕊柱为短，裂片近四方形，顶端截形，基部紧狭；花粉块每室1个，长圆形，下垂；花柱细长，柱头略凸起。蓇葖单生，披针形，向端部长渐尖，基部紧狭，长12 cm，直径1 cm；种子暗褐色，卵形，长7 mm；种毛白色绢质，长2 cm。花期7～8月；果期8～9月。

【生　　境】生于山坡、山谷、灌木丛中或路边草地等处。

【分　　布】吉林、辽宁、河北、河南、山东、山西、陕西、江苏、安徽、湖南、湖北、四川、甘肃、新疆等。朝鲜、日本也有分布。

【采集加工】春、秋季采挖根，除去泥土，洗净，晒干。

【性味功能】味甘、微苦，性平。补肝益肾、强筋壮骨、健胃消食。

【主治用法】治肾虚、神经衰弱、阳痿遗精、腰腿疼痛、噎食腹胀、心悸失眠、头晕耳鸣、关节不利、消化不良、痈肿等。用量：6～15 g。外用；研末撒敷或捣敷。

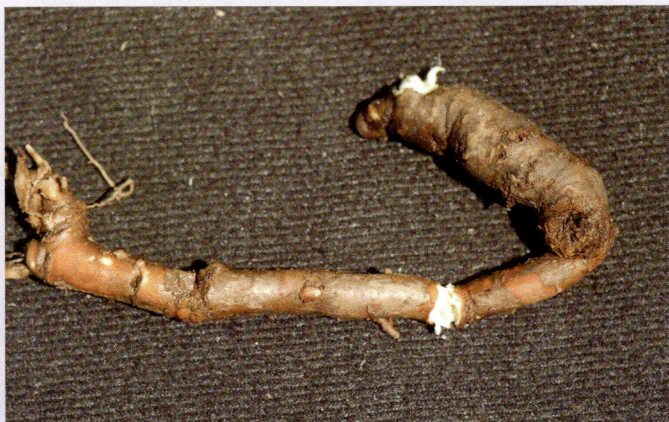

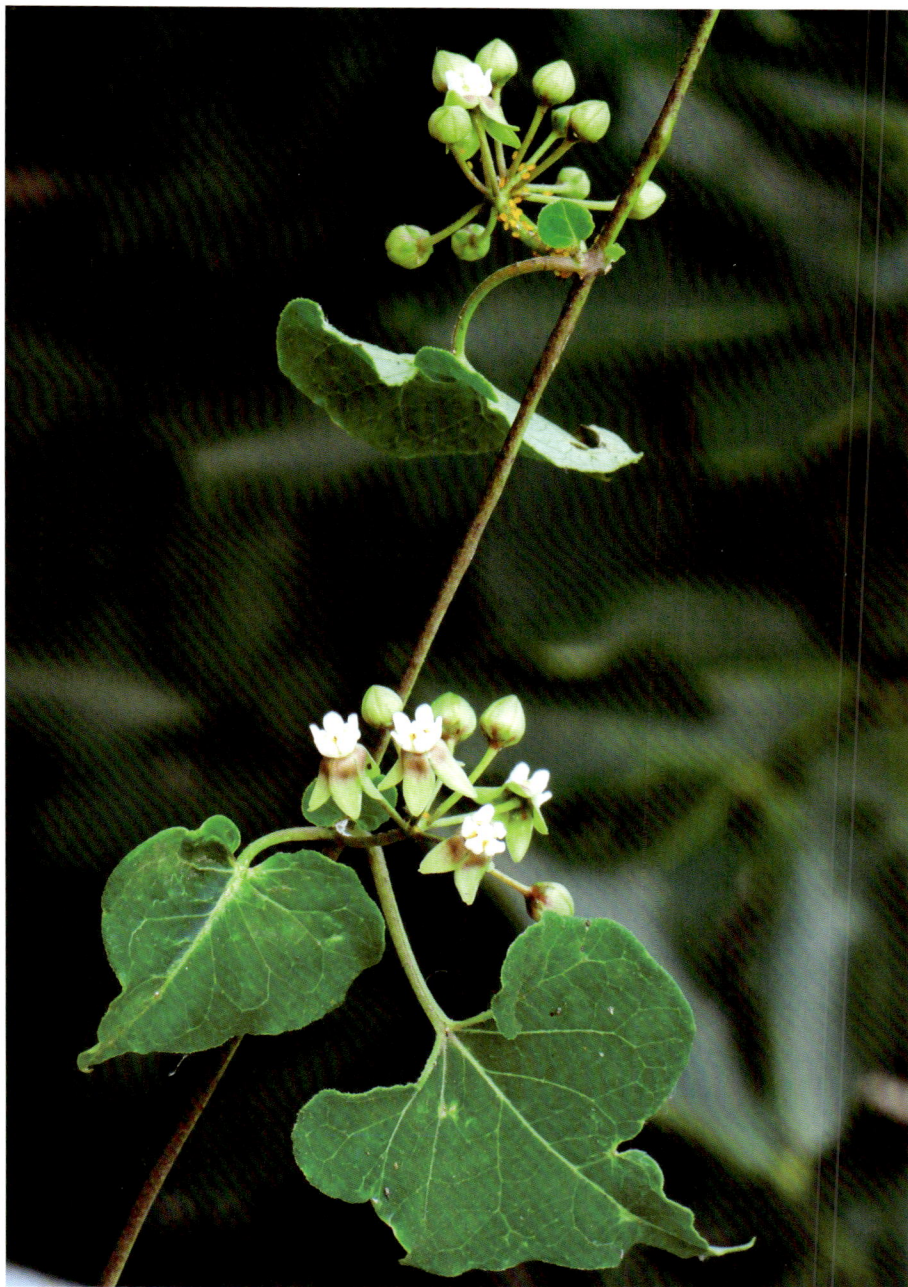

褐穗莎草

Cyperus fuscus L.

【别　　名】密穗莎草

【基　　原】来源于莎草科莎草属褐穗莎草 **Cyperus fuscus** L. 的全草入药。

【形态特征】一年生草本，具须根。秆丛生，细弱，高6～30 cm，扁锐三棱形，平滑，基部具少数叶。叶短于秆或有时几与秆等长，宽2～4 mm，平张或有时向内折合，边缘不粗糙。苞片2～3枚，叶状，长于花序；长侧枝聚伞花序复出或有时为单一，具3～5个第一次辐射枝，辐射枝最长达3 cm；小穗5至10几个密聚成近头状花序，线状披针形或线形，长3～6 mm，宽约1.5 mm，稍扁平，具8～24朵花；小穗轴无翅；鳞片复瓦状排列，膜质，宽卵形，顶端钝，长约1 mm，背面中间较宽的一条为黄绿色，两侧深紫褐色或褐色，具3条不十分明显的脉；雄蕊2，花药短，椭圆形，药隔不凸出于花药顶端；花柱短，柱头3。小坚果椭圆形，三棱形，长约为鳞片的2/3，淡黄色。花期7～8月；果期9～10月。

【生　　境】生于稻田中、沟边及水旁等处。

【分　　布】黑龙江、辽宁、吉林、内蒙古、河北、山西、陕西、甘肃、新疆、西藏等。欧洲、印度、越南等也有分布。

【采集加工】秋季采挖全草，洗净根，全草切断，晒干。

【性味功能】味苦、性平。发散风寒、退热止咳。

【主治用法】治风寒感冒、高热、咳嗽等。

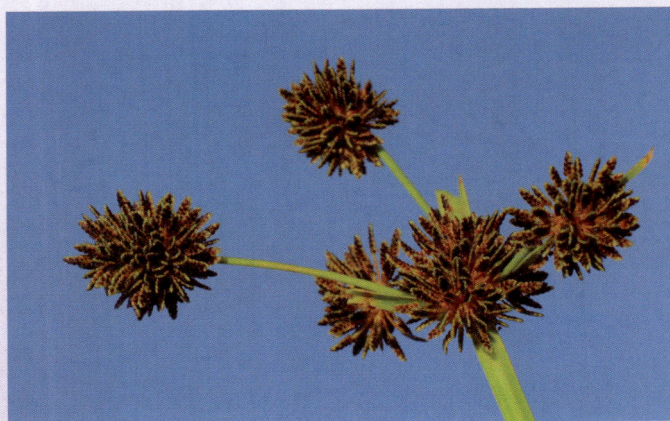

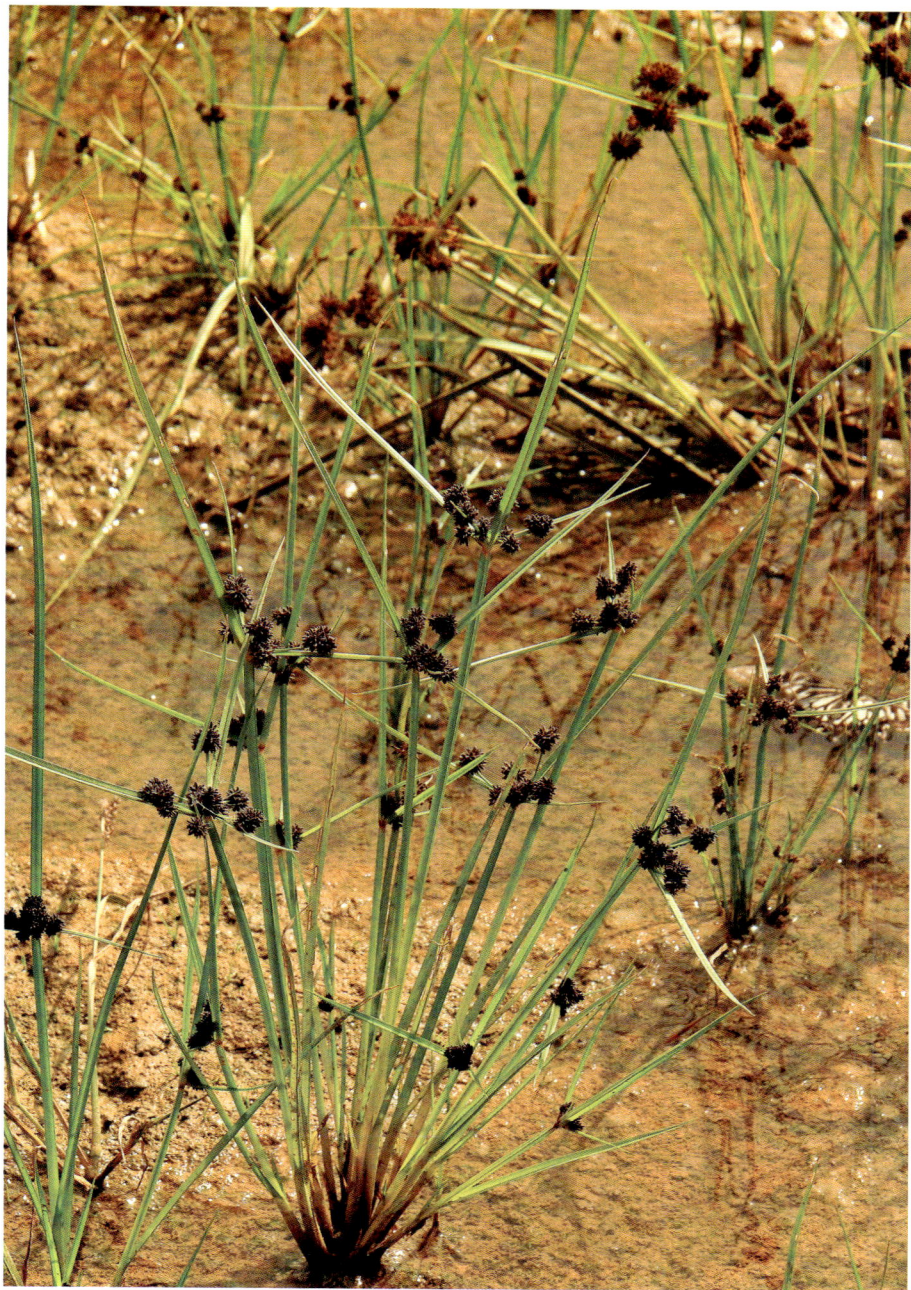

头状穗莎草

Cyperus glomeratus L.

【别　　名】头穗莎草、莎草、聚穗莎草

【基　　原】来源于莎草科莎草属头状穗莎草**Cyperus glomeratus** L. 的全草入药。

【形态特征】一年生草本，具须根。秆散生，粗壮，高50～95 cm，钝三棱形，平滑，基部稍膨大，具少数叶。叶短于秆，宽4～8 mm，边缘不粗糙；叶鞘长，红棕色。叶状苞片3～4枚，较花序长，边缘粗糙；复出长侧枝聚伞花序具3～8个辐射枝，辐射枝长短不等，最长达12 cm；穗状花序无总花梗，近于圆形、椭圆形或长圆形，长1～3 cm，宽6～17 mm，具极多数小穗；小穗多列，排列极密，线状披针形或线形，稍扁平，长5～10 mm，宽1.5～2 mm，具8～16朵花；小穗轴具白色透明的翅；鳞片排列疏松，膜质，近长圆形，顶端钝，长约2 mm，棕红色，背面无龙骨状凸起，脉极不明显，边缘内卷；雄蕊3，花药短，长圆形，暗血红色，药隔凸出于花药顶端；花柱长，柱头3，较短。小坚果长圆形，三棱形，长为鳞片的1/2，灰色，具明显的网纹。花期6～7月；果期8～9月。

【生　　境】生于水边沙土上及路旁阴湿的草丛中。

【分　　布】黑龙江、辽宁、吉林、内蒙古、山东、河北、河南、山西、陕西、甘肃等。欧洲中部、地中海区域、其他亚洲中部地区、亚洲东部温带地区以及朝鲜和日本也有分布。

【采集加工】秋季采挖全草，洗净根，全草切断，晒干。

【性味功能】味苦，性平。止咳化痰。

【主治用法】治咳嗽气喘、慢性气管炎。用量：15～30 g。

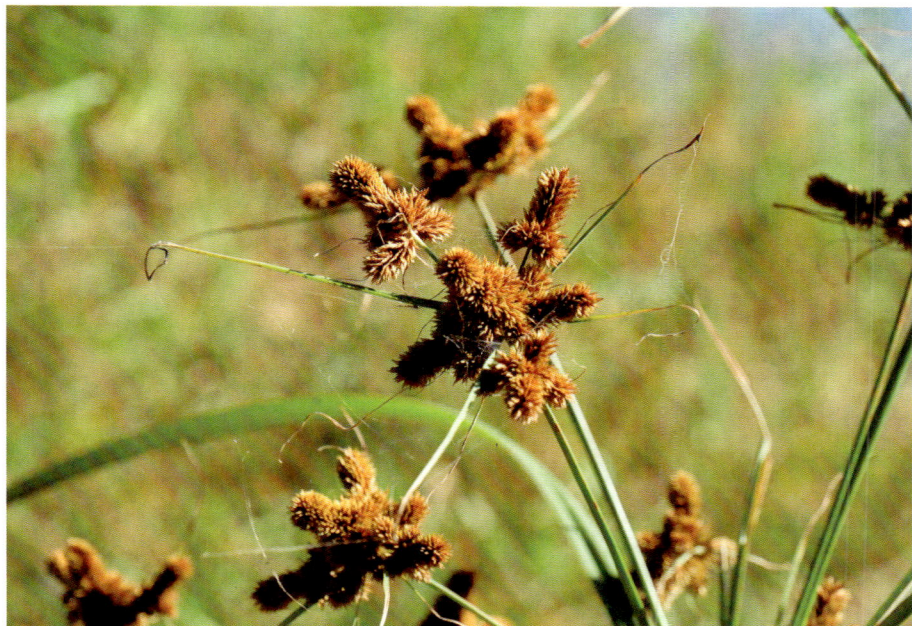

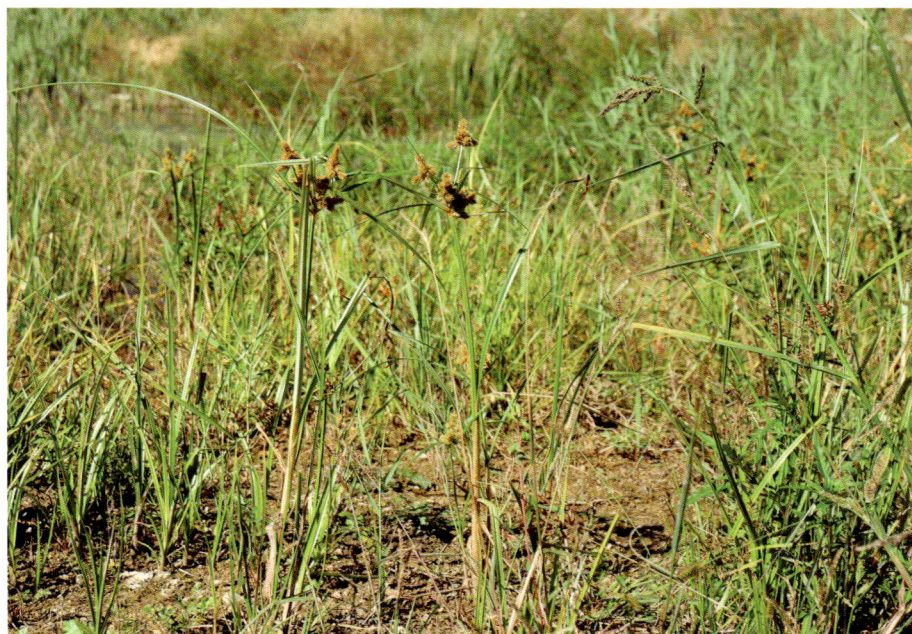

东北瑞香

Daphne pseudomezereum A. Gray

【别　　名】长白瑞香、朝鲜瑞香

【基　　原】来源于瑞香科瑞香属东北瑞香 **Daphne pseudomezereum** A. Gray 的根及枝条入药。

【形态特征】落叶灌木，高15～40 cm；根粗壮，少分枝，棕褐色；枝粗壮，分枝短，呈短枝状，具不规则的棱，叶迹明显，较大，密集。叶互生，常簇生于当年生枝顶部，膜质，披针形至长圆状披针形或倒披针形，长4～10 cm，宽0.8～2 cm，顶端钝形，基部下延成楔形，边缘全缘，不反卷，上面绿色，下面淡绿色，中脉在上面扁平或稍隆起，下面隆起，侧脉8～12对，近边缘1/4处分叉而互相网结，纤细，不规则分叉，在两面稍隆起，小脉网状，纤细，两面均明显可见；叶柄短，两侧翼状，长3～10 mm。花黄绿色，侧生于小枝顶端或侧生于当年生小枝下部，通常数花簇生；无苞片；花萼筒筒状，长6～8 mm，裂片长为花萼筒的1/2或与之等长，下轮雄蕊着生于花萼筒的中部，上轮雄蕊着生于花萼筒的喉部；花盘环状。果实肉质，卵形，长5 mm，直径4 mm，幼时绿色，成熟时红色。花期4～5月；果期8～9月。

【生　　境】生于针阔叶混交林下阴湿的藓褥上。

【分　　布】黑龙江、吉林、辽宁。日本、朝鲜也有分布。

【采集加工】春、秋季采挖根，除去泥土，切段，洗净，晒干。夏、秋季采收全株，切段，洗净，阴干。

【性味功能】味辛，性热。温中散寒、舒筋活络、活血化瘀、止痛。

【主治用法】治冠心病、心绞痛、慢性冠状动脉供血不足、脱疽、风湿性关节痛、血栓闭塞性脉管炎、心腹痛、冻疮、冷伤等。临床用作注射液。用量：每日2～4 ml，1日2次。

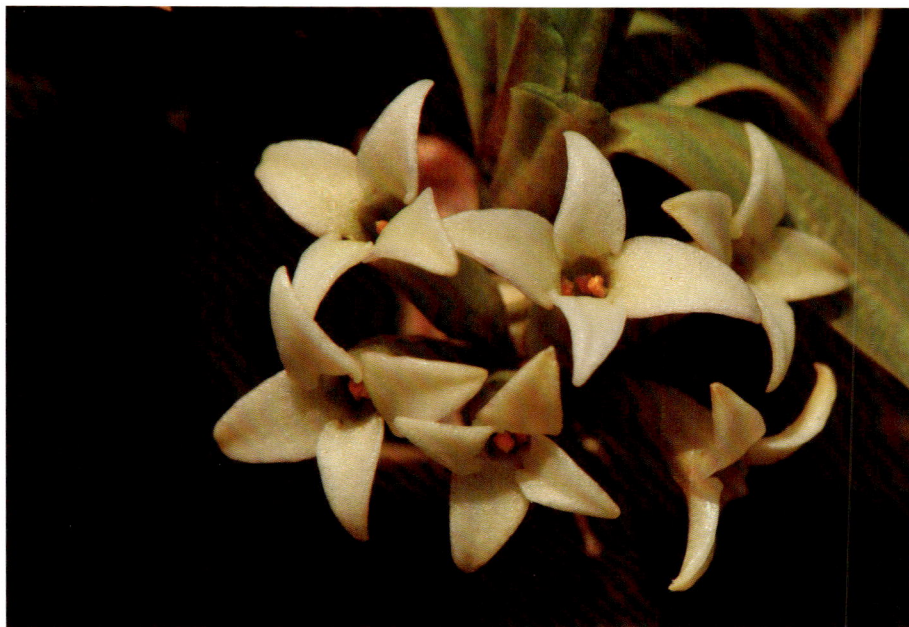

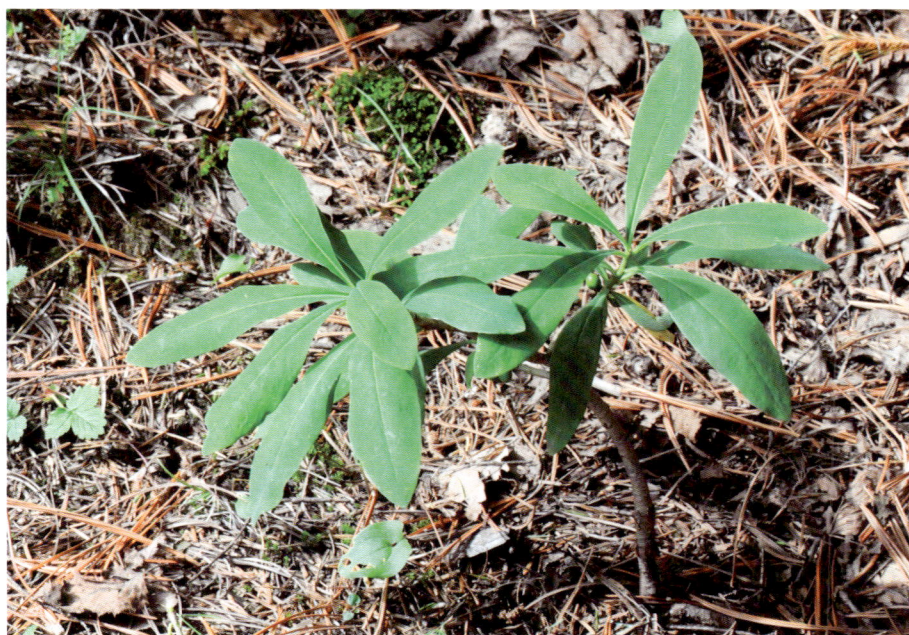

甘菊

Dendranthema lavandulifolium (Fisch. ex Trautv.) Ling et Shih

【别　　名】岩香菊、香叶菊

【基　　原】来源于菊科菊属甘菊 **Dendranthema lavandulifolium** (Fisch. ex Trautv.) Ling et Shih 的干燥花序、全草及根入药。

【形态特征】多年生草本，高0.3～1.5 m，有地下匍匐茎。茎直立，自中部以上多分枝或仅上部伞房状花序分枝。茎枝有稀疏的柔毛，但上部及花序梗上的毛稍多。基部和下部叶花期脱落。中部茎叶卵形、宽卵形或椭圆状卵形，长2～5 cm，宽1.5～4.5 cm。二回羽状分裂，一回全裂或几全裂，二回为半裂或浅裂。一回侧裂片2～4对。最上部的叶或接花序下部的叶羽裂、3裂或不裂。全部叶两面同色或几同色。中部茎叶叶柄长0.5～1 cm，柄基有分裂的叶耳或无耳。头状花序直径10～20 mm，通常多数在茎枝顶端排成疏松或稍紧密的复伞房花序。总苞碟形，直径5～7 mm。总苞片约5层。外层线形或线状长圆形，长2.5 mm，无毛或有稀柔毛；中内层卵形、长椭圆形至倒披针形，全部苞片顶端圆形，边缘白色或浅褐色膜质。舌状花黄色，舌片椭圆形，长5～7.5 mm，顶端全缘或具2～3个不明显的齿裂。瘦果长1.2～1.5 mm。花期8～9月；果期9～10月。

【生　　境】生于山坡草地、灌丛、河边水湿地、田边及路旁等处。

【分　　布】吉林、辽宁、内蒙古、河北、山东、山西、江西、江苏、浙江、四川、湖北、陕西、甘肃、青海、云南、新疆。

【采集加工】秋季采摘花序，除去杂质，阴干或蒸后晾干。夏、秋季采收全草，切段，晒干。春、秋季采挖根，除去泥土，洗净，晒干。

【性味功能】花序：味苦、辛，性凉。清热解毒、疏肝明目、降血压。根，全草：味苦、辛，性凉。清热解毒。

【主治用法】花序：治感冒、高血压症、肝炎、泄泻、痈疖疔疮、毒蛇咬伤、流脑等。阳虚、胃寒、气虚头痛、血虚目花者忌服。外用水煎洗或鲜品捣敷。根，全草：治感冒、高血压、肝炎、泻泄、痈肿疔疮、痈肿、疔疮、目赤、瘰疬、天疱疮、湿疹、腮腺炎及毒蛇咬伤等。外用适量水煎洗或鲜品捣敷。用量：花序9～15 g；全草9～30 g。

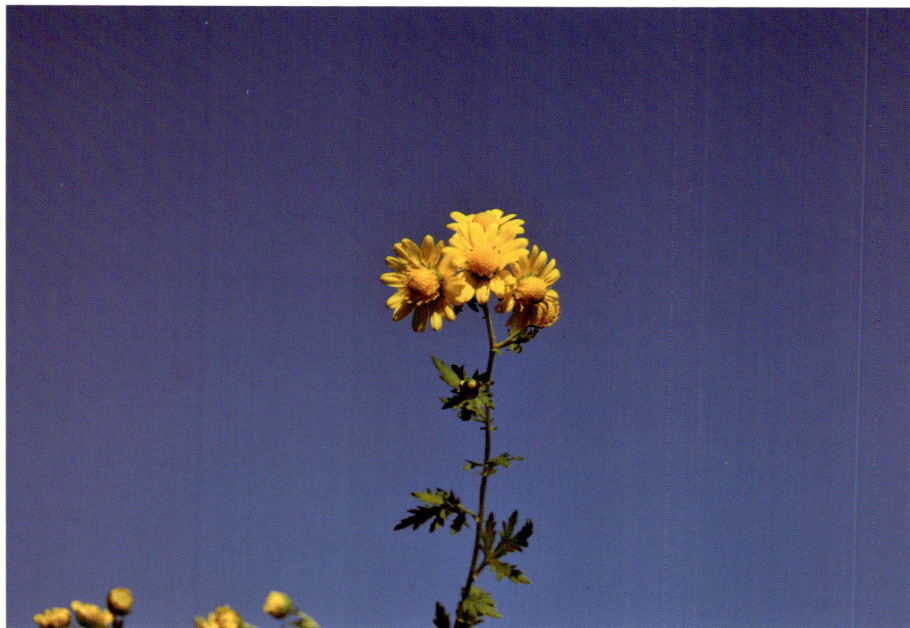

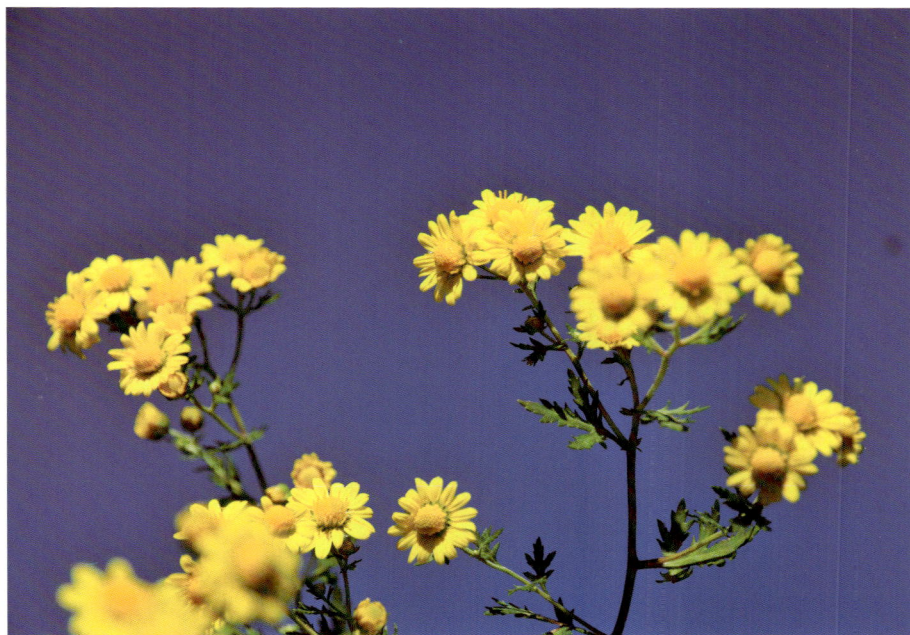

小花溲疏

Deutzia parviflora Bge.

【基　　原】来源于绣球科溲疏属小花溲疏 **Deutzia parviflora** Bge. 的茎皮入药。

【形态特征】落叶灌木，高约2 m；老枝灰褐色或灰色，表皮片状脱落；花枝长3～8 cm，具4～6叶，褐色。叶纸质，卵形、椭圆状卵形或卵状披针形，长3～10 cm，宽2～4.5 cm，顶端急尖或短渐尖，基部阔楔形或圆形，边缘具细锯齿，上面疏被5～6辐线星状毛；叶柄长3～8 mm，疏被星状毛。伞房花序直径2～5 cm，多花；花序梗被长柔毛和星状毛；花蕾球形或倒卵形；花冠直径8～15 cm；花梗长2～12 mm；萼筒杯状，高约3.5 mm，直径约3 mm，密被星状毛，裂片三角形，较萼筒短，顶端钝；花瓣白色，阔倒卵形或近圆形，长3～7 mm，宽3～5 mm，顶端圆，基部急收狭，两面均被毛，花蕾时覆瓦状排列；外轮雄蕊长4～4.5 mm，花丝钻形或近截形，内轮雄蕊长3～4 mm，花丝钻形或具齿，齿长不达花药，花药球形，具柄；花柱3，较雄蕊稍短。蒴果球形，直径2～3 mm。花期5～6月；果期8～10月。

【生　　境】生于山谷林缘中。

【分　　布】吉林、辽宁、河北、山西、陕西、甘肃、河南、湖北。朝鲜和俄罗斯也有分布。

【采集加工】四季剥去茎皮，切段，晒干。

【性味功能】味辛，性微温。清热。

【主治用法】治感冒、咳嗽等。

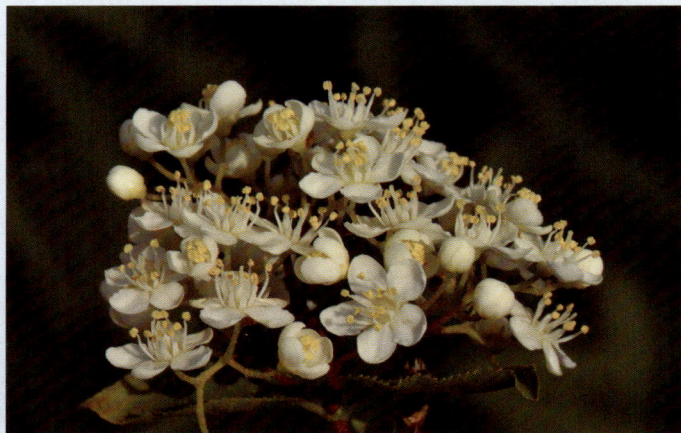

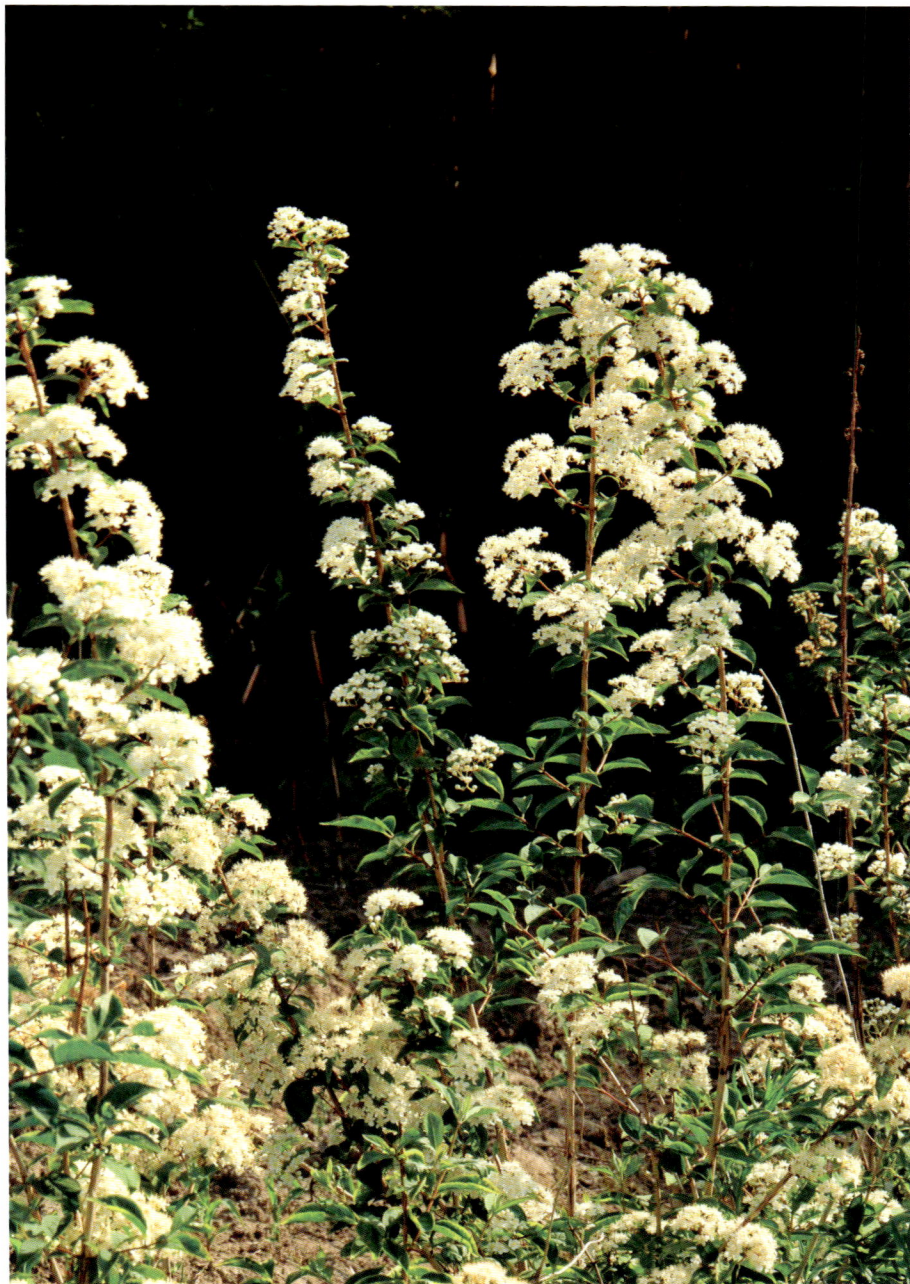

长筒瞿麦

Dianthus longicalyx Miq.

【别　　名】洛阳花、长萼瞿麦

【基　　原】来源于石竹科石竹属长筒瞿麦 **Dianthus longicalyx** Miq. 的带花全草入药。

【形态特征】多年生草本，高50～60 cm，有时更高。茎丛生，直立，绿色，无毛，上部分枝。叶片线状披针形，长5～10 cm，宽3～5 mm，顶端锐尖，中脉特显，基部合生成鞘状，绿色，有时带粉绿色。花1或2朵生枝端，有时顶下腋生；苞片2～3对，倒卵形，长6～10 mm，约为花萼1/4，宽4～5 mm，顶端长尖；花萼圆筒形，长2.5～3 cm，直径3～6 mm，常染紫红色晕，萼齿披针形，长4～5 mm；花瓣长4～5 cm，爪长1.5～3 cm，包于萼筒内，瓣片宽倒卵形，边缘细裂至中部或中部以上，通常淡红色或带紫色，稀白色，喉部具丝毛状鳞片；雄蕊和花柱微外露。蒴果圆筒形，与宿存萼等长或微长，顶端4裂；种子扁卵圆形，长约2 mm，黑色，有光泽。花期7～8月；果期8～9月。

【生　　境】生于山野、草地、灌丛、荒地、沟边、草甸及高山冻原带等处。

【分　　布】黑龙江、辽宁、吉林、内蒙古、河北、山东、山西、江苏、浙江、江西、河南、湖北、陕西、四川、贵州、宁夏、甘肃、新疆。日本、朝鲜也有分布。

【采集加工】夏、秋季采收全草，除去杂质，切段，洗净，晒干。

【性味功能】味苦，性寒。清热利水、破血通经。

【主治用法】治尿路感染、热淋、血淋、血瘀经闭、月经不调、尿路结石、湿疹、疮毒、目赤肿痛、经闭、痈疮肿毒等。水煎服或入丸、散。用量：10～15 g。

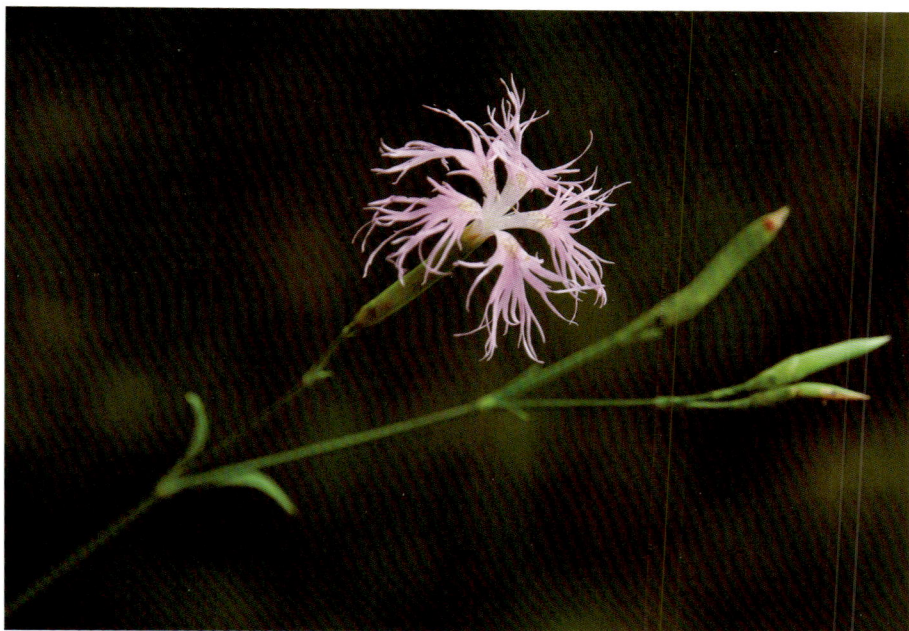

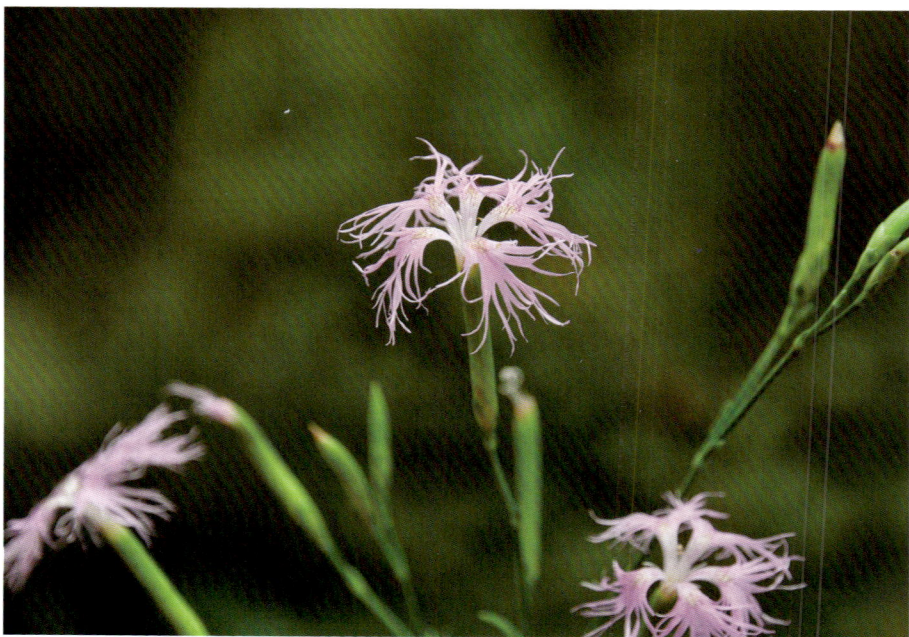

龙常草

Diarrhena manshurica Maxim.

【别　　名】棕心草

【基　　原】来源于禾本科龙常草属龙常草 **Diarrhena manshurica** Maxim. 的全草入药。

【形态特征】多年生草本。具短根状茎，及被鳞状苞片之芽体，须根纤细。秆直立，高60～120 cm，具5～6节，节下被微毛，节间粗糙。叶鞘密生微毛，短于其节间；叶舌长约1 mm，顶端截平或有齿裂；叶片线状披针形，长15～30 cm，宽5～20 mm，质地较薄，上面密生短毛，下面粗糙，基部渐狭。圆锥花序有角棱，基部主枝长5～7 cm，贴向主轴，直伸，通常单纯而不分枝，各枝具2～5枚小穗；小穗轴节间约2 mm，被微毛；小穗含2～3枚小花，长5～7 mm；颖膜质，通常具1(3)脉，第一颖长1.5～2 mm，第二颖长2.5～3 mm；外稃具3～5脉，脉糙涩，长4.5～5 mm；内稃与其外稃几等长，脊上部2/3具纤毛；雄蕊2枚。颖果成熟时肿胀，长达4 mm，黑褐色，顶端圆锥形之喙呈黄色。花期7～8月；果期8～9月。

【生　　境】生于低山带林缘、灌木丛中及草地上。

【分　　布】黑龙江、吉林、辽宁、河北、山西。日本、朝鲜、俄罗斯西伯利亚也有分布。

【采集加工】夏、秋季采收全草，除去杂质，切段，晒干。

【性味功能】味咸，性温。无毒。轻身、益阴气。

【主治用法】治痹寒湿。外用适量捣烂敷患处。

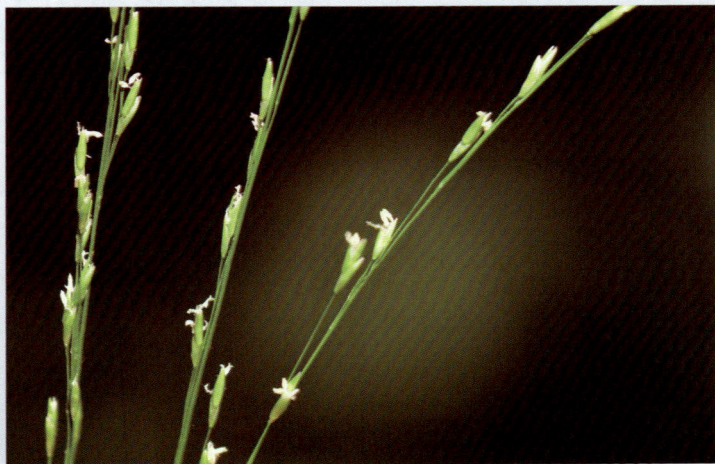

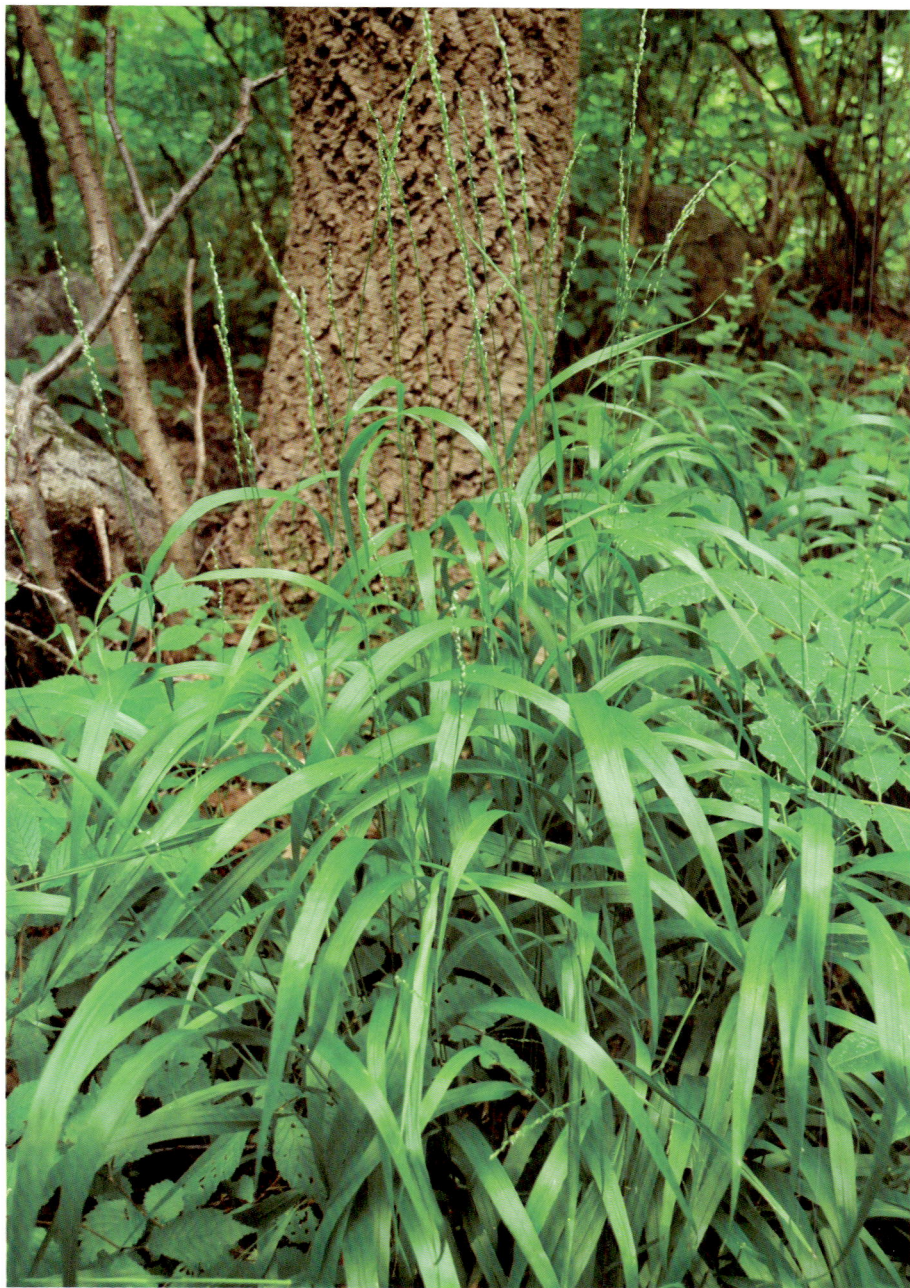

长芒稗

Echinochloa caudata Roshev.

【别　　名】稗、稗子

【基　　原】来源于禾本科稗属长芒稗 **Echinochloa caudata** Roshev. 的全草、根、苗叶及种仁入药。

【形态特征】一年生草本。秆高 1～2 m。叶鞘无毛或常有疣基毛（或毛脱落仅留疣基），或仅有粗糙毛或仅边缘有毛；叶舌缺；叶片线形，长 10～40 cm，宽 1～2 cm，两面无毛，边缘增厚而粗糙。圆锥花序稍下垂，长 10～25 cm，宽 1.5～4 cm；主轴粗糙，具棱，疏被疣基长毛；分枝密集，常再分小枝；小穗卵状椭圆形，常带紫色，长 3～4 mm，脉上具硬刺毛，有时疏生疣基毛；第一颖三角形，长为小穗的 1/3～2/5，顶端尖，具三脉；第二颖与小穗等长，顶端具长 0.1～0.2 mm 的芒，具 5 脉；第一外稃草质，顶端具长 1.5～5 cm 的芒，具 5 脉，脉上疏生刺毛，内稃膜质，顶端具细毛，边缘具细睫毛；第二外稃革质，光亮，边缘包着同质的内稃；鳞被 2，楔形，折叠，具 5 脉；雄蕊 3；花柱基分离。花期 7～8 月；果期 8～9 月。

【生　　境】生于沼泽地、沟边及水稻田中，常聚生成片生长。

【分　　布】黑龙江、吉林、辽宁、内蒙古、河北、山西、新疆、安徽、江苏、浙江、江西、湖南、四川、贵州、云南等。日本、朝鲜、俄罗斯也有分布。

【采集加工】夏、秋季采收全草和采挖根。春季采收苗叶。秋季采摘果穗，获取种仁，晒干。

【性味功能】全草：味微苦，性微温。止血生肌。根、苗叶及种仁：补中益气、宣脾、止血生肌。

【主治用法】全草：治金疮、损伤出血、麻疹等。用量：30～50 g。根、苗叶及种仁：治跌打损伤、金疮、外伤出血、伤损流血不止。用量：30～50 g。

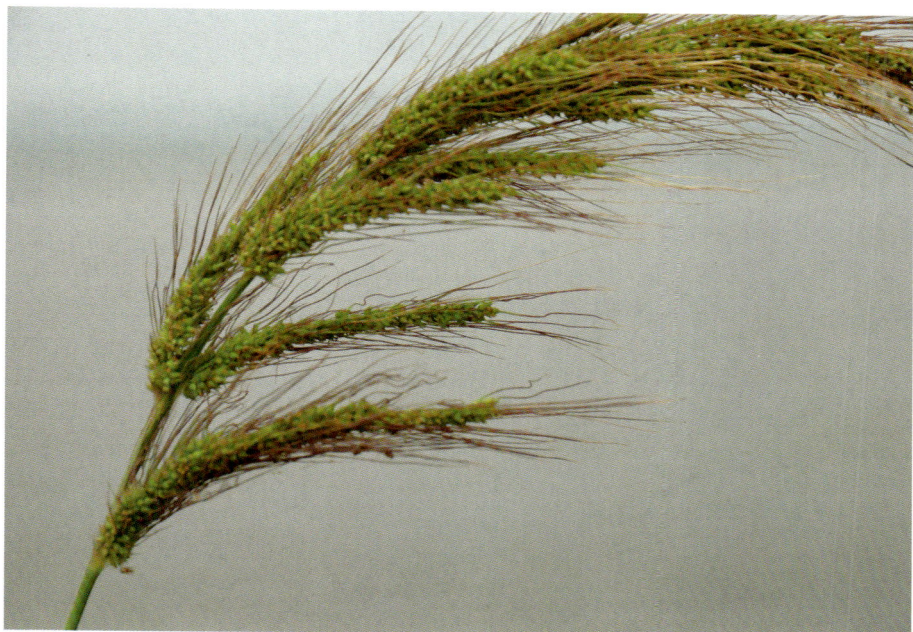

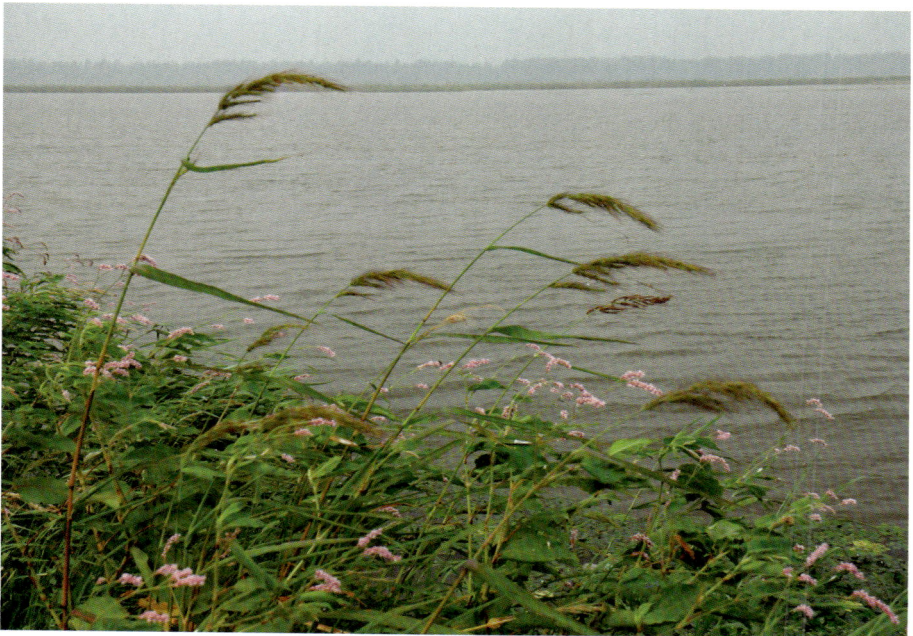

卵穗荸荠

Eleocharis ovata (Roth) Roem.

【基　　原】来源于莎草科荸荠属卵穗荸荠**Eleocharis ovata** (Roth) Roem.的全草入药。

【形态特征】一年生草本。无匍匐根状茎。秆多数，密丛生，瘦细，圆柱状，光滑，有不多的浑圆肋条，高4～50 cm。叶缺如，只在秆的基部有1～3个叶鞘；鞘的上部淡绿色或麦秆黄色，下部微红色，草质或纸质，不透明，管状，鞘口斜，顶端急尖并有短尖头，高5～30 mm。小穗卵形或宽卵形，顶端急尖，长4～8 mm，宽3～4 mm，锈色，密生多数花；在小穗基部有2片鳞片，中空无花，最下的一片抱小穗基部近一周或达一周的3/4；其余鳞片全有花，松散地复瓦状排列，小，卵形、长圆状卵形或宽卵形，顶端急尖或钝，长1.5 mm，宽的0.5 mm，膜质，背部微绿色，有1条脉，两侧血红色，边缘狭，干膜质；下位刚毛6条，长为小坚果的一倍半，有倒刺；柱头2。小坚果小，倒卵形，背面凸，腹面微凸，为不平衡的双凸状，长0.8 mm，阔约0.5 mm，初白玉色，后来淡棕色；花柱基为扁三角形，顶端渐尖，褐色。花期8～9月；果期9～10月。

【生　　境】生于沼泽及池塘等处。

【分　　布】黑龙江、吉林、内蒙古、云南。欧洲北部、其他亚洲北部、北美洲，印度和日本也有分布。

【采集加工】秋季采挖根状茎，除去茎叶，洗净，削去须根，晒干或烘干。

【性味功能】味淡，性凉。解热、化痰、健胃、明目。

【主治用法】治虚损痨伤、咳嗽、目赤生翳、肝虚下泪、经络虚痛。

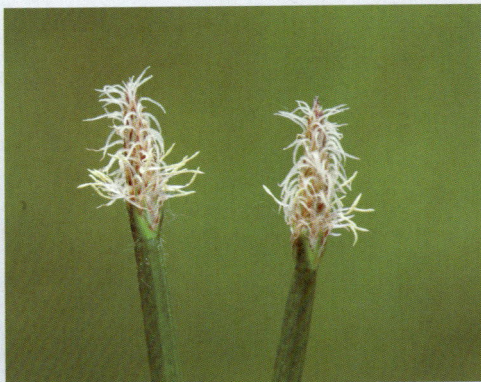

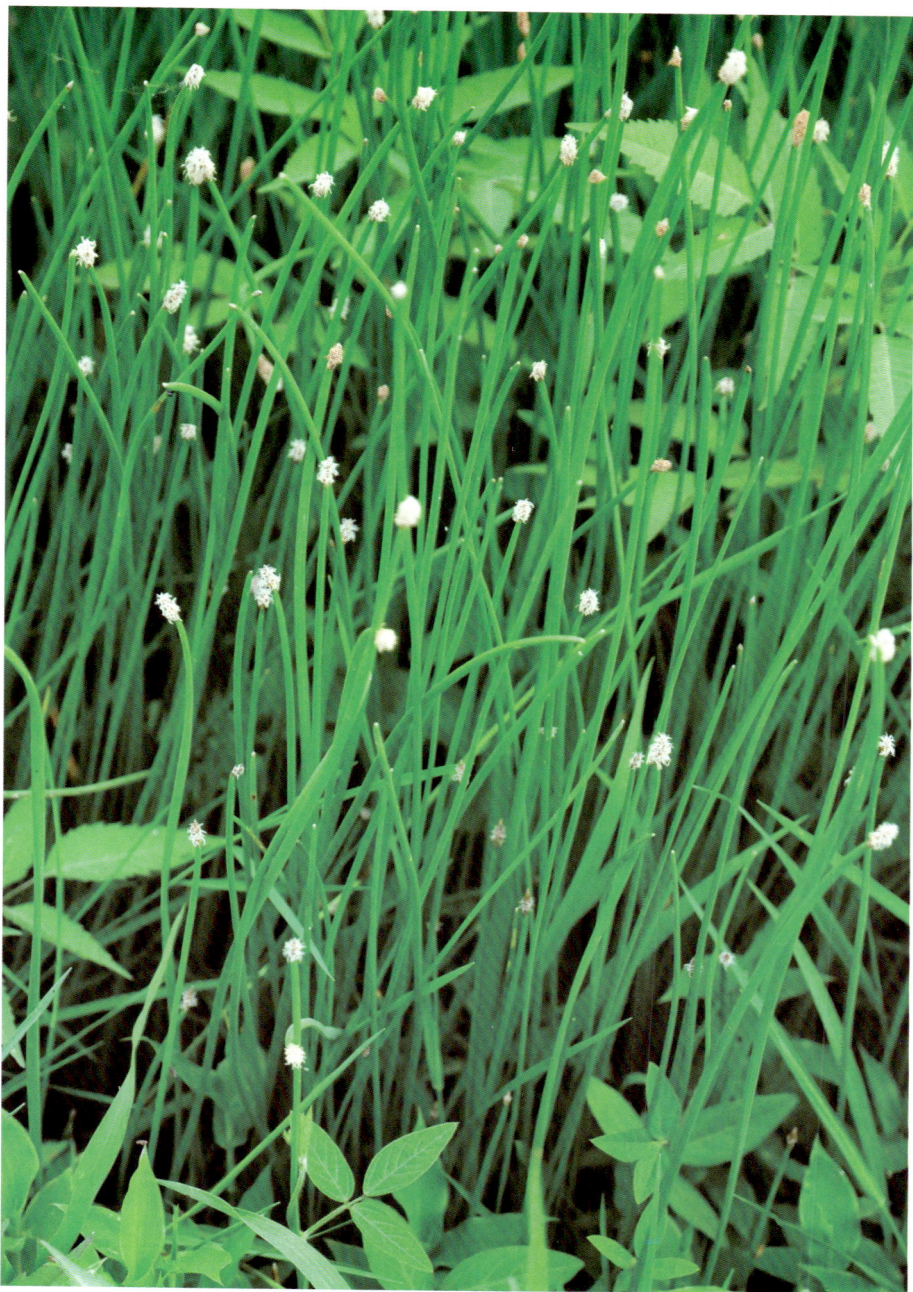

沼生柳叶菜

Epilobium palustre L.

【**别　　名**】水湿柳叶菜、沼泽柳叶菜

【**基　　原**】来源于柳叶菜科柳叶菜属沼生柳叶菜**Epilobium palustre** L. 的全草入药。

【**形态特征**】多年生直立草本，自茎基部底下或地上生出纤细的越冬葡萄枝，长5～50 cm。茎高5～70 cm。叶对生，花序上的互生，近线形至狭披针形，长1.2～7 cm，宽0.3～1.9 cm，顶端锐尖或渐尖。花序花前直立或稍下垂。花近直立；花蕾椭圆状卵形，长2～3 mm，径1.8～2.2 mm；子房长1.6～3 cm；花柄长0.8～1.5 cm；花管长1～1.2 mm，径1.3～2 mm，喉部近无毛或有一环稀疏的毛；萼片长圆状披针形，长2.5～4.5 mm，宽1～1.2 mm，顶端锐尖；花瓣白色至粉红色或玫瑰紫色，倒心形，长3～9 mm，宽2～4.5 mm；花药长圆状，长0.4～0.6 mm；花丝外轮的长2～2.8 mm，内轮的长1.2～1.5 mm；花柱长1.4～3.8 mm；柱头棍棒状至近圆柱状。蒴果长3～9 cm；果梗长1～5 cm。种子棱形至狭倒卵状，长1.1～2.2 mm；种缨灰白色或褐黄色。花期7～8月；果期8～9月。

【**生　　境**】生于湖塘、沼泽、河谷、溪沟旁等处。

【**分　　布**】黑龙江、辽宁、吉林、内蒙古、河北、山西、陕西、甘肃、青海、新疆、四川、云南、西藏。广布于北半球温带与寒带地区湿地，在亚洲近北极经俄罗斯西伯利亚、朝鲜、蒙古、不丹、尼泊尔、印度与巴基斯坦北部，西达高加索与黑海地区，欧洲与北美（美国与加拿大）也有分布。

【**采集加工**】夏、秋季采收全草，洗净，除去杂质，晒干或鲜用。

【**性味功能**】味淡，性平。疏风清热、镇咳、止泻。

【**主治用法**】治风热咳嗽、声嘶、咽喉肿痛、泄泻。用量：15～30 g。

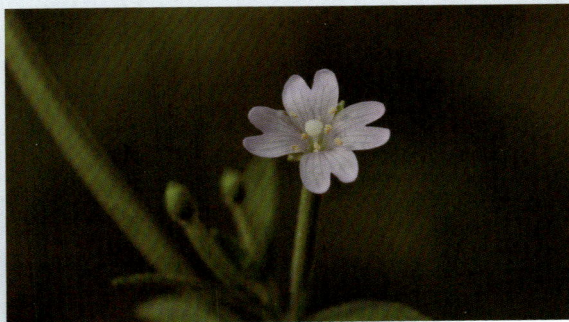

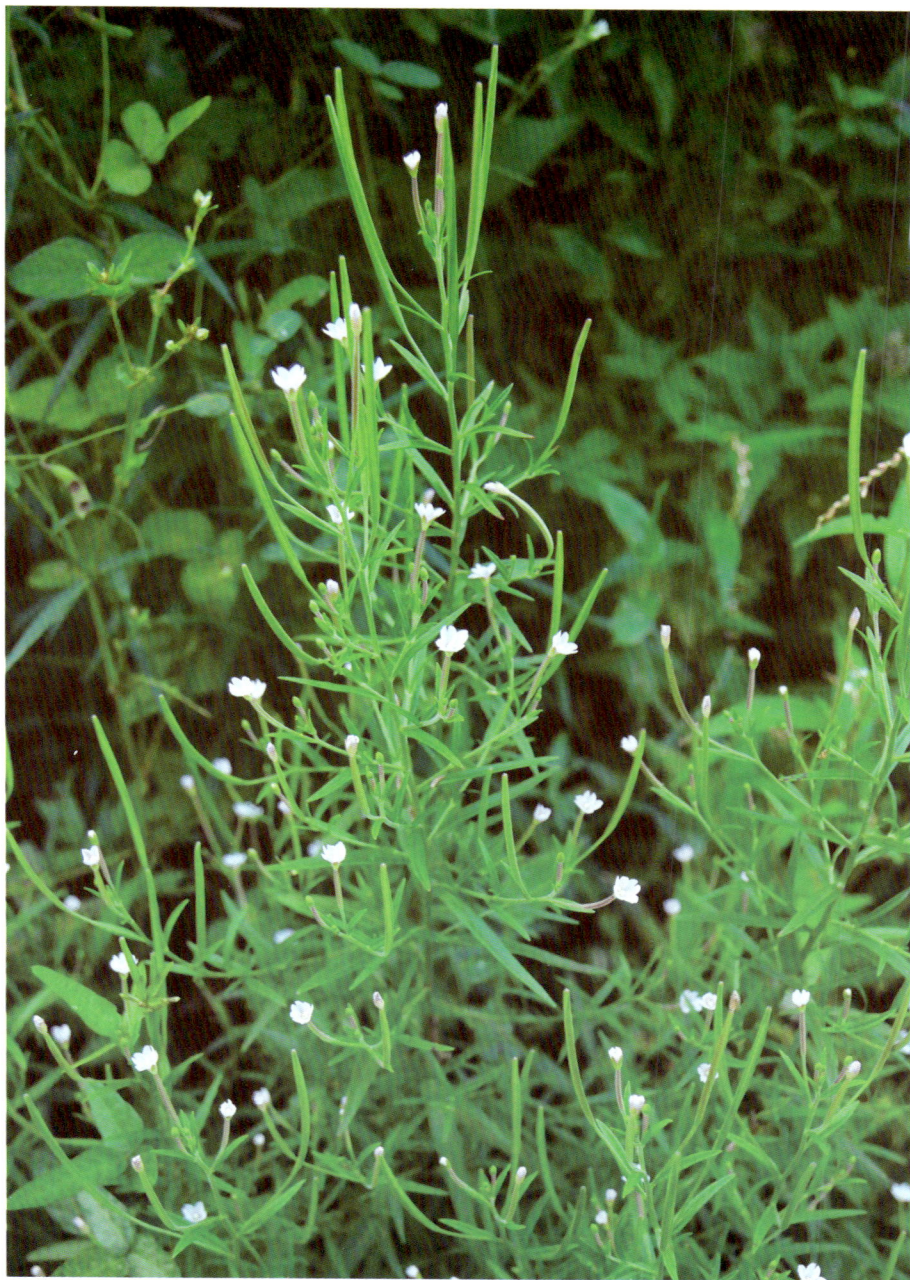

草问荆

Equisetum pratense Ehrhart

【别　　名】节骨草

【基　　原】来源于木贼科木贼属草问荆 **Equisetum pratense** Ehrhart 的全草入药。

【形态特征】多年生中型植物。根茎直立和横走，黑棕色。地上枝当年枯萎。枝二型，能育枝与不育枝同期萌发。能育枝高15～25 cm，中部直径2.0～2.5 mm，节间长2.0～3.0 cm，禾秆色，最终能形成分枝，有脊10～14条；鞘筒灰绿色，长约0.6 cm；鞘齿10～14枚，淡棕色，长4～6 mm，披针形，膜质，背面有浅纵沟；孢子散后能育枝能存活。不育枝高30～60 cm，中部直径2.0～2.5 mm，节间长2.2～2.8 cm，禾秆色或灰绿色，轮生分枝多，主枝中部以下无分枝，主枝有脊14～22条，脊的背部弧形；鞘筒狭长，长约3 mm，下部灰绿色，鞘背有两条棱；鞘齿14～22枚，披针形，膜质，宿存。侧枝柔软纤细，扁平状，有3～4条狭而高的脊，脊的背部光滑；鞘齿不呈开张状。孢子囊穗椭圆柱状，长1.0～2.2 cm，直径3～7 mm，顶端钝，成熟时柄伸长，柄长1.7～4.5 cm。

【生　　境】生于林缘、草地及灌丛等处，常聚生成片生长。

【分　　布】黑龙江、吉林、内蒙古、河北、山西、陕西、甘肃、新疆、山东、河南、湖北、湖南。日本、欧洲、北美洲也有分布。

【采集加工】夏、秋季采割全草，除去杂质，切段，洗净，晒干。

【性味功能】味苦，性平。疏风清热、明目退翳、利尿、止血。

【主治用法】治动脉粥样硬化、目赤肿痛、眼生翳膜、热淋、小便不利、鼻衄、月经过多、崩漏等。用量：5～10 g，鲜品30～60 g。

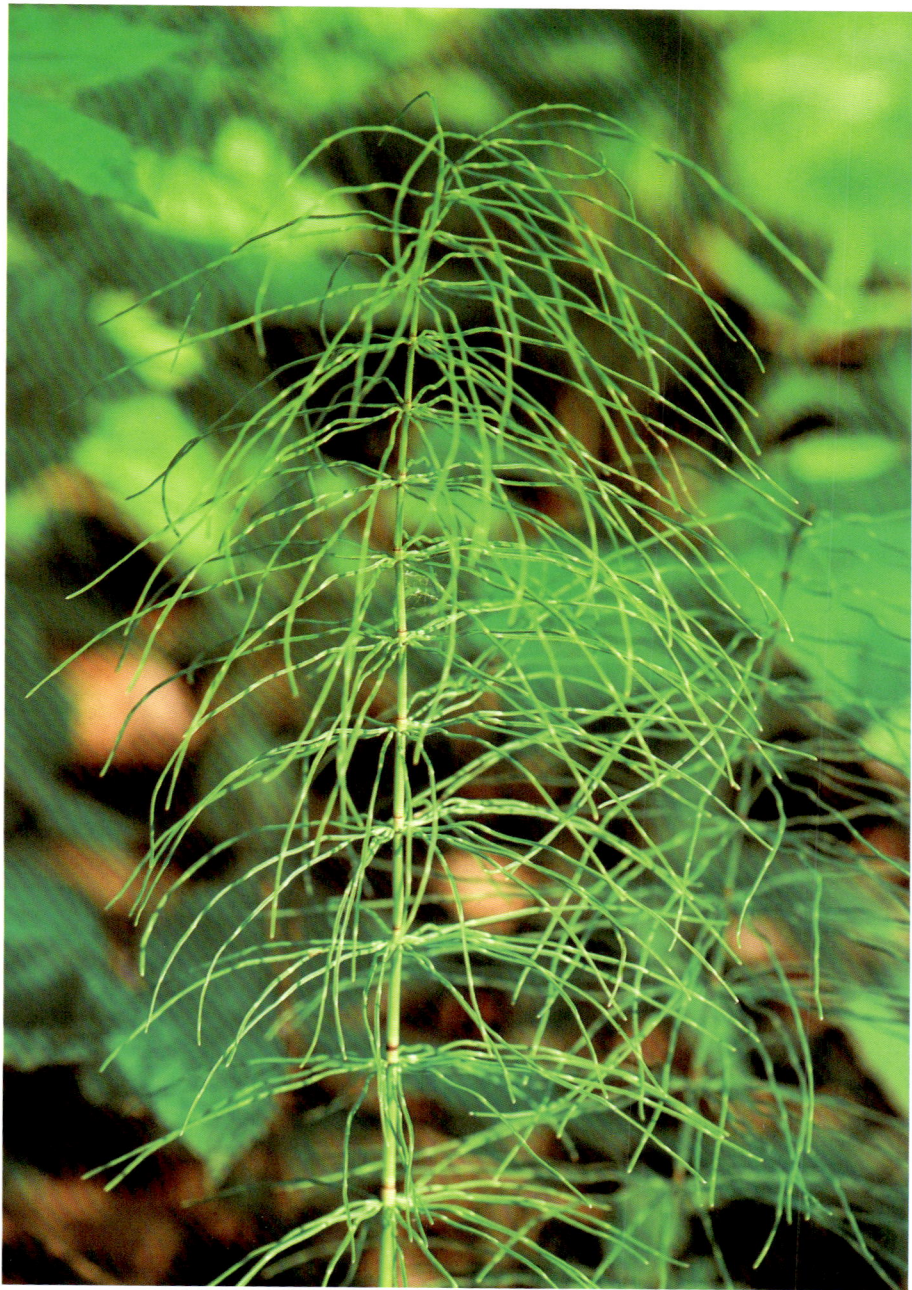

野黍

Eriochloa villosa (Thunb.) Kunth

【别　　名】拉拉草、唤猪草

【基　　原】来源于禾本科野黍属野黍 **Eriochloa villosa** (Thunb.) Kunth 的全草入药。

【形态特征】一年生草本。秆直立，基部分枝，稍倾斜，高30～100 cm。叶鞘无毛或被毛或鞘缘一侧被毛，松弛包茎，节具髭毛；叶舌具长约1 mm纤毛；叶片扁平，长5～25 cm，宽5～15 mm，表面具微毛，背面光滑，边缘粗糙。圆锥花序狭长，长7～15 cm，由4～8枚总状花序组成；总状花序长1.5～4 cm，密生柔毛，常排列于主轴之一侧；小穗卵状椭圆形，长4.5～5(6) mm；基盘长约0.6 mm；小穗柄极短，密生长柔毛；第一颖微小，短于或长于基盘；第二颖与第一外稃皆为膜质，等长于小穗，均被细毛，前者具5～7脉，后者具5脉；第二外稃革质，稍短于小穗，顶端钝，具细点状皱纹；鳞被2，折叠，长约0.8 mm，具7脉；雄蕊3；花柱分离。颖果卵圆形，长约3 mm。花、果期7～10月。

【生　　境】生于耕地、田边、撂荒地及居民点、林缘。

【分　　布】分布于我国东北、华北、华东、华中、西南、华南等地区。日本、印度也有分布。

【采集加工】夏、秋季采收全草，洗净，除去杂质，晒干或鲜用。

【性味功能】清热明目。

【主治用法】治火眼、结膜炎、视力模糊。

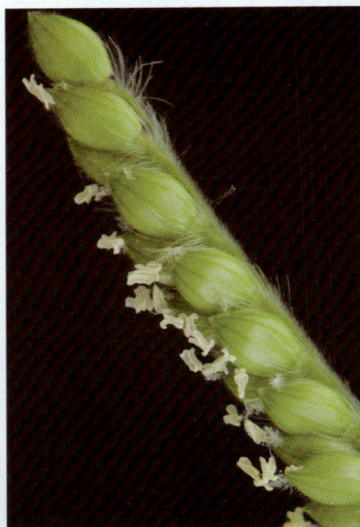

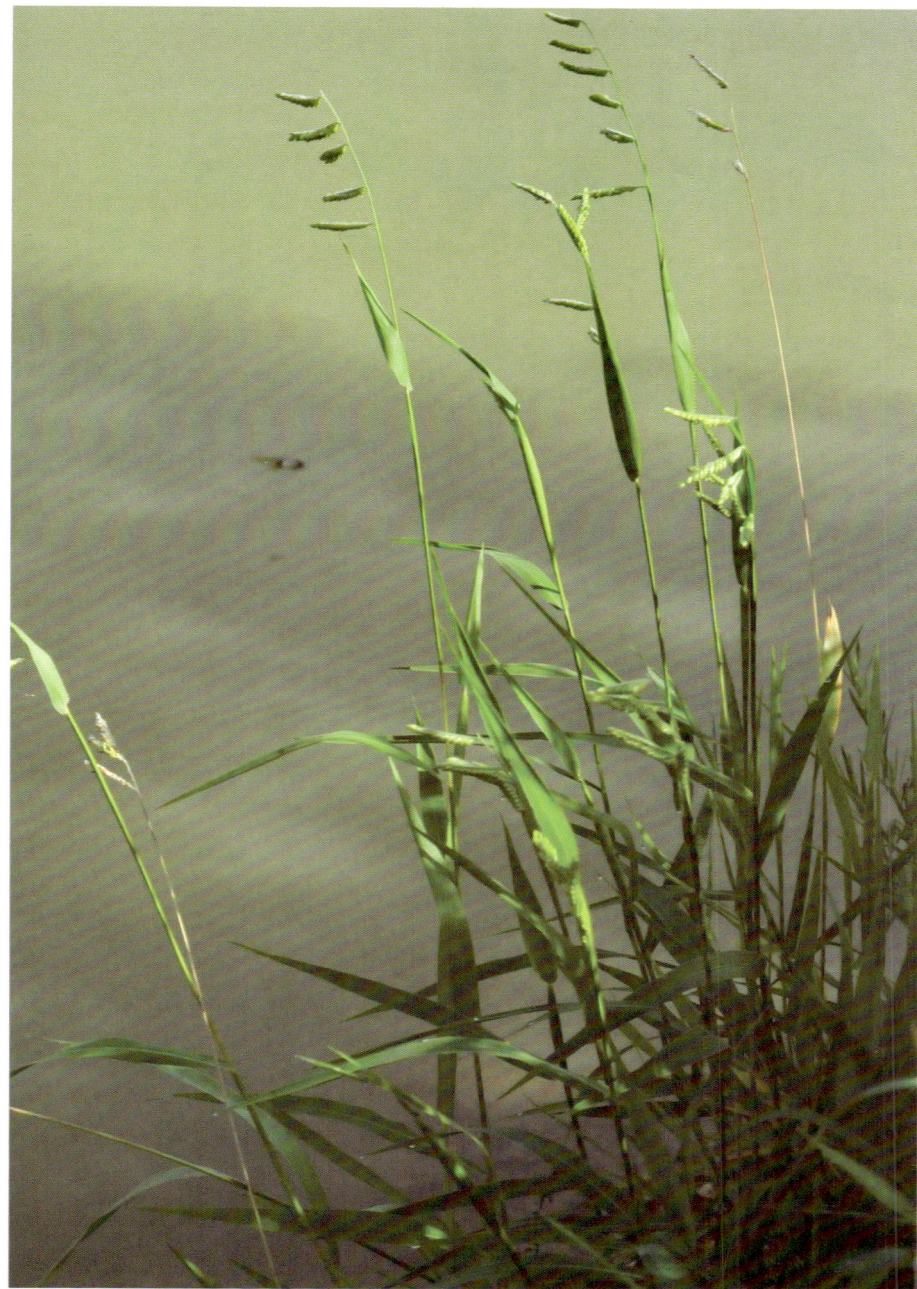

齿叶白鹃梅

Exochorda serratifolia S. Moore

【别　　名】榆叶白鹃梅、锐齿白鹃梅

【基　　原】来源于蔷薇科白鹃梅属齿叶白鹃梅**Exochorda serratifolia** S. Moore的根皮和茎皮入药。

【形态特征】落叶灌木，高达2 m；小枝圆柱形，无毛，幼时红紫色，老时暗褐色；冬芽卵形，顶端圆钝，无毛或近于无毛，紫红色。叶片椭圆形或长圆倒卵形，长5～9 cm，宽3～5 cm，顶端急尖或圆钝，基部楔形或宽楔形，中部以上有锐锯齿，下面全缘，幼叶下面微被柔毛，老叶两面均无毛，羽状网脉，侧脉微呈弧形；叶柄长1～2 cm，无毛，不具托叶。总状花序，有花4～7朵，无毛，花梗长2～3 mm；花直径3～4 cm；萼筒浅钟状，无毛；萼片三角卵形，顶端急尖，全缘，无毛；花瓣长圆形至倒卵形，顶端微凹，基部有长爪，白色；雄蕊25，着生在花盘边缘，花丝极短；心皮5，花柱分离。蒴果倒圆锥形，具脊棱，5室，无毛。花期5～6月；果期8～9月。

【生　　境】生于山坡、河边及灌木丛中等处。

【分　　布】吉林、辽宁、河北。

【采集加工】春、秋季剥取根皮和茎皮，除去杂质，切段，洗净，晒干。

【性味功能】味甘、微苦，性平。强筋壮骨、活血止痛、健胃消食。

【主治用法】治腰骨酸痛、腰积劳损、劳动过度、消化不良、风湿病。

【附　　注】花及叶入药、煎汤代茶喝、有生津止渴、健胃消食的功效。

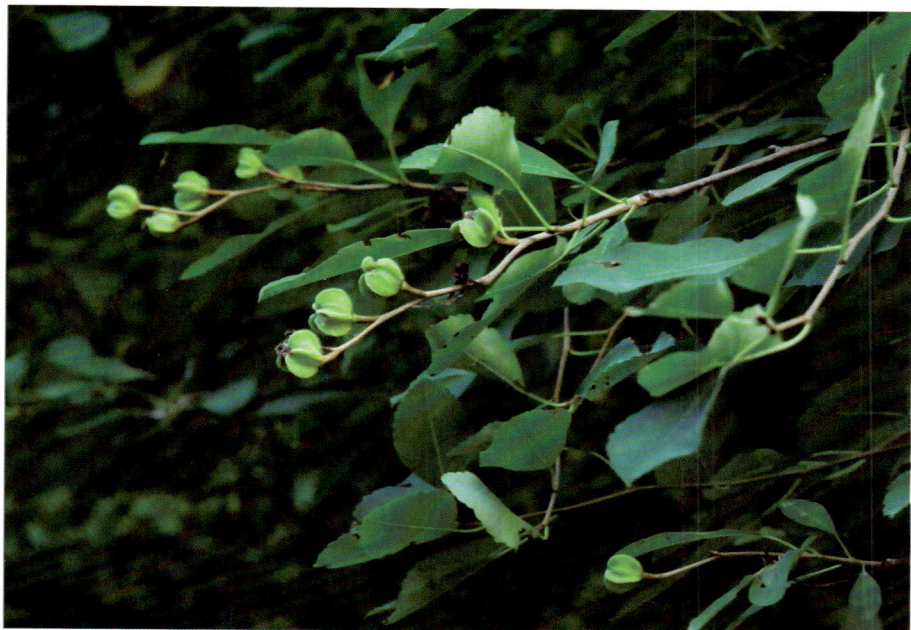

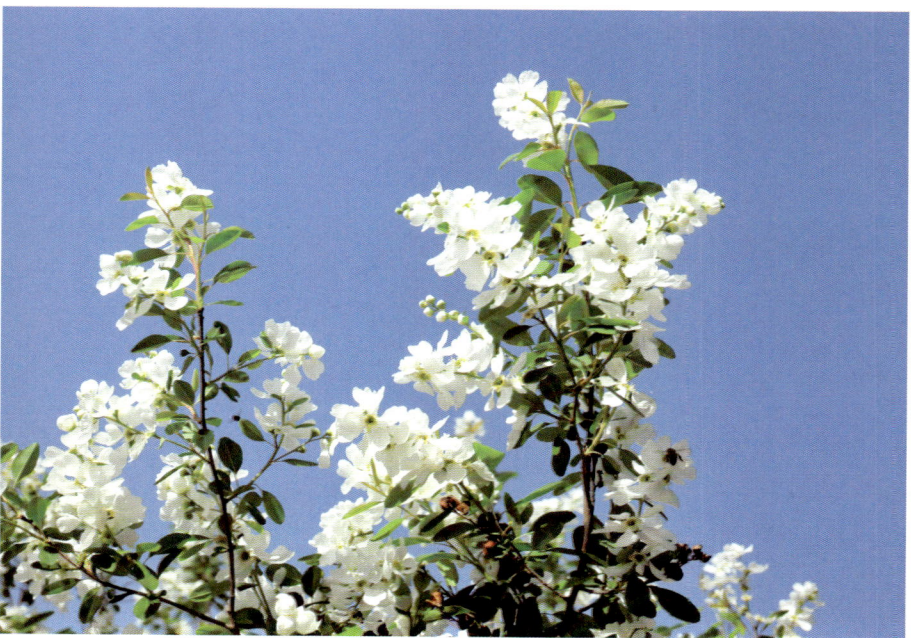

线叶菊

Filifolium sibiricum (L.) Kitam.

【别　　名】兔毛蒿、西伯利亚艾菊

【基　　原】来源于菊科线叶菊属线叶菊 Filifolium sibiricum (L.) Kitam. 的全草入药。

【形态特征】多年生草本；根粗壮，直伸，木质化。茎丛生，密集，基部具密厚的纤维鞘，高20～60 cm，不分枝或上部稍分枝，分枝斜升，无毛，有条纹。基生叶有长柄，倒卵形或矩圆形，长20 cm，宽5～6 cm，茎生叶较小，互生，全部叶2～3回羽状全裂；末次裂片丝形，长达4 cm，宽达1 mm，无毛，有白色乳头状小凸起。头状花序在茎枝顶端排成伞房花序，花梗长1～11 mm；总苞球形或半球形，直径4～5 mm，无毛；总苞片3层，卵形至宽卵形，边缘膜质，顶端圆形，背部厚硬，黄褐色。边花约6朵，花冠筒状，压扁，顶端稍狭，具2～4齿，有腺点。盘花多数，花冠管状，黄色，长约2.5 mm，顶端5裂齿，下部无狭管。瘦果倒卵形或椭圆形稍压扁，黑色，无毛，腹面有2条纹。花期7～8月；果期8～9月。

【生　　境】生于干山坡、多石质地、草原、固定沙丘及盐碱地上。

【分　　布】黑龙江、吉林、辽宁、内蒙古、河北、山西。朝鲜、日本、俄罗斯东西伯利亚也有分布。

【采集加工】夏、秋季采收全草，切段，晒干。

【性味功能】味苦，性凉。清热解毒、调经、止血、安神。

【主治用法】治高热、心悸、失眠、带下病、疖肿疮痈、下肢慢性溃疡、中耳炎、化脓性感染。用量：6～15 g。外用适量研末调敷。

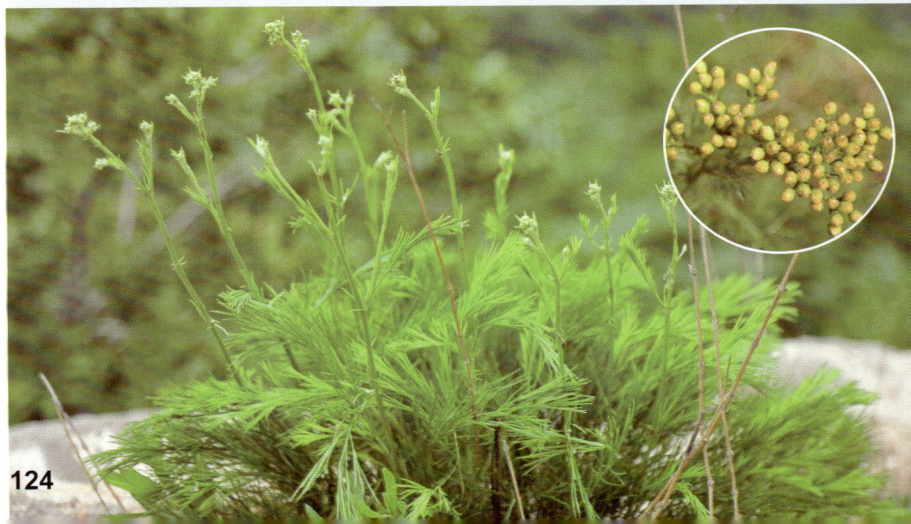

东北连翘

Forsythia mandschurica Uyeki

【基　　原】来源于木犀科连翘属东北连翘 **Forsythia mandschurica** Uyeki 的果实入药。

【形态特征】落叶灌木，高约1.5 m；树皮灰褐色。小枝开展，当年生枝绿色，略呈四棱形，疏生白色皮孔，二年生枝直立，灰黄色或淡黄褐色，疏生褐色皮孔，外有薄膜状剥裂，具片状髓。叶片纸质，宽卵形、椭圆形或近圆形，长5～12 cm，宽3～7 cm，顶端尾状渐尖、短尾状渐尖或钝，基部为不等宽楔形、近截形至近圆形，叶缘具锯齿、牙齿状锯齿或牙齿，上面绿色，下面淡绿色，叶脉在上面凹入，下面凸起；叶柄长0.5～1.3 cm，上面具沟。花单生于叶腋；花萼长约5 mm，裂片下面呈紫色，卵圆形，长2～3 mm，顶端钝，边缘具睫毛；花冠黄色，长约2 cm，裂片披针形，长0.7～1.5 cm，宽2～6 mm，顶端钝或凹；雄蕊长2～3 mm；雌蕊长3.5～5 mm。果长卵形，长0.7～1 cm，宽4～5 mm，顶端喙状渐尖至长渐尖，皮孔不明显，开裂时向外反折。花期5月；果期9月。

【生　　境】生于山坡、林缘及路旁等处。

【分　　布】辽宁。

【采集加工】秋季采收成熟果实，除去杂质，洗净，晒干。

【性味功能】味苦，性微寒。清热解毒。

【主治用法】治外感风热、痈疡肿毒。

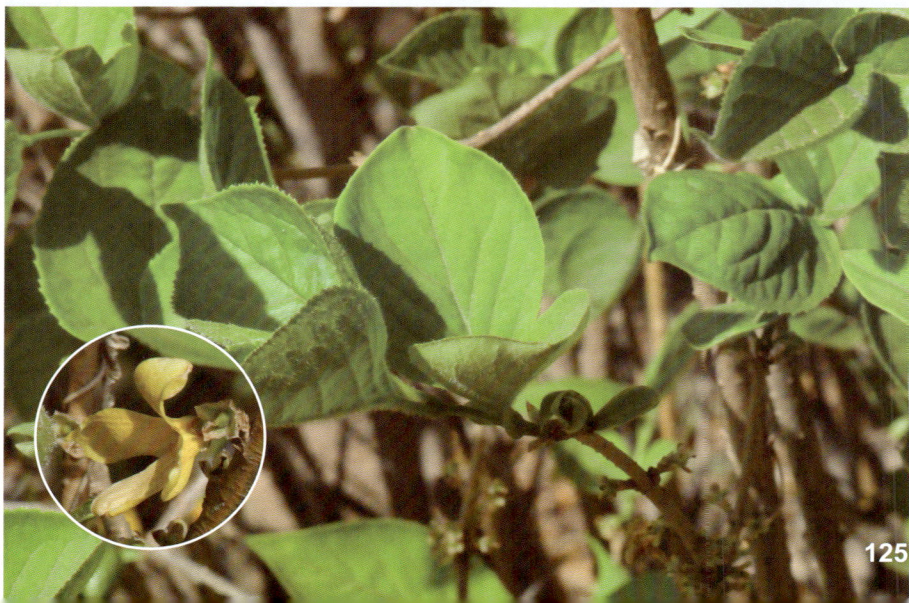

125

小叶梣

Fraxinus bungeana DC.

【别　　名】秦皮、梣、小叶白蜡树

【基　　原】来源于木犀科梣属小叶梣 **Fraxinus bungeana** DC. 的干燥树皮入药。

【形态特征】落叶小乔木或灌木，高2～5 m；树皮暗灰色，浅裂。顶芽黑色，圆锥形。当年生枝淡黄色，密被短茸毛，去年生枝灰白色，皮孔细小，椭圆形。羽状复叶长5～15 cm；叶柄长2.5～4.5 cm；小叶5～7枚，硬纸质，阔卵形，菱形至卵状披针形，长2～5 cm，宽1.5～3 cm，顶生小叶与侧生小叶几等大，顶端尾尖，基部阔楔形。圆锥花序顶生或腋生枝梢，长5～9 cm；花序梗扁平，长约1.5 cm；花梗细，长约3 mm；雄花花萼小，杯状，萼齿尖三角形，花冠白色至淡黄色，裂片线形，长4～6 mm，雄蕊与裂片近等长，花药小，椭圆形，花丝细；两性花花萼较大，萼齿锥尖，花冠裂片长达8 mm，雄蕊明显短，雌蕊具短花柱，柱头2浅裂。翅果匙状长圆形，长2～3 cm，宽3～5 mm，上中部最宽，顶端急尖、钝；圆或微凹，翅下延至坚果中下部，坚果长约1 cm，略扁；花萼宿存。花期5月；果期8～9月。

【生　　境】生于较干燥向阳的砂质土壤或岩石缝隙中。

【分　　布】吉林、辽宁、河北、山西、山东、安徽、河南。

【采集加工】四季剥取枝皮或树干皮，晒干或鲜时切成丝状再晒干。

【性味功能】味苦、涩，性寒。清热燥湿、平喘止咳、明目。

【主治用法】治细菌性痢疾、肠炎、白带、慢性气管炎、目赤肿痛、迎风流泪、牛皮癣等。用量：7.5～15 g。外用鲜品适量捣烂敷患处。

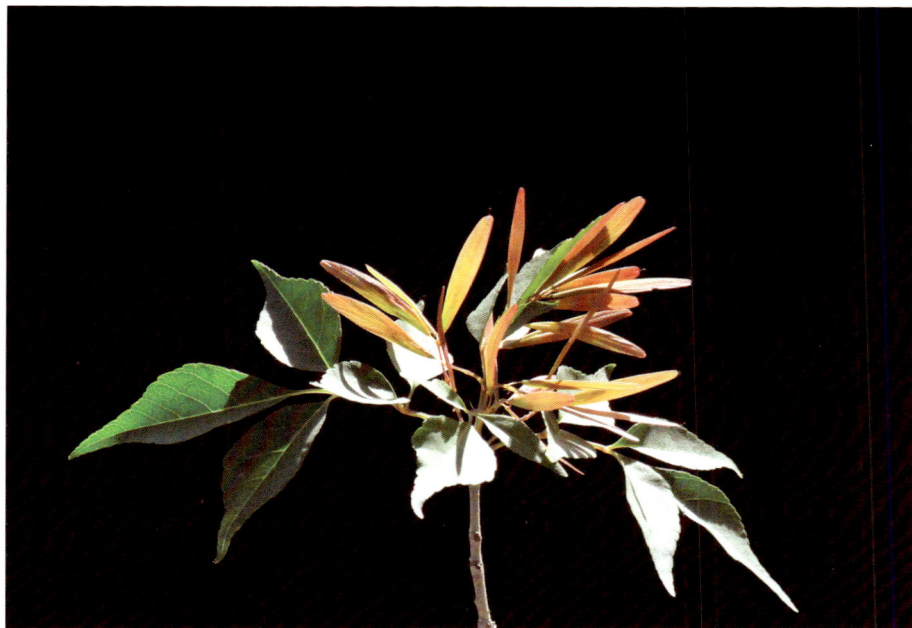

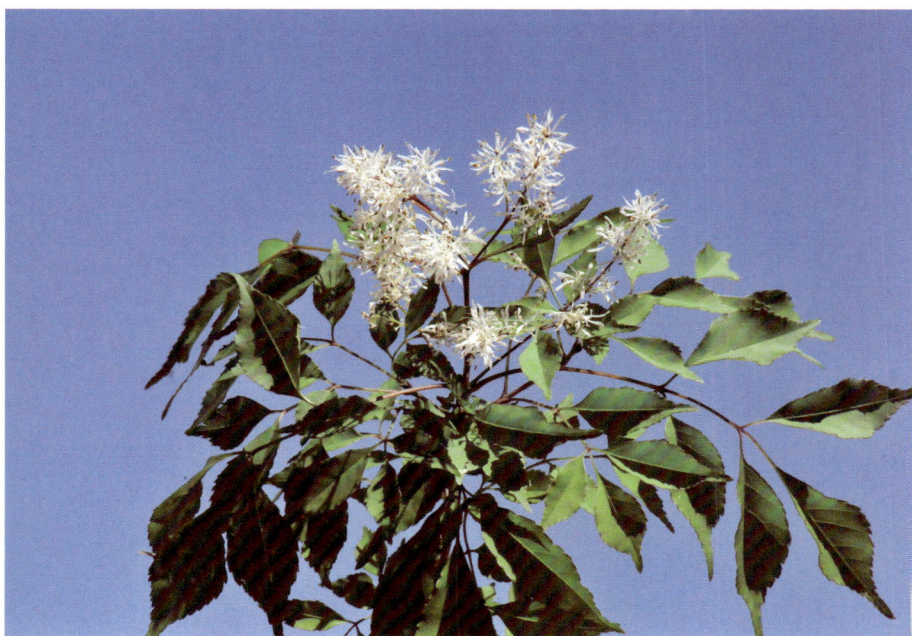

花曲柳

Fraxinus rhynchophylla Hance

【别　　名】秦皮、大叶白蜡树、大叶梣、苦枥白蜡树

【基　　原】来源于木犀科梣属花曲柳 **Fraxinus rhynchophylla** Hance 的干燥枝皮和干皮入药。

【形态特征】落叶大乔木，高12～15 m，树皮灰褐色，光滑，老时浅裂。冬芽阔卵形。当年生枝淡黄色，去年生枝暗褐色。羽状复叶长15～35 cm；叶柄长4～9 cm，基部膨大；小叶5～7枚，革质，阔卵形、倒卵形或卵状披针形，长3～15 cm，宽2～8 cm，营养枝的小叶较宽大，顶生小叶显著大于侧生小叶，下方1对最小，顶端渐尖、骤尖或尾尖，基部钝圆、阔楔形至心形，两侧略歪斜或下延至小叶柄，叶缘呈不规则粗锯齿；小叶柄长0.2～1.5 cm。圆锥花序顶生或腋生当年生枝梢，长约10 cm；花序梗细而扁，长约2 cm；苞片长披针形，顶端渐尖，长约5 mm；花梗长约5 mm；雄花与两性花异株；花萼浅杯状，长约1 mm；无花冠；两性花具雄蕊2枚，长约4 mm，花药椭圆形，长约3 mm，雌蕊具短花柱，柱头2叉深裂；雄花花萼小，花丝细，长达3 mm。翅果线形，长约3.5 cm。花期4～5月；果期9～10月。

【生　　境】生于山地阔叶林中或杂木林下。

【分　　布】黑龙江、辽宁、吉林、河北、陕西、长江流域各省、福建、云南和西藏也有栽培。俄罗斯、朝鲜也有分布。

【采集加工】春、秋季剥取枝皮和干皮，洗净，切丝，晒干。

【性味功能】味苦、涩，性寒。清热燥湿、收敛、明目。

【主治用法】治痢疾、泄泻、肠炎、肠风下血、白带、急性结膜炎、目赤肿痛、目生翳膜、角膜炎、慢性气管炎、牛皮癣。外用鲜品适量捣烂敷患处。用量：3～12 g。

【附　　方】

(1)治痢疾：花曲柳(秦皮)、黄柏、委陵菜各15 g，水煎服。或用：花曲柳、白头翁各15 g，水煎，日服2次。

(2)治慢性细菌性痢疾：花曲柳20 g，生地榆、椿皮各15 g，水煎服。

(3)治慢性气管炎：花曲柳制成浸膏片，每片含浸膏0.3 g，每次服2片，每日3次，10天为1个疗程。

(4)治牛皮癣：花曲柳50～100 g，煎水洗患处。每日或隔2～3日洗1次，每次煎水可洗3次(温水)，洗至痊愈为止。

(5)治妇女赤白带下、血崩不止：花曲柳150 g，丹皮100，当归身

50 g，俱酒洗，炒研为末。炼蜜为丸，梧桐子大。每早服25 g，白汤下。

(6) 治小儿惊痫发热及骨蒸发热：花曲柳、茯苓各5 g，甘草2.5 g，灯心20根，水煎服。

(7) 治目赤痛痒（急性结膜炎）：花曲柳、滑石各15 g，共研末，每次3 g，日服2次。

(8) 治麦粒肿（针眼）、大便干燥：花曲柳15 g，大黄10 g，水煎服。孕妇忌服。

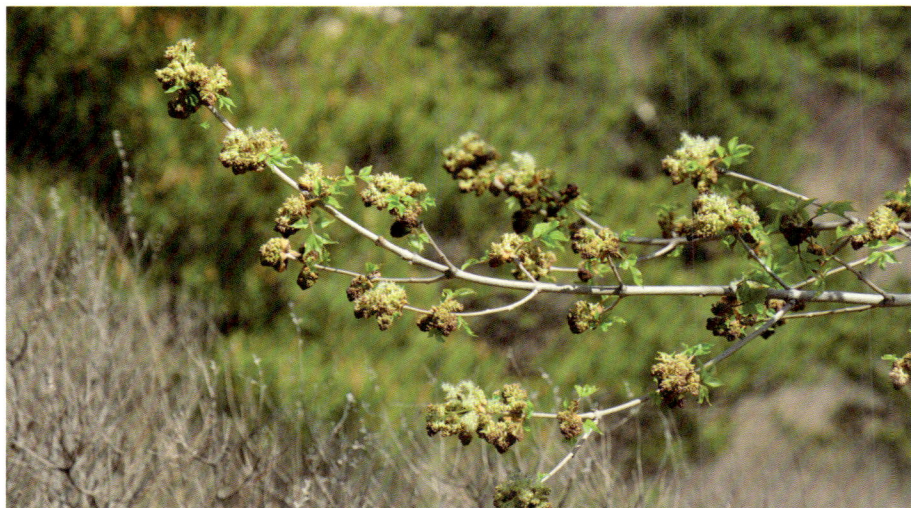

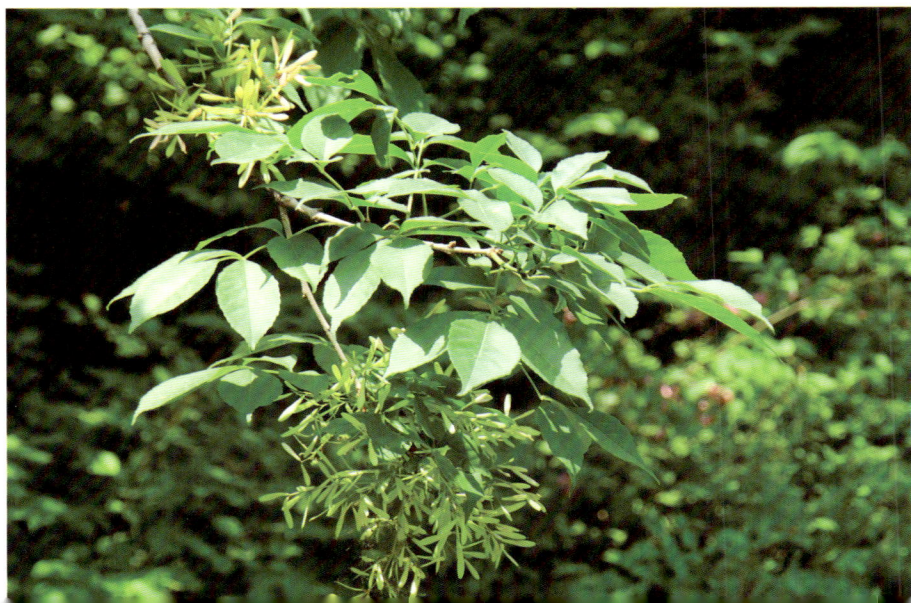

顶冰花

Gagea lutea (L.) Ker-Gawl.

【别　　名】朝鲜顶冰花

【基　　原】来源于百合科顶冰花属顶冰花 Gagea lutea (L.) Ker-Gawl. 鳞茎入药。

【形态特征】多年生草本，高10～35 cm。地下鳞茎卵球形，长10～17 mm，宽7～12 mm，鳞茎外皮灰黄色，无附属小鳞茎。基生叶1枚，广线形，长10～30 cm，宽5～10 mm，扁平，由中部向下渐狭，光滑。花1～10朵集成伞形花序，花序下具2枚叶状总苞片，下面的一枚大，披针形，长2～5 cm，宽2～5 mm，上面的1枚小，线形，长10～20 mm，宽1～2 mm，幼时边缘具柔毛，老时减少；花梗不等长，无毛；花被片6，黄色或黄绿色，线状披针形，长8～15 mm，宽1.5～2.5 mm，顶端尖，边缘白色，膜质；雄蕊6，花丝长5～6 mm，基部扁平，花药椭圆形，长约1 mm，基着；子房椭圆形，长2～3 mm，花柱长3～4 mm，光滑，柱头头状。蒴果圆球形，直径3～6 mm，具3棱，内有多数种子。花期4～5月；果期5～6月。

【生　　境】生于腐殖质湿润肥沃的山坡、林缘、灌丛、沟谷及河岸草地等处。

【分　　布】黑龙江、吉林、辽宁。日本、朝鲜、俄罗斯和欧洲其他地区也有分布

【采集加工】春、秋季采挖鳞茎，除去泥土，洗净，晒干。

【性味功能】味苦，性平，有小毒。清心、强心利尿。

【主治用法】治心脏病。

【附　　注】本品全株有毒，4g以上可致死，死亡率甚高，食用后1小时可见症状，不要误食。

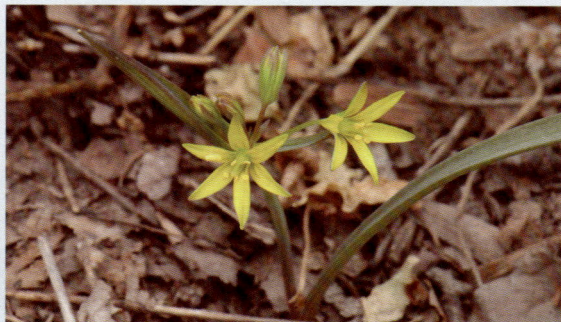

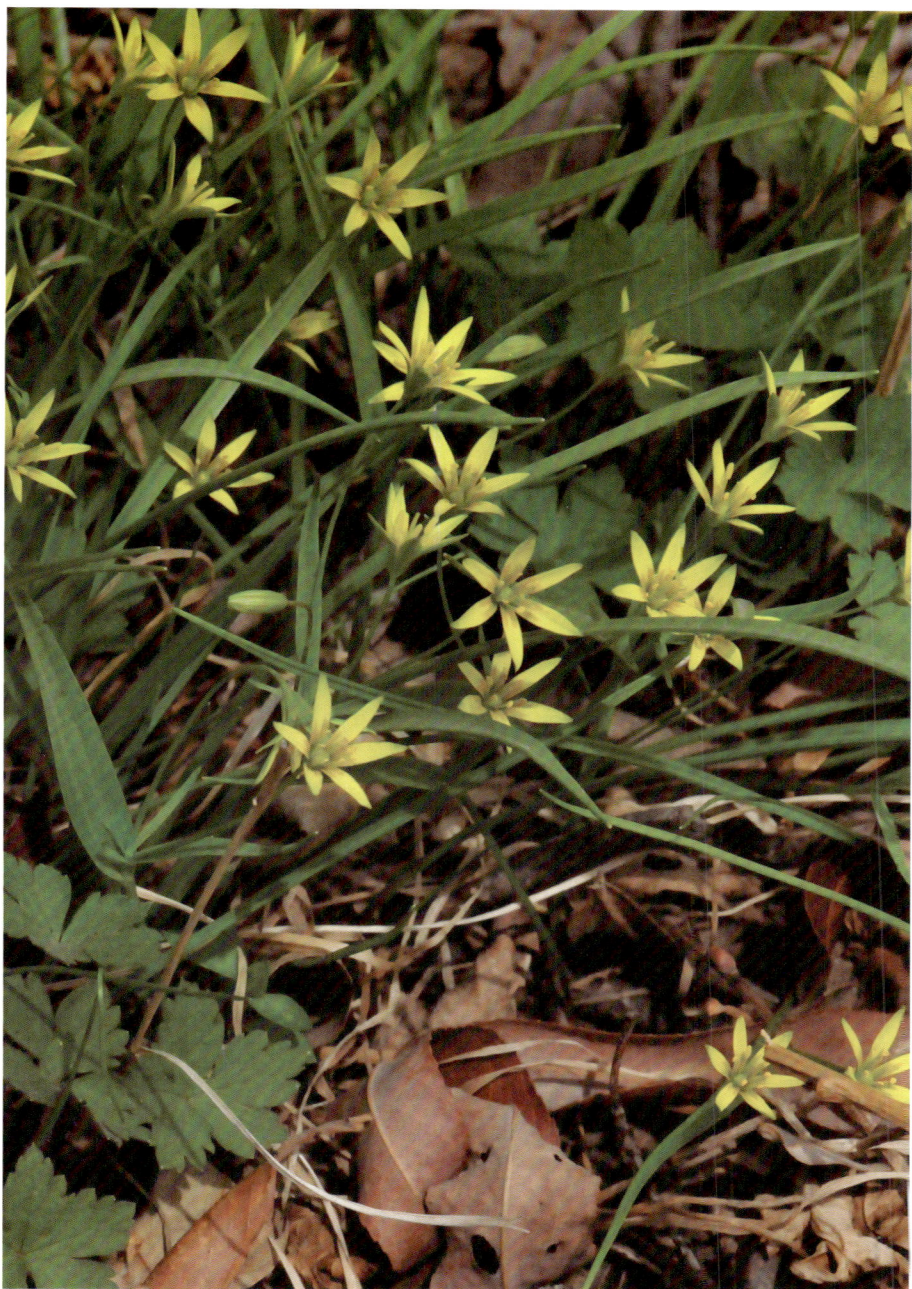

粗毛牛膝菊

Galinsoga quadriradiata Ruiz et Pav.

【基　　原】来源于菊科牛膝菊属粗毛牛膝菊 **Galinsoga quadriradiata** Ruiz et Pav.的全草及花序入药。

【形态特征】一年生草本，高20～40 cm。茎纤细，富含水汁，节处易生根，全体被开展白色长毛及少量腺毛。单叶，对生；卵形或卵圆形，长3～4 cm，宽2～3 cm，顶端渐尖，基部圆形或平截，边缘有粗锐锯齿，常具睫毛，叶两面被伏毛，粗糙，基出三脉；叶柄长1～1.5 cm，被毛。头状花序直径约0.5 cm，具异型小花，花梗长1～3 cm，纤细，被开展长毛；总苞半球形，直径3～4 mm；总苞片两层，绿色近膜质，卵形或卵圆形；舌状花一层，4～5枚，白色，舌片长1.5～2 mm，顶端平截，有锯齿；管状花淡黄色，长约1 mm，顶端五齿裂，花序托凸起，具披针形托片，膜质，具一条褐色中脉，顶端不裂。瘦果倒锥形，具棱角，长约1 mm，顶端具睫毛状鳞片冠毛，长约1 mm，花、果期6～9月。

【生　　境】生于田间、路旁、山坡及住宅附近等处，常聚生成片生长。

【分　　布】原产南美洲。在我国黑龙江、吉林、辽宁、内蒙古、浙江、江西、四川、贵州、云南已经成了归化种。

【采集加工】夏、秋季采收全草，除去杂质，切段，洗净，晒干。秋季采摘花序，除去杂质，洗净，晒干。

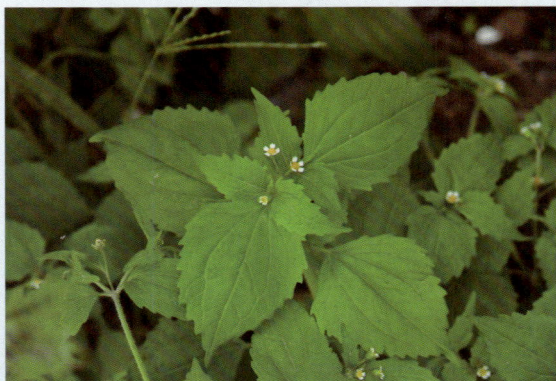

【性味功能】全草：味淡，性平。消炎、消肿、止血。花序：味腥、微苦、涩，性平。清肝明目。

【主治用法】全草：治乳蛾、咽喉痛、扁桃体炎、急性黄疸型肝炎、外伤出血等。外用适量研末敷患处。花序：治夜盲症、视力模糊、结膜炎、白内障等。用量：全草50～100 g，花序15～25 g。

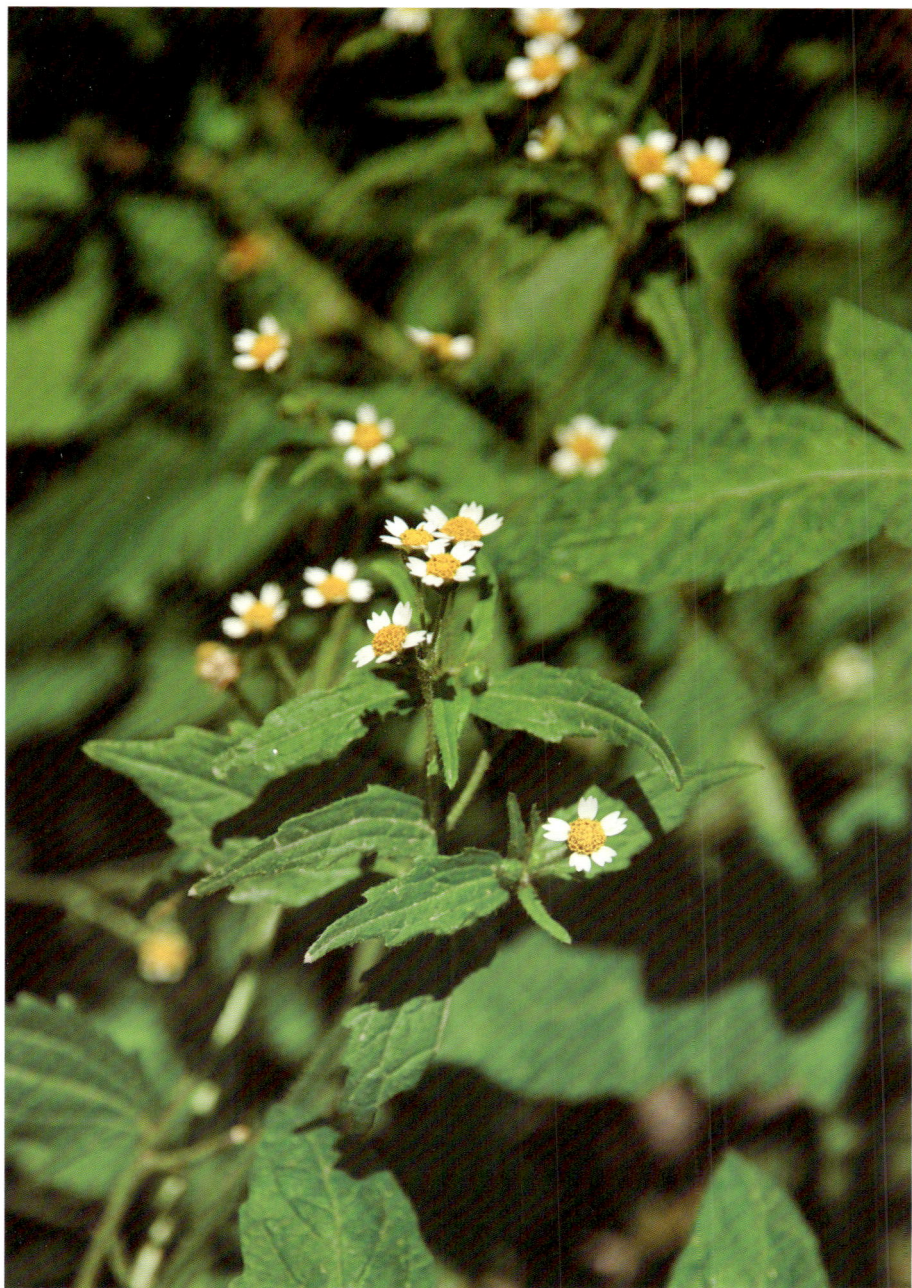

北方拉拉藤

Galium boreale L.

【别　　名】砧草拉拉藤、砧草猪殃殃

【基　　原】来源于茜草科拉拉藤属北方拉拉藤 **Galium boreale** L. 的干燥全草入药。

【形态特征】多年生直立草本，高20～65 cm；茎有4棱角，无毛或有极短的毛。叶纸质或薄革质，4片轮生，狭披针形或线状披针形，长1～3 cm，宽1～4 mm，顶端钝或稍尖，基部楔形或近圆形，边缘常稍反卷，两面无毛，边缘有微毛；基出脉3条，在下面常凸起，在上面常凹陷；无柄或具极短的柄。聚伞花序顶生和生于上部叶腋，常在枝顶结成圆锥花序式密花；花小；花梗长0.5～1.5 mm；花萼被毛；花冠白色或淡黄色，直径3～4 mm，辐状，花冠裂片卵状披针形，长1.5～2 mm；花丝长约1.4 mm，花柱2裂至近基部。果小，直径1～2 mm，果瓣单生或双生，密被白色稍弯的糙硬毛；果柄长1.5～3.5 mm。花期7～8月；果期8～9月。

【生　　境】生于山坡、沟旁、草地的草丛、灌丛或林下。

【分　　布】黑龙江、吉林、内蒙古、河北、山东、山西、四川、甘肃、青海、新疆、西藏等。日本、朝鲜、印度、巴基斯坦、欧洲、美洲北部等地区也有分布。

【采集加工】夏、秋季采收全草，洗净，切段，晒干。

【性味功能】味苦，性寒。清热解毒、利尿渗湿、活血止痛。

【主治用法】治肾炎水肿、停经、恶露不尽、带下、皮肤病、淋巴结结核、风热咳嗽、风湿头痛、结膜炎及腰痛等。用量：5～15 g。外用适量捣烂敷患处。

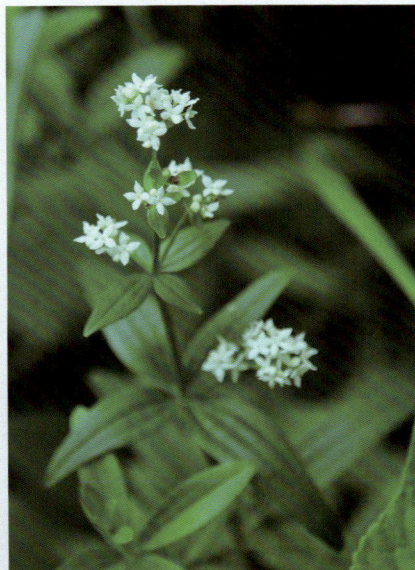

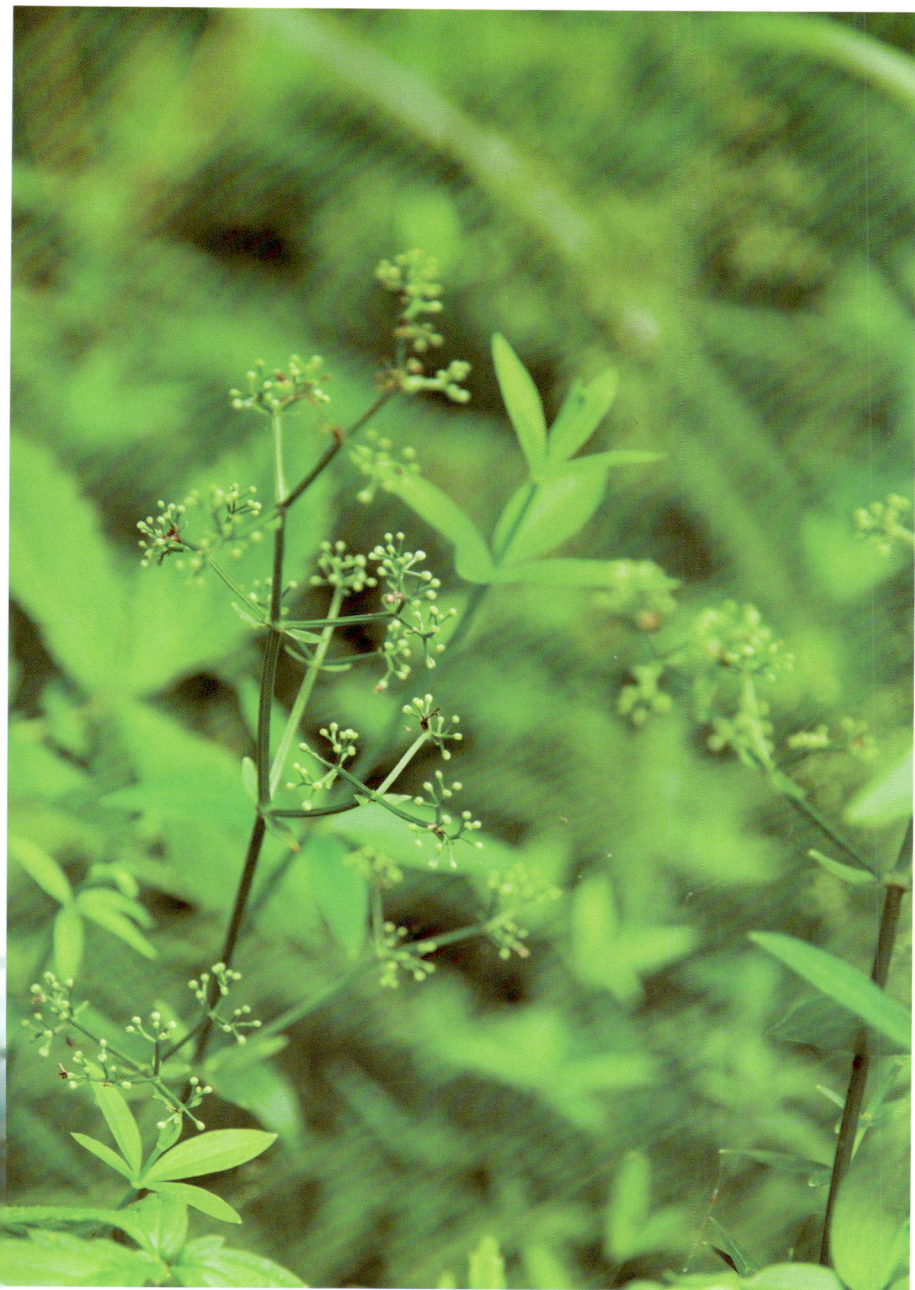

鳞叶龙胆

Gentiana squarrosa Ledeb.

【别　　名】石龙胆、鳞片龙胆

【基　　原】来源于龙胆科龙胆属鳞叶龙胆 **Gentiana squarrosa** Ledeb. 的全草入药。

【形态特征】一年生草本，高2～8 cm。茎黄绿色或紫红色，自基部起多分枝，枝铺散，斜升。叶顶端钝圆或急尖，具短小尖头，基部渐狭，边缘厚软骨质，密生细乳突，中脉白色软骨质，叶柄白色膜质，边缘具短睫毛；基生叶大，在花期枯萎，宿存，卵形、卵圆形或卵状椭圆形，长6～10 mm，宽5～9 mm；茎生叶小。花多数，单生于小枝顶端；花梗黄绿色或紫红色，密被黄绿色乳突，长2～8 mm；花萼倒锥状筒形，长5～8 mm，裂片外反，叶状，卵圆形或卵形，长1.5～2 mm；花冠蓝色，筒状漏斗形，长7～10 mm，裂片卵状三角形，长1.5～2 mm，顶端钝，无小尖头；雄蕊着生于冠筒中部，整齐，花丝丝状，长2～2.5 mm，花药矩圆形，长0.7～1 mm；子房宽椭圆形，长2～3.5 mm，花柱柱状，连柱头长1～1.5 mm，柱头2裂。蒴果外露，倒卵状矩圆形，长3.5～5.5 mm；种子黑褐色，长0.8～1 mm。花期5月；果期6月。

【生　　境】生于山坡、山谷、山顶、河滩、荒地、路边、灌丛等处。

【分　　布】黑龙江、吉林、辽宁、内蒙古、河北、山西、陕西、四川、甘肃。印度、俄罗斯、蒙古、朝鲜、日本也有分布。

【采集加工】春末夏初采收开花的全草，晒干或鲜用。

【性味功能】味苦、辛，性寒。清热降火、消肿解毒、利湿。

【主治用法】治咽喉肿痛、白带、血尿、肠痛、疔疮、痈疮肿毒、瘰疬、目赤肿痛等。用量：干品3～12 g；鲜品15～30 g。外用适量捣烂敷患处。

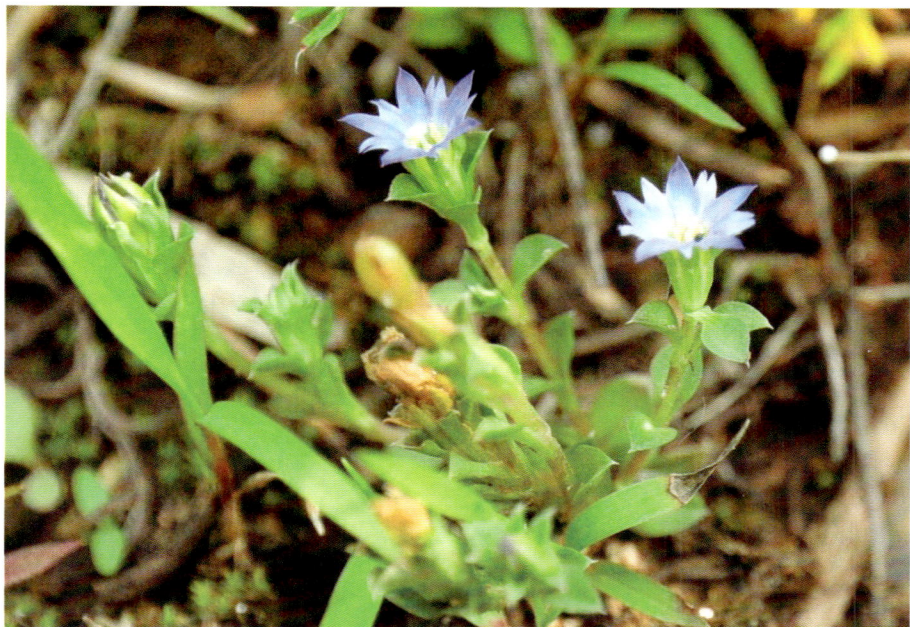

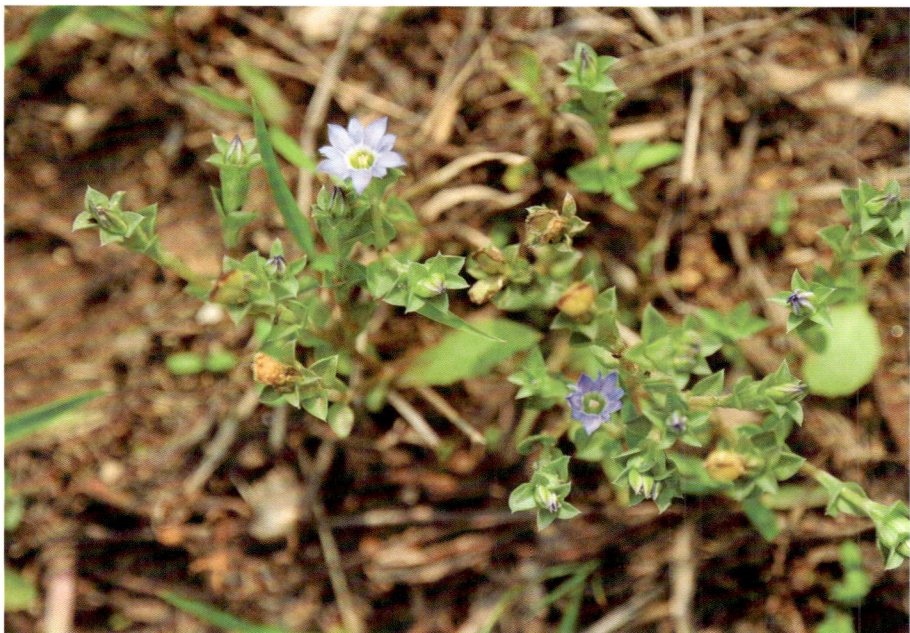

小黄花菜

Hemerocallis minor Mill.

【别　　名】黄花菜

【基　　原】来源于百合科萱草属小黄花菜 **Hemerocallis minor** Mill. 的根及嫩苗入药。

【形态特征】多年生草本。具短的根状茎和绳索状的须根，粗1.5～4 mm，不膨大。叶基生，条形，长20～60 cm，宽5～10 mm，基部渐狭而抱茎。花莛由叶丛中抽出，高40～60 cm；顶端1～2朵花，较少3朵；花下具苞片，披针形，长0.8～2.5 cm，宽3～5 mm，顶端渐尖，具数条纹脉；花梗短或无；花淡黄色，芳香，花被6，下部结合为花被管，长1～2.5 cm，上部6裂，外轮裂片长圆形，长4.5～6 cm，宽0.9～1.5 cm，内轮裂片长4.5～6 cm，宽1.5～2.4 cm，盛开时裂片反卷；雄蕊6，花丝长3～4 cm，花药长圆形，长4～6 mm；子房长圆形，花柱细长，丝状，长5～6 cm。蒴果椭圆形，长约2.5～3 cm，直径1.2～2 cm。花期6～7月；果期8～9月。

【生　　境】生于草甸、湿草地、林间及山坡稍湿草地等处。

【分　　布】黑龙江、辽宁、吉林、内蒙古、河北、山东、山西、陕西、甘肃。朝鲜、俄罗斯也有分布。

【采集加工】春、秋季采挖根，剪去须根，除去泥土，洗净，切段，晒干。

【性味功能】根：味甘，性凉。清热解毒、利尿消肿、凉血止血。嫩苗：味甘。利湿热、宽胸、消食。

【主治用法】根：治小便不利、浮肿、淋证、衄血、便血、崩漏、带下、黄疸、乳痈肿痛。外用适量捣烂敷患处。嫩苗：治小便赤涩、身体烦热、除酒疸。用量：根10～15 g，嫩苗鲜品25～50 g，外用适量。

【附　　方】

（1）治流行性腮腺炎：小黄花菜根100 g，冰糖适量炖服。

（2）治小便不利、水肿、黄疸、淋病、衄血、吐血：小黄花菜根及叶，晒干为末，每服10 g，食前米汤饮服。

（3）治乳痈肿痛、疮毒：小黄花菜根捣敷。

（4）治黄疸：小黄花菜鲜根100 g（洗净），母鸡1只（去头脚及内脏）。水炖3小时服用，1～2日服1次。

（5）治内痔出血：小黄花菜花蕾50 g，水煎，加红糖适量，早饭前1小时服，连续服用3～4天。

（6）治神经衰弱、心烦失眠：小黄花菜叶、合欢皮各10 g，水煎服。

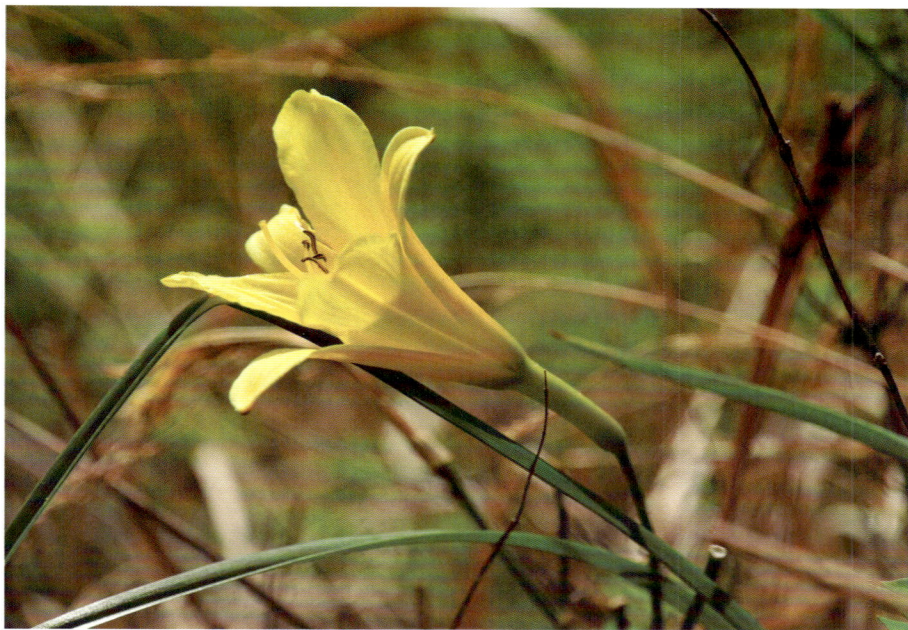

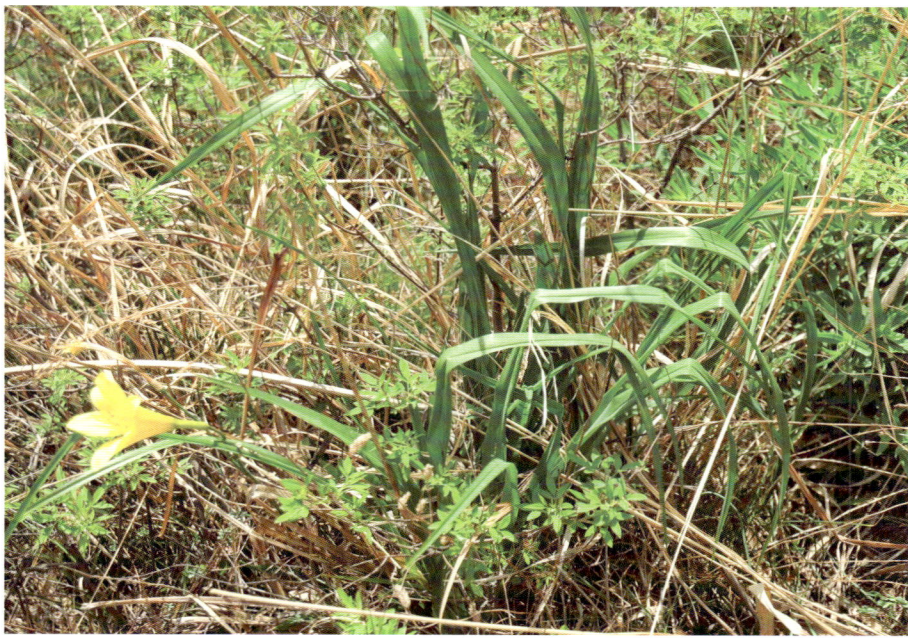

短毛独活

Heracleum moellendorffii Hance

【**别　　名**】东北牛防风、短毛白芷

【**基　　原**】来源于伞形科独活属短毛独活 **Heracleum moellendorffii** Hance 的根入药。

【**形态特征**】多年生草本，高1～2 m。根圆锥形、粗大，多分歧，灰棕色。茎直立，有棱槽，上部开展分枝。叶有柄，长10～30 cm；叶片轮廓广卵形，薄膜质，三出式分裂，裂片广卵形至圆形、心形、不规则的3～5裂，长10～20 cm，宽7～18 cm，裂片边缘具粗大的锯齿，尖锐至长尖，小叶柄长3～8 cm；茎上部叶有显著宽展的叶鞘。复伞形花序顶生和侧生，花序梗长4～15 cm；总苞片少数，线状披针形；伞辐12～30，不等长；小总苞片5～10，披针形；花柄细长，长4～20 mm；萼齿不显著；花瓣白色，二型；花柱基短圆锥形，花柱叉开。分生果圆状倒卵形，顶端凹陷，背部扁平，直径约8 mm，有稀疏的柔毛或近光滑，背棱和中棱线状凸起，侧棱宽阔；每棱槽内有油管1，合生面油管2，棒形，其长度为分生果的一半。胚乳腹面平直。花期7～8月；果期8～9月。

【**生　　境**】生于阴坡山沟旁、林缘、灌丛及草甸子等处。

【**分　　布**】黑龙江、吉林、辽宁、内蒙古、河北、山东、陕西、湖北、安徽、江苏、浙江、江西、湖南、云南。

【**采集加工**】春、秋季采挖根，除去泥土，洗净，晒干。

【**性味功能**】味辛、苦，性微温。祛风除湿、发表散寒、止痛。

【**主治用法**】治风湿关节痛、伤风头痛、腰腿酸痛等。用量：5～15 g，或取适量煎水冲洗患处。

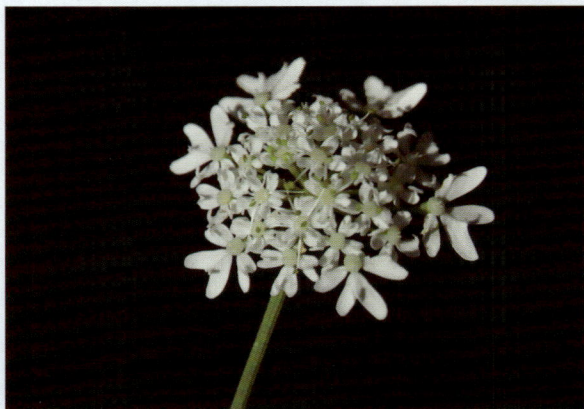

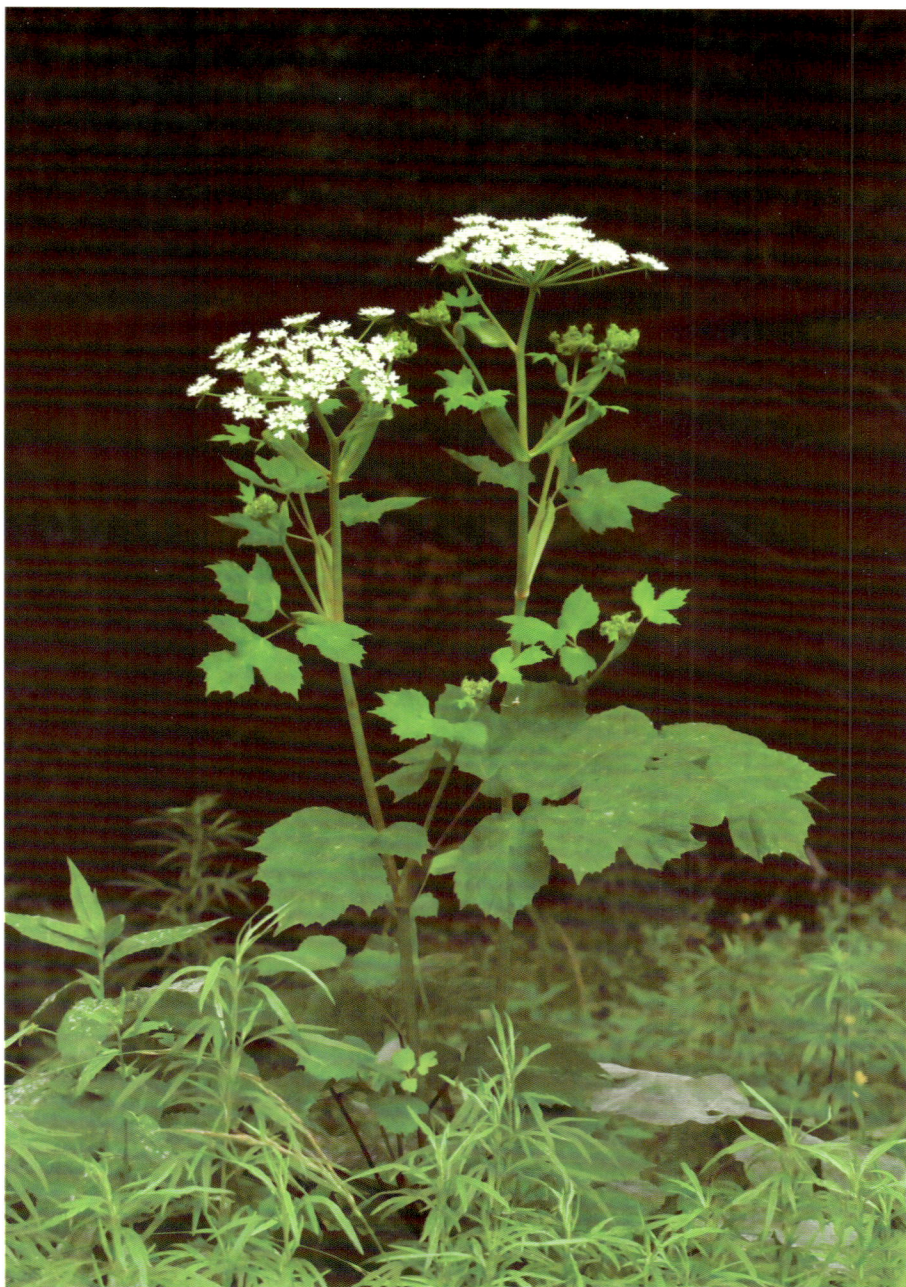

猫儿菊

Hypochaeris ciliate (Thunb.) Makino

【别　　名】大黄菊、黄金菊、高粱菊

【基　　原】来源于菊科猫儿菊属猫儿菊 **Hypochaeris ciliate** (Thunb.) Makino 的根入药。

【形态特征】多年生草本。茎直立，高20～60 cm。基生叶椭圆形或长椭圆形或倒披针形，基部渐狭成长或短翼柄，顶端急尖或圆形，边缘有尖锯齿或微尖齿；下部茎生叶与基生叶同形，等大或较小，但通常较宽，宽达5 cm；向上的茎叶椭圆形或长椭圆形或卵形或长卵形，但较小，全部茎生叶基部平截或圆形，无柄，半抱茎。全部叶两面粗糙，被稠密的硬刺毛。头状花序单生于茎端。总苞宽钟状或半球形，直径2.2～2.5 cm；总苞片3～4层，覆瓦状排列，外层卵形或长椭圆状卵形，长1 cm，宽5 mm，顶端钝或渐尖，边缘有缘毛，中内层披针形，长1.5～2.2 cm，宽0.5～0.7 cm，边缘无缘毛，顶端急尖，全部总苞片或中外层总苞片外面沿中脉被白色卷毛。舌状小花多数，金黄色。瘦果圆柱状，浅褐色，长8 mm，直径1 mm，顶端截形，无喙，有约15～16条稍高起的细纵肋。冠毛浅褐色，羽毛状，1层。花期6～7月；果期8～9月。

【生　　境】生于向阳山坡及草甸子等处。

【分　　布】黑龙江、辽宁、吉林、内蒙古、河北、山西等。俄罗斯的西伯利亚地区、蒙古、朝鲜也有分布。

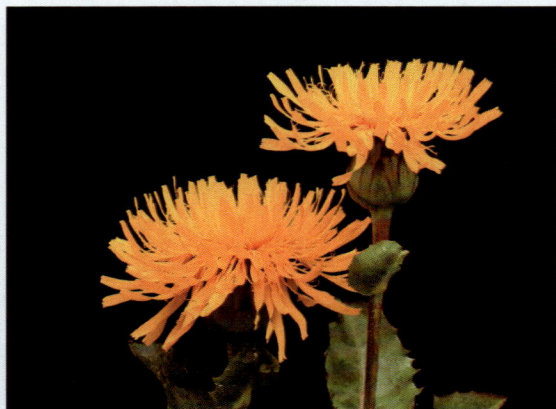

【采集加工】春、秋季采挖根，除去泥土，洗净，晒干。

【性味功能】味淡，性平。利水、消肿。

【主治用法】治臌胀病，水煎服。用量：15～25 g。

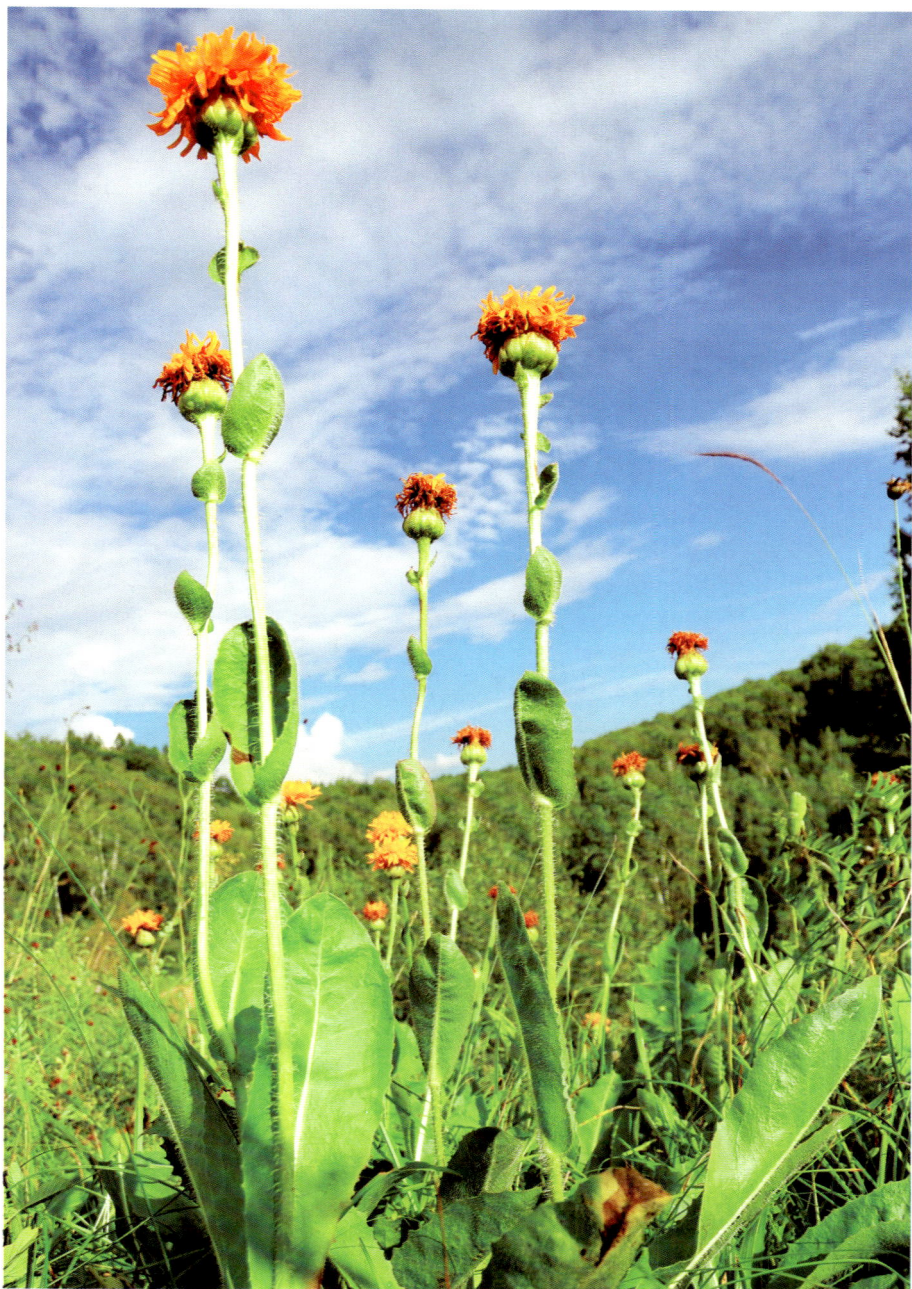

欧亚旋覆花

Inula britanica L.

【别　　名】大花旋覆花、旋覆花

【基　　原】来源于菊科旋覆花属欧亚旋覆花 **Inula britanica** L. 茎叶、花序及根入药。

【形态特征】多年生草本。茎直立，单生或2~3个簇生，高20~70 cm，径2~4(6)mm。基部叶在花期常枯萎，长椭圆形或披针形，长3~12 cm，宽1~2.5 cm，下部渐狭成长柄；中部叶长椭圆形，长5~13 cm，宽0.6~2.5 cm，基部宽大，无柄，心形或有耳，半抱茎，顶端尖或稍尖，有浅或疏齿，稀近全缘；中脉和侧脉被较密的长柔毛；上部叶渐小。头状花序1~5个，生于茎端或枝端，径2.5~5 cm；花序梗长1~4 cm。总苞半球形，径1.5~2.2 cm，长达1 cm；总苞片4~5层，外层线状披针形，基部稍宽，上部草质，被长柔毛，有腺点和缘毛，但最外层全部草质，且常较长，常反折；内层披针状线形，除中脉外干膜质。舌状花舌片线形，黄色，长10~20 mm。管状花花冠上部稍宽大，有三角披针形裂片；冠毛1层，白色，与管状花花冠约等长，有20~25个微糙毛。瘦果圆柱形，长1~1.2 mm，有浅沟，被短毛。花期7~8月；果期8~9月。

【生　　境】生于山沟旁湿地、湿草甸子、河滩、田边、路旁湿地以及林缘或盐碱地上。

【分　　布】黑龙江、辽宁、吉林、内蒙古、河北、山西、新疆等。广泛分布于欧洲、朝鲜、日本等。

【采集加工】秋季采摘花序，除去杂质，阴干，生用或蜜炙用。夏、秋季采收地上部分，切段，洗净，鲜用或晒干。

【性味功能】花序：味苦、辛、咸，性微温。消痰下气、软坚行水。地上部分：味咸、微苦，性温。散风寒、化痰饮、消肿毒。

【主治用法】花序：治胸中痰结、胁下胀满、咳喘呃逆、唾如胶漆、噫气不除、大腹水肿。注意阴虚劳咳、风热燥咳者不宜使用。地上部分：治风寒咳嗽、伏饮痰喘、胁下胀痛、疔疮肿毒。注意阴虚劳咳、风热燥咳者忌用。用量：花序3~10 g；地上部分8~12 g。外用鲜叶适量捣烂敷患处。

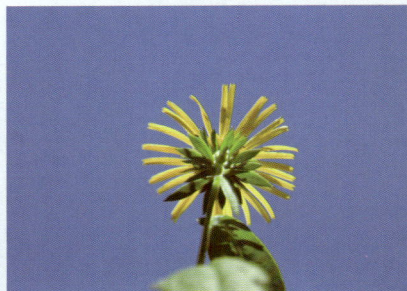

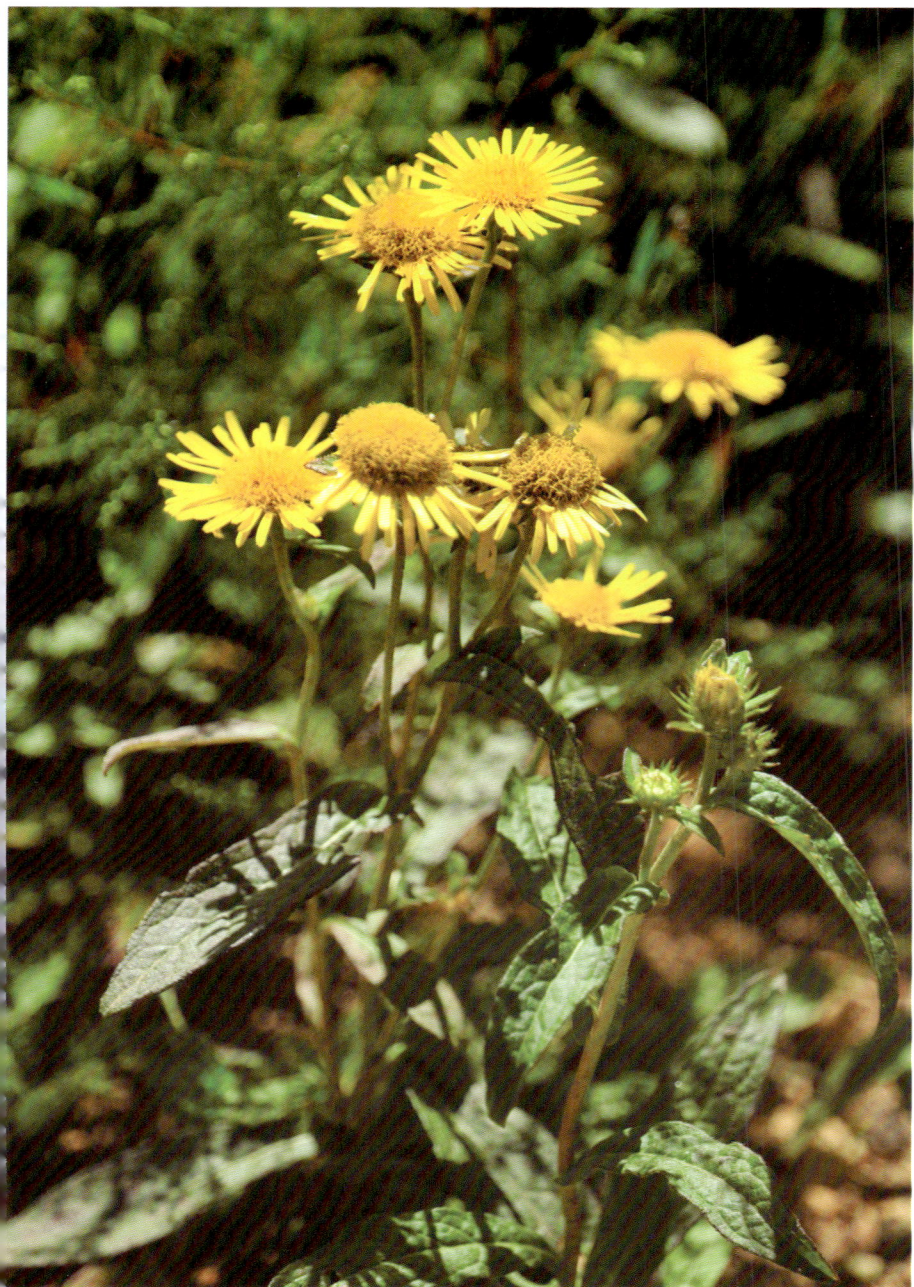

线叶旋覆花

Inula lineariifolia Turcz.

【别　　名】窄叶旋覆花、条叶旋覆花

【基　　原】来源于菊科旋覆花属线叶旋覆花 **Inula lineariifolia** Turcz. 茎叶、花序及根入药。

【形态特征】多年生草本。茎直立，单生或2～3个簇生，高30～80 cm。基部叶和下部叶在花期常生存，线状披针形，有时椭圆状披针形，长5～15 cm，宽0.7～1.5 cm，下部渐狭成长柄，边缘常反卷，有不明显的小锯齿，顶端渐尖，质较厚，上面无毛，下面有腺点；中脉在上面稍下陷，网脉有时明显；中部叶渐无柄，上部叶渐狭小，线状披针形至线形。头状花序径1.5～2.5 cm，在枝端单生或3～5个排列成伞房状；花序梗短或细长。总苞半球形，长5～6 mm；总苞片约4层，多少等长或外层较短，线状披针形，上部叶质，被腺和短柔毛，下部革质，但有时最外层叶状，较总苞稍长；内层较狭，顶端尖，除中脉外干膜质，有缘毛。舌状花较总苞长2倍；舌片黄色，长圆状线形，长达10 mm。管状花长3.5～4 mm，有尖三角形裂片。冠毛1层，白色，与管状花花冠等长，有多数微糙毛。子房和瘦果圆柱形，有细沟，被短粗毛。花期7～8月；果期8～9月。

【生　　境】生于山坡、路旁及河岸等处。

【分　　布】分布于我国东北、华北、华中、华南、华东地区。蒙古、朝鲜、俄罗斯远东地区和日本也有分布。

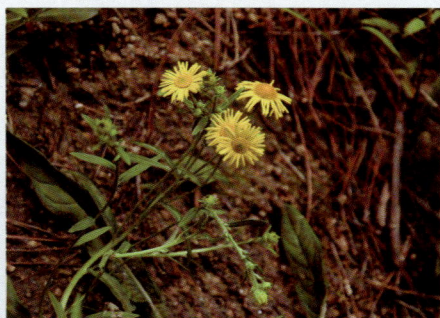

【采集加工】秋季采摘花序，除去杂质，阴干，生用或蜜炙用。夏、秋季采收地上部分，切段，洗净，鲜用或晒干。

【性味功能】花序：味苦、辛、咸，性微温。消痰下气、软坚行水。地上部分：味咸、微苦，性温。散风寒、化痰、消肿毒。

【主治用法】花序：治胸中痰结、胁下胀满、咳喘呃逆、唾如胶漆、噫气不除、大腹水肿。注意阴虚劳咳、风热燥咳者不宜使用。地上部分：治风寒咳嗽、伏饮痰喘、胁下胀痛、疔疮肿毒。注意阴虚劳咳、风热燥咳者忌用。用量：花序3～10 g，地上部分8～12 g。外用鲜叶适量捣烂敷患处。

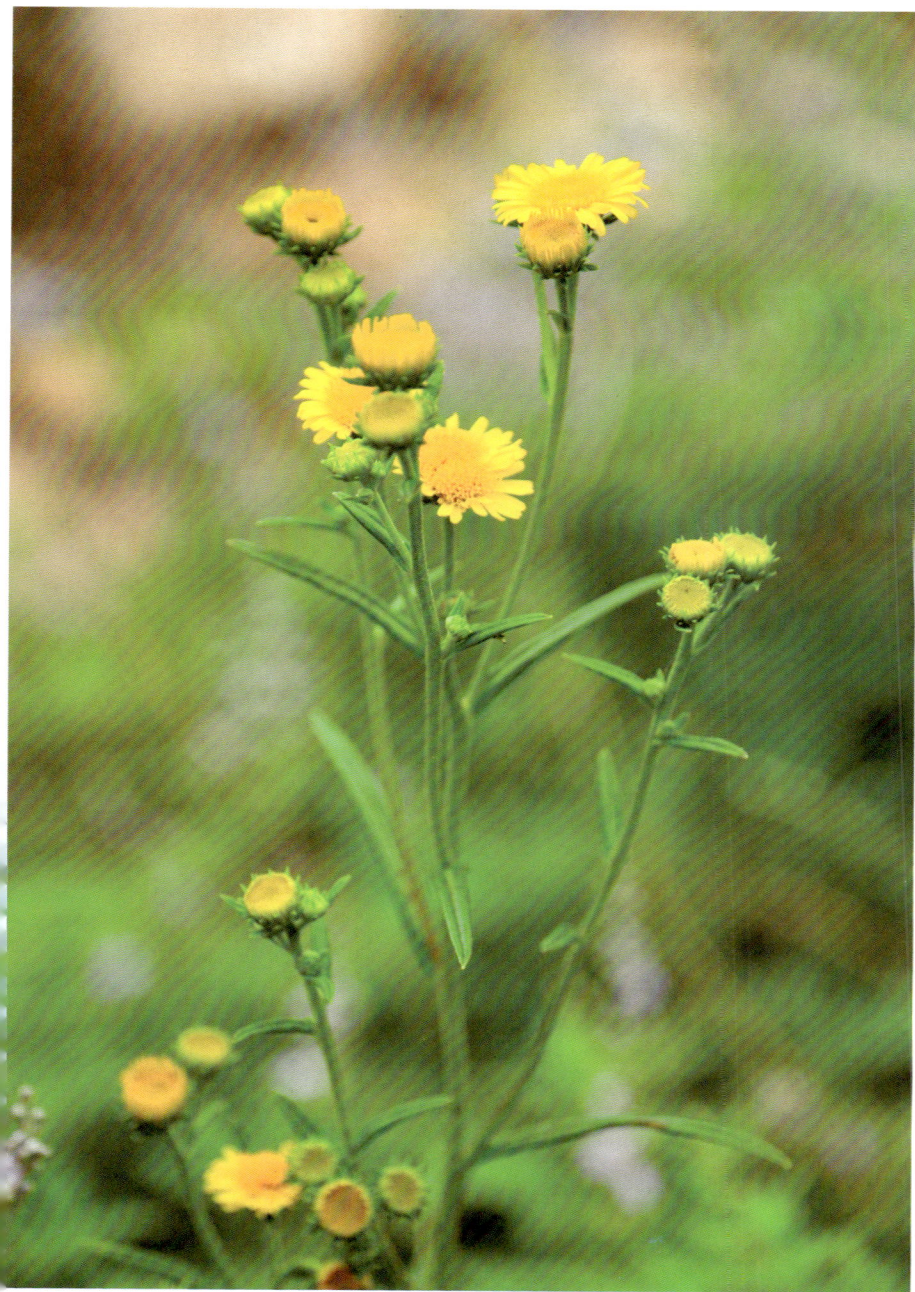

矮紫苞鸢尾

Iris ruthenica Ker-Gawl. var. **nana** Maxim.

【别　　名】拟虎鸢尾、粗根马莲

【基　　原】来源于鸢尾科鸢尾属矮紫苞鸢尾 Iris ruthenica Ker-Gawl. var. **nana** Maxim.的根、根茎、花及种子入药。

【形态特征】多年生草本；须根肉质，直径3～4 mm，有皱缩的横纹；叶深绿色，有光泽，狭条形，花期叶长8～15 cm，宽1.5～3 mm。顶端长渐尖，基部鞘状，膜质，色较淡，无明显的中脉。花茎高5～5.5 cm，不伸出或略伸出地面；苞片2枚，黄绿色，膜质，狭披针形，顶端短渐尖，内包含有1朵花；花蓝紫色，直径3.5～4.5 cm；花梗长约5 mm；花被管长约1～1.5 cm，上部逐渐变粗，外花被裂片狭倒卵形，长约3.5 cm，宽约1 cm，有紫褐色及白色的斑纹，爪部楔形，中脉上有黄色须毛状的附属物，内花被裂片倒披针形，长2.5～2.8 cm，宽4～5 mm，顶端微凹，花盛开时略向外倾斜；雄蕊长约1.5 cm；花柱分枝扁平，长约2.3 cm，顶端裂片狭三角形，子房绿色，子房狭卵形，柱状，长约4 mm。蒴果卵圆形或椭圆形，长3.5～4 cm，直径1.5～2 cm；种子棕褐色，梨形。花期4～5月；果期6～7月。

【生　　境】生于固定砂丘、砂质草原、灌丛及干山坡上。

【分　　布】黑龙江、吉林、辽宁省、内蒙古、山西等。俄罗斯有分布。

【采集加工】春、秋季采挖根及根茎，除去泥土，洗净，晒干。夏季采摘花，除去杂质，阴干。秋季采摘果实，晒干，打取种子，除去杂质，再晒干。

【性味功能】味甘，性平。根茎及根有清热解毒的功效。种子有养血安胎的功效。

【主治用法】根茎及根：治急性咽喉炎。种子：治胎动不安、血崩等。用量：6～9g。

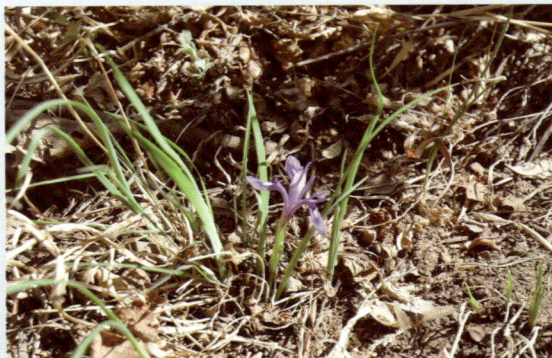

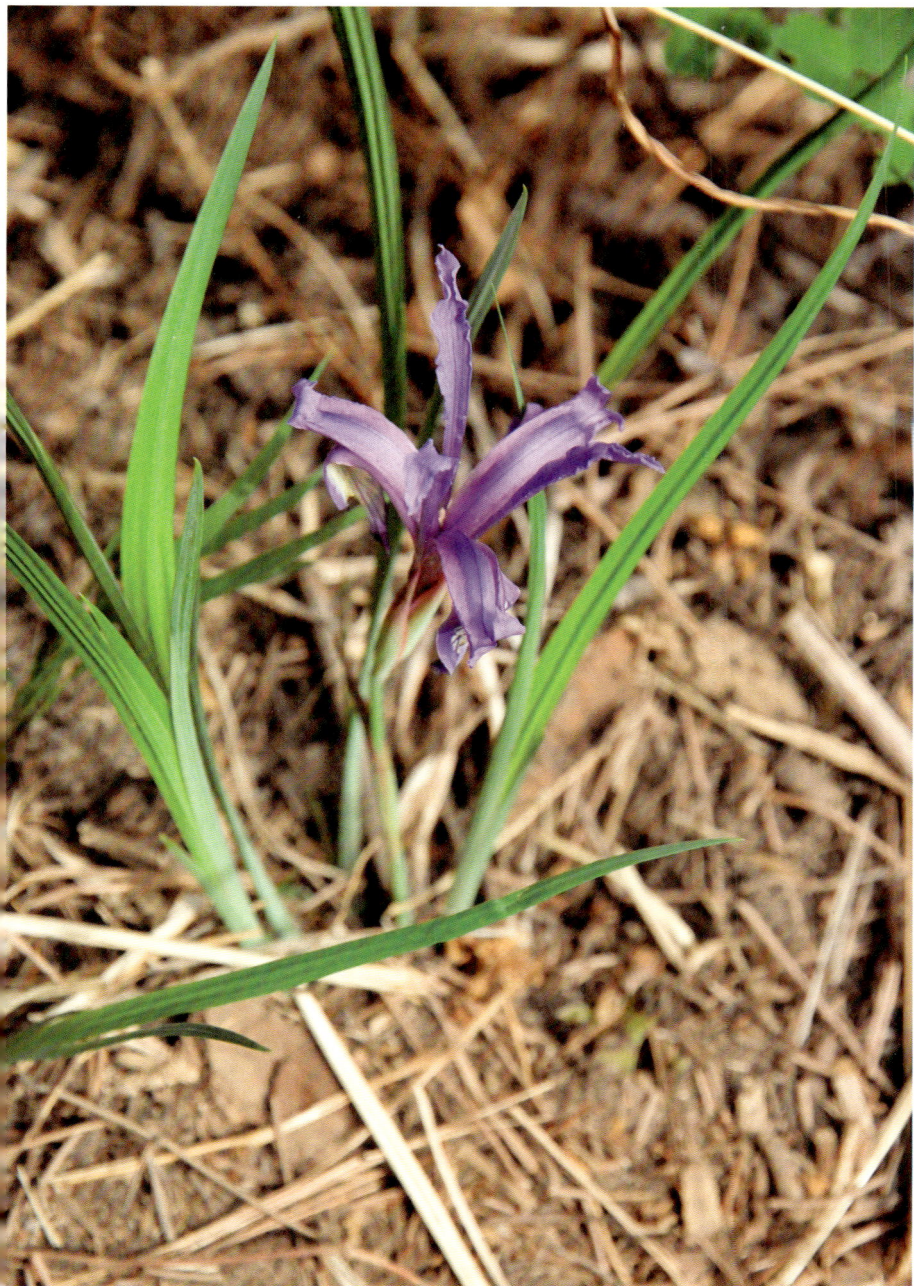

粗根鸢尾

Iris tigridia Bunge

【别　　名】细茎鸢尾、俄罗斯鸢尾

【基　　原】来源于鸢尾科鸢尾属粗根鸢尾 **Iris tigridia** Bunge 的根状茎及种子入药。

【形态特征】多年生草本，植株基部围有短的鞘状叶。根状茎斜伸，二歧分枝，节明显，直径3～5 mm；须根粗，暗褐色。叶条形，灰绿色，长20～25 cm，宽3～6 mm，顶端长渐尖，基部鞘状，有3～5条纵脉。花茎纤细，略短于叶，高15～20 cm，有2～3枚茎生叶；苞片2枚，膜质，绿色，边缘带红紫色，披针形或宽披针形，长约3 cm，宽0.8～1 cm，中脉明显，内包含有1朵花；花蓝紫色，直径5～5.5 cm；花梗长0.6～1 cm；花被管长1～1.2 cm，外花被裂片倒披针形，长约4 cm，宽0.8～1 cm，有白色及深紫色的斑纹，内花被裂片直立，狭倒披针形，长3.2～3.5 cm，宽约6 mm；雄蕊长约2.5 cm，花药乳白色；花柱分枝扁平，长3.5～4 cm，顶端裂片狭三角形，子房狭纺锤形，长约1 cm。蒴果球形或卵圆形，直径1.2～1.5 cm，6条肋明显，顶端无喙；种子球形或梨形，有乳白色的附属物，遇潮湿易变黏。花期5～6月；果期7～8月。

【生　　境】生于向阳草地及阳山坡等处。

【分　　布】广泛分布于全国各地。蒙古、俄罗斯也有分布。

【采集加工】春、秋季采挖根状茎，除去泥土，洗净，晒干。秋季采收果实，晒干，打下种子，除去杂质，再晒干。

【性味功能】根状茎：味苦，性寒。有毒。活血祛瘀、接骨、止痛。种子：解毒杀虫、驱虫、祛腐生肌。

【主治用法】根状茎：治跌打损伤。种子：治烧伤。

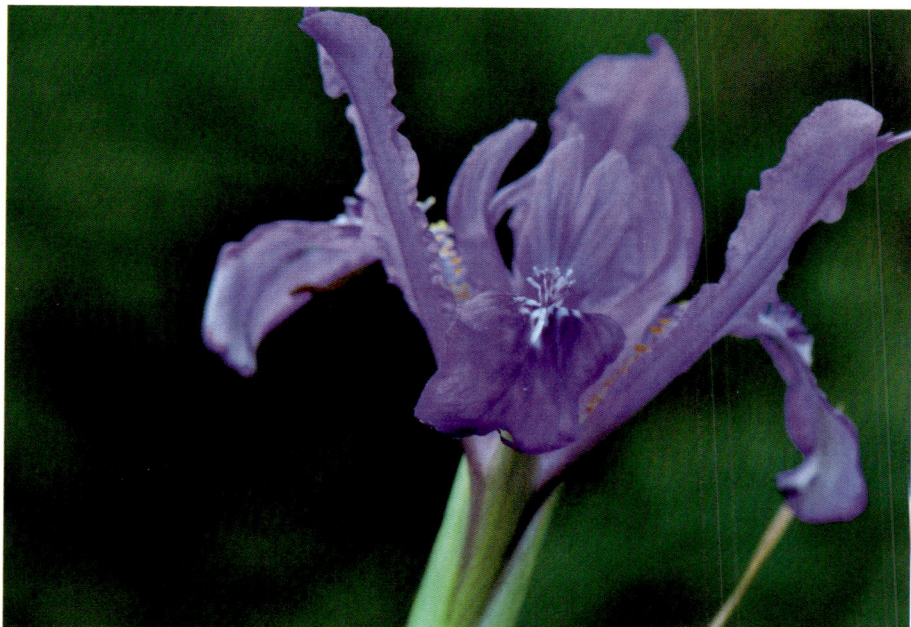

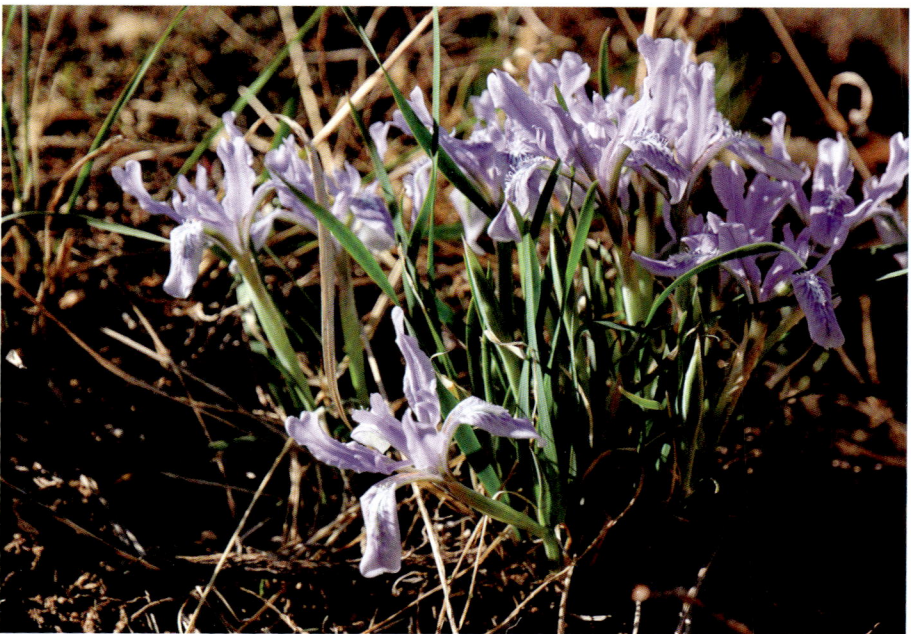

胡桃楸

Juglans mandshurica Maxim.

【别　　名】核桃楸

【基　　原】来源于胡桃科胡桃属胡桃楸**Juglans mandshurica** Maxim. 的树皮、果实、果皮及种仁入药。

【形态特征】落叶乔木，高达20余米；枝条扩展，树冠扁圆形；树皮灰色，具浅纵裂；幼枝被有短茸毛。奇数羽状复叶生于萌发条上者长可达80 cm，叶柄长9～14 cm，小叶15～23枚，长6～17 cm，宽2～7 cm；生于孕性枝上者集生于枝端，长达40～50 cm，叶柄长5～9 cm，基部膨大；小叶9～17枚，椭圆形至长椭圆形或卵状椭圆形至长椭圆状披针形；侧生小叶对生，无柄，顶端渐尖；顶生小叶基部楔形。雄性葇荑花序长9～20 cm。雄花具短花柄；苞片顶端钝，小苞片2枚位于苞片基部；雄蕊12枚、稀13或14枚，花药长约1 mm。雌性穗状花序具4～10雌花。雌花长5～6 mm，花被片披针形或线状披针形，被柔毛，柱头鲜红色。果序长约10～15 cm，俯垂，通常具5～7果实。果实球状、卵状或椭圆状，顶端尖，长3.5～7.5 cm，径3～5 cm；果核长2.5～5 cm，表面具8条纵棱。花期5月；果期8～9月。

【生　　境】生于土层深厚肥沃、湿润、排水良好的山谷缓坡、河岸及山麓等处，常与红松、水曲柳、色木槭、青楷槭及东北槭等形成混交林。

【分　　布】黑龙江、辽宁、吉林、内蒙古、河北、山西、河南等。朝鲜有分布。

【采集加工】四季剥取树皮，切段，洗净，晒干。初秋采摘未成熟青色果实，除去杂质，洗净，鲜用或晒干。秋采摘果实，剥取果皮，除去杂质，鲜用或晒干。秋季采收成熟果实，砸碎果皮，除去杂质，获取种仁，鲜用或烘干。

【性味功能】树皮：味苦，性寒。清热解毒；青果、果皮：味辛，性平。止痛；种仁：味甘，性温。敛肺定喘、温肾润肠。

【主治用法】树皮：治细菌性痢疾、骨结核、麦粒肿、胃痛。外用适量煎水洗。青果，果皮：治胃痛、腹痛、十二指肠溃疡、神经性皮炎。浸酒服。种仁：治体质虚弱、肺弱咳嗽、肾弱腰痛、便秘、遗精、石淋、乳汁缺少等，生食或炒食。用量：树皮5～15 g；青果，果皮10～15 g；种仁：5～15 g。

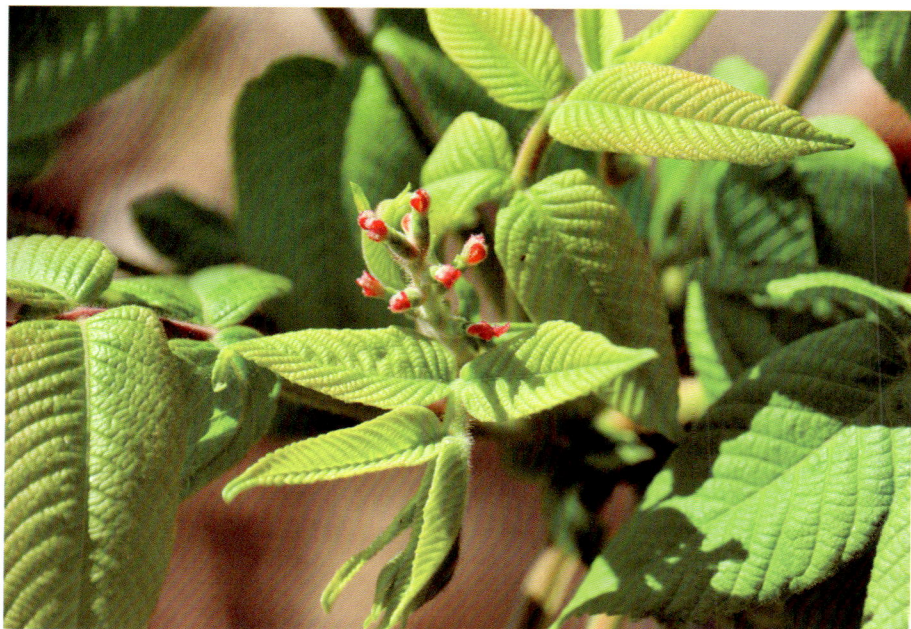

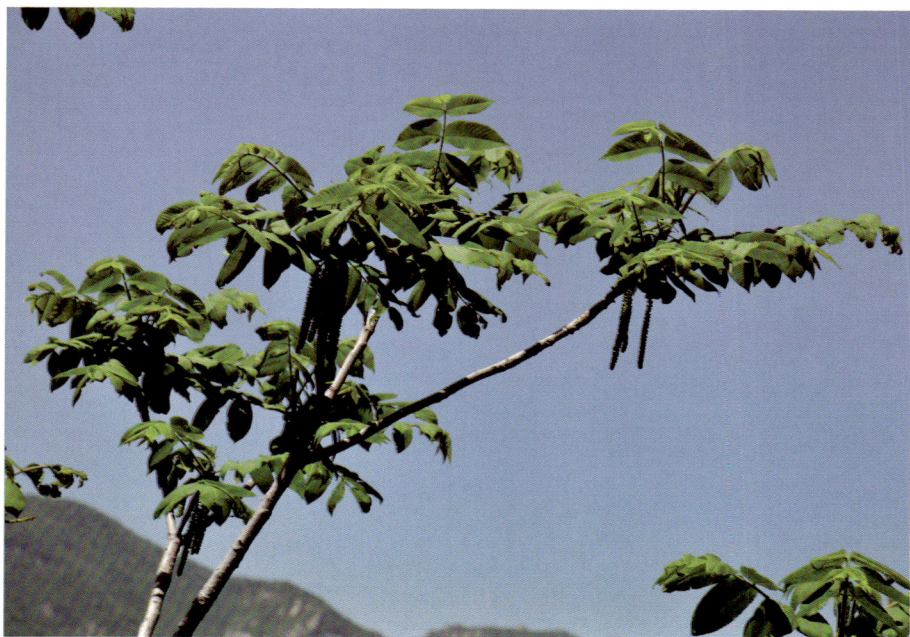

全叶马兰

Kalimeris integrifolia Turcz. ex DC.

【别　　名】全叶鸡儿肠、扫帚鸡儿肠

【基　　原】来源于菊科马兰属全叶马兰 **Kalimeris integrifolia** Turcz. ex DC. 的干燥或新鲜全草入药。

【形态特征】多年生草本，有长纺锤状直根。茎直立，高30～70 cm，单生或数个丛生，被细硬毛，中部以上有近直立的帚状分枝。下部叶在花期枯萎；中部叶多而密，条状披针形、倒披针形或矩圆形，长2.5～4 cm，宽0.4～0.6 cm，顶端钝或渐尖，常有小尖头，基部渐狭无柄，全缘，边缘稍反卷；上部叶较小，条形；全部叶下面灰绿，两面密被粉状短茸毛；中脉在下面凸起。头状花序单生枝端且排成疏伞房状。总苞半球形，径7～8 mm，长4 mm；总苞片3层，覆瓦状排列，外层近条形，长1.5 mm，内层矩圆状披针形，长几达4 mm，顶端尖，上部膜质，有短粗毛及腺点。舌状花1层，20余个，管部长1 mm，有毛；舌片淡紫色，长11 mm，宽2.5 mm。管状花花冠长3 mm，管部长1 mm，有毛。瘦果倒卵形，长1.8～2 mm，宽1.5 mm，浅褐色。冠毛带褐色，长0.3～0.5 mm，不等长，弱而易脱落。花期7～8月；果期8～9月。

【生　　境】生于山坡、林缘、荒地及路旁等处。

【分　　布】黑龙江、辽宁、吉林、内蒙古、河北、河南、山东、山西、浙江、江苏、安徽、湖北、湖南、陕西、四川等。朝鲜、日本、俄罗斯西伯利亚东部也有分布。

【采集加工】夏、秋季采收全草，洗净，鲜用或晒干。

【性味功能】味辛，性凉。清热解毒、散瘀止血、消积。

【主治用法】治感冒发热、咳嗽、急性咽炎、扁桃体炎、黄疸、疟疾、吐血衄血、水肿、淋浊、十二指肠溃疡、丹毒、创伤出血、毒蛇咬伤等。用量：干品9～18 g；鲜品30～60 g。外用鲜品适量捣烂敷患处。

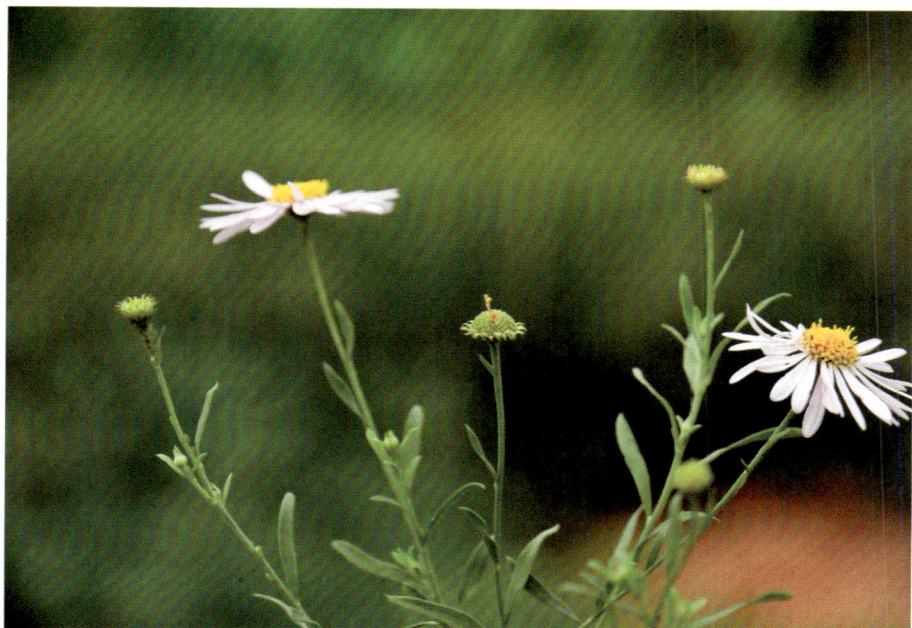

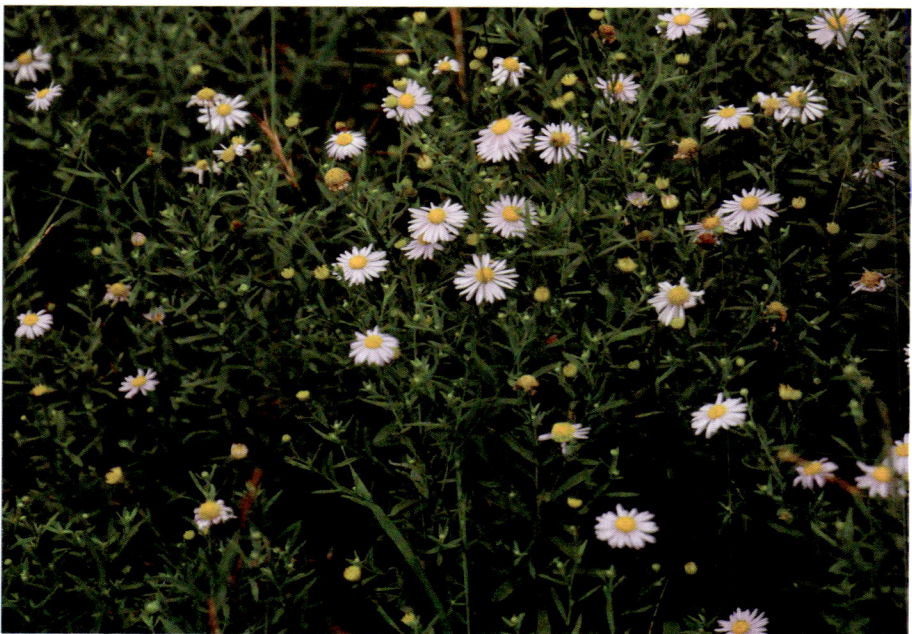

山马兰

Kalimeris lautureana (Debx.) Kitam.

【别　　名】山鸡儿肠

【基　　原】来源于菊科马兰属山马兰 **Kalimeris lautureana** (Debx.) Kitam. 的干燥根及全草入药。

【形态特征】多年生草本，高50～100 cm。茎直立，单生或2～3个簇生，具沟纹，被白色向上的糙毛，上部分枝。叶厚或近革质，下部叶花期枯萎；中部叶披针形或矩圆状披针形，长3～9 cm，宽0.5～4 cm，顶端渐尖或钝，茎部渐狭，无柄，有疏齿或羽状浅裂，分枝上的叶条状披针形，全缘，全部叶两面疏生短糙毛或无毛，边缘均有短糙毛。头状花序单生于分枝顶端且排成伞房状，直径2～3.5 cm。总苞半球形，径10～14 mm；总苞片3层，覆瓦状排列，上部绿色，无毛，外层较短，长椭圆形，顶端微尖，内层倒披针状长椭圆形，长5～6 mm，宽2～3 mm，顶端钝，边缘有膜质穗状边缘。舌状花淡蓝色，长约1.5～2 cm，宽2～3 mm，管部长约1.8 mm；管状花黄色，长约4 mm，管部长约1.3 mm。瘦果倒卵形，长3～4 mm，宽约2 mm，扁平，淡褐色，疏生短柔毛。冠毛淡红色，长0.5～1 mm。花期8～9月；果期9～10月。

【生　　境】生于山坡、林缘、荒地及路旁等处。

【分　　布】黑龙江、辽宁、吉林、内蒙古、河北、河南、江苏、山东、山西、陕西等。

【采集加工】春、秋季采挖根，除去泥土，洗净，晒干。夏、秋季采收全草，洗净鲜用或晒干。

【性味功能】味辛，性凉。清热解毒、凉血、止血。

【主治用法】治急性咽炎、扁桃体炎、黄疸、疟疾、吐血、衄血、水肿、淋浊、丹毒、创伤出血、毒蛇咬伤。用量：干品9～18 g；鲜品30～60 g。外用鲜品适量捣烂敷患处。

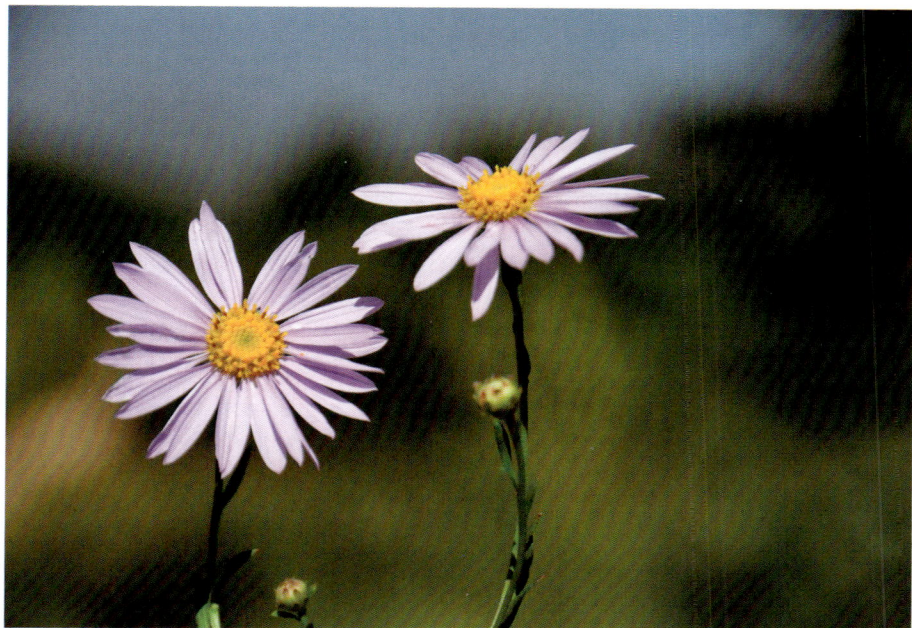

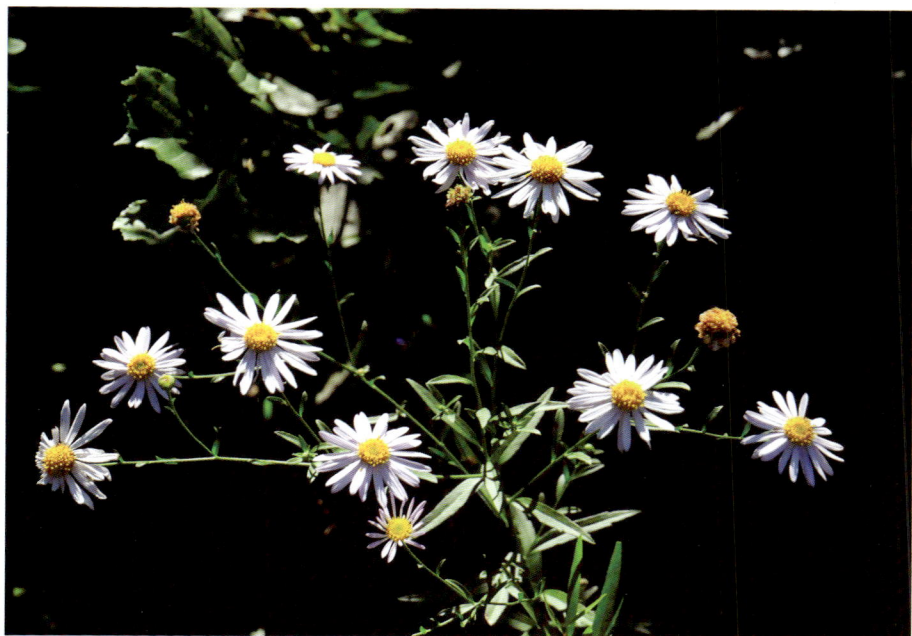

山莴苣

Lactuca sibirica (L.) Benth. ex Maxim.

【别　名】北山莴苣

【基　原】来源于菊科山莴苣属山莴苣 **Lactuca sibirica** (L.) Benth. ex Maxim.的根及全草入药。

【形态特征】多年生草本，高50～130 cm。根垂直直伸。茎直立。中下部茎叶披针形、长披针形或长椭圆状披针形，长10～26 cm，宽2～3 cm，顶端渐尖、长渐尖或急尖，基部收窄，无柄，心形、心状耳形或箭头状半抱茎，边缘全缘、几全缘、小尖头状微锯齿或小尖头，极少边缘缺刻状或羽状浅裂，向上的叶渐小，与中下部茎叶同形。全部叶两面光滑无毛。头状花序含舌状小花约20枚，多数在茎枝顶端排成伞房花序或伞房圆锥花序，果期长1.1 cm；总苞片3～4层，不成明显的覆瓦状排列，通常淡紫红色，中外层三角形，长1～4 mm，内层长披针形，长1.1 cm，顶端长渐尖。舌状小花蓝色或蓝紫色。瘦果长椭圆形或椭圆形，褐色或橄榄色，压扁，长约4 mm，宽约1 mm，中部有4～7条线形或线状椭圆形的不等粗的小肋，顶端短收窄，果颈长约1 mm，边缘加宽加厚成厚翅。冠毛白色，2层，冠毛刚毛纤细。花期6～7月；果期8～9月。

【生　境】生于撂荒地、沙质地、林缘、草甸、河岸及沼泽地等处，常聚生成片生长。

【分　布】黑龙江、辽宁、吉林、内蒙古、河北、山西、陕西、甘肃、青海、新疆等。欧洲、日本、蒙古也有分布。

【采集加工】春、秋季采挖根，除去泥土，洗净，晒干。夏、秋季采收全草，除去杂质，切段，洗净，鲜用或晒干。

【性味功能】全草：清热解毒、理气、止血。根：消肿、止血。

【主治用法】全草：治衄血、吐血、赤痢、子宫功能性出血、风热感冒等病症。根：治跌扑损伤、血瘀疼痛、外伤出血。

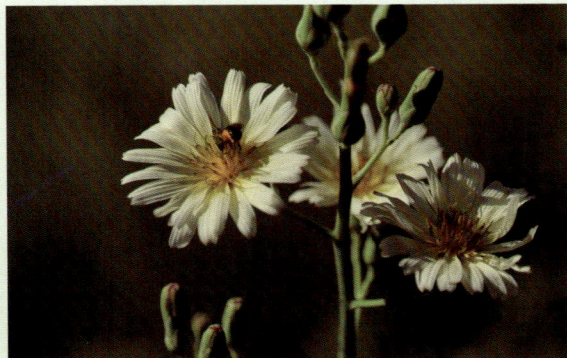

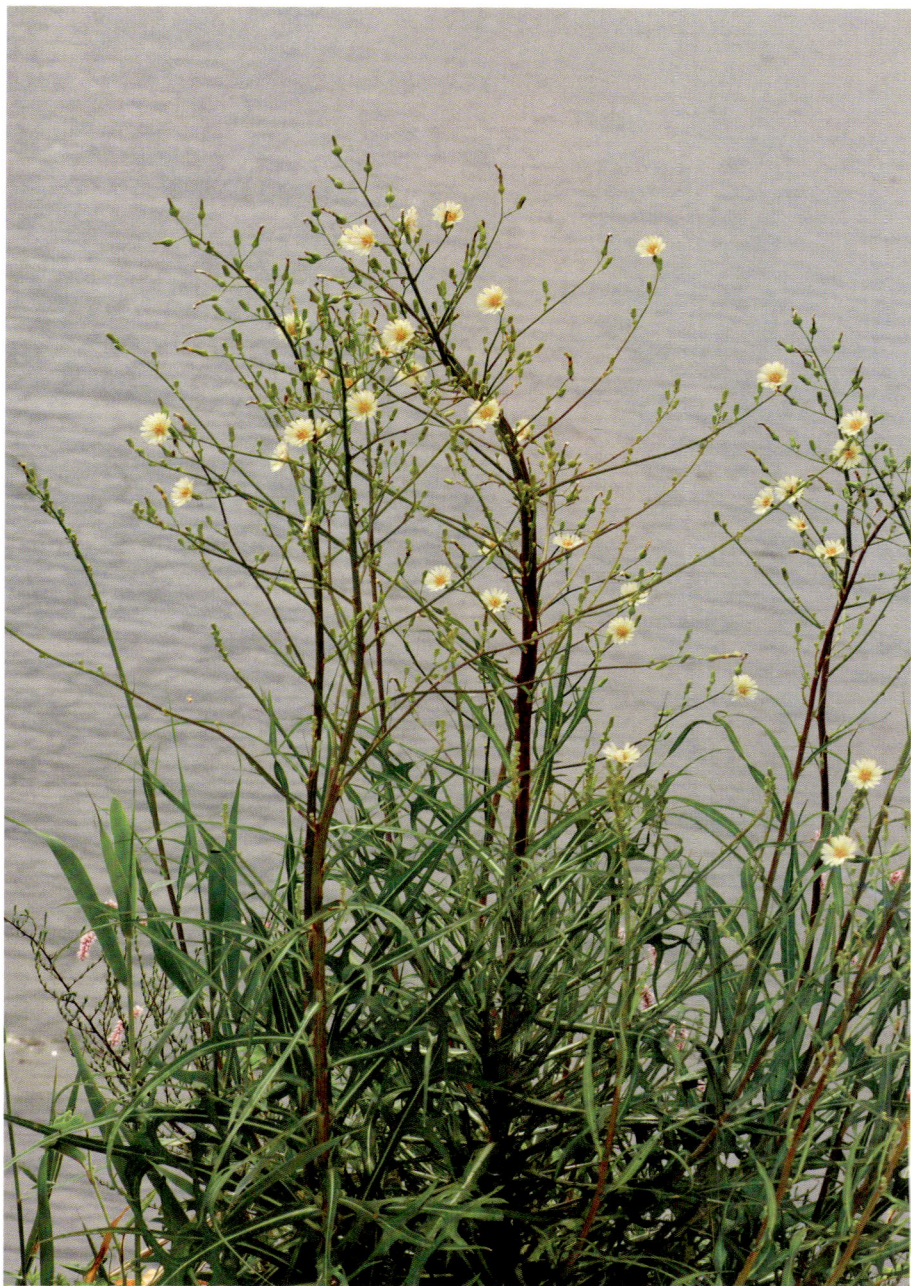

鹤虱

Lappula myosotis V. Wolf

【别　　名】东北鹤虱

【基　　原】来源于紫草科鹤虱属鹤虱 **Lappula myosotis** V. Wolf 的果实入药。

【形态特征】一年生或二年生草本。茎直立，高30～60 cm，中部以上多分枝，密被白色短糙毛。基生叶长圆状匙形，全缘，顶端钝，基部渐狭成长柄，长达7 cm，宽3～9 mm，两面密被有白色基盘的长糙毛；茎生叶较短而狭，披针形或线形。花序在花期短，果期伸长，长10～17 cm；苞片线形；花梗果期伸长，长约3 mm；花萼5深裂，几达基部，裂片线形，急尖，花期长2～3 mm，果期增大呈狭披针形，长约5 mm；花冠淡蓝色，漏斗状至钟状，长约4 mm，檐部直径3～4 mm，裂片长圆状卵形，喉部附属物梯形。小坚果卵状，长3～4 mm，背面狭卵形或长圆状披针形，通常有颗粒状疣突，稀平滑或沿中线龙骨状凸起上有小棘突，边缘有2行近等长的锚状刺，内行刺长1.5～2 mm，基部不连合，外行刺较内行刺稍短或近等长，通常直立，小坚果腹面通常具棘状凸起或有小疣状凸起。花期6～7月；果期8～9月。

【生　　境】生于河谷草甸、山坡草地及路旁等处。

【分　　布】东北三省以及内蒙古、河北、山西、陕西、宁夏、甘肃等。欧洲中部和东部、北美洲、阿富汗、巴基斯坦也有分布。

【采集加工】秋季采收成熟果实，除去杂质，晒干。

【性味功能】味苦、辛，性平。有毒。消积杀虫、消炎止痒。

【主治用法】治蛔虫病、蛲虫病、绦虫病、虫积腹痛等。用量：15～25 g。

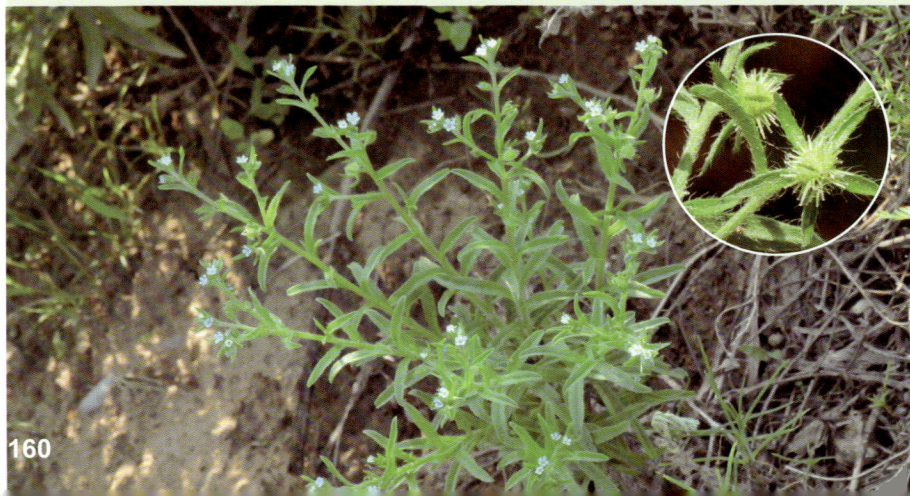

火绒草

Leontopodium leontopodioides (Willd.) Beauv.

【基　　原】来源于菊科火绒草属火绒草**Leontopodium leontopodioides** (Willd.) Beauv. 的全草入药。

【形态特征】多年生草本。花茎直立，高5～45 cm。下部叶在花期枯萎宿存。叶直立，在花后有时开展，线形或线状披针形，长2～4.5 cm，宽0.2～0.5 cm，顶端尖或稍尖，有长尖头，基部稍宽，无鞘，边缘平或有时反卷或波状。苞叶少数，较上部叶稍短，常较宽，长圆形或线形，顶端稍尖，与花序等长或较长1.5～2倍，在雄株多少开展成苞叶群，在雌株多少直立，不排列成明显的苞叶群。头状花序大，在雌株径约7～10 mm，3～7个密集，稀1个或较多，在雌株常有较长的花序梗而排列成伞房状。总苞半球形，长4～6 mm，被白色棉毛；总苞片约4层，无色或褐色，常狭尖，稍露出毛茸之上。小花雌雄异株，稀同株；雄花花冠长3.5 mm，狭漏斗状，有小裂片；雌花花冠丝状，花后生长，长约4.5～5 mm。冠毛白色；雄花冠毛稀稍粗厚，有锯齿或毛状齿；雌花冠毛细丝状，有微齿。瘦果有乳头状凸起或密粗毛。花期7～8月；果期8～9月。

【生　　境】生于干山坡、干草地、山坡砾质地及河岸沙地等处。

【分　　布】东北三省以及内蒙古、河北、山东、山西、陕西、甘肃、新疆等。蒙古、朝鲜、日本和俄罗斯西伯利亚也有分布。

【采集加工】夏、秋季采收全草，除去杂质，切段，洗净，晒干。

【性味功能】味微苦，性寒。清热解毒、凉血止血、益肾利水、利尿。

【主治用法】治急性肾炎、慢性肾炎、血尿、蛋白尿、阴道炎、尿道炎等。用量：15～20 g。

【附　　方】治肾炎：火绒草50 g，煮水卧3个鸡蛋，连汤食之。

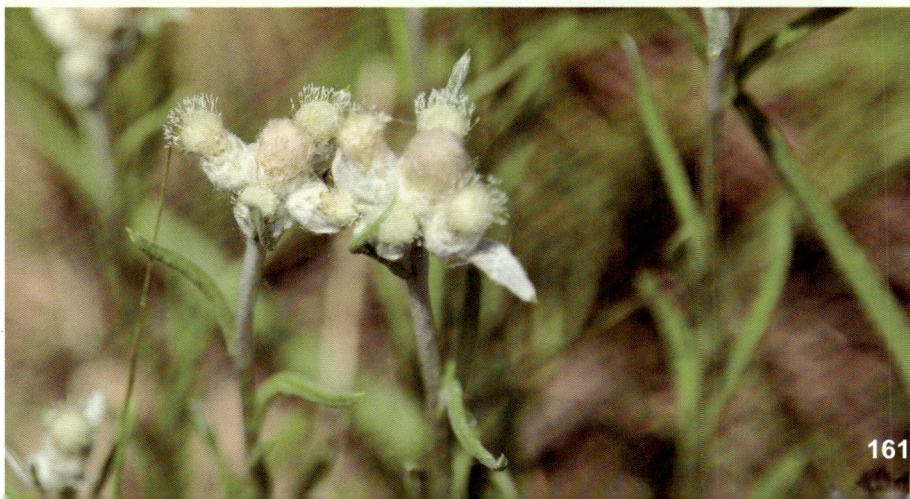

錾菜

Leonurus pseudomacranthus Kitagawa

【别　　名】假大花益母草

【基　　原】来源于唇形科益母草属錾菜**Leonurus pseudomacranthus** Kitagawa 的全草入药。

【形态特征】多年生草本。茎直立，高60～100 cm，单一，通常在茎的上部成对地分枝，茎及分枝钝四棱形。叶片变异很大，最下部的叶通常脱落，近茎基部叶轮廓为卵圆形，长6～7 cm，宽4～5 cm，3裂，分裂达中部，裂片几相等，边缘疏生粗锯齿状牙齿，叶柄长1～2 cm；茎中部的叶通常不裂，轮廓为长圆形，边缘疏生4～5对齿；花序上的苞叶最小。轮伞花序腋生，多花；小苞片少数，刺状，直伸。花萼管状，长7～8 mm，萼齿5，前2齿靠合，较大，长5 mm，后3齿较小，均等大，长3 mm。花冠白色，常带紫纹，长1.8 cm，冠筒长约8 mm，冠檐二唇形，上唇长圆状卵形，顶端近圆形，基部略收缩，长达1 cm，下唇轮廓为卵形，长约8 mm，3裂。雄蕊4，均延伸至上唇片之下，花丝丝状，扁平，具紫斑，花药卵圆形，2室。花柱丝状，顶端相等2浅裂。花盘平顶。子房褐色。小坚果长圆状三棱形，黑褐色。花期8～9月；果期9～10月。

【生　　境】生于山坡及丘陵地上。

【分　　布】吉林、辽宁、山东、河北、河南、安徽、江苏、山西、陕西、甘肃等。

【采集加工】夏、秋季在花未开或刚开时采收全草，除去杂质，切段，洗净，晒干，生用或熬膏用。

【性味功能】味辛、微苦，性寒。破瘀、调经、利尿。

【主治用法】治月经不调、产后腹痛、痛经、肾炎水肿等。用量：9～30 g。

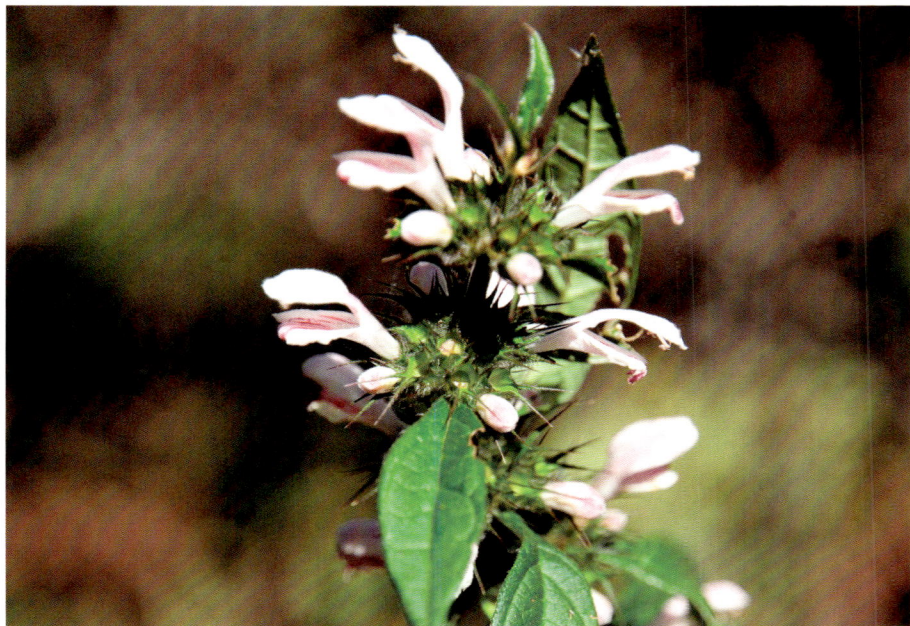

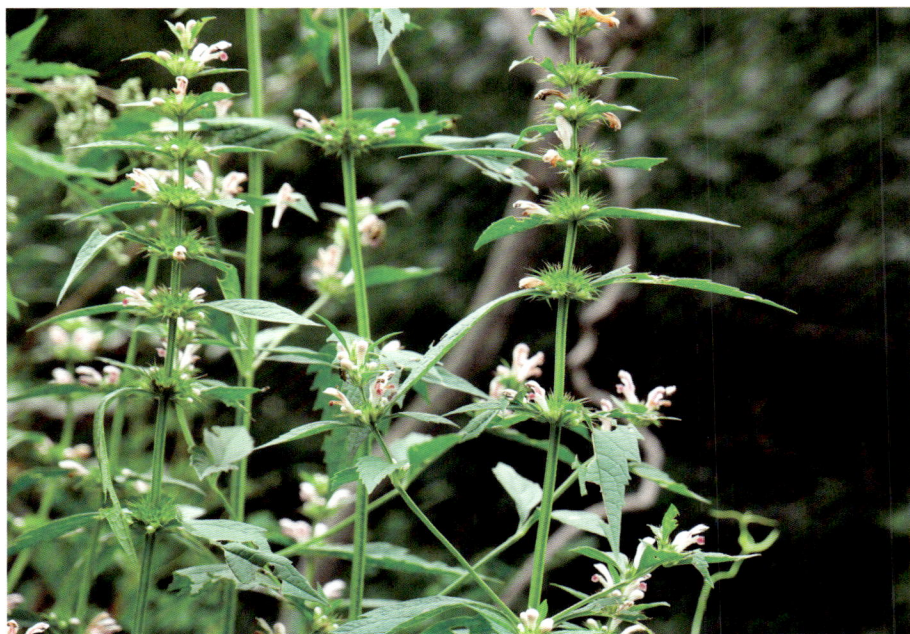

细叶益母草

Leonurus sibiricus L.

【别　　名】狭叶益母草

【基　　原】来源于唇形科益母草属细叶益母草 Leonurus sibiricus L. 的全草、幼株、花及果实入药。

【形态特征】一年生或二年生草本。茎直立，高20～80 cm，钝四棱形，单一，或多数从植株基部发出。茎最下部的叶早落，中部的叶轮廓为卵形，长5 cm，宽4 cm，基部宽楔形，掌状3全裂，裂片呈狭长圆状菱形，其上再羽状分裂成3裂的线状小裂片，小裂片宽1～3 mm，叶柄纤细，长约2 cm；花序最上部的苞叶轮廓近于菱形，3全裂成狭裂片，中裂片通常再3裂，小裂片均为线形。轮伞花序腋生，多花，花时轮廓为圆球形，直径3～3.5 cm，多数，向顶渐次密集组成长穗状；小苞片刺状，长4～6 mm。花萼管状钟形，长8～9 mm，齿5，前2齿靠合，稍开张，后3齿较短，三角形，具刺尖。花冠粉红至紫红色，长约1.8 cm，冠筒长约0.9 cm，冠檐二唇形，上唇长圆形，直伸，内凹，长约1 cm，下唇长约0.7 cm。雄蕊4，均延伸至上唇片之下，花丝丝状，花药卵圆形，2室。小坚果长圆状三棱形，长2.5 mm。花期7～9月；果期9月。

【生　　境】生于石质地、砂质地及沙丘上等处。

【分　　布】东北三省以及内蒙古、河北、山西、陕西等。俄罗斯、蒙古也有分布。

【采集加工】夏、秋季在花未开或刚开时采收全草，除去杂质，切段，洗净，晒干，生用或熬膏用。夏、秋季采摘花，除去杂质，阴干。春、秋季采收幼株，切段，洗净，阴干。秋季采收成熟果实，除去杂质，生用或炒用。

【性味功能】全草：味辛、苦，微寒。活血调经、祛瘀生新、利尿消肿。幼株：补血，祛瘀生新。花：味微苦，甘。利水行血。果实：味甘、辛，性凉。活血调经、凉肝明目。

【主治用法】全草：治月经不调、痛经、经闭、恶露不尽、水肿尿少、小腹胀痛、跌打损伤等。外用适量鲜草捣烂敷患处。注意血虚无淤血者不宜服用，忌铁器。幼株：治疮疡肿毒、跌打损伤。花：治疮疡肿毒、胎漏难产、胎衣不下、产后血晕、瘀血腹痛。果实：治经闭、痛经、产后瘀血腹痛、月经不调、肝热头痛、目赤肿痛、崩漏带下、角膜云翳等。注意瞳孔放大、血虚无瘀者慎用。用量：全草10～15 g，果实：5～10 g。外用适量。

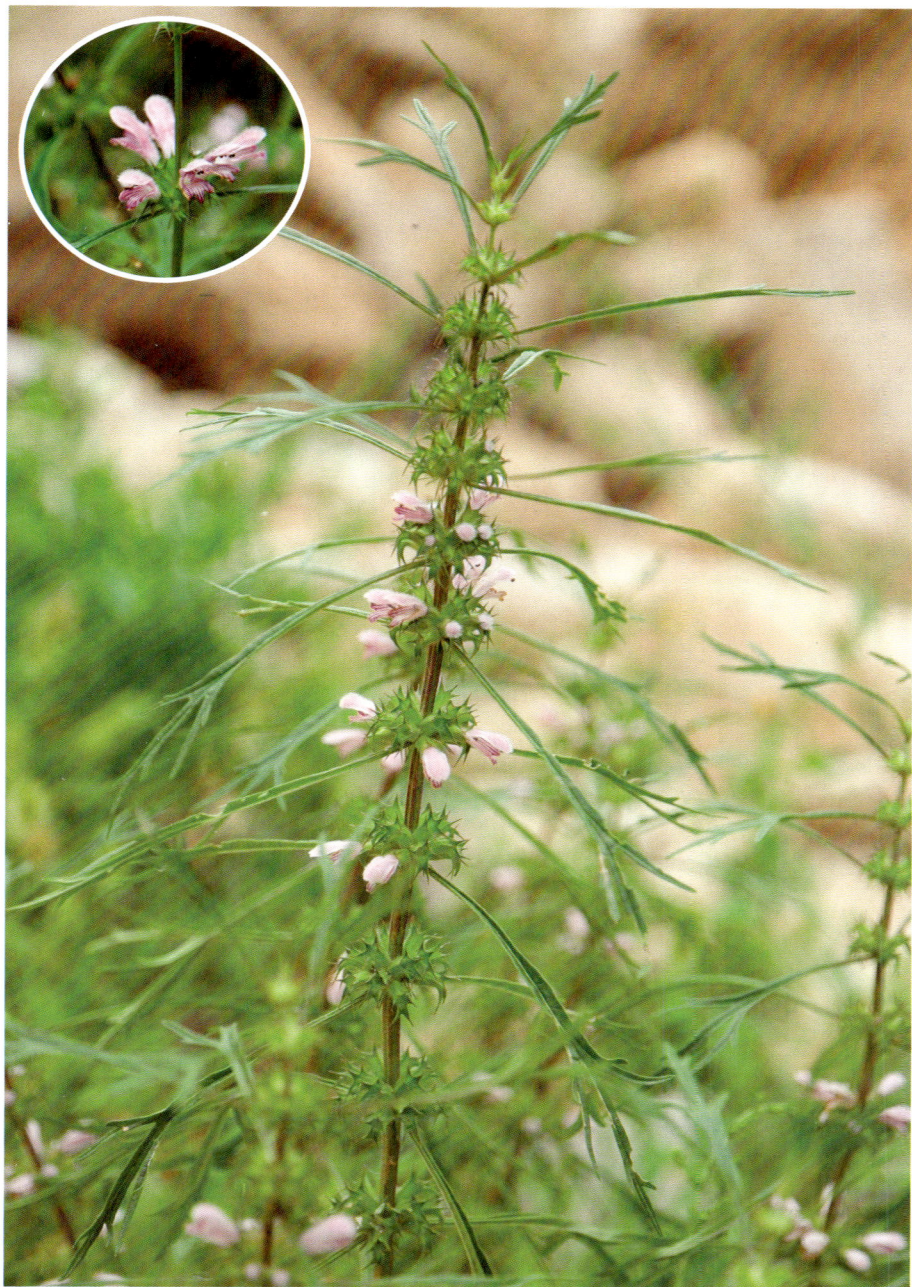

乌苏里瓦韦

Lepisorus ussuriensis (Regel et Maack) Ching

【别　　名】石茶

【基　　原】来源于水龙骨科瓦韦属乌苏里瓦韦 **Lepisorus ussuriensis** (Regel et Maack) Ching 的全草入药。

【形态特征】多年生岩生或附生植物。植株高10～15 cm。根状茎细长横走，密被鳞片；鳞片披针形，褐色，基部扩展近圆形，胞壁加厚，网眼大而透明，近等直径，向上突然狭缩，具有长的芒状尖，网眼长方形，边缘有细齿。叶着生变化较大，相距3～22 mm；叶柄长1.5～5 cm，禾秆色，或淡棕色至褐色，光滑无毛；叶片线状披针形，长4～13 cm，中部宽0.5～1 cm，向两端渐变狭，短渐尖头，或圆钝头，基部楔形，下延，干后上面淡绿色，下面淡黄绿色，或两面均为淡棕色，边缘略反卷，纸质或近革质。主脉上下均隆起，小脉不显。孢子囊群圆形，位于主脉和叶边之间，彼此相距约等于1～1.5个孢子囊群体积，幼时被星芒状褐色隔丝覆盖。

【生　　境】生于岩石上、石缝中或枯木及树皮上，常聚生成片生长。

【分　　布】东北三省以及河北、山东、河南、安徽等。

【采集加工】四季采收全草，除去杂质，洗净，鲜用或晒干药用。

【性味功能】味苦，性平。无毒。祛风、利尿、止咳、活血。

【主治用法】治尿路感染、小便不利、肾炎、水肿、湿热痢疾、肝炎、咽喉肿痛、结膜炎、口腔炎、咽炎、百日咳、肺热咳嗽、疮疡肿毒、尿血、咯血、跌打损伤、月经不调、刀伤出血及风湿疼痛等。用量：15～25 g。

【附　　方】治浮肿：石茶25 g，加水两碗，熬成半碗，内服。

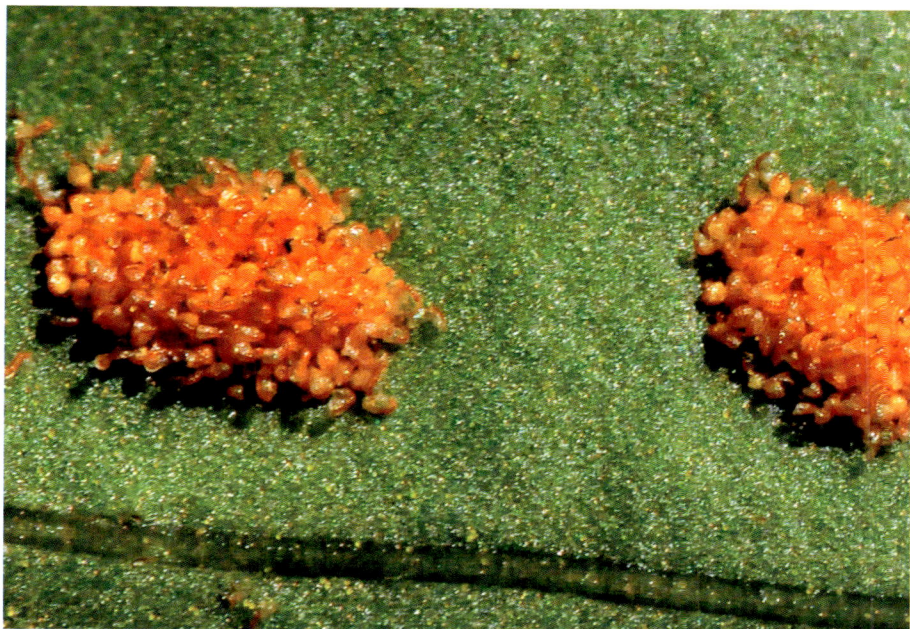

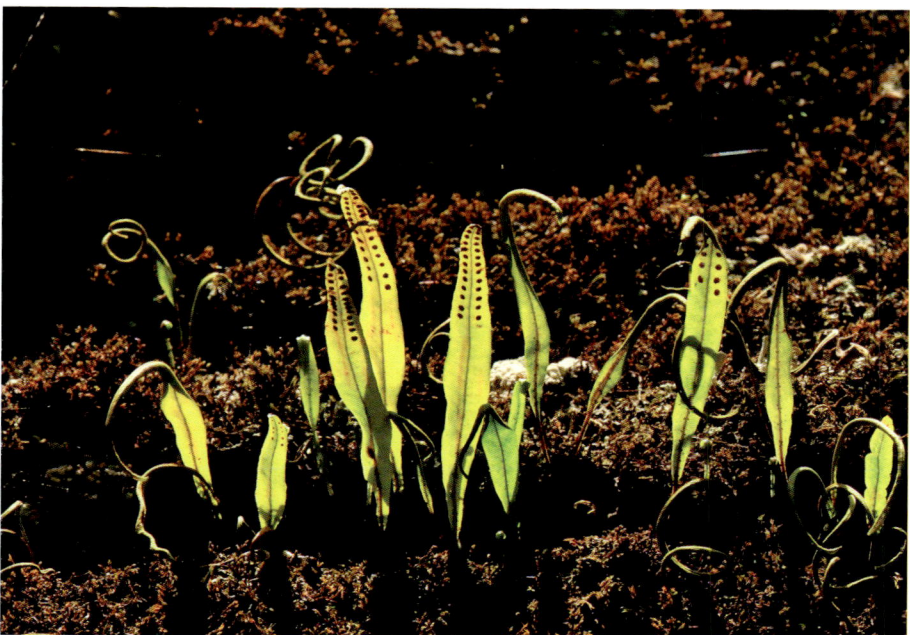

短梗胡枝子

Lespedeza cyrtobotrya Miq.

【别　　名】短序胡枝子

【基　　原】来源于蝶形花科胡枝子属短梗胡枝子**Lespedeza cyrtobotrya** Miq.的带根全草入药。

【形态特征】落叶直立灌木，高1~3 m，多分枝。小枝褐色或灰褐色，具棱，贴生疏柔毛。羽状复叶具3小叶；托叶2，线状披针形，长2~5 mm，暗褐色；叶柄长1~2.5 cm；小叶宽卵形，卵状椭圆形或倒卵形，长1.5~4.5 cm，宽1~3 cm，顶端圆或微凹，具小刺尖，上面绿色，无毛，下面贴生疏柔毛，侧生小叶比顶生小叶稍小。总状花序腋生，比叶短，稀与叶近等长；总花梗短缩或近无总花梗，密被白毛；苞片小，卵状渐尖，暗褐色；花梗短，被白毛；花萼筒状钟形，长2~2.5 mm，5裂至中部，裂片披针形，渐尖，表面密被毛；花冠红紫色，长约11 mm，旗瓣倒卵形，顶端圆或微凹，基部具短柄，翼瓣长圆形，比旗瓣和龙骨瓣短约1/3，顶端圆，基部具明显的耳和瓣柄，龙骨瓣顶端稍弯，与旗瓣近等长，基部具耳和柄。荚果斜卵形，稍扁，长6~7 mm，宽约5 mm，表面具网纹，且密被毛。花期7~8月，果期9~10月。

【生　　境】生于山坡、灌丛及杂木林下等处。

【分　　布】吉林、辽宁、河北、山西、陕西、浙江、江西、河南、广东、甘肃等地。朝鲜、俄罗斯、日本也有分布。

【采集加工】夏、秋季采收茎叶和全株，切段，除去杂质，晒干。春、秋季采挖根，除去泥土，洗净，晒干。

【性味功能】味甘，微苦，性平。润肺清热、利尿通淋、止血。

【主治用法】治感冒发烧、咳嗽、百日咳、眩晕头痛、小便不利、便血、尿血、吐血。

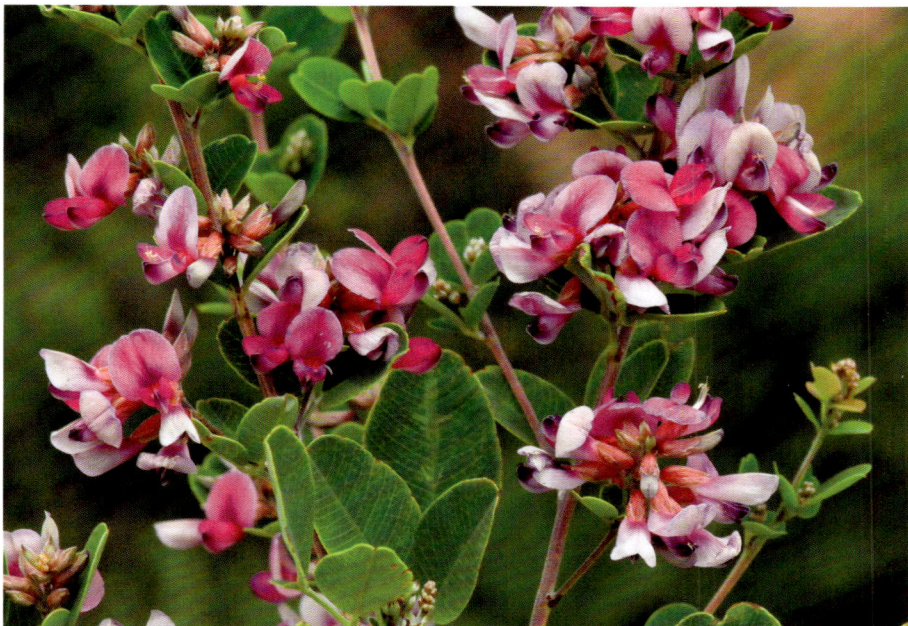

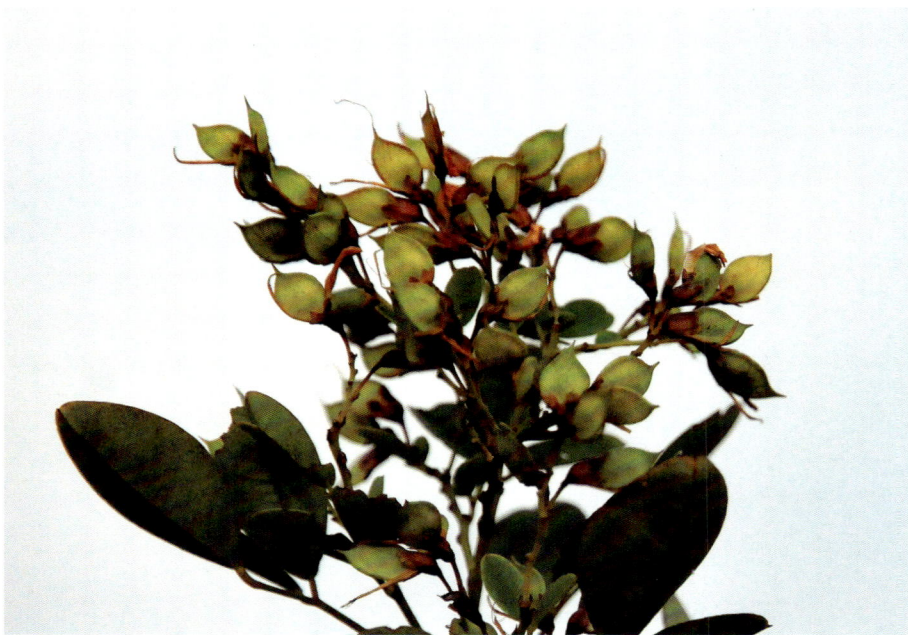

阴山胡枝子

Lespedeza inschanica (Maxim.) Schindl.

【别　名】白指甲花

【基　原】来源于蝶形花科胡枝子属阴山胡枝子 **Lespedeza inschanica** (Maxim.) Schindl. 的全草入药。

【形态特征】落叶灌木，高达80 cm。茎直立或斜升，下部近无毛，上部被短柔毛。托叶丝状钻形，长约2 mm，背部具1～3条明显的脉，被柔毛；叶柄长3～10 mm；羽状复叶具3小叶；小叶长圆形或倒卵状长圆形，长1～2.5 cm，宽0.5～1.5 cm，顶端钝圆或微凹，基部宽楔形或圆形，上面近无毛，下面密被伏毛，顶生小叶较大。总状花序腋生，与叶近等长，具2～6朵花；小苞片长卵形或卵形，背面密被伏毛，边有缘毛；花萼长5～6 mm，5深裂，前方2裂片分裂较浅，裂片披针形，顶端长渐尖，具明显3脉及缘毛，萼筒外被伏毛，向上渐稀疏；花冠白色，旗瓣近圆形，长7 mm，宽5.5 mm，顶端微凹，基部带大紫斑，花期反卷，翼瓣长圆形，长5～6 mm，宽1～1.5 mm，龙骨瓣长6.5 mm，通常顶端带紫色。荚果倒卵形，长4 mm，宽2 mm，密被伏毛，短于宿存萼。花期7～8月，果期9～10月。

【生　境】生于干山坡、草地、路旁及沙质地上等处。

【分　布】东北三省以及内蒙古、河北、山西、陕西、甘肃、河南、山东、江苏、安徽、湖北、湖南、四川、云南等。朝鲜、日本也有分布。

【采集加工】夏、秋季采收全草，切段，洗净，晒干。

【性味功能】味甘，性平。活血、利水、止痛。

【主治用法】治小便不利、便血、尿血、吐血。

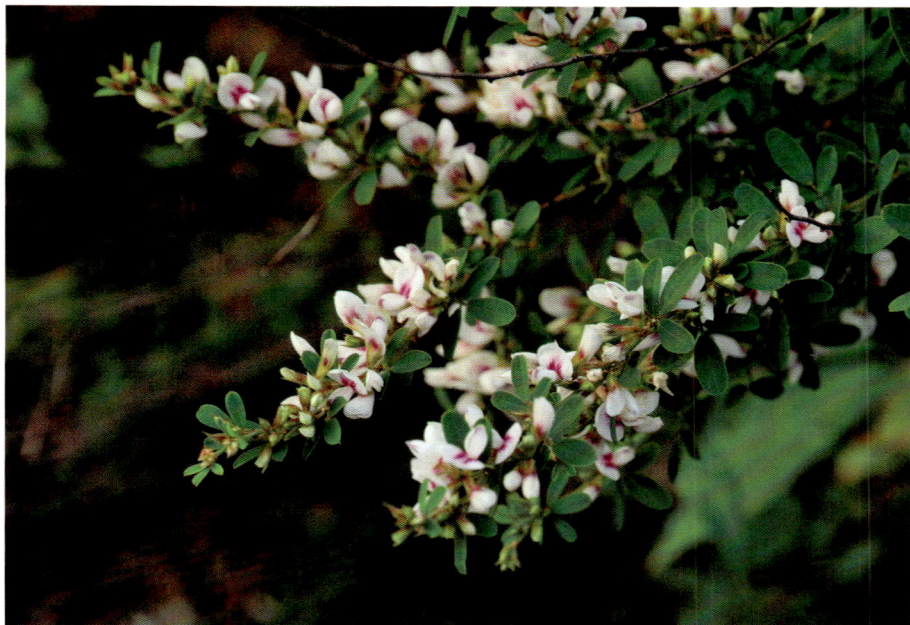

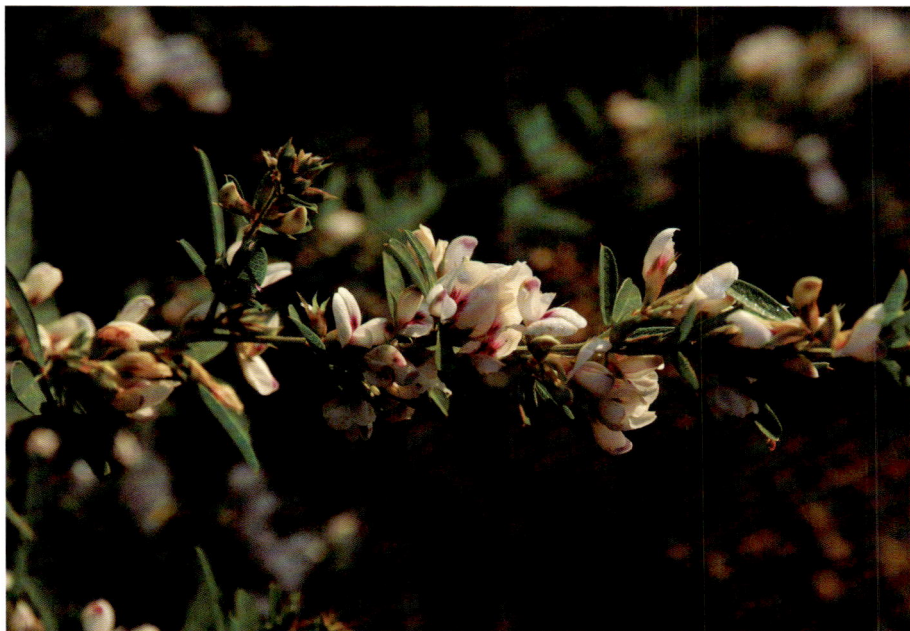

尖叶铁扫帚

Lespedeza juncea (L. f.) Pers.

【别　　名】细叶胡枝子

【基　　原】来源于蝶形花科胡枝子属尖叶铁扫帚 **Lespedeza juncea** (L. f.) Pers. 的全株入药。

【形态特征】落叶小灌木，高可达1 m。全株被伏毛，分枝或上部分枝呈扫帚状。托叶线形，长约2 mm；叶柄长0.5～1 cm；羽状复叶具3小叶；小叶倒披针形、线状长圆形或狭长圆形，长1.5～3.5 cm，宽2～7 mm，顶端稍尖或钝圆，有小刺尖，基部渐狭，边缘稍反卷，上面近无毛，下面密被伏毛。总状花序腋生，稍超出叶，有3～7朵排列较密集的花，近似伞形花序；总花梗长；苞片及小苞片卵状披针形或狭披针形，长约1 mm；花萼狭钟状，长3～4 mm，5深裂，裂片披针形，顶端锐尖，外面被白色伏毛，花开后具明显3脉；花冠白色或淡黄色，旗瓣基部带紫斑，花期不反卷或稀反卷，龙骨瓣顶端带紫色，旗瓣、翼瓣与龙骨瓣近等长，有时旗瓣较短；闭锁花簇生于叶腋，近无梗。荚果宽卵形，两面被白色伏毛，稍超出宿存萼。花期7～9月，果期9～10月。

【生　　境】生于干山坡草地及灌丛间等处。

【分　　布】黑龙江、辽宁、吉林、内蒙古、河北、山东、山西、甘肃等。朝鲜、日本、蒙古、俄罗斯西伯利亚也有分布。

【采集加工】夏、秋季采收全株，切段，洗净，晒干。

【性味功能】味苦、涩，性寒。消炎、止痛、利尿通淋、止血。

【主治用法】治痢疾、小儿疳积、吐血、遗精、子宫下垂等。

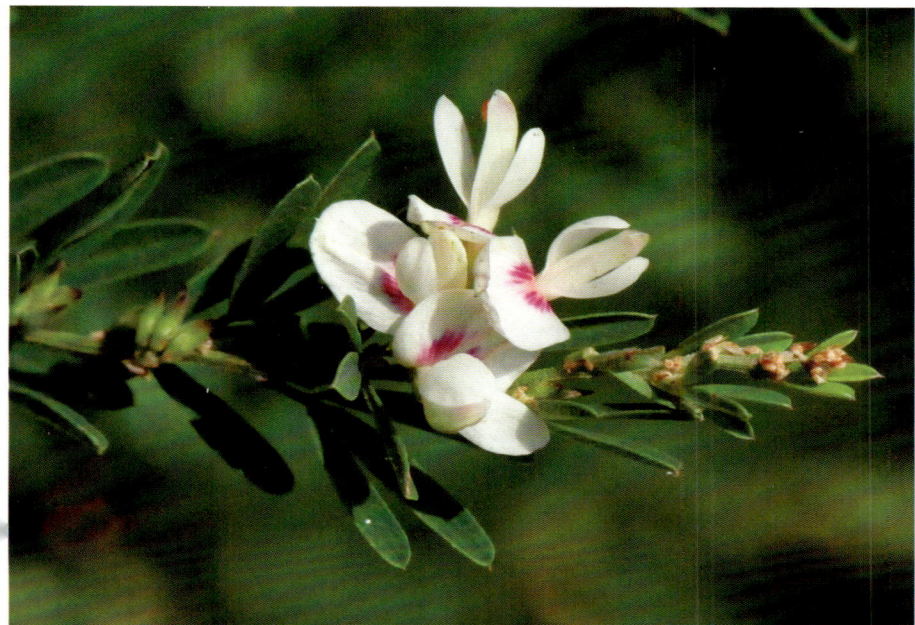

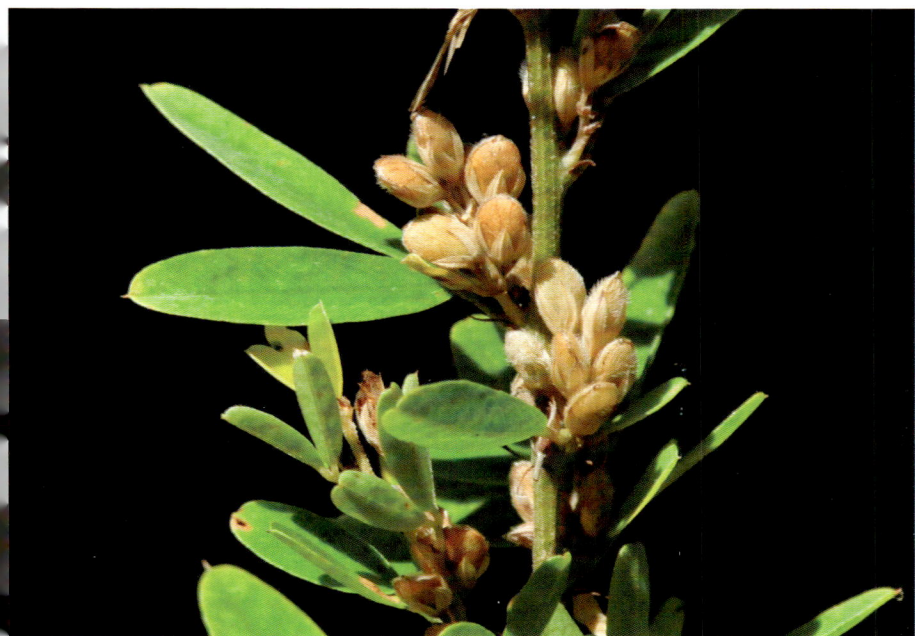

羊草

Leymus chinensis (Trin.) Tzvel.

【别　　名】碱草

【基　　原】来源于禾本科赖草属羊草 Leymus chinensis (Trin.) Tzvel. 的根茎及全草入药。

【形态特征】多年生草本，具下伸或横走根茎。秆散生，直立，高40～90 cm，具4～5节。叶鞘光滑，基部残留叶鞘呈纤维状，枯黄色；叶舌截平，顶具裂齿，纸质，长0.5～1 mm；叶片长7～18 cm，宽3～6 mm，扁平或内卷，上面及边缘粗糙，下面较平滑。穗状花序直立，长7～15 cm，宽10～15 mm；穗轴边缘具细小睫毛，节间长6～10 mm，最基部的节长可达16 mm；小穗长10～22 mm，含5～10小花，通常2枚生于1节，或在上端及基部者常单生，粉绿色，成熟时变黄；小穗轴节间光滑，长1～1.5 mm；颖锥状，长6～8 mm，等于或短于第一小花，不覆盖第一外稃的基部，质地较硬，具不显著3脉，背面中下部光滑，上部粗糙，边缘微具纤毛；外稃披针形，具狭窄膜质的边缘，顶端渐尖或形成芒状小尖头，背部具不明显的5脉，基盘光滑，第一外稃长8～9 mm；内稃与外稃等长，顶端常微2裂；花药长3～4 mm。花期6～7月；果期7～8月。

【生　　境】生于盐碱地、沙质地、草地、山坡及平原等处。

【分　　布】黑龙江、辽宁、吉林、内蒙古、河北、山西、陕西、新疆等。俄罗斯、日本、朝鲜也有分布。

【采集加工】春、秋季采挖根茎，洗净，鲜用或晒干。夏、秋季采收全草，除去杂质，切段，洗净，晒干。

【性味功能】清热利湿、止血。

【主治用法】治感冒、淋病、赤白、带下、衄血、痰中带血、水肿等。

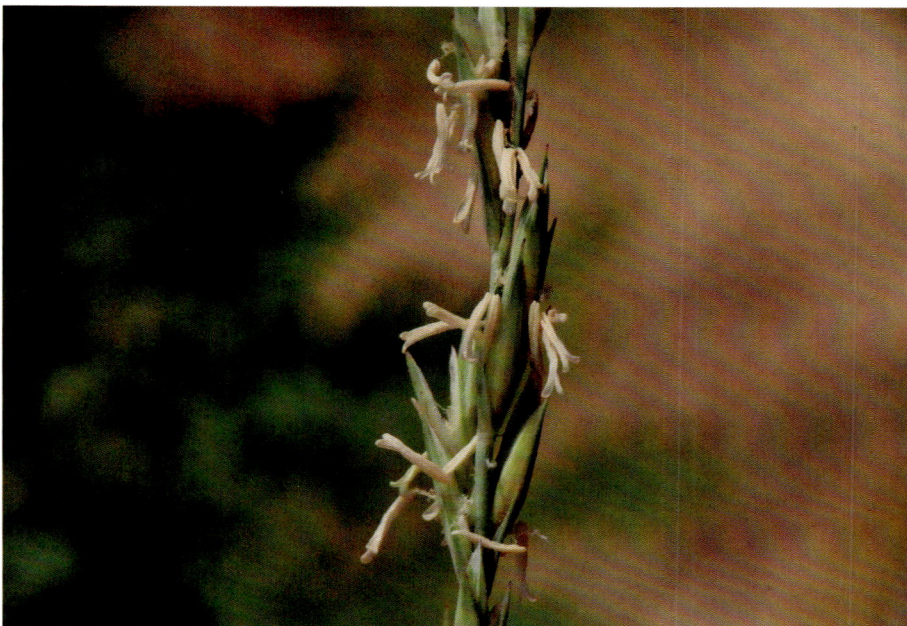

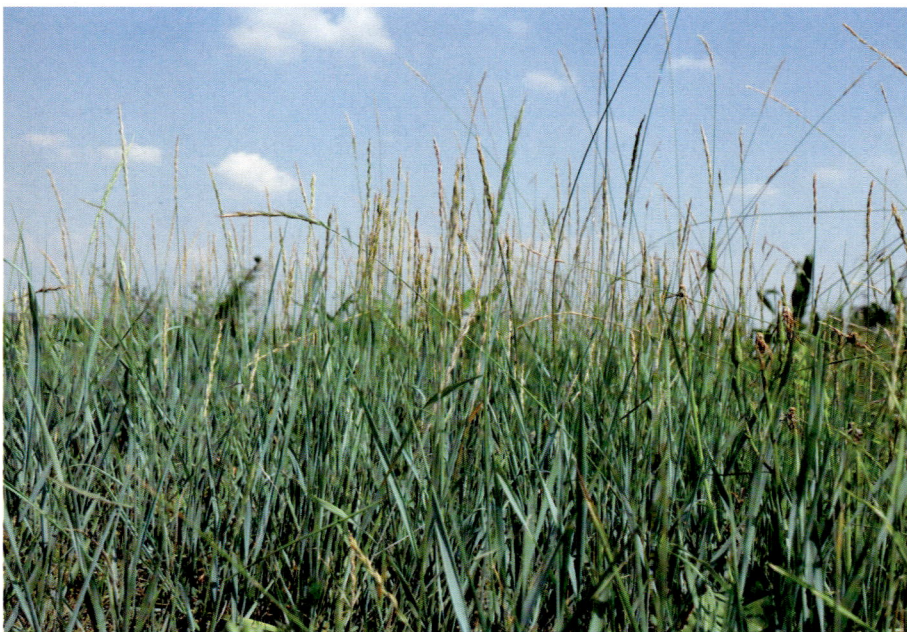

渥丹

Lilium concolor Salisb.

【别　　名】山丹

【基　　原】来源于百合科百合属渥丹 **Lilium concolor** Salisb. 的鳞茎入药。

【形态特征】多年生草本。鳞茎卵球形，高2～3.5 cm，直径2～3.5 cm；鳞片卵形或卵状披针形，长2～3.5 cm，宽1～3 cm，白色，鳞茎上方茎上有根。茎高30～50 cm，少数近基部带紫色，有小乳头状凸起。叶散生，条形，长3.5～7 cm，宽3～6 mm，脉3～7条，边缘有小乳头状凸起，两面无毛。花1～5朵排成近伞形或总状花序；花梗长1.2～4.5 cm；花直立，星状开展，深红色，无斑点，有光泽；花被片矩圆状披针形，长2.2～4 cm，宽4～7 mm，蜜腺两边具乳头状凸起；雄蕊向中心靠拢；花丝长1.8～2 cm，无毛，花药长矩圆形，长约7 mm；子房圆柱形，长1～1.2 cm，宽2.5～3 mm；花柱稍短于子房，柱头稍膨大。蒴果矩圆形，长3～3.5 cm，宽约2～2.2 cm。花期6～7月；果期8～9月。

【生　　境】生于石质山坡、草地、灌丛及疏林下。

【分　　布】辽宁、吉林、河北、河南、山东、山西、陕西等。

【采集加工】春、秋季采挖鳞茎，除去泥土，洗净，剥取鳞片，置沸水中略烫，晒干或烘干，生用或蜜炙用。

【性味功能】味甘，性微寒。润肺止咳、清心安神。

【主治用法】治阴虚久咳、痰中带血、虚烦惊悸、失眠多梦、精神恍惚等。用量：10～30 g。

【附　　注】肺脾虚寒、大便稀溏者忌用。

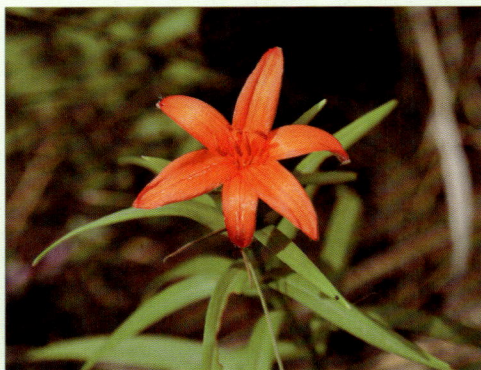

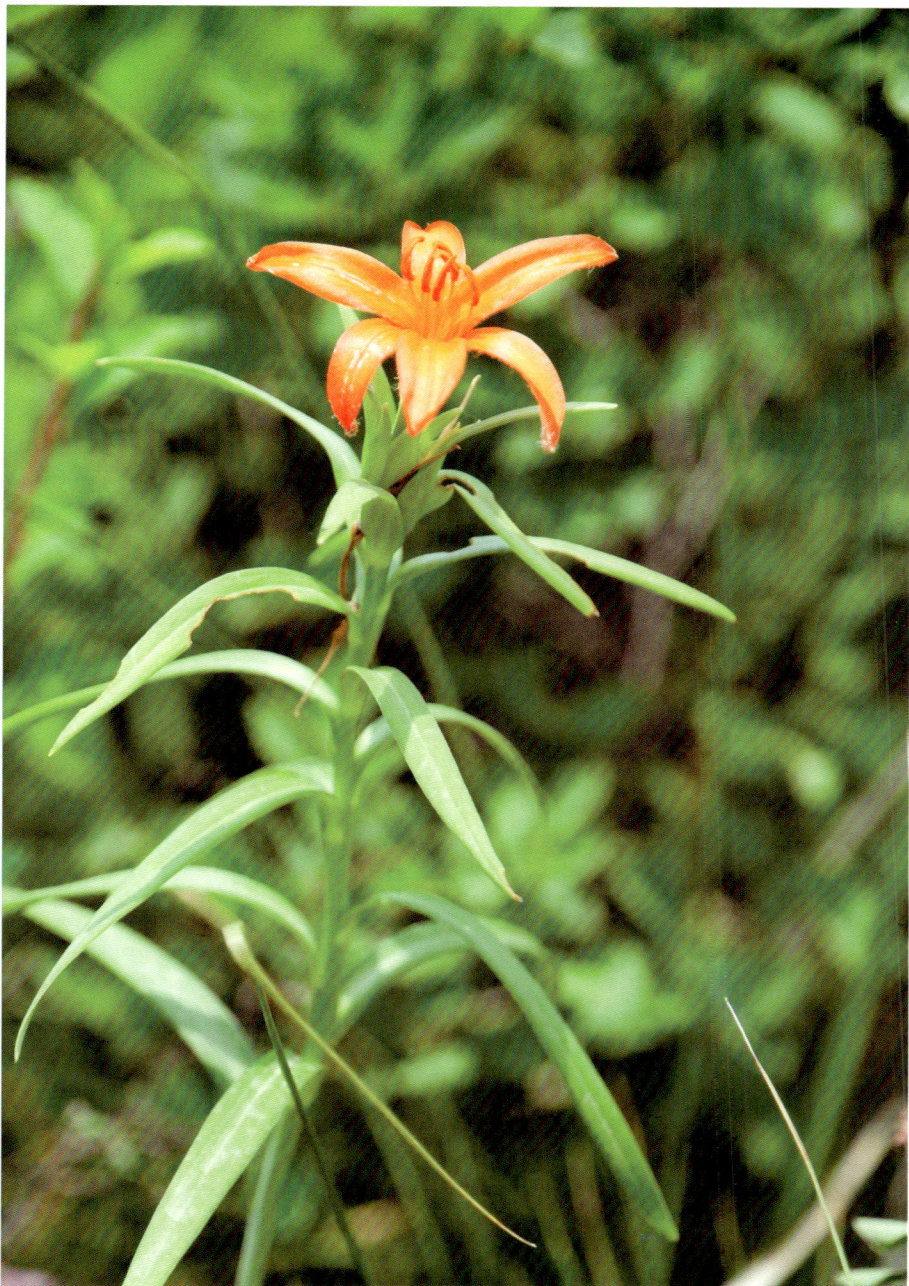

有斑百合

Lilium concolor Salisb. var. **pulchellum** (Fisch.) Regel

【基　原】来源于百合科百合属有斑百合 **Lilium concolor** Salisb. var. **pulchellum**（Fisch.）Regel的鳞茎入药。

【形态特征】多年生草本。鳞茎卵球形，高2～3.5 cm，直径2～3.5 cm；鳞片卵形或卵状披针形，长2～3.5 cm，宽1～3 cm，白色，鳞茎上方茎上有根。茎高30～50 cm，少数近基部带紫色，有小乳头状凸起。叶散生，条形，长3.5～7 cm，宽3～6 mm，脉3～7条，边缘有小乳头状凸起，两面无毛。花1～5朵排成近伞形或总状花序；花梗长1.2～4.5 cm；花直立，星状开展，深红色，花被片有斑点，有光泽；花被片矩圆状披针形，长2.2～4 cm，宽4～7 mm，蜜腺两边具乳头状凸起；雄蕊向中心靠拢；花丝长1.8～2 cm，无毛，花药长矩圆形，长约7 mm；子房圆柱形，长1～1.2 cm，宽2.5～3 mm；花柱稍短于子房，柱头稍膨大。蒴果矩圆形，长3～3.5 cm，宽约2～2.2 cm。花期6～7月；果期8～9月。

【生　境】生于山坡草丛、路旁及灌木林下等处。

【分　布】黑龙江、辽宁、吉林、内蒙古、河北、山东、山西等。朝鲜和俄罗斯也有分布。

【采集加工】春、秋季采挖鳞茎，除去泥土，洗净，剥取鳞片，置沸水中略烫，晒干或烘干，生用或蜜炙用。

【性味功能】味甘，性微寒。润肺止咳、清心安神。

【主治用法】治阴虚久咳、痰中带血、虚烦惊悸、失眠多梦、精神恍惚等。用量：10～30 g。

【附　注】肺脾虚寒、大便稀溏者忌用。

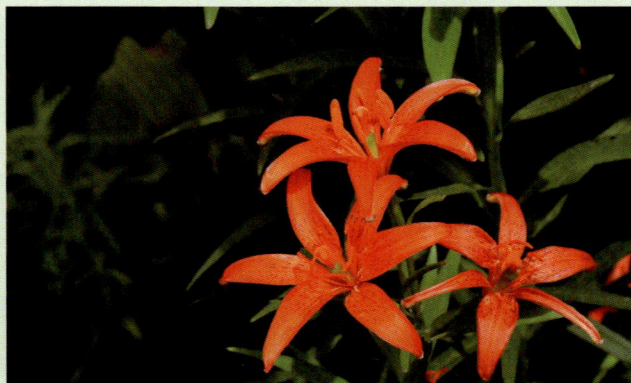

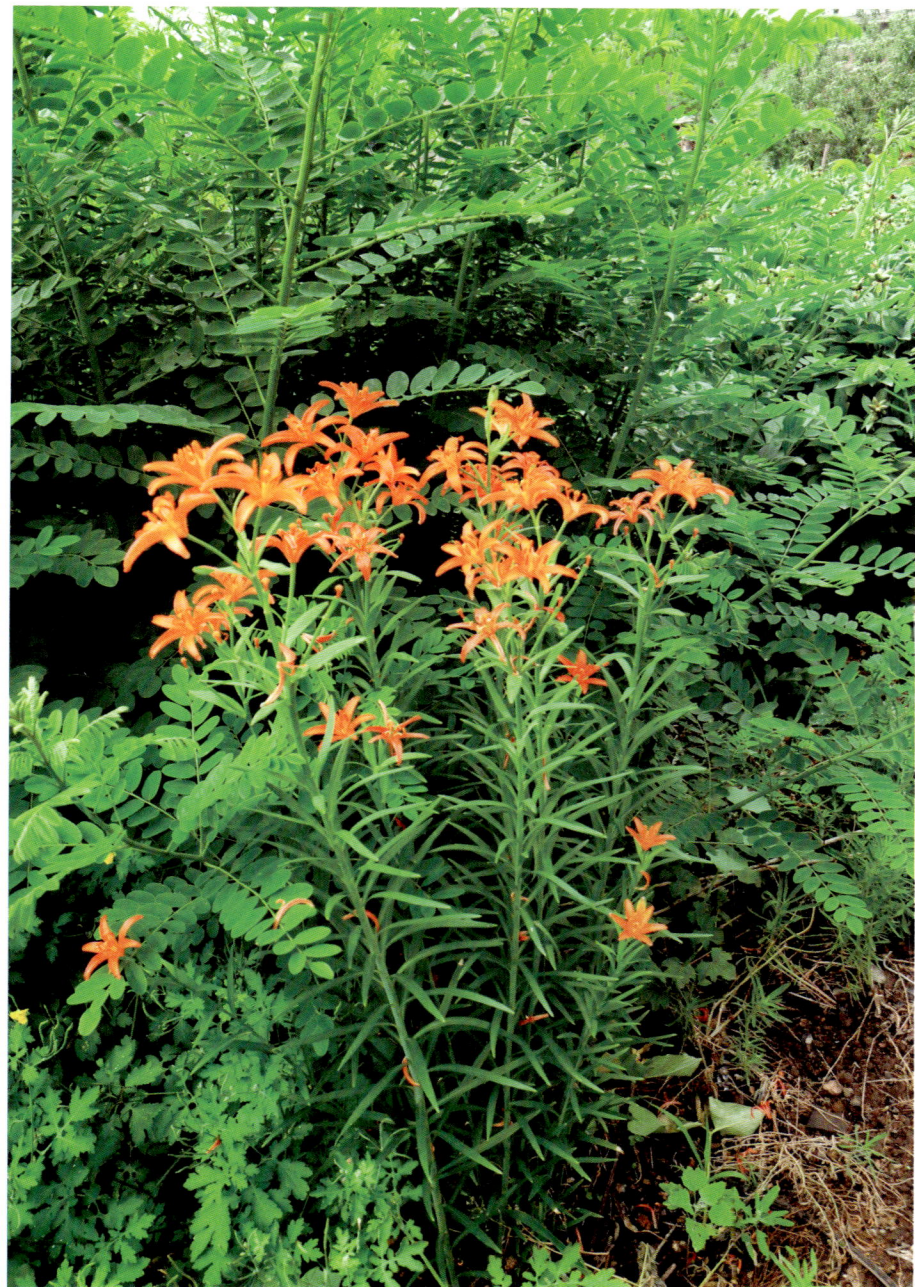

毛百合

Lilium dauricum Ker-Gawl.

【别　　名】卷帘百合

【基　　原】来源于百合科百合属毛百合 **Lilium dauricum** Ker-Gawl. 的鳞茎入药。

【形态特征】多年生草本。鳞茎卵状球形，高约1.5 cm，直径约2 cm；鳞片宽披针形至倒披针形，长1~1.4 cm，宽5~6 mm，白色，有节或有的无节。茎直立，高50~70 cm，有棱。叶散生，在茎顶端有4~5枚叶片轮生，狭披针形至披针形，长7~15 cm，宽8~14 mm，叶脉3~5条。基部有一簇白绵毛，边缘有小乳头状凸起，有的还有稀疏的白色绵毛。苞片叶状，长4 cm；花梗长1~8.5 cm，有白色绵毛；花1~4朵顶生，花梗长1~8 cm，直立；橙红色或红色，有紫红色斑点；外轮花被片倒披针形，顶端渐尖，基部渐狭，长7~9 cm，宽1.5~2.3 cm，外面有白色绵毛；内轮花被片稍窄，蜜腺两边有深紫色的乳头状凸起；雄蕊向中心靠拢；花丝长5~5.5 cm，无毛，花药长约1 cm；子房圆柱形，长约1.8 cm，宽2~3 mm；花柱长为子房的2倍以上，柱头膨大，3裂。蒴果矩圆形，长约4~5.5 cm，宽3 cm。花期6~7月；果期8~9月。

【生　　境】生于林下、林缘、灌丛、草甸、湿草地及山沟路边等处。

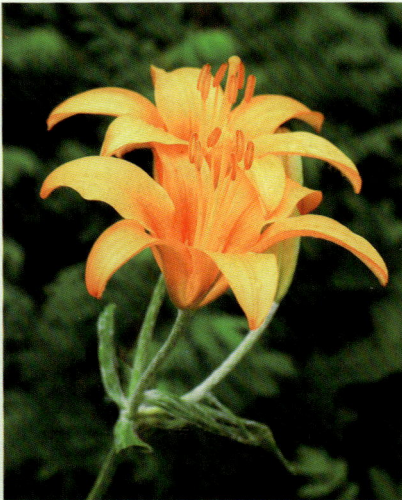

【分　　布】黑龙江、吉林、辽宁、内蒙古、河北。朝鲜、日本、蒙古和俄罗斯也有分布。

【采集加工】春、秋季采挖鳞茎，除去泥土，洗净，剥取鳞片，置沸水中略烫，晒干或烘干，生用或蜜炙用。

【性味功能】味甘、苦，性凉。润肺止咳、清心安神。

【主治用法】治阴虚久咳、痰中带血、虚烦惊悸、失眠多梦、精神恍惚、神经衰弱、脚气浮肿等。用量：15~30 g。

【附　　注】肺脾虚寒、大便稀溏者忌用。

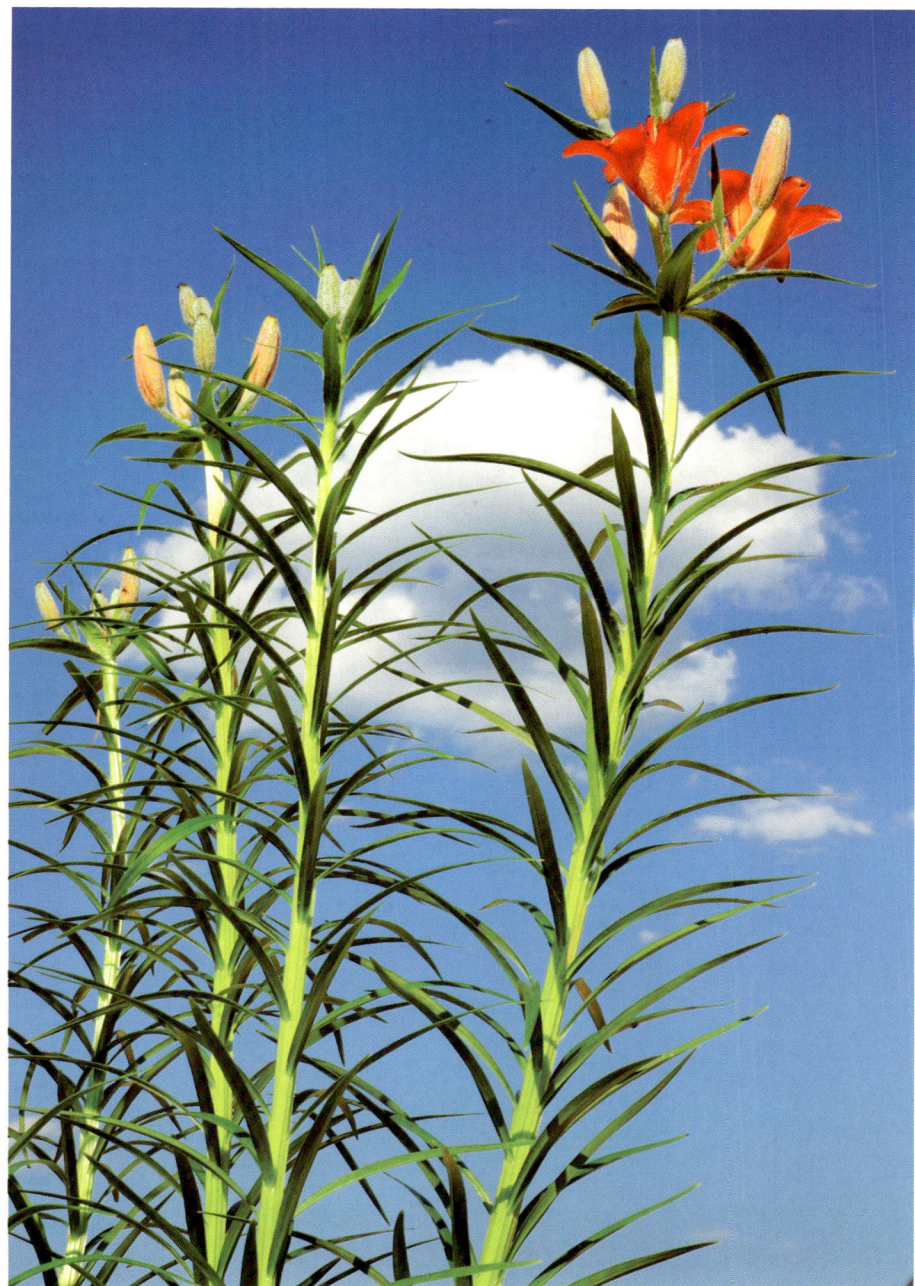

东北百合

Lilium distichum Nakai

【别　名】轮叶百合

【基　原】来源于百合科百合属东北百合 **Lilium distichum** Nakai 的鳞茎入药。

【形态特征】多年生草本。鳞茎卵圆形，高2.5～3 cm，直径3.5～4 cm；鳞茎下方生多数稍肉质根，鳞片披针形，长1.5～2 cm，宽4～6 mm，白色，有节。茎高60～120 cm，有小乳头状凸起。叶1轮共7～20枚生于茎中部，还有少数散生叶，倒卵状披针形至矩圆状披针形，长8～15 cm，宽2～4 cm，顶端急尖或渐尖，下部渐狭，无毛。花2～12朵，排列成总状花序；苞片叶状，长2～2.5 cm，宽3～6 mm；花梗长6～8 cm；花淡橙红色，具紫红色斑点；花被片稍反卷，长3.5～4.5 cm，宽0.6～1.3 cm，蜜腺两边无乳头状凸起；雄蕊比花被片短；花丝长约2～2.5 cm，无毛，花药条形，长达1 cm；子房圆柱形，长8～9 mm，宽2～3 mm；花柱长约为子房的两倍，柱头球形，3裂。蒴果倒卵形，长2 cm，宽1.5 cm。花期7～8月；果期8～9月。

【生　境】生于富含腐殖质的林下、林缘、草地、溪边及路旁等处。

【分　布】黑龙江、吉林、辽宁。

【采集加工】春、秋季采挖鳞茎，除去泥土，洗净，剥取鳞片，置沸水中略烫，晒干或烘干，生用或蜜炙用。

【性味功能】味甘、苦，性凉。润肺止咳、清心安神。

【主治用法】治阴虚久咳、痰中带血、虚烦惊悸、失眠多梦、精神恍惚、神经衰弱、脚气浮肿等。用量：15～30 g。

【附　注】肺脾虚寒、大便稀溏者忌用。

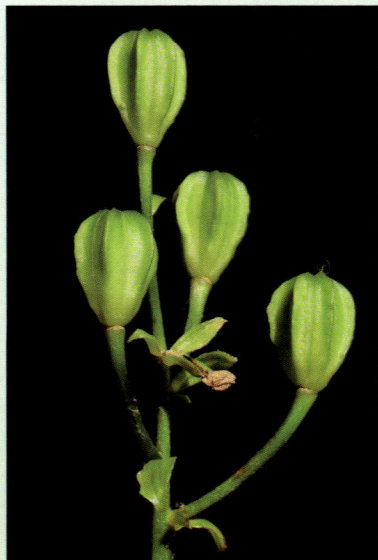

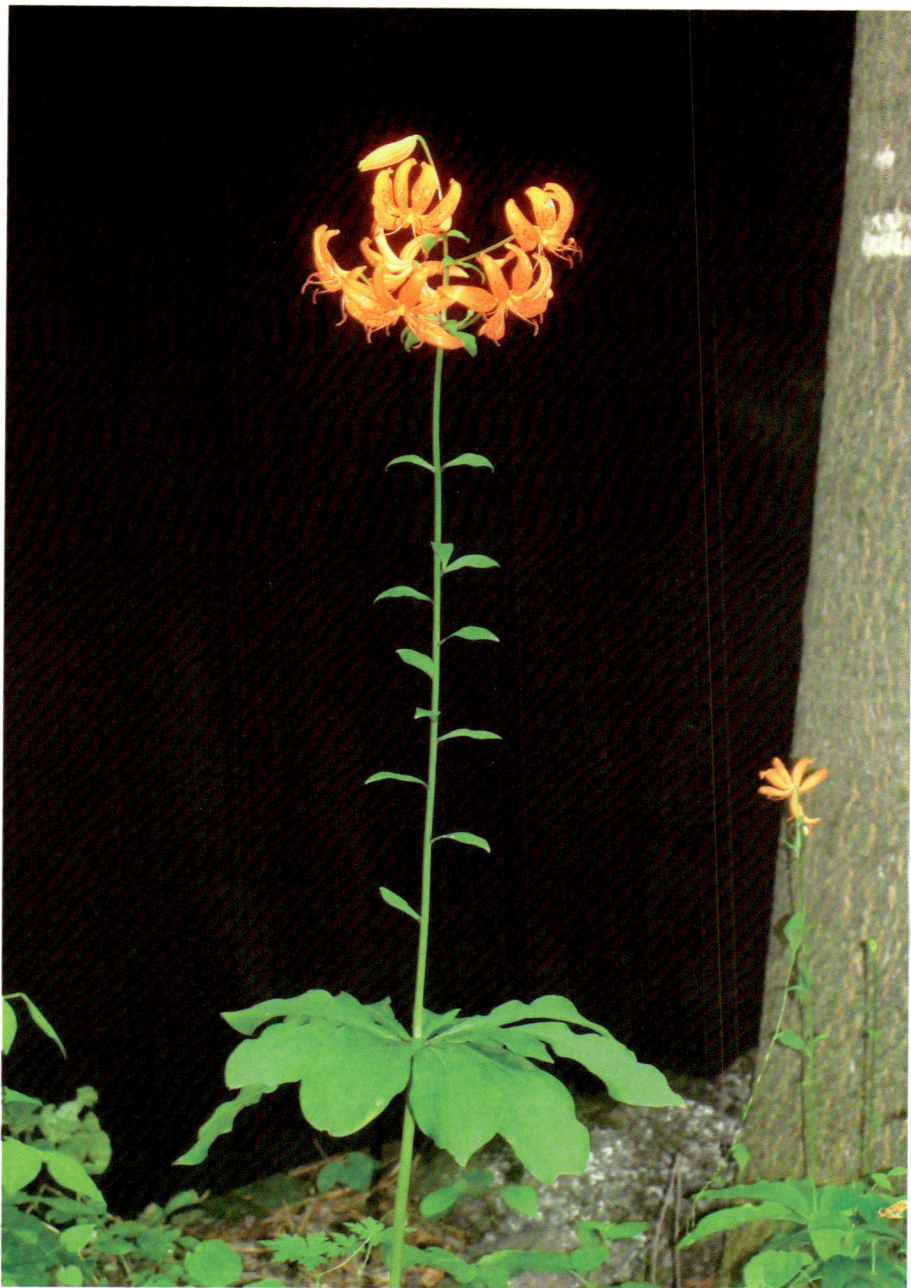

水茫草

Limosella aquatica L.

【别　　名】伏水茫草

【基　　原】来源于玄参科水茫草属水茫草**Limosella aquatica** L. 的全草入药。

【形态特征】一年生水生或湿生草本，高3～5 cm，罕达10 cm，个体小，丛生，全体无毛。具纤细而短的匍匐茎，几乎没有直立茎。根簇生，须状而短。叶基出、簇生成莲座状，具长柄，长1～4 cm，可达9 cm；叶片宽条形或狭匙形，比叶柄短得多，长3～15 mm，钝头，全缘，多少带肉质。花3～10朵自叶丛中生出，花梗细长，长7～13 mm；花萼钟状，膜质，长1.5～2.5 mm，萼齿卵状三角形，长0.5～0.8 mm，顶端渐尖；花冠白色或带红色，长2～3.5 mm，辐射状钟形，花冠裂片5，矩圆形或矩圆状卵形，长1～1.5 mm，顶端钝；雄蕊4枚，等长，花丝大部贴生；花柱短，柱头头状，有时稍有凹缺。蒴果卵圆形，长约3 mm，超过宿萼；种子多数而极小，纺锤形，稍弯曲，表面有格状纹。花期7～8月；果期8～9月。

【生　　境】生于河岸、溪旁及林缘湿草地等处，有时浮于水中。

【分　　布】黑龙江、辽宁、吉林、内蒙古、四川、青海、云南、西藏等。

【采集加工】夏、秋季采收全草，除去杂质，洗净，晒干。

【性味功能】味淡，性平。清热解毒、生津。

【主治用法】治咽喉肿痛、热毒泻痢、大小便不通畅等症。用量：适量。

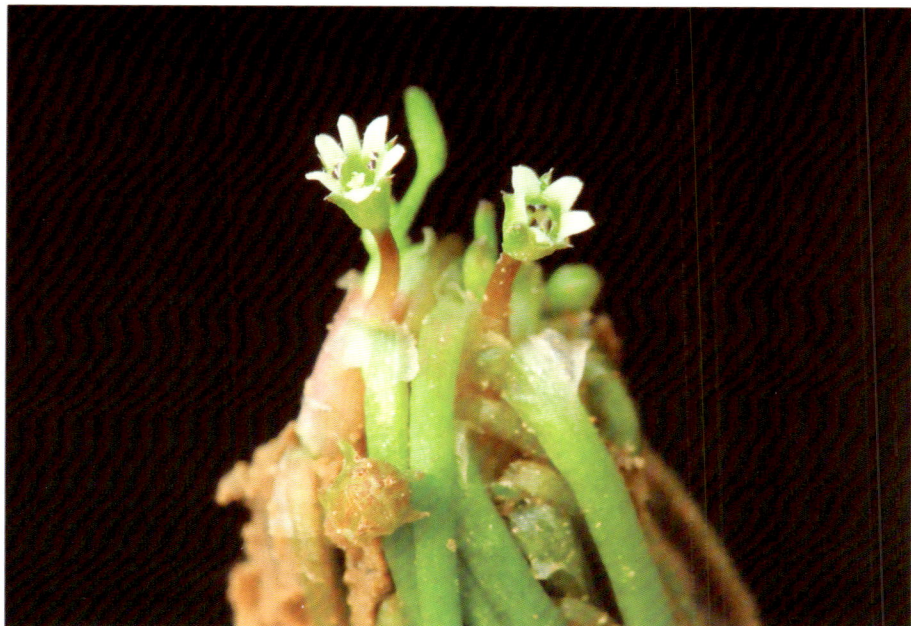
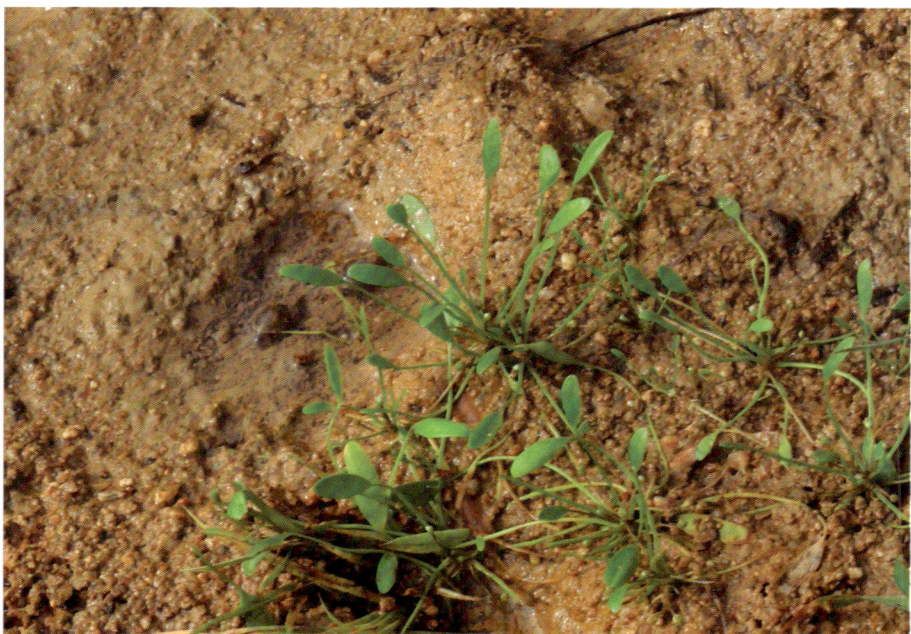

阿里山羊耳蒜

Liparis makinoana Schltr

【基　　原】来源于兰科羊耳蒜属阿里山羊耳蒜**Liparis makinoana** Schltr的带根全草入药。

【形态特征】多年生草本，高15～35 cm。假鳞茎近球形或椭圆形，如蒜头状，径7～20 mm。茎直立，常具狭翅。叶2枚基生，叶柄成鞘状抱茎，长2～8 cm；叶片椭圆形或卵形，长7～15 cm，宽2.5～7 cm，基部近圆形或广楔形，下延。总状花序顶生，具6～20余朵花，花序轴具翅；苞片小，卵状三角形，膜质；花带暗紫色、紫褐色或红紫色，极稀近黄绿色，萼片相似，长圆状线形或披针状线形，长8～13 mm，侧花瓣狭线形或丝状；唇瓣通常位于下方，比萼片稍短或等长，宽倒卵形或近广椭圆形，近基部向外弯(反折)并急剧收狭成宽爪状；蕊柱呈柱状，稍向唇瓣弓曲，长4～6 mm，花药顶生，2室，药室平行，花粉块颗粒状；蕊喙短小，柱头1，位于蕊缘下方；花期子房连花梗近线形，扭转，通常花朝子房与花梗界线不明显。蒴果椭圆形或倒卵状椭圆至长圆形，向基部常渐狭，长11～20 mm。花期7～8月；果期8～9月。

【生　　境】生于林下、林缘、林间草地及灌丛间等处。

【分　　布】黑龙江、辽宁、吉林。

【采集加工】夏、秋季采挖全草，除去杂质，洗净，晒干。

【性味功能】味甘、微酸，性平。活血止血、消肿止痛。

【主治用法】治崩漏、产后腹痛、白带过多、扁桃体炎、跌打损伤、烧伤。用量：6～9 g。外用鲜品捣烂敷患处。

【附　　方】

（1）治崩漏：阿里山羊耳蒜15 g，水煎服。

（2）治产后腹痛：阿里山羊耳蒜15 g，桃奴15 g，水煎加黄酒服用。

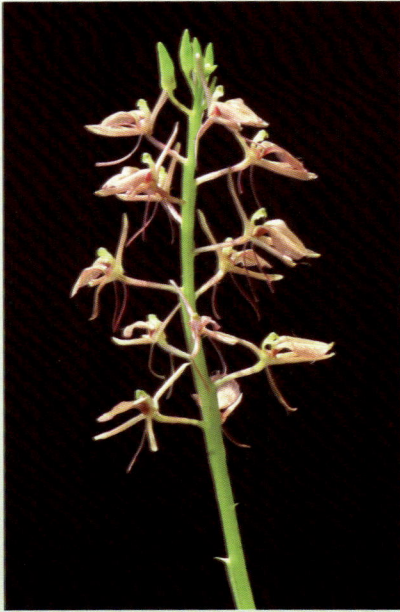

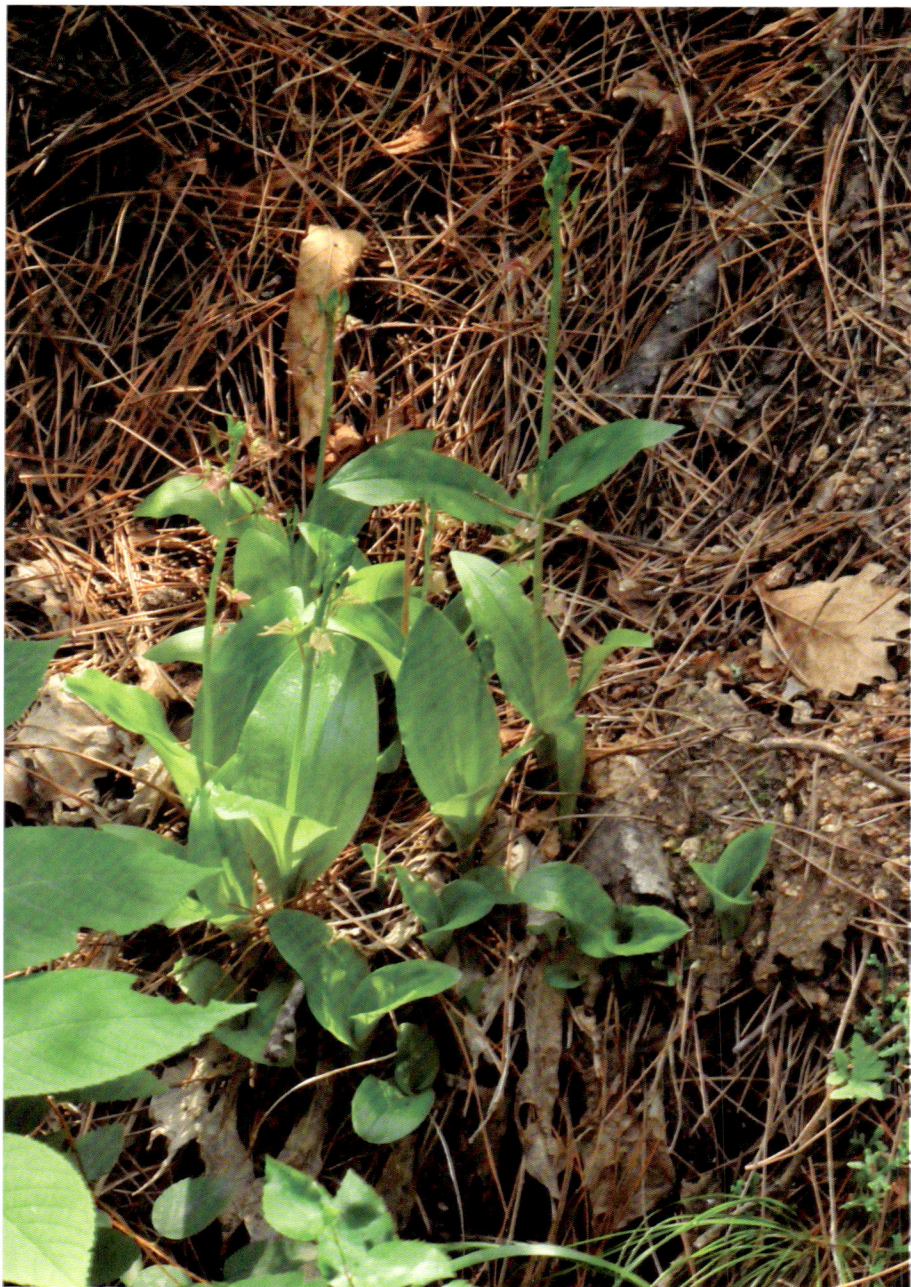

紫草

Lithospermum erythrorhizon Sieb. et Zucc.

【基　　原】来源于紫草科紫草属紫草 Lithospermum erythrorhizon Sieb. et Zucc. 的根入药。

【形态特征】多年生草本，根富含紫色物质。茎通常1～3条，直立，高40～90 cm，有贴伏和开展的短糙伏毛，上部有分枝，枝斜升并常稍弯曲。叶无柄，卵状披针形至宽披针形，长3～8 cm，宽7～17 mm，顶端渐尖，基部渐狭，两面均有短糙伏毛，脉在叶下面凸起，沿脉有较密的糙伏毛。花序生茎和枝上部，长2～6 cm，果期延长；苞片与叶同形而较小；花萼裂片线形，长约4 mm，果期可达9 mm，背面有短糙伏毛；花冠白色，长7～9 mm，外面稍有毛，筒部长约4 mm，檐部与筒部近等长，裂片宽卵形，长2.5～3 mm，开展，全缘或微波状，顶端有时微凹，喉部附属物半球形，无毛；雄蕊着生花冠筒中部稍上，花丝长约0.4 mm，花药长1～1.2 mm；花柱长2.2～2.5 mm，柱头头状。小坚果卵球形，乳白色或带淡黄褐色，长约3.5 mm，平滑，有光泽，腹面中线凹陷呈纵沟。花期7～8月；果期8～9月。

【生　　境】生于林缘、灌丛及石砾山坡。

【分　　布】辽宁、河北、山东、山西、河南、江西、湖南、湖北、广西北部、贵州、四川、陕西至甘肃东南部。朝鲜、日本也有分布。

【采集加工】春、秋季采挖根，晒干药用。

【性味功能】味甘、咸，性寒。清热解毒、凉血活血、透疹、抗癌。

【主治用法】治温热斑疹、湿热黄疸、痈疽疮疡、麻疹不透、猩红热、湿疹阴痒、紫癜、吐血、尿血、衄血、淋浊、血痢、大便秘结、烫火伤、丹毒及痈疡等。用量：3～10 g，外用适量捣烂调敷患处。

【附　　注】脾胃虚寒、大便滑泄者忌用。本品配大青叶、蝉蜕、连翘，可治疗斑疹不透；配瓜蒌仁，可治疗痈疮便秘；配生地黄、牡丹皮、赤芍，可治疗热毒发斑、发疹。

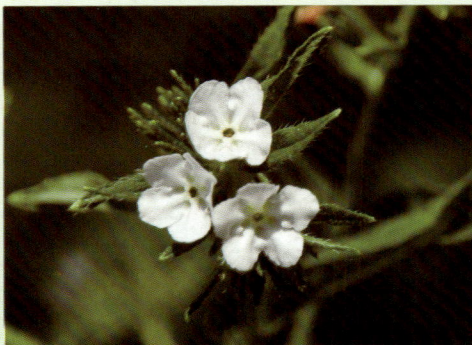

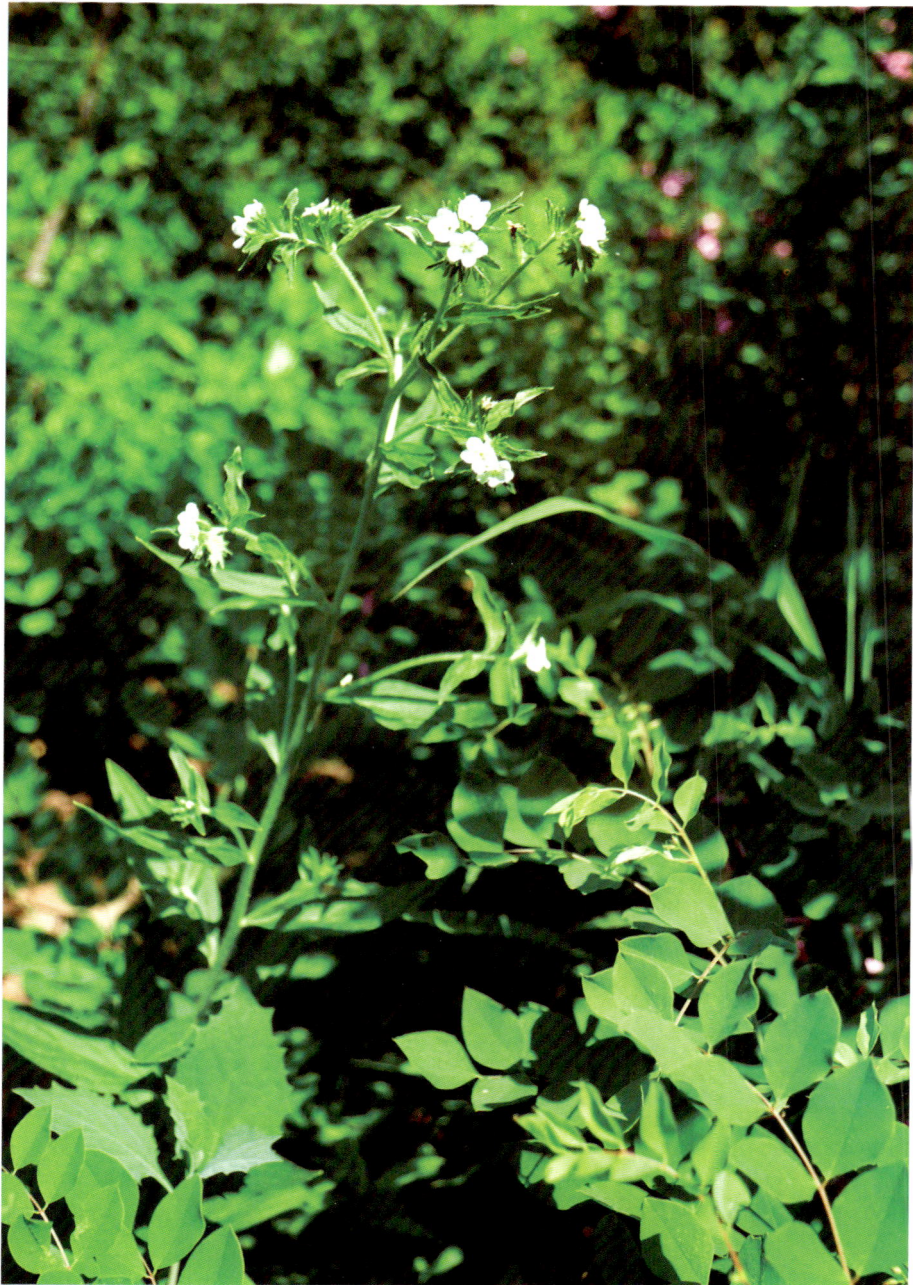

玉柏

Lycopodium obscurum L.

【别　　名】玉柏石松、玉遂

【基　　原】来源于石松科石松属玉柏 **Lycopodium obscurum** L. 的全草入药。

【形态特征】多年生土生植物。匍匐茎地下生，细长横走，棕黄色，光滑或被少量的叶；侧枝斜升或直立，高15～40 cm，下部不分枝，单干，上部二叉分枝，分枝密接，稍扁压，形成扇形，半圆形或圆柱状。叶螺旋状排列，稍疏，斜立或近平伸，线状披针形，长3～4 mm，宽约0.6 mm，基部楔形，下延，无柄，顶端渐尖，具短尖头，边缘全缘，中脉略明显，革质。孢子囊穗单生于小枝顶端，直立，圆柱形，无柄，长2～3 cm，直径4～5 mm；孢子叶阔卵状，长约3 mm，宽约2 mm，顶端急尖，边缘膜质，具啮蚀状齿，纸质；孢子囊生于孢子叶腋，内藏，圆肾形，黄色。

【生　　境】生于山地针阔混交林、针叶林下及亚高山沼泽地上等处。

【分　　布】黑龙江、吉林、辽宁。

【采集加工】夏、秋季采全草，除去杂质，切段，洗净。

【性味功能】味酸，性温。无毒。祛风除湿、舒筋活络、散寒、生津止渴、补肾益气。

【主治用法】治风湿痹痛、四肢麻木、腰腿痛、跌打损伤、小儿麻痹后遗症、痈肿疮毒、气虚、腰膝酸软、消渴症等。水煎服或浸酒。用量：10～25 g。

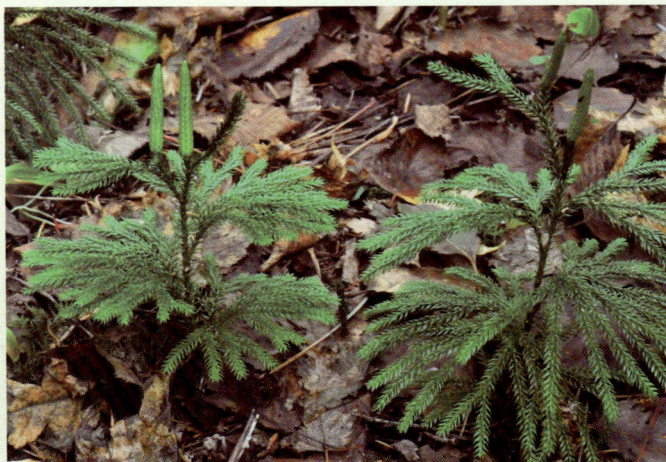

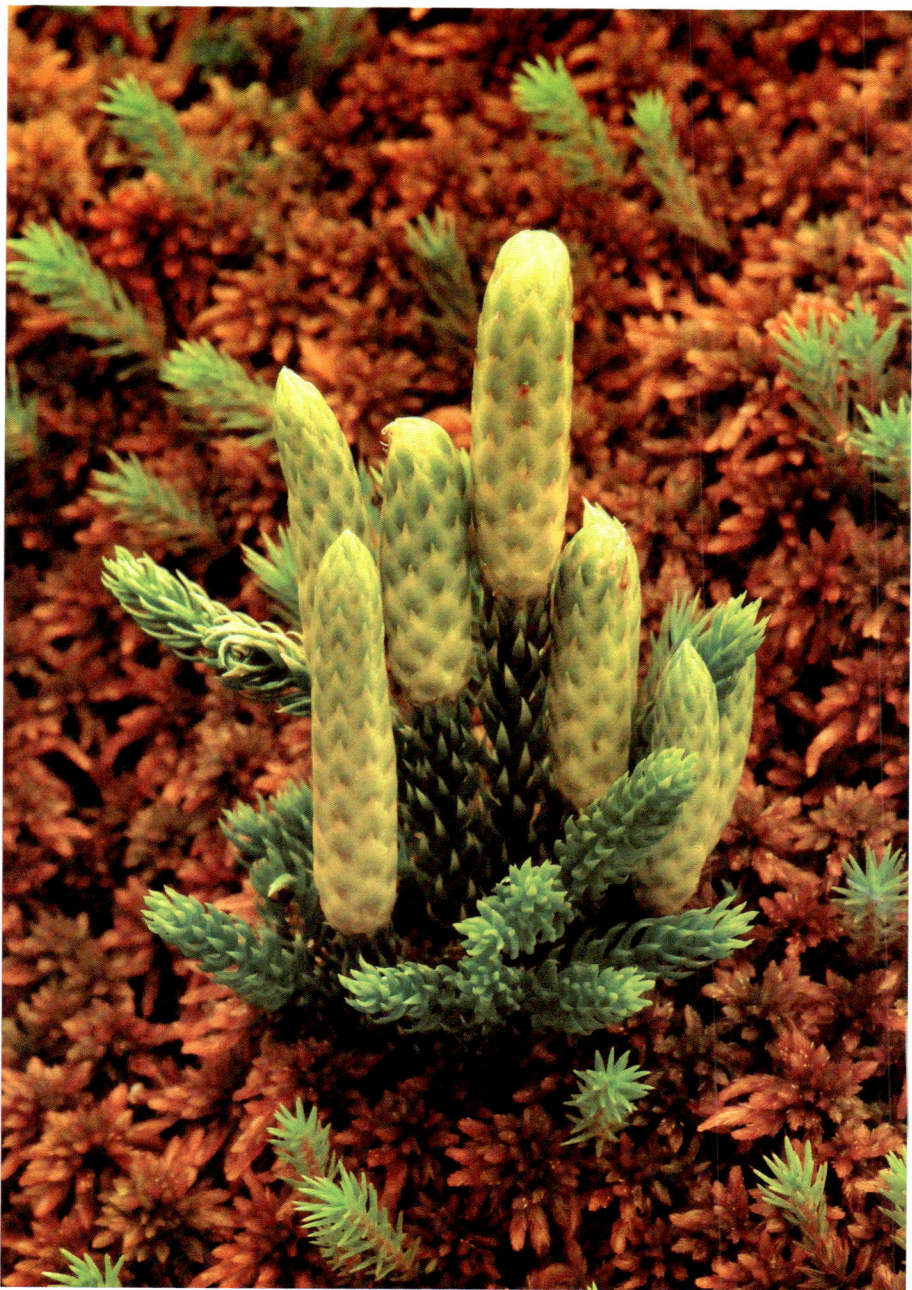

朝鲜槐

Maackia amurensis Rupr. et Maxim.

【**别　　名**】怀槐、山槐、高丽槐

【**基　　原**】来源于蝶形花科马鞍树属朝鲜槐**Maackia amurensis** Rupr. et Maxim. 的茎枝及花入药。

【**形态特征**】落叶乔木，高可达15 m，通常高7~8 m，胸径约60 cm；树皮淡绿褐色，薄片剥裂。枝紫褐色，有褐色皮孔；芽稍扁，芽鳞少。羽状复叶，长16~20.6 cm；小叶3~5对，对生或近对生，纸质，卵形、倒卵状椭圆形或长卵形，长3.5~9.7 cm，宽1~4.9 cm，顶端钝，短渐尖，基部阔楔形或圆形；小叶柄长3~6 mm。总状花序3~4个集生，长5~9 cm；总花梗及花梗密被锈褐色柔毛；花蕾密被褐色短毛，花密集；花梗长4~6 mm；花萼钟状，长、宽各4 mm，5浅齿，密被黄褐色平贴柔毛；花冠白色，长约7~9 mm，旗瓣倒卵形，宽3~4 mm，顶端微凹，基部渐狭成柄，反卷，翼瓣长圆形，基部两侧有耳；子房线形。荚果扁平，长3~7.2 cm，宽1~1.2 cm，腹缝无翅或有宽约10 mm的狭翅，暗褐色；果梗长5~10 mm，无果颈；种子褐黄色，长椭圆形，长约8 mm；无胚乳。花期6~7月，果期9~10月。

【**生　　境**】生于稍湿润的阔叶林内，林缘，溪流附近或山坡灌丛间等处。

【**分　　布**】黑龙江、辽宁、吉林、内蒙古、河北等。俄罗斯远东地区、朝鲜也有分布。

【**采集加工**】四季割取枝条，切段，洗净，晒干。夏季采摘花，除去杂质，阴干。

【**性味功能**】味微苦，性温。祛风除湿、止血。

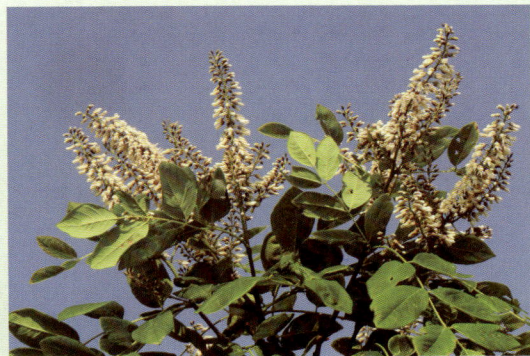

【**主治用法**】茎枝：治风湿痹痛、肢体麻木、半身不遂、关节筋骨疼痛。花：治各种出血，水煎服或冲茶饮用。用量：5~15 g。

【**附　　注**】本种为中国植物图谱数据库收录的有毒植物，其毒性为茎皮有毒。

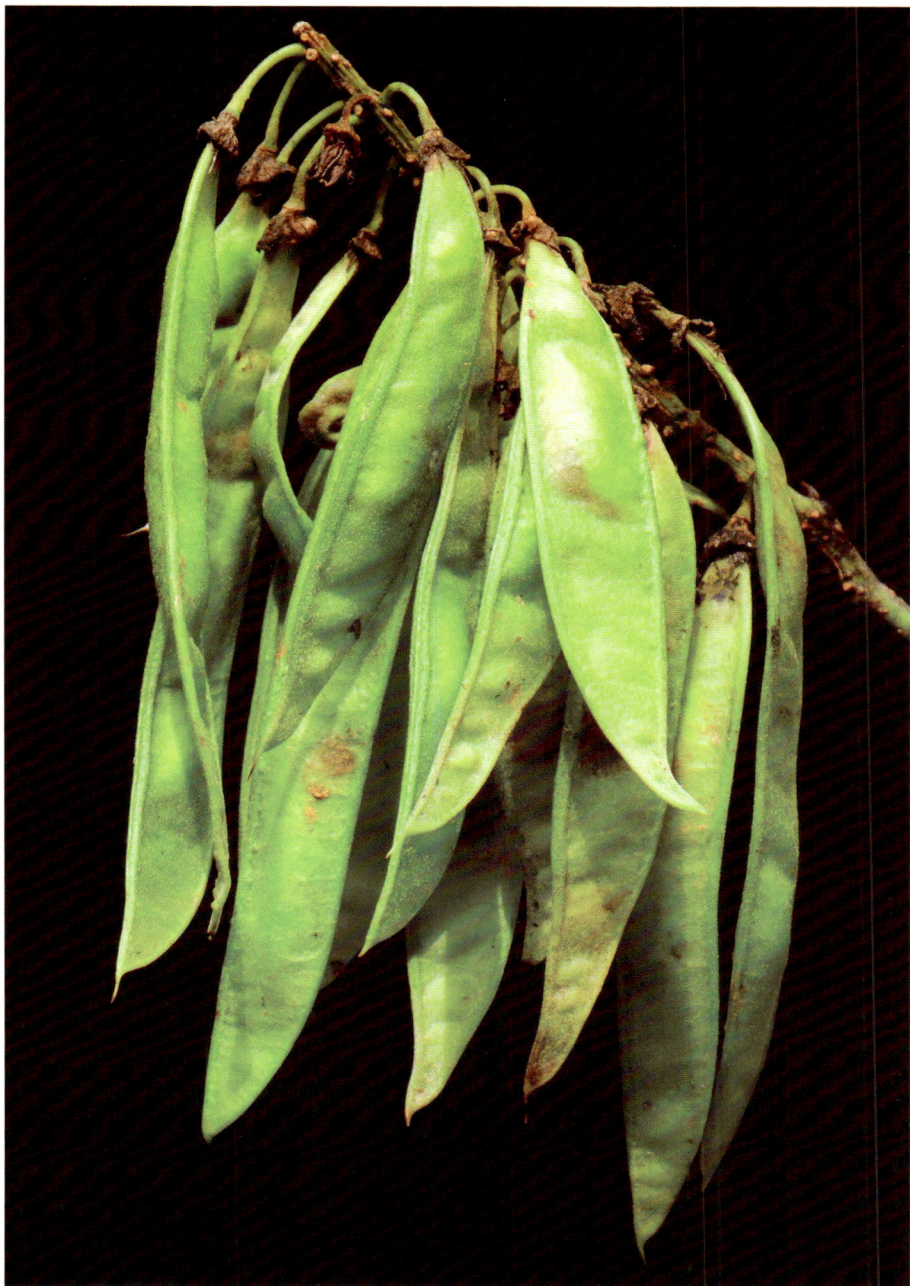

舞鹤草

Maianthemum bifolium (L.) F. W. Schmidt

【别　　名】二叶舞鹤草

【基　　原】来源于百合科舞鹤草属舞鹤草 **Maianthemum bifolium** (L.) F. W. Schmidt 的全草入药。

【形态特征】多年生草本。根状茎细长，一有时分叉，长可达20 cm 或更长，直径1～2 mm，节上有少数根，节间长1～3 cm。茎高8～25 cm，无毛或散生柔毛。基生叶有长达10 cm 的叶柄，到花期已凋萎；茎生叶通常2枚，极少3枚，互生于茎的上部，三角状卵形，长3～10 cm，宽2～9 cm，顶端急尖至渐尖，基部心形，湾缺张开，下面脉上有柔毛或散生微柔毛，边缘有细小的锯齿状乳突或具柔毛；叶柄长1～2 cm，常有柔毛。总状花序直立，长3～5 cm，约有10～25朵花；花序轴有柔毛或乳头状凸起；花白色，直径3～4 mm，单生或成对。花梗细，长约5 mm，顶端有关节；花被片矩圆形，长2～2.5 mm，有1脉；花丝短于花被片；花药卵形，长0.5 mm，黄白色；子房球形；花柱长约1 mm。浆果直径3～6 mm。种子卵圆形，直径2～3 mm，种皮黄色，有颗粒状皱纹。花期6～7月；果期8～9月。

【生　　境】生于针阔混交林或针叶林下，常在阴湿处聚生成片生长。

【分　　布】黑龙江、辽宁、吉林、内蒙古、河北、山西、青海、陕西、四川、甘肃等。朝鲜、日本、俄罗斯和北美也有分布。

【采集加工】夏、秋季采收全草，除去杂质，洗净晒干药用。

【性味功能】味酸、涩，性微寒。凉血、止血、清热解毒。

【主治用法】治吐血、尿血、月经过多、外伤出血、淋巴结结核、脓肿、疥癣及结膜炎等。用量：25～50 g。外用适量捣烂敷患处。

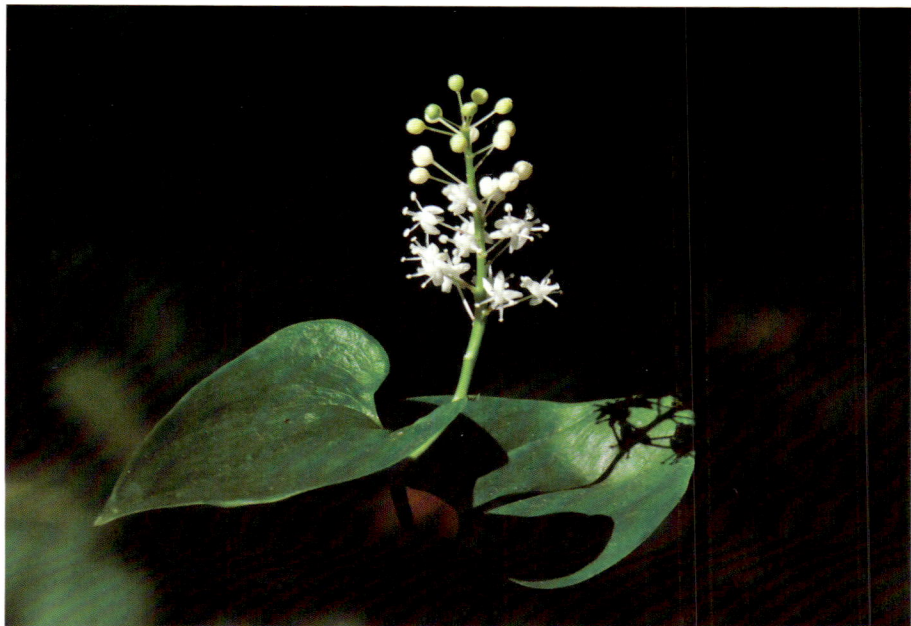

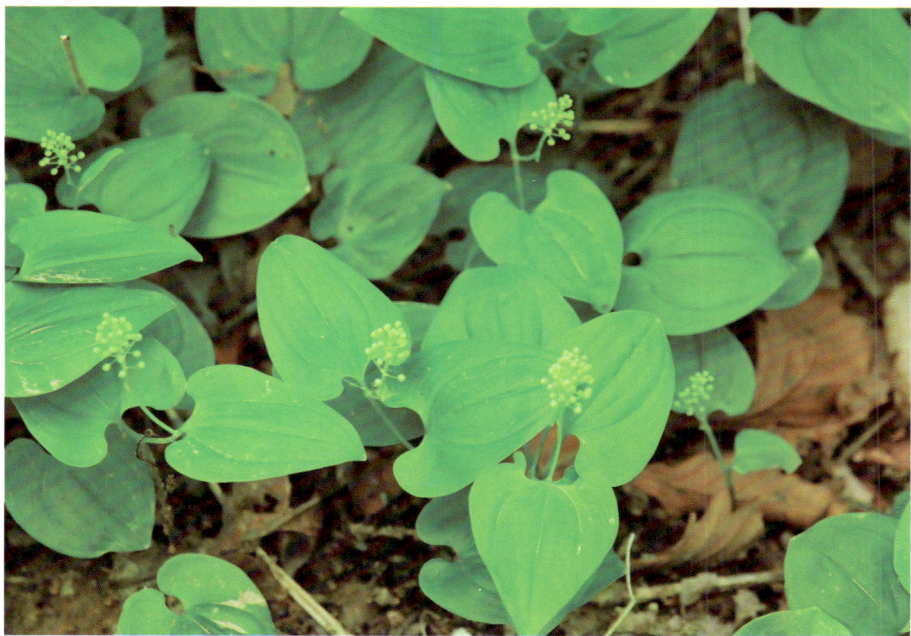

山荆子

Malus baccata (L.) Borkh.

【别　　名】林荆子

【基　　原】来源于蔷薇科苹果属山荆子 **Malus baccata** (L.) Borkh. 的果实入药。

【形态特征】落叶乔木，高达10~14 m，树冠广圆形，幼枝红褐色，老枝暗褐色；冬芽卵形。叶片椭圆形或卵形，长3~8 cm，宽2~3.5 cm，顶端渐尖，稀尾状渐尖，基部楔形或圆形，边缘有细锐锯齿；叶柄长2~5 cm；托叶膜质，披针形，长约3 mm，全缘或有腺齿，早落。伞形花序，具花4~6朵，无总梗，集生在小枝顶端，直径5~7 cm；花梗细长，1.5~4 cm，无毛；苞片膜质，线状披针形，边缘具有腺齿，无毛，早落；花直径3~3.5 cm；萼筒外面无毛；萼片披针形，顶端渐尖，全缘，长5~7 mm，外面无毛，内面被茸毛，长于萼筒；花瓣倒卵形，长2~2.5 cm，顶端圆钝，基部有短爪，白色；雄蕊15~20，长短不齐，约等于花瓣之半；花柱5或4，基部有长柔毛，较雄蕊长。果实近球形，直径8~10 mm，红色或黄色，萼片脱落；果梗长3~4 cm。花期5~6月；果期9~10月。

【生　　境】生于山坡杂木中、山谷灌丛间及亚高山草地上。

【分　　布】辽宁、吉林、黑龙江、内蒙古、河北、山西、山东、陕西、甘肃。蒙古、朝鲜、俄罗斯西伯利亚等地也有分布。

【采集加工】秋季采摘成熟果实，鲜用或晒干药用。

【性味功能】味甘、酸，性平。消炎、止吐、收敛。

【主治用法】治细菌性感染、肠炎、结核病等。用量：9~15 g。

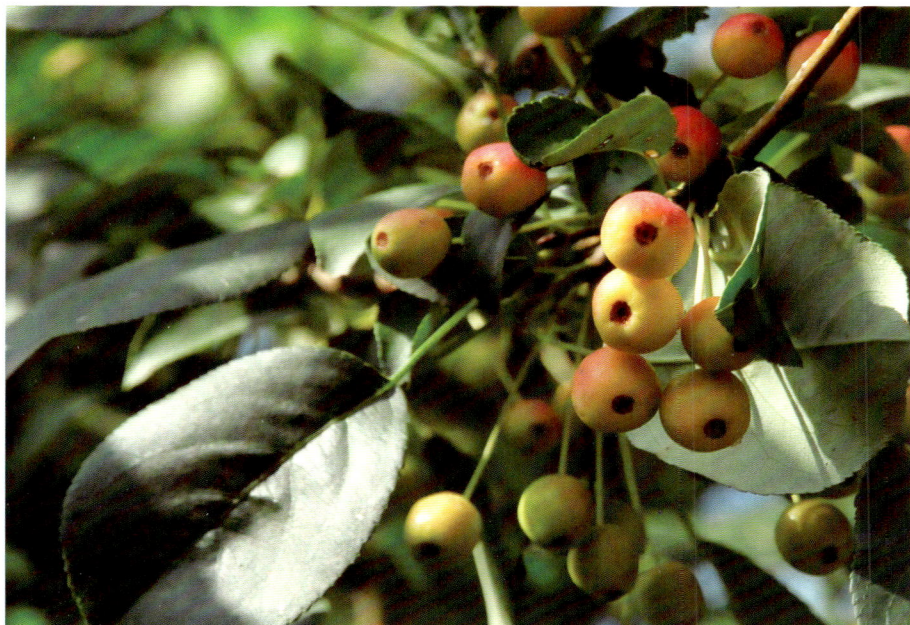

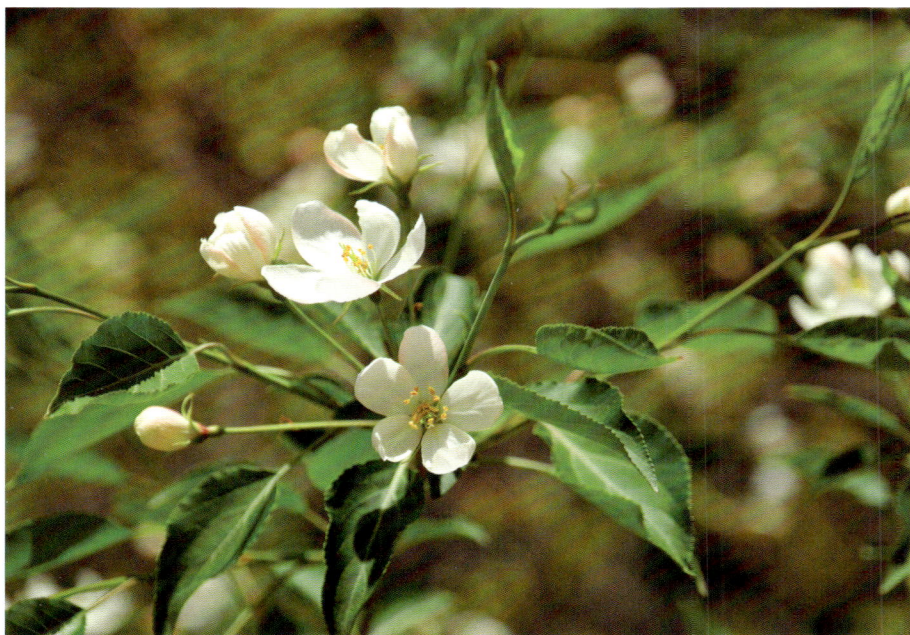

地钱

Marchantia polymorpha L.

【别　　名】巴骨龙、龙眼草

【基　　原】来源于地钱科地钱属地钱 **Marchantia polymorpha** L.的全草入药。

【形态特征】叶状体扁平，暗褐色，阔叶状，多数叶状体中间有一条黑色带，多回二歧分叉，长5～10 cm，宽1～2 cm，边缘呈波曲状。背面为六角形，由整齐的气室分隔；每室中央具一个气孔，孔口烟筒型，孔边细胞4个环绕，呈十字架形。气室内具多数直立营养丝。下部基本组织由12～20层细胞构成。腹面具紫色鳞片。假根平滑或具横隔。雌雄异株；雄托盘状，波状浅裂成7～8瓣；精子器生于托的背面，托柄长约2 cm；雌托扁平，深裂成9～11个指状瓣；孢蒴着生于托的腹面；托柄长约6 cm。叶状体顶端常生有无性芽杯，杯缘有锯齿；芽胞圆瓶形。

【生　　境】生长在阴湿山坡、墙下或岩石上。

【分　　布】东北。

【采集加工】全年均可采收，晒干入药。

【性味功能】味淡，性凉。生肌、拔毒、清热。

【主治用法】治烧烫伤、骨折、疮痈肿毒、臁疮、疥癣、刀伤及毒蛇咬伤等。鲜品适量捣烂敷患处，或晒干研末调敷。

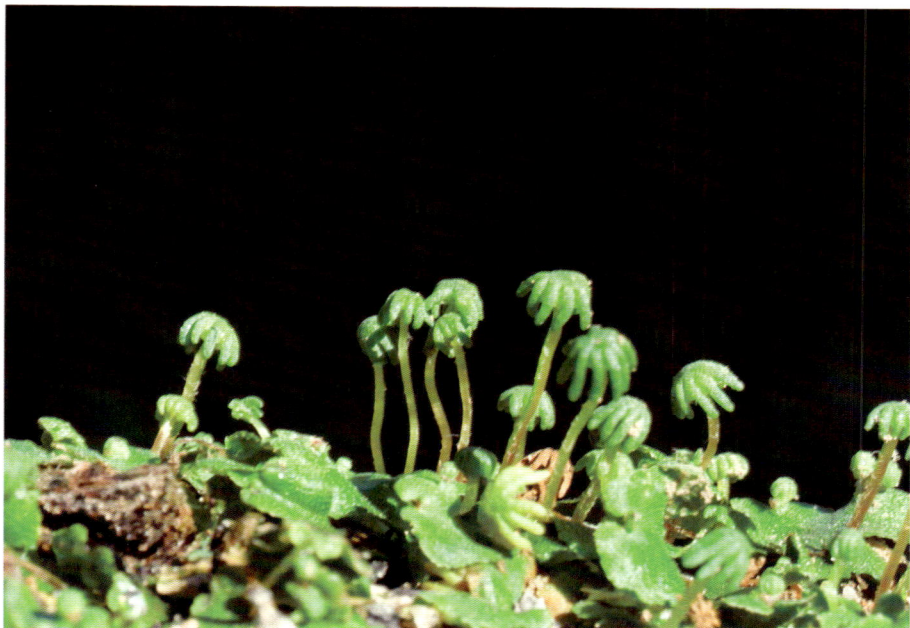

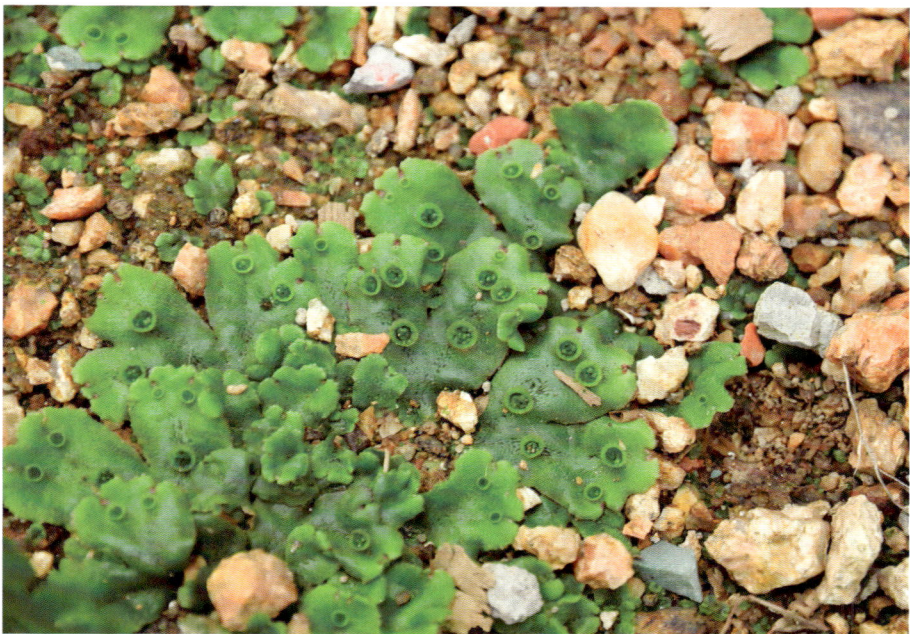

荚果蕨

Matteuccia struthiopteris (L.) Todaro

【别　　名】小叶贯众

【基　　原】来源于球子蕨科荚果蕨属荚果蕨**Matteuccia struthiopteris** (L.) Todaro 的根茎入药。

【形态特征】多年生土生植物。植株高70～110 cm。根状茎粗壮，短而直立，木质，坚硬，深褐色。叶簇生，二形：不育叶叶柄褐棕色，长6～10 cm，粗5～10 mm，叶片椭圆披针形至倒披针形，长50～100 cm，中部宽17～25 cm，向基部逐渐变狭，二回深羽裂，羽片40～60对，互生或近对生，斜展，相距1.5～2 cm，下部的向基部逐渐缩小成小耳形，中部羽片最大，披针形或线状披针形，长10～15 cm，宽1～1.5 cm，顶端渐尖，无柄，羽状深裂，裂片20～25对，略斜展，彼此接近，为整齐齿状排列；能育叶较不育叶短，有粗壮的长柄（长12～20 cm，下部粗5～12 mm），叶片倒披针形，长20～40 cm，中部以上宽4～8 cm，一回羽状，羽片线形，两侧强度反卷成荚果状，呈念珠形，深褐色，包裹孢子囊群，小脉顶端形成囊托，位于羽轴与叶边之间，孢子囊群圆形，成熟时连接而成为线形，囊群盖膜质。

【生　　境】生于林下溪流旁、灌木丛中、林间草地及林缘等肥沃阴湿处，常聚生成片生长。

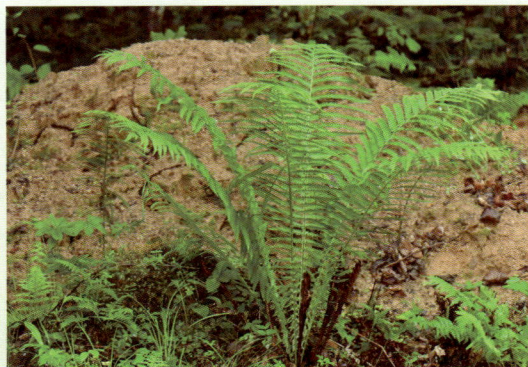

【分　　布】黑龙江、吉林、辽宁、内蒙古、河北、山西、河南、湖北、陕西、甘肃、四川、新疆、西藏。日本、朝鲜、北美洲及欧洲也有分布。

【采集加工】春、秋季采挖根茎，剪掉不定根，除去泥土，洗净，晒干。

【性味功能】味苦，性微寒。清热解毒、凉血止血、驱虫杀虫。

【主治用法】治风热感冒、湿热斑疹、湿热肿痛、痄腮、喉痹、酒毒药毒、虫积腹痛、厥阴吐蛔、湿热带下、崩漏、便血、蛲虫病、痧疹、时疫流行、膝疮中毒、食骨鲠喉、烧烫伤、火疮等。水煎服或入丸、散。用量：7.5～15 g。外用适量研末涂患处。

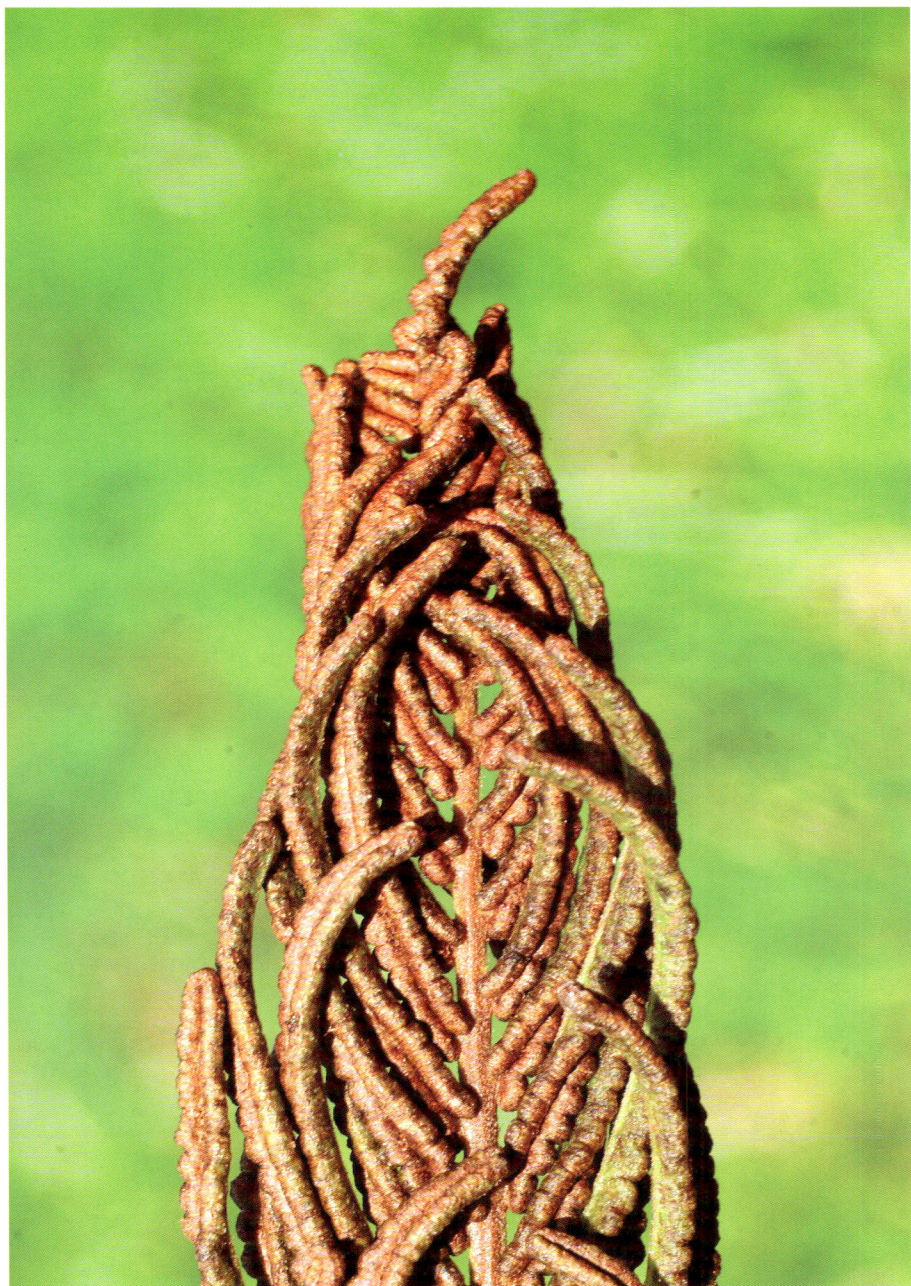

山罗花

Melampyrum roseum Maxim.

【基　　原】来源于玄参科山罗花属山罗花**Melampyrum roseum** Maxim.
的全草入药。

【形态特征】一年生直立草本，植株全体疏被鳞片状短毛，有时茎上
还有两列多细胞柔毛。茎通常多分枝，少不分枝，近于四棱形，高15～
80 cm。叶柄长约5 mm，叶片披针形至卵状披针形，顶端渐尖，基部圆
钝或楔形，长2～8 cm，宽0.8～3 cm。苞叶绿色，仅基部具尖齿至整个边
缘具多条刺毛状长齿，较少几乎全缘的，顶端急尖至长渐尖。花萼长约
4 mm，常被糙毛，脉上常生多细胞柔毛，萼齿长三角形至钻状三角形，
生有短睫毛；花冠紫色、紫红色或红色，长15～20 mm，筒部长为檐部长
的2倍左右，上唇内面密被须毛。蒴果卵状渐尖，长8～10 mm，直或顶端
稍向前偏，被鳞片状毛，少无毛。种子黑色，长3 mm。花期7～8月；果
期8～9月。

【生　　境】生于疏林下、山坡灌丛及蒿草丛中，常聚生成片生长。

【分　　布】黑龙江、辽宁、吉林、河北、山西、陕西、甘肃、河南、
湖北、湖南及华东各省。朝鲜、日本及俄罗斯远东地区也有。

【采集加工】夏、秋季采收全草，除去杂质，洗净晒干药用。

【性味功能】味苦，性凉。清热解毒、消散痈肿。

【主治用法】治感冒、月经不调、肺热咳嗽、风湿关节痛、腰痛、跌
打损伤、痈疮肿毒、肠痈、肺痈、疮毒、疖肿、疮疡等。用量：15～30 g。
外用干品适量熬水洗。根有清凉之效，可代茶。

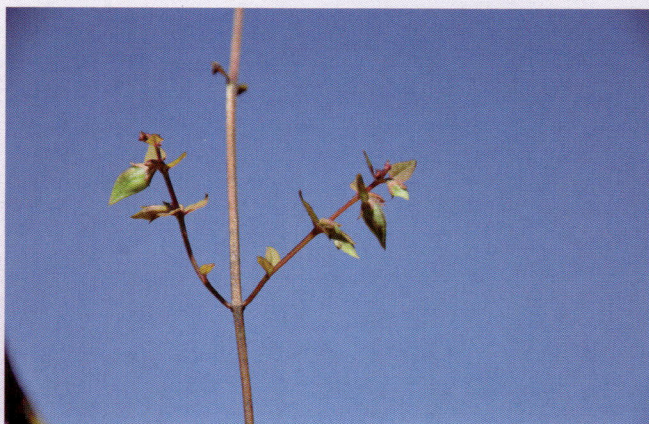

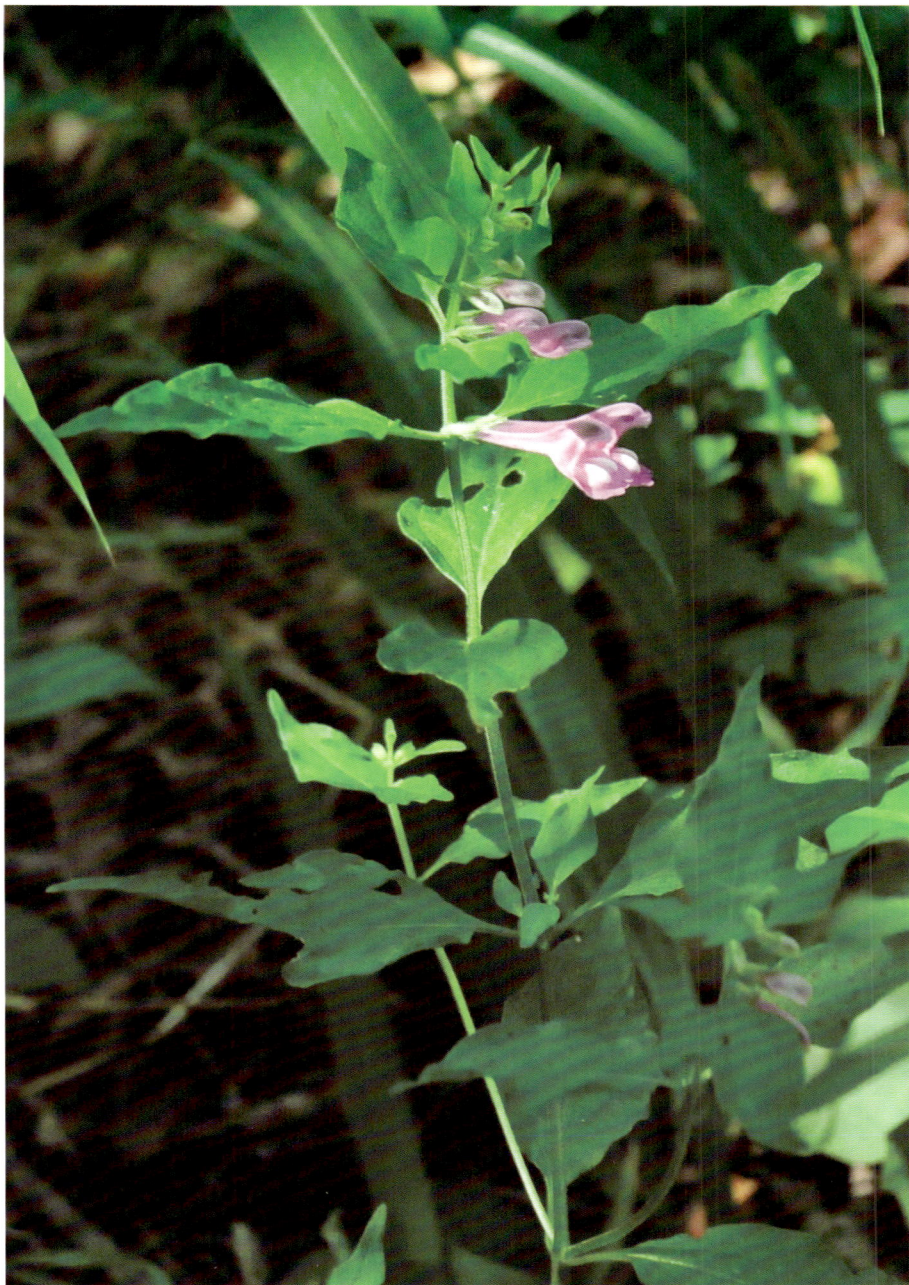

北鱼黄草

Merremia sibirica (L.) Hall. f.

【别　　名】西伯利亚番薯、西伯利亚鱼黄草

【基　　原】来源于旋花科鱼黄草属北鱼黄草 **Merremia sibirica** (L.) Hall. f. 的全草入药。

【形态特征】缠绕草本，植株各部分近于无毛。茎圆柱状，具细棱。叶卵状心形，长3～13 cm，宽1.7～7.5 cm，顶端长渐尖或尾状渐尖，基部心形，全缘或稍波状，侧脉7～9对，纤细，近于平行射出，近边缘弧曲向上；叶柄长2～7 cm，基部具小耳状假托叶。聚伞花序腋生，有1～7朵花，花序梗通常比叶柄短，有时超出叶柄，长1～6.5 cm，明显具棱或狭翅；苞片小，线形；花梗长0.3～1.5 cm，向上增粗；萼片椭圆形，近于相等，长0.5～0.7 cm，顶端明显具钻状短尖头，无毛；花冠淡红色，钟状，长1.2～1.9 cm，无毛，冠檐具三角形裂片；花药不扭曲；子房无毛，2室。蒴果近球形，顶端圆，高5～7 mm，无毛，4瓣裂。种子4或较少，黑色，椭圆状三棱形，顶端钝圆，长3～4 mm，无毛。花期7～8月；果期8～9月。

【生　　境】生于路边、田边、山地草丛及山坡灌丛等处。

【分　　布】吉林、河北、山东、江苏、浙江、安徽、山西、陕西、甘肃、湖南、广西、四川、贵州、云南等。俄罗斯东西伯利亚、蒙古至印度也有分布。

【采集加工】夏、秋季采收全草，除去泥沙，切段，洗净，晒干。

【性味功能】味辛、苦，性寒。活血解毒。

【主治用法】治伤疼痛、疔疮等，水煎服，或捣烂敷患处。用量：3～10 g。

【附　　方】

1. 治便秘：北鱼黄草种子研细末，每次2.5 g，日服1次。

2. 治食积腹胀：北鱼黄草种子、鸡内金各15 g，共炒焦，研细末。每次5 g，日服2次。

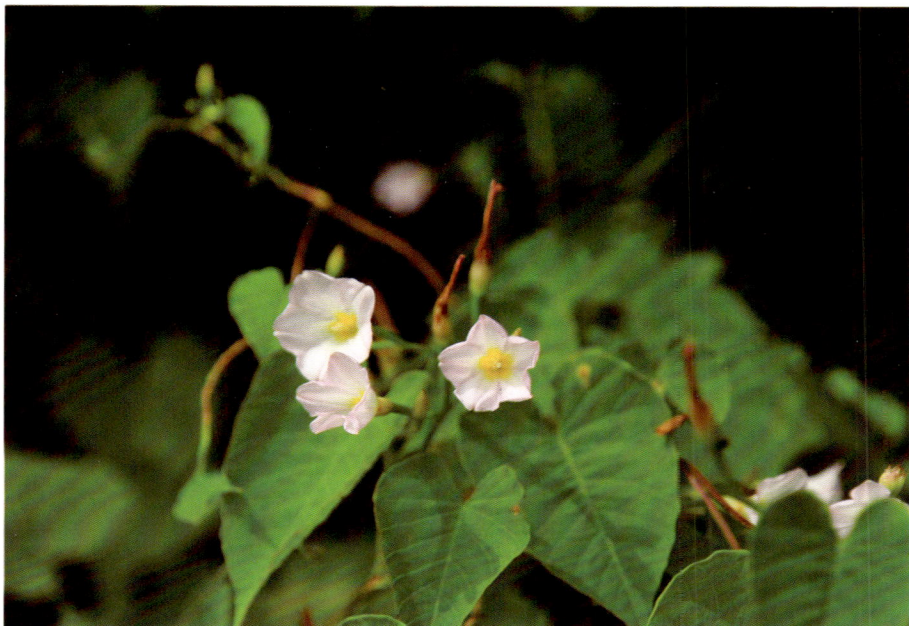

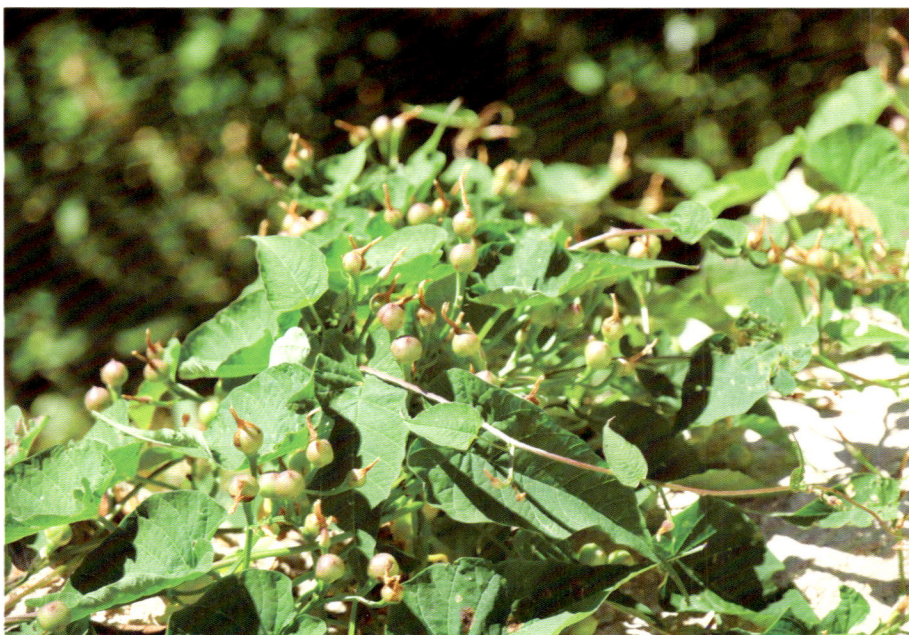

萝藦

Metaplexis japonica (Thunb.) Makino

【基　　原】来源于萝藦科萝藦属萝藦 **Metaplexis japonica** (Thunb.) Makino 的全草、根、果壳及茎藤白汁入药。

【形态特征】多年生草质藤本，长达8 m，具乳汁；茎圆柱状，上部较柔韧。叶膜质，卵状心形，长5～12 cm，宽4～7 cm，顶端短渐尖，基部心形，叶耳圆，长1～2 cm，两叶耳展开或紧接，叶面绿色，叶背粉绿色；侧脉每边10～12条；叶柄长，长3～6 cm。总状式聚伞花序腋生或腋外生，具长总花梗；总花梗长6～12 cm；花梗长8 mm，着花通常13～15朵；小苞片膜质，披针形；花蕾圆锥状；花萼裂片披针形，长5～7 mm，宽2 mm；花冠白色，有淡紫红色斑纹，近辐状，花冠筒短，花冠裂片披针形；副花冠环状，着生于合蕊冠上，短5裂，裂片兜状；雄蕊连生成圆锥状，并包围雌蕊在其中，花药顶端具白色膜片；花粉块卵圆形。蓇葖果，纺锤形，长8～9 cm，直径2 cm，顶端急尖；种子扁平，卵圆形，长5 mm，宽3 mm，有膜质边缘，褐色，顶端具白色绢质种毛；种毛长1.5 cm。花期7～8月；果期9～10月。

【生　　境】生于山坡草地、耕地、撂荒地、路边及村舍附近篱笆墙上。

【分　　布】黑龙江、辽宁、吉林、内蒙古、河北、山西、山东、江苏、福建、河南、陕西、湖北、贵州、甘肃等。日本、朝鲜和俄罗斯也有分布。

【采集加工】夏、秋季采收全草，除去杂质，切段，晒干。春、秋季采挖根，除去泥土，洗净，晒干。秋季采摘果实，除去杂质，洗净，晒干。

【性味功能】全草：味甘、辛，性平。补肾壮阳、行气活血、消肿解毒。根：味甘，性温。补气益精。果壳：味甘、辛，性温。补虚助阳、止咳化痰。

【主治用法】全草：治虚损劳伤、阳痿、带下病、乳汁不通、丹毒、疮肿。用量15～25 g，外用适量捣烂敷患处。根：治体质虚弱、阳痿、带下病、乳汁不足、小儿疳积、疔疮、毒蛇咬伤。用量：15～25 g，外用适量捣烂敷患处。果壳：治体虚、痰喘、咳嗽、顿咳、阳痿、遗精、创伤出血等。用量：5～15 g，外用适量捣烂敷患处。

【附　　注】茎藤白汁入药，可治疗瘊、扁平疣。

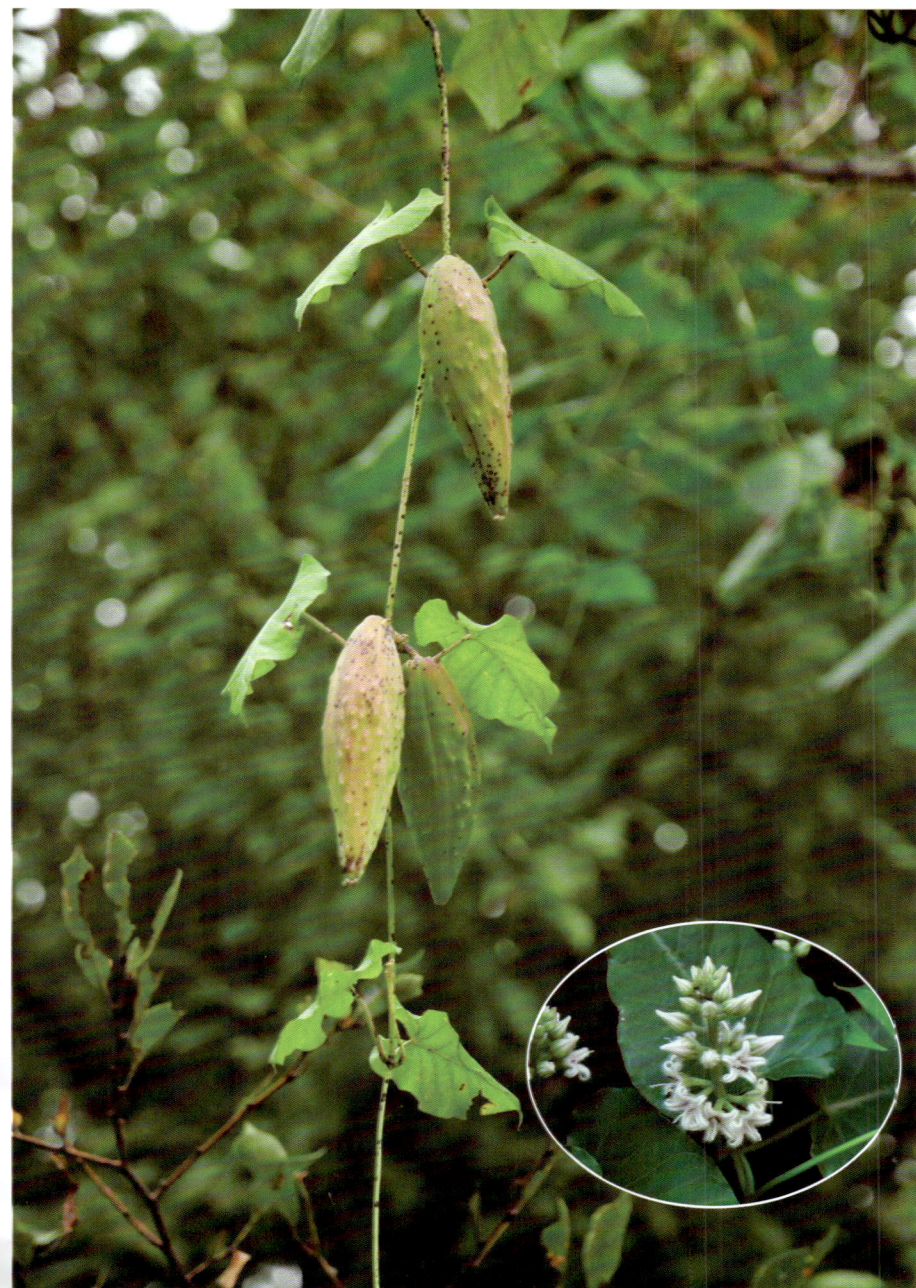

独根草

Oresitrophe rupifraga Bunge

【基　　原】来源于虎耳草科独根草属独根草 **Oresitrophe rupifraga** Bunge 的全草入药。

【形态特征】多年生草本，高12～28 cm。根状茎粗壮，具芽，芽鳞棕褐色。叶均基生，2～3枚；叶片心形至卵形，长3.8～25.5 cm，宽3.4～22 cm，顶端短渐尖，边缘具不规则齿牙，基部心形，腹面近无毛，背面和边缘具腺毛，叶柄长11.5～13.5 cm，被腺毛。花葶不分枝，密被腺毛。多歧聚伞花序长5～16 cm；多花；无苞片；花梗长0.3～1 cm，与花序梗均密被腺毛，有时毛极疏；萼片5～7，不等大，卵形至狭卵形，长2～4.2 mm，宽0.5～2 mm，顶端急尖或短渐尖，全缘，具多脉，无毛；雄蕊10～13，长3.1～3.3 mm；心皮2，长约4 mm，基部合生；子房近上位，花柱长约2 mm。花期5～6月；果期7～8月。

【生　　境】生于山谷及悬崖阴湿石隙中。

【分　　布】辽宁、河北、河南、山西。

【采集加工】春、夏、秋三季均可采收全草，除去杂质，洗净，晒干。

【性味功能】清热利湿。

【主治用法】治小儿肠炎、腹泻等。

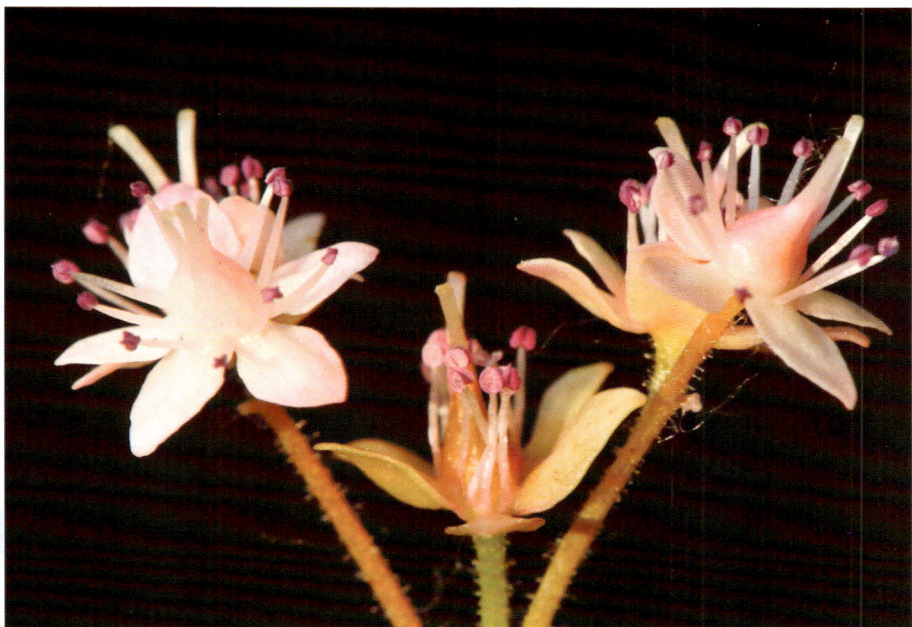

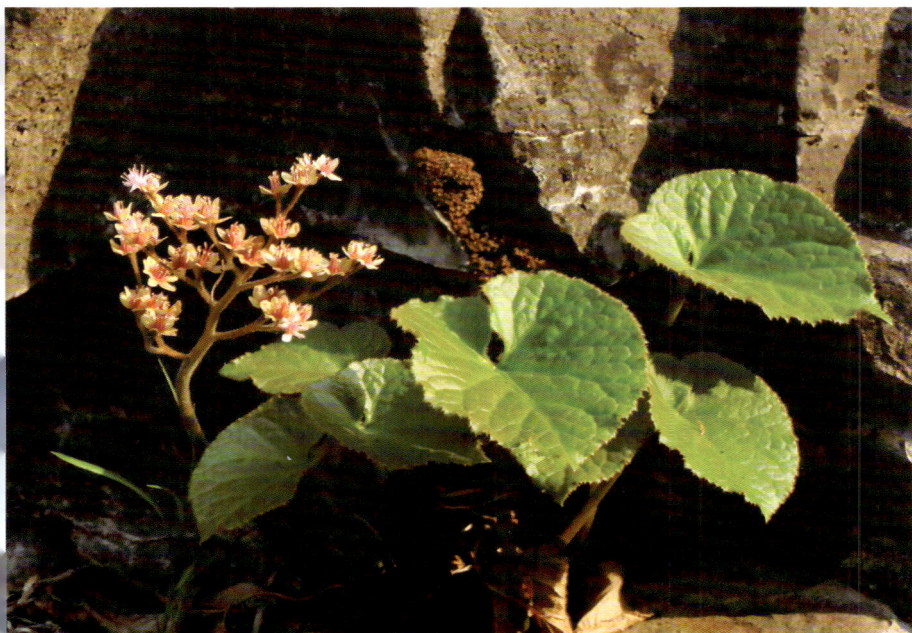

狼爪瓦松

Orostachys cartilagineus A. Bor.

【别　　名】瓦松、辽瓦松

【基　　原】来源于景天科瓦松属狼爪瓦松 Orostachys cartilagineus A. Bor. 的全草入药。

【形态特征】二年生或多年生草本。莲座叶长圆状披针形，顶端有软骨质附属物，背凸出，白色，全缘，顶端中央有白色软骨质的刺。花茎不分枝，高 10～35 cm。茎生叶互生，线形或披针状线形，长 1.5～3.5 cm，宽 2～4 mm，顶端渐尖，有白色软骨质的刺，无柄。总状花序圆柱形，紧密多花，高 10～30 cm，苞片线形至线状披针形，与花同长或较长，顶端有刺；花梗与花同长或稍长，萼片 5，狭长圆状披针形，长 2 mm，有斑点，顶端呈软骨质；花瓣 5，白色，长圆状披针形，长 5～6 mm，宽 2 mm，基部稍合生，顶端急尖；雄蕊 10，较花瓣稍短，鳞片 5，近四方形，长 6～7 mm，有短梗，喙丝状，种子线状长圆形，长 0.5 mm，褐色。花期 8～9月；果期 9～10月。

【生　　境】生于石质山坡、石砬子上及干燥草地等处。

【分　　布】黑龙江、吉林、辽宁、内蒙古、河北、山西等。俄罗斯也有分布。

【采集加工】夏、秋季采收全草，除去杂质，洗净，鲜用或晒干。

【性味功能】味酸，性平。有毒。止血、止痢、敛疮。

【主治用法】治泻痢、便血、痔疮出血、功能性子宫出血及诸疮痈肿等。用量：1.5～3 g。外用适量鲜草捣烂敷患处。

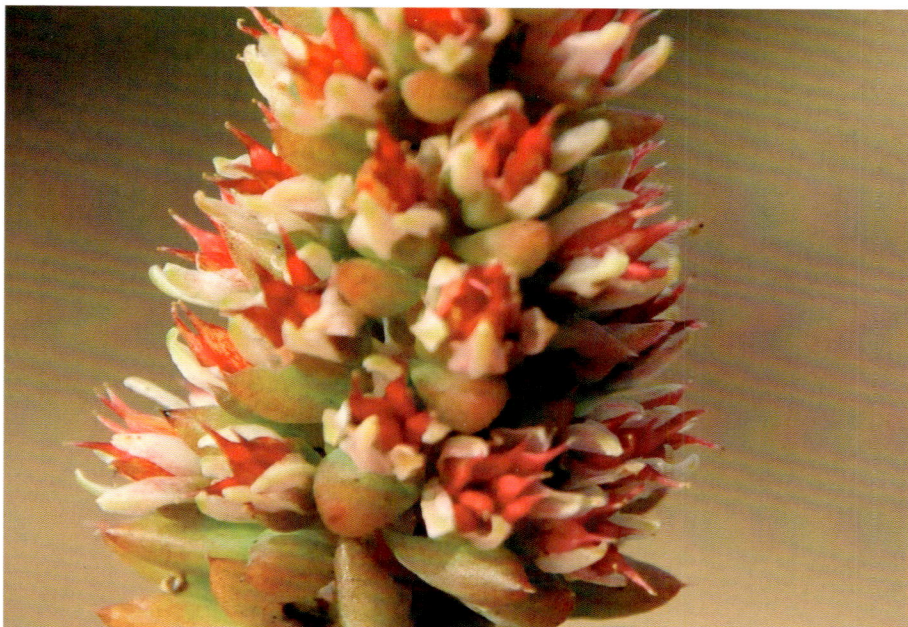

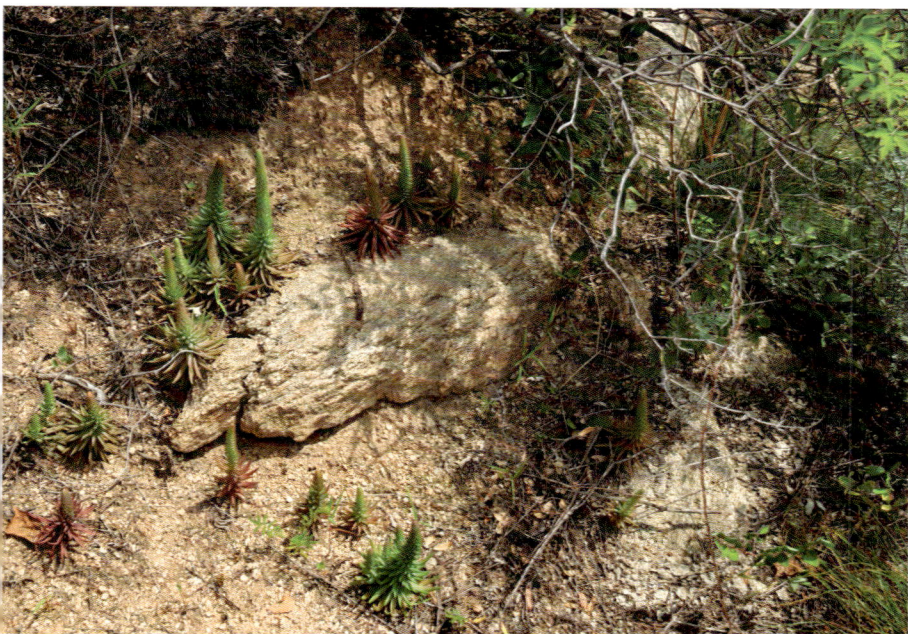

小瓦松

Orostachys minutus (Kom.) Berger

【基　　原】来源于景天科瓦松属小瓦松 **Orostachys minutus** (Kom.) Berger 的全草入药。

【形态特征】多年生或二年生草本。莲座叶密生，长圆状披针形至匙形，长 1～1.5 cm，宽 2～3 mm，有紫色斑点，顶端有宽半圆形白色软骨质的附属物，中央有一短刺尖；花茎高 2～5 cm，叶卵状披针形，长 1～1.5 cm，宽 1.2～2 mm，顶端有一白色软骨质的刺尖。穗状或总状花序圆柱形，长 1.5～4 cm；花密生，几无梗；苞片长圆状披针形，长 2～2.5 mm，有紫斑；萼片 5，披针形至卵形，长 2 mm，宽 1～1.5 mm，顶端有刺尖头，有紫斑；花瓣 5，红色或淡红色，披针形或长圆状披针形，长 4～4.5 mm，近急尖，上部有紫斑；雄蕊 10，与花瓣稍同长，花药紫色；鳞片 5，近正方形，长 0.3 mm，上部稍宽，顶端微缺；心皮 5，卵状披针形，两端渐狭，长 4 mm，基部有短柄，花柱长 1 mm，直立；种子细小。花期 8～10 月。

【生　　境】生于石质山坡、石碴子及屋顶上。

【分　　布】黑龙江、吉林、辽宁。朝鲜也有分布。

【采集加工】夏、秋季采收全草，除去杂质，洗净，鲜用或晒干。

【性味功能】性凉、味淡。清热、止血。

【主治用法】治疗便血、子宫功能性出血、月经不调。

【附　　注】全草富含草酸，可作提取草酸的原料。

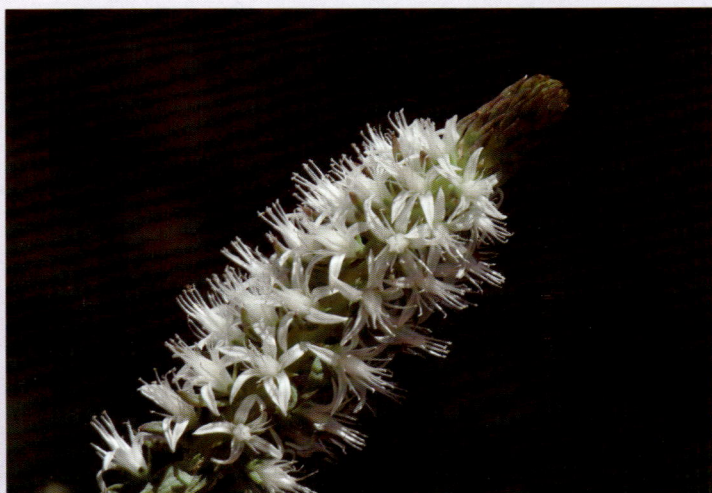

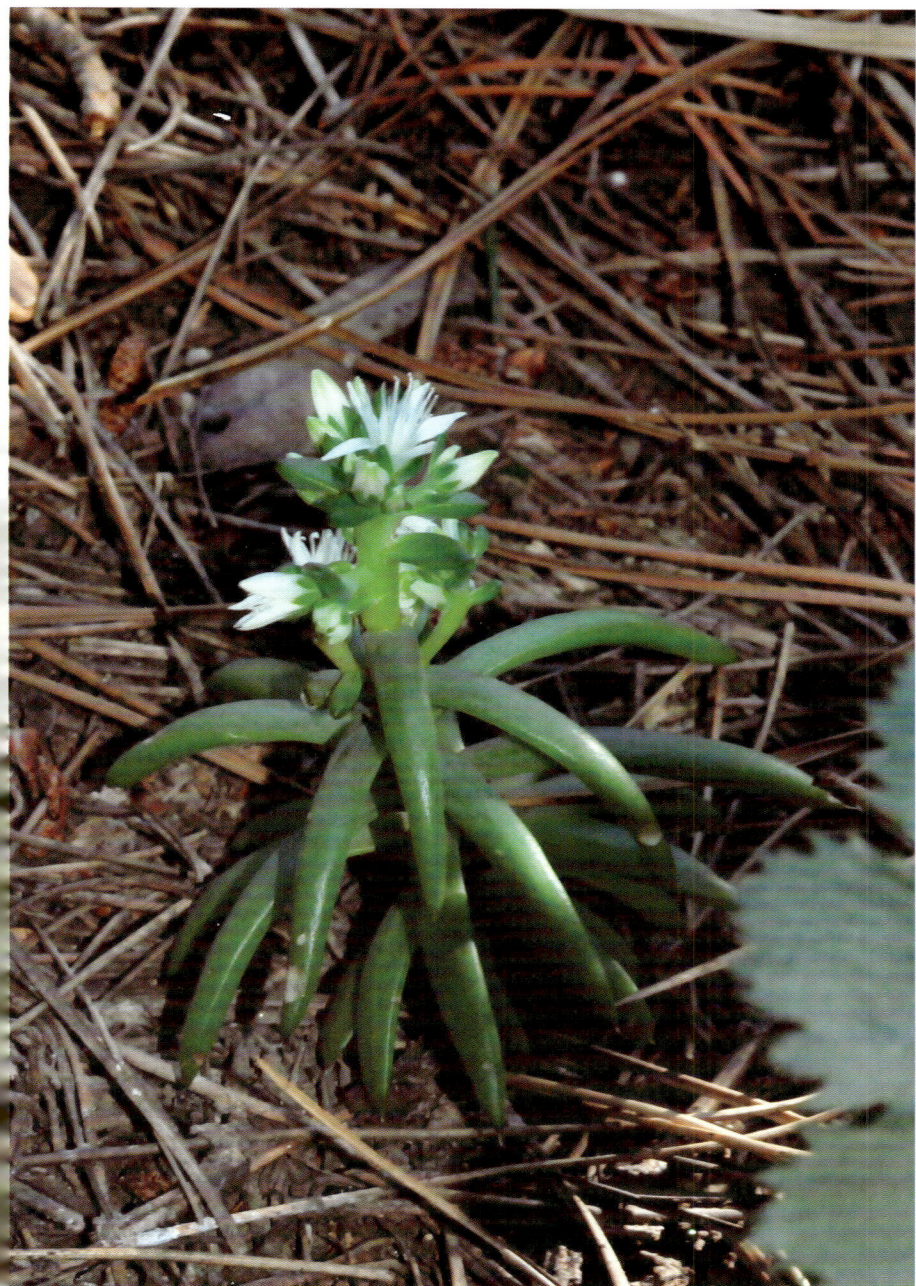

虎榛子

Ostryopsis davidiana Decaisne

【别　　名】胡荆子、棱榆

【基　　原】来源于桦木科虎榛子属虎榛子**Ostryopsis davidiana** Decaisne 的果实入药。

【形态特征】灌木，高1～3 m，树皮浅灰色；枝条灰褐色，密生皮孔，小枝褐色，具条棱；芽卵状，细小，长约2 mm。叶卵形或椭圆状卵形，长2～6.5 cm，宽1.5～5 cm，顶端渐尖或锐尖，基部心形、斜心形或圆形，边缘具重锯齿，中部以上具浅裂；叶柄长3～12 mm，密被短柔毛。雄花序单生于小枝的叶腋，倾斜至下垂，短圆柱形，长1～2 cm，直径约4 mm；花序梗不明显；苞鳞宽卵形，外面疏被短柔毛。果4枚至多枚排成总状，下垂，着生于当年生小枝顶端；果梗短；序梗细瘦，长可达2.5 cm，密被短柔毛，间有稀疏长硬毛；果苞厚纸质，长1～1.5 cm，下半部紧包果实，上半部延伸呈管状，外面密被短柔毛，具条棱，绿色带紫红色，成熟后一侧开裂，顶端4浅裂，裂片长达果苞的1/4～1/3。小坚果宽卵圆形或几球形，长5～6 mm，直径4～6 mm，褐色，有光泽。花期4～5月；果期8～9个月。

【生　　境】生于向阳较干燥的山坡、岗地及灌丛中，常聚生成片生长。

【分　　布】黑龙江、内蒙古、辽宁、河北、山西、陕西、甘肃及四川。

【采集加工】秋季采摘成熟果实。

【性味功能】清热利湿。

【主治用法】治湿重于热之湿温病。

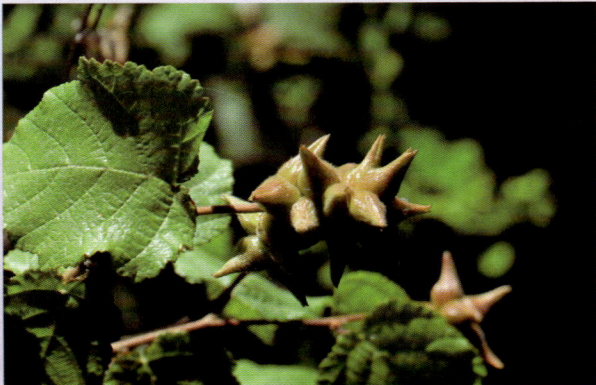

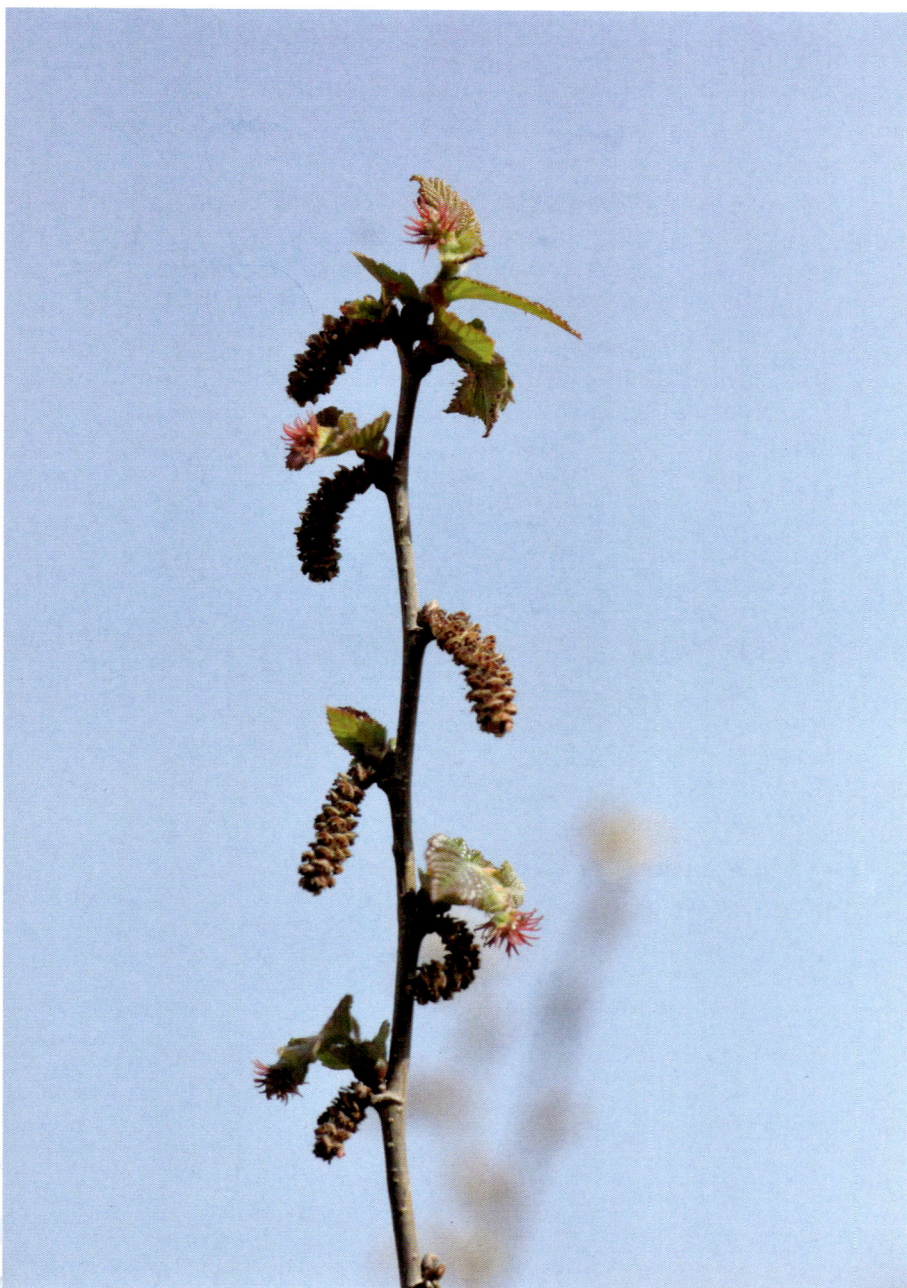

长白棘豆

Oxytropis anertii Nakai

【别　　名】毛棘豆

【基　　原】来源于蝶形花科棘豆属长白棘豆 **Oxytropis anertii** Nakai 的全草。

【形态特征】多年生草本，高5～25 cm。根圆锥状、圆柱状，侧根少，直伸。茎极缩短，丛生羽状复叶长4～12 cm；托叶膜质，卵状披针形，长约15 mm；叶柄与叶轴上面有沟；小叶17～33，卵状披针形、卵形或长圆形，长5～12 mm，宽2～4 mm。2～7花组成头形总状花序；总花梗与叶近等长，长4～8 cm；苞片草质，卵状披针形至狭披针形，长约10 mm；花长17～20 mm；花梗极短；花萼草质，筒状，萼齿三角形；花冠淡蓝紫色，旗瓣长19～20 mm，瓣片长圆形，顶端深凹，近2裂，翼瓣长12～13 mm，龙骨瓣长12～13 mm，喙极短，长不超过1 mm，瓣柄长7 mm。荚果卵形至卵状长圆形，膨胀，长14～22 mm，顶端渐尖，具弯曲长喙，基部稍圆，被棕色短糙毛并混生淡黄色毛或无毛，隔膜窄，宽2～2.5 mm；果梗长3 mm。种子多数，圆肾形，宽约3 mm，深褐色。花期6～7月；果期7～9月。

【生　　境】生于高山冻原带上。

【分　　布】吉林。朝鲜也有分布。

【采集加工】夏、秋季采收全草，除去杂质，鲜用或晒干药用。

【性味功能】味微苦，性温。清热解毒。

【主治用法】治疗疮肿毒等。

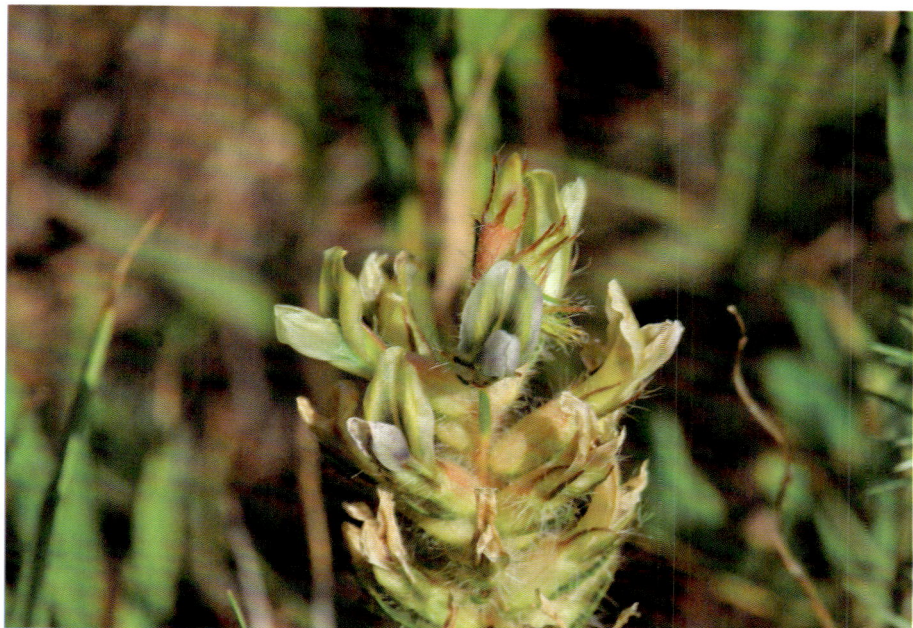

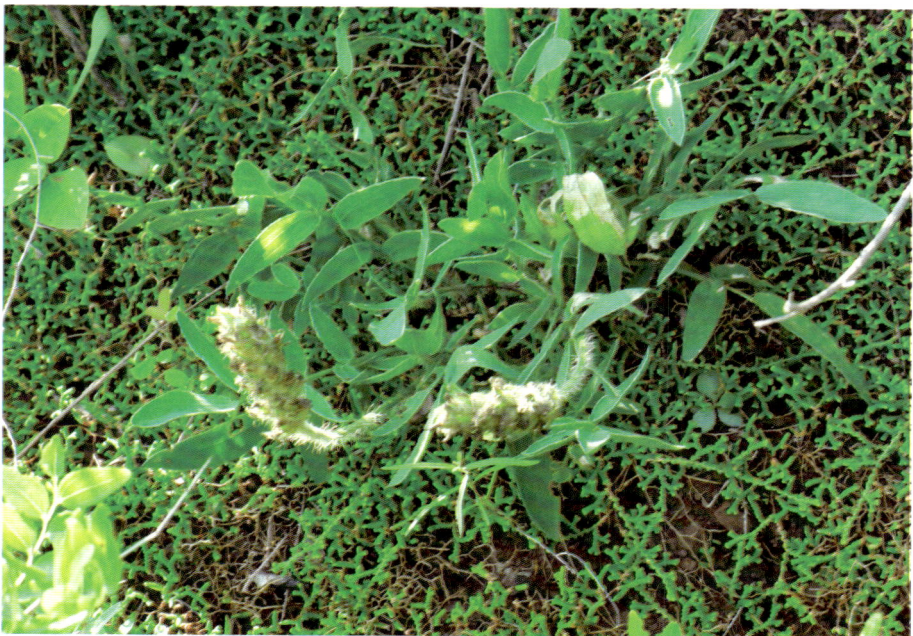

稠李

Padus racemosa (Lam.) Gilib.

【基　原】来源于蔷薇科稠李属稠李 **Padus racemosa** (Lam.) Gilib. 的果实入药。

【形态特征】落叶乔木，高可达15 m；树皮粗糙而多斑纹，老枝紫褐色或灰褐色；小枝红褐色或带黄褐色；冬芽卵圆形。叶片椭圆形、长圆形或长圆倒卵形，长4～10 cm，宽2～4.5 cm，顶端尾尖，基部圆形或宽楔形，边缘有不规则锐锯齿，有时混有重锯齿；叶柄长1～1.5 cm，顶端两侧各具1腺体；托叶膜质，线形，顶端渐尖，边有带腺锯齿，早落。总状花序具有多花，长7～10 cm，基部通常有2～3叶，叶片与枝生叶同形，通常较小；花梗长1～2.4 cm；花直径1～1.6 cm；萼筒钟状，比萼片稍长；萼片三角状卵形，顶端急尖或圆钝；花瓣白色，长圆形，顶端波状，基部楔形，有短爪，比雄蕊长近1倍；雄蕊多数，花丝长短不等，排成紧密不规则2轮；雌蕊1，柱头盘状，花柱比长雄蕊短近1倍。核果卵球形，顶端有尖头，直径8～10 mm，红褐色至黑色，光滑；萼片脱落；核有褶皱。花期5～6月；果期8～9月。

【生　境】生于山地杂木林中、河边、沟谷及路旁低湿处。

【分　布】黑龙江、辽宁、吉林、内蒙古、河北、山西、河南、山东。

【采集加工】秋季采摘成熟果实，除去杂质，洗净，鲜用或晒干。

【性味功能】味甘、涩，性温。涩肠止泻。

【主治用法】治腹泻、痢疾等。用量：15～25 g。

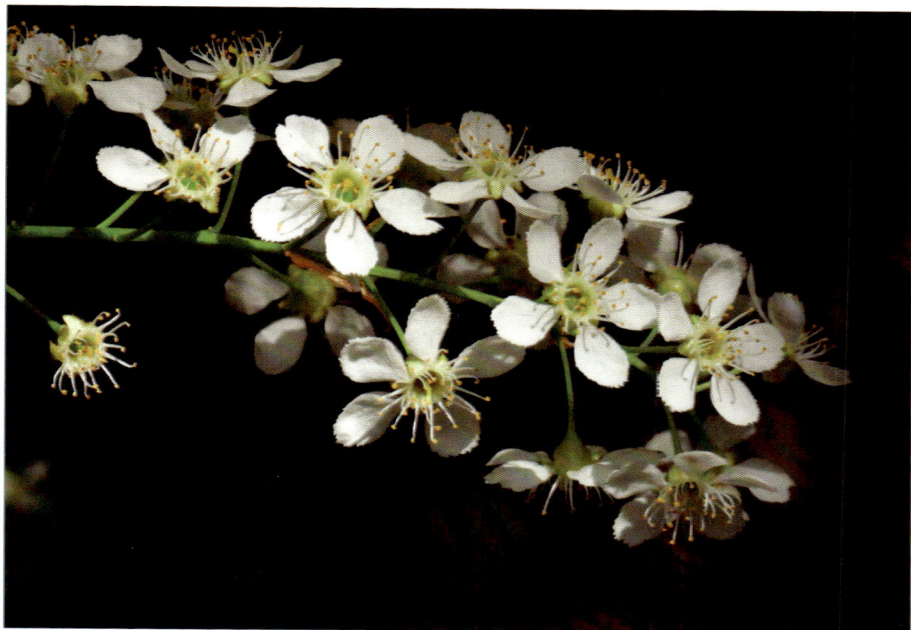

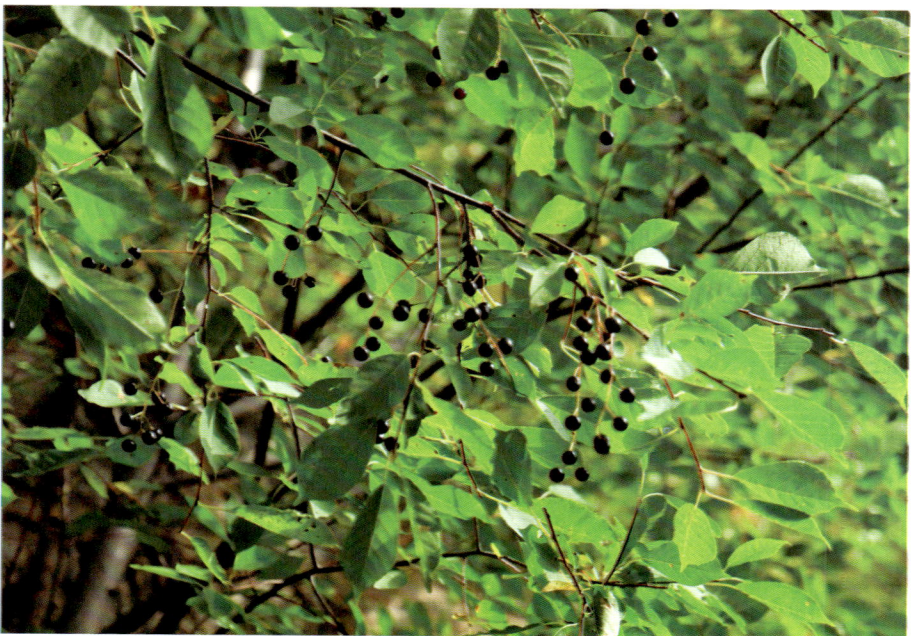

山尖子

Parasenecio hastatus (L.) H. Koyama

【别　　名】戟叶兔儿伞

【基　　原】来源于菊科蟹甲草属山尖子 **Parasenecio hastatus** (L.) H. Koyama 的全草入药。

【形态特征】多年生草本。茎直立，高40～150 cm。下部叶在花期枯萎凋落，中部叶叶片三角状戟形，长7～10 cm，宽13～19 cm，顶端急尖或渐尖，基部戟形或微心形，叶柄长4～5 cm，基部不扩大，边缘具不规则的细尖齿，基生侧裂片有时具缺刻的小裂片，上部叶渐小，基部裂片退化而成三角形或近菱形，顶端渐尖，基部截形或宽楔形，最上部叶和苞片披针形至线形。头状花序多数，下垂，在茎端和上部叶腋排列成塔状的狭圆锥花序；花序梗长4～20 mm。总苞圆柱形，长9～11 mm，宽5～8 mm；总苞片7～8，线形或披针形，宽约2 mm，顶端尖，基部有2～4钻形小苞片。小花8～20，花冠淡白色，长9～11 mm，管部长4 mm，檐部窄钟状，裂片披针形，渐尖；花药伸出花冠，基部具长尾，花柱分枝细长，外弯，顶端截形，被乳头状微毛。瘦果圆柱形，淡褐色，长6～8 mm，具肋；冠毛白色，约与瘦果等长或短于瘦果。花期7～8月；果期9月。

【生　　境】生于草地、林缘和灌丛中。

【分　　布】黑龙江、辽宁、吉林、内蒙古。

【采集加工】夏、秋季采收全草，洗净，切段，鲜用或晒干。

【性味功能】味辛，性温。解毒、消肿、利水。

【主治用法】治伤口化脓、小便不利。用量：10～15 g。外用鲜品适量捣烂敷患处或煎水洗。

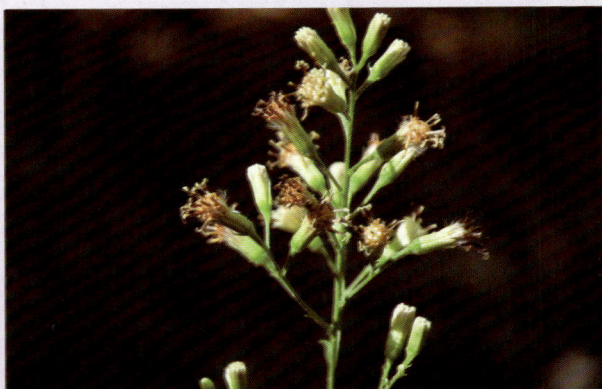

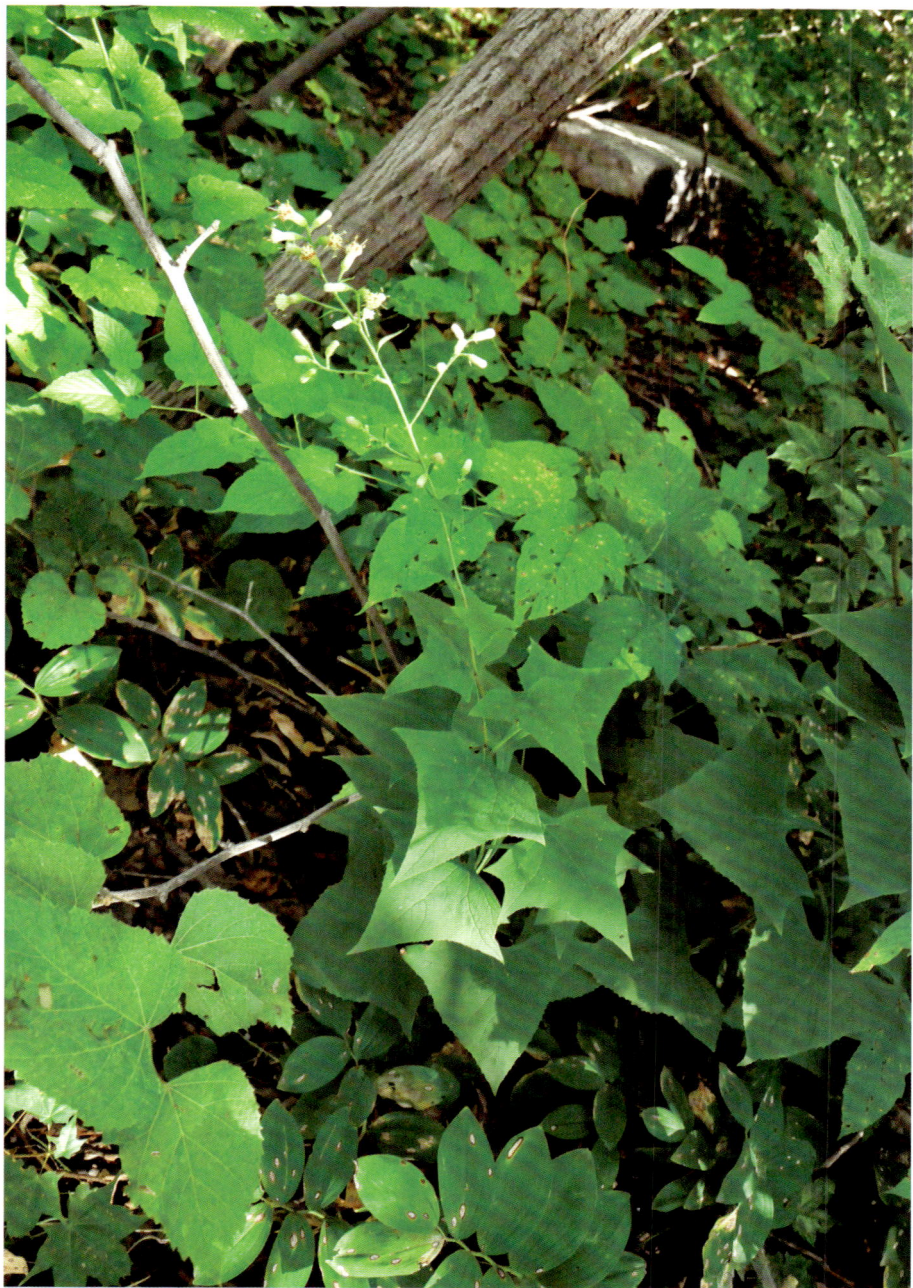

北重楼

Paris verticillata M.-Bieb.

【别　　名】七叶一枝花、长隔北重楼

【基　　原】来源于延龄草科重楼属北重楼 **Paris verticillata** M.-Bieb. 的干燥根状茎入药。

【形态特征】多年生草本。植株高25～60 cm；根状茎细长，直径3～5 mm。茎绿白色，有时带紫色。叶5～8枚轮生，披针形、狭矩圆形、倒披针形或倒卵状披针形，长4～15 cm，宽1.5～3.5 cm，顶端渐尖，基部楔形，具短柄或近无柄。花梗长4.5～12 cm；外轮花被片绿色，极少带紫色，叶状，通常4～5枚，纸质，平展，倒卵状披针形、矩圆状披针形或倒披针形，长2～3.5 cm，宽0.6～3 cm，顶端渐尖，基部圆形或宽楔形；内轮花被片黄绿色，条形，长1～2 cm；花药长约1 cm，花丝基部稍扁平，长约5～7 mm；药隔突出部分长约6～10 mm；子房近球形，紫褐色，顶端无盘状花柱基，花柱具4～5分枝，分枝细长，并向外反卷，比不分枝部分长2～3倍。蒴果浆果状，不开裂，直径约1 cm，具几颗种子。花期5～6月；果期8～9月。

【生　　境】生于腐殖质肥沃的山坡林下、林缘、草丛、阴湿地及沟边等处。

【分　　布】黑龙江、辽宁、吉林、内蒙古、河北、浙江、安徽、山西、陕西、四川及甘肃等。朝鲜、日本和俄罗斯也有分布。

【采集加工】秋季可采收根状茎，除去杂质，洗净，晒干。

【性味功能】味苦，性寒，有小毒。清热解毒、散瘀消肿。

【主治用法】治疮疖疔毒、毒蛇咬伤、咽喉肿痛、扁桃体炎、慢性气管炎、小儿惊风抽搐、淋巴结结核、痔疮及脱肛等。用量：3～6 g，外用适量捣烂敷患处。

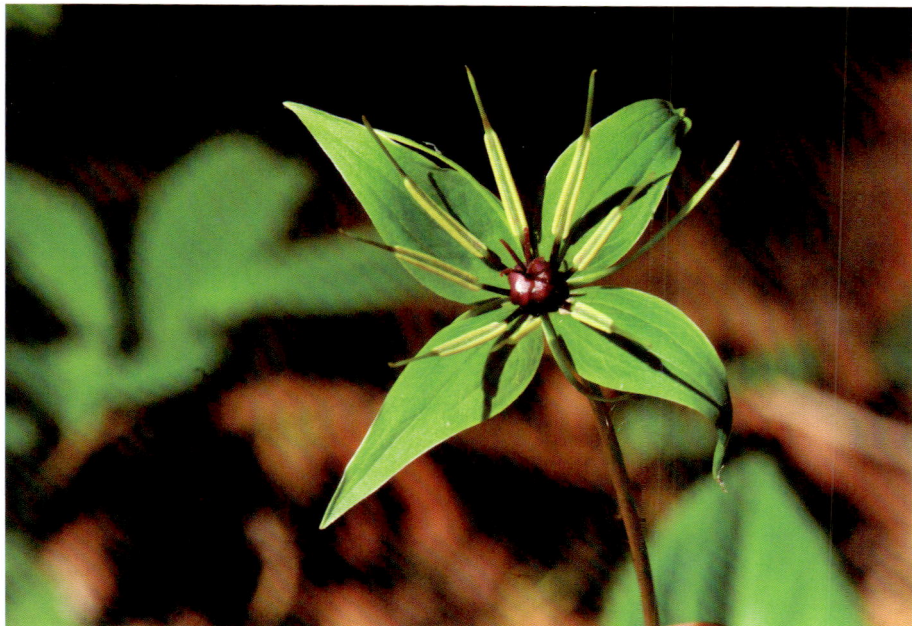

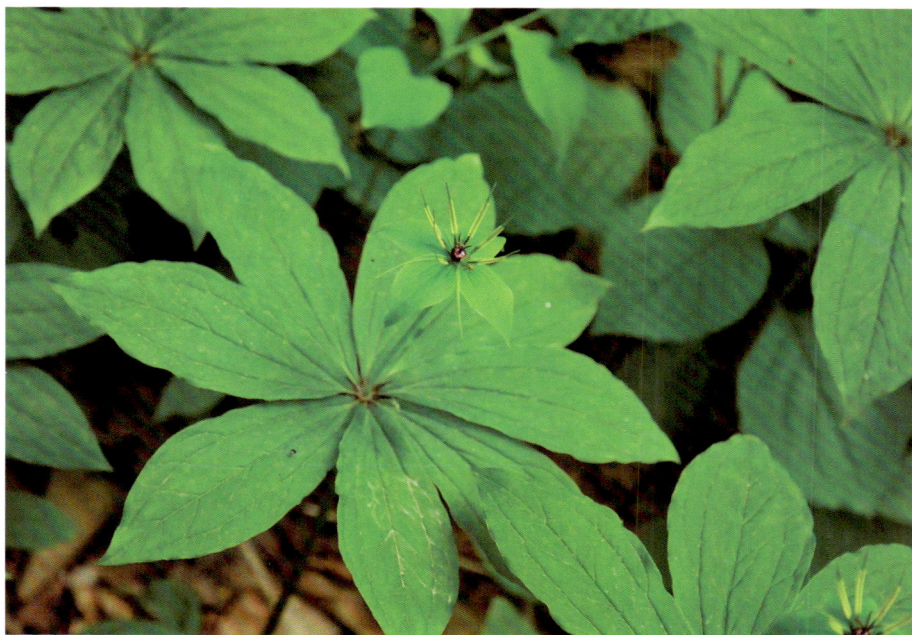

墓头回

Patrinia heterophylla Bung

【别　　名】异叶败酱

【基　　原】来源于败酱科败酱属墓头回 **_Patrinia heterophylla_ Bung** 的带根全草入药。

【形态特征】多年生草本，高15～100 cm；根状茎较长，横走；茎直立。基生叶丛生，长3～8 cm，具长柄，叶片边缘圆齿状或具糙齿状缺刻，不分裂或羽状分裂至全裂，具1～5对侧裂片，裂片卵形至线状披针形，顶生裂片常较大，卵形至卵状披针形；茎生叶对生，茎下部叶常2～6对羽状全裂，顶生裂片较侧裂片稍大或近等大，卵形或宽卵形，长7～9 cm，宽5～6 cm，顶端渐尖或长渐尖。花黄色，组成顶生伞房状聚伞花序；萼齿5；花冠钟形，冠筒长1.8～2.4 mm，裂片5，卵形或卵状椭圆形，长0.8～1.8 mm；雄蕊4伸出，花丝2长2短，近蜜囊者长3～3.6 mm，花药长圆形，长1.2 mm；子房倒卵形或长圆形，长0.7～0.8 mm，花柱稍弯曲，长2.3～2.7 mm，柱头盾状或截头状。瘦果长圆形或倒卵形，顶端平截；翅状果苞干膜质，倒卵形、倒卵状长圆形或倒卵状椭圆形。花期7～8月；果期8～9月。

【生　　境】生于山地岩缝中、草丛中、路边、沙质坡或土坡上等处。

【分　　布】黑龙江、辽宁、吉林、河北、河南、安徽、浙江、山东、山西、陕西、宁夏及青海等。

【采集加工】夏、秋季采收带根全草，切段，洗净，阴干。

【性味功能】味苦、微酸、涩，性凉。清热燥湿、止血、止带、截疟。

【主治用法】治子宫糜烂、早期宫颈癌、崩漏带下、疟疾等。用量：15～25 g。

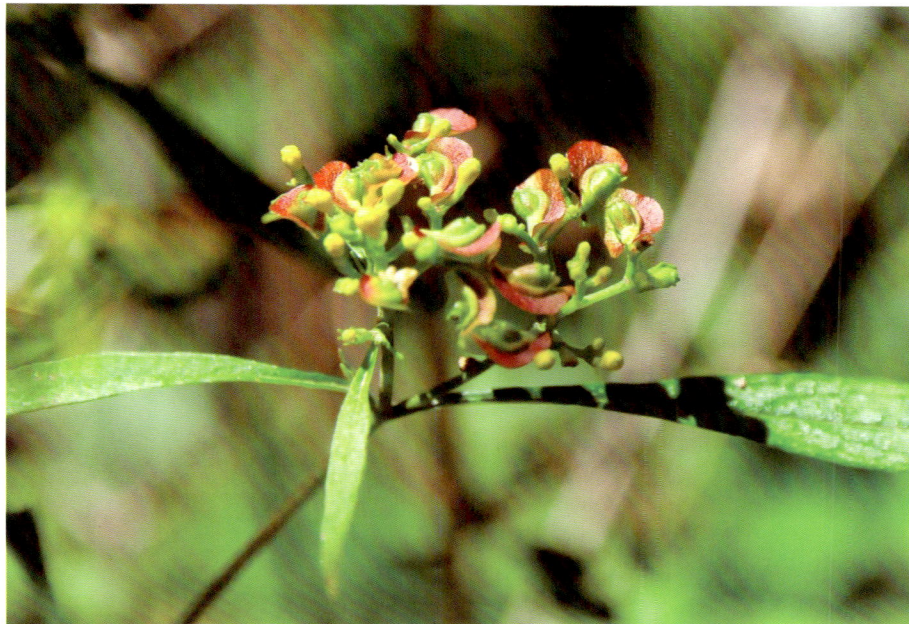

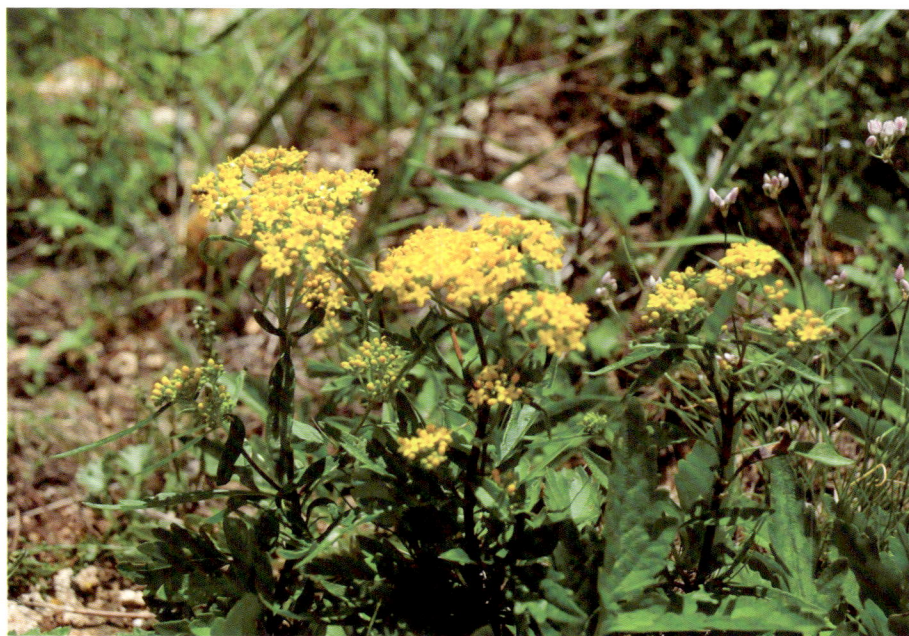

日本散血丹
Physaliastrum japonicum (Franch. et Sav.) Honda

【别　　名】白姑娘、山茄子

【基　　原】来源于茄科散血丹属日本散血丹**Physaliastrum japonicum** (Franch. et Sav.) Honda 的根入药。

【形态特征】多年生草本，高50～70 cm；茎有稀疏柔毛。叶草质，卵形或阔卵形，顶端急尖，基部偏斜楔形并下延到叶柄，全缘而稍波状，有缘毛，两面亦有疏短柔毛，长4～8 cm，宽3～5 cm，叶柄成狭翼状。花常2～3朵生于叶腋或枝腋，俯垂，花梗长2～4 cm；花萼短钟状，疏生长柔毛和不规则分散三角形小鳞片，直径3～3.5 mm，萼齿极短，扁三角形，大小相等；花冠钟状，直径约1 cm，5浅裂，裂片有缘毛，筒部内面中部有5对同雄蕊互生的蜜腺，下面有5簇髯毛；雄蕊稍短于花冠筒而不伸到花冠裂片的弯缺处。浆果球状，直径约1 cm，被果萼包围，果萼近球状，长近等于浆果，因此浆果顶端裸露。种子近圆盘形。花期6～7月；果期8～9月。

【生　　境】生于山坡草丛中及杂木林下、林缘等处。

【分　　布】黑龙江、吉林、辽宁、河北、山东。朝鲜、日本及俄罗斯也有分布。

【采集加工】春、秋季采挖根，除去泥土，洗净，晒干。

【性味功能】味辛，性温。活血散瘀、祛风散寒、收敛止痛。

【主治用法】治经络痹阻、肩痛、臂痛、腰腿痛或周身疼痛、经久不愈。

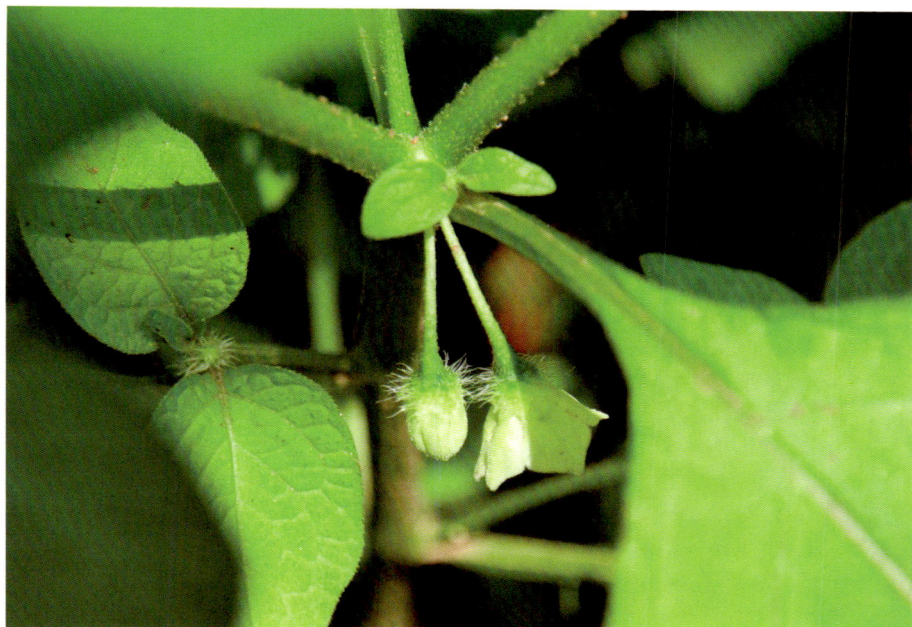

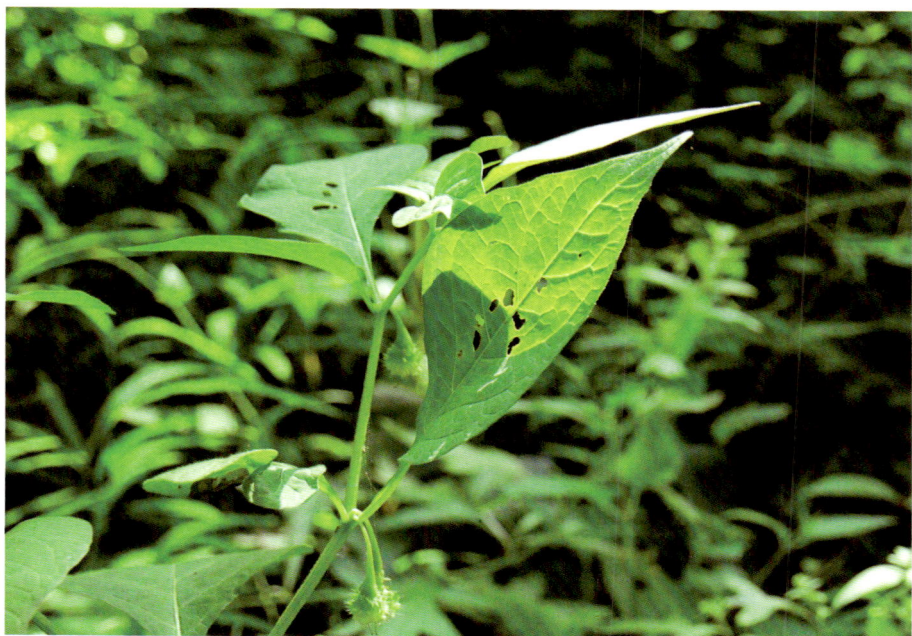

毛酸浆

Physalis pubescens L.

【别　　名】洋姑娘

【基　　原】来源于茄科酸浆属毛酸浆 **Physalis pubescens** L. 的全草入药。

【形态特征】一年生草本；茎生柔毛，常多分枝，分枝毛较密。叶阔卵形，长3~8 cm，宽2~6 cm，顶端急尖，基部歪斜心形，边缘通常有不等大的尖牙齿，两面疏生毛但脉上毛较密；叶柄长3~8 cm，密生短柔毛。花单独腋生，花梗长5~10 mm，密生短柔毛。花萼钟状，密生柔毛，5中裂，裂片披针形，急尖，边缘有缘毛；花冠淡黄色，喉部具紫色斑纹，直径6~10 mm；雄蕊短于花冠，花药淡紫色，长1~2 mm。果萼卵状，长2~3 cm，直径2~2.5 cm，具5棱角和10纵肋，顶端萼齿闭合，基部稍凹陷；浆果球状，直径约1.2 cm，黄色或有时带紫色。种子近圆盘状，直径约2 mm。花期6~7月；果期9~10月。

【生　　境】生于田野、荒地、路旁及住宅附近。

【分　　布】在东北已从人工栽培逸为野生，成为新的归化植物。原产美洲。

【采集加工】夏、秋季采收全草，洗净晒干药用。

【性味功能】味苦，性寒。清热解毒、利尿消肿。

【主治用法】治咽喉肿痛、感冒、肺热咳嗽、肺脓疡、腮腺炎、湿热黄疸、小便不利、痢疾、睾丸炎、疱疹等。用量：15~30 g。外用鲜草适量捣烂敷患处。

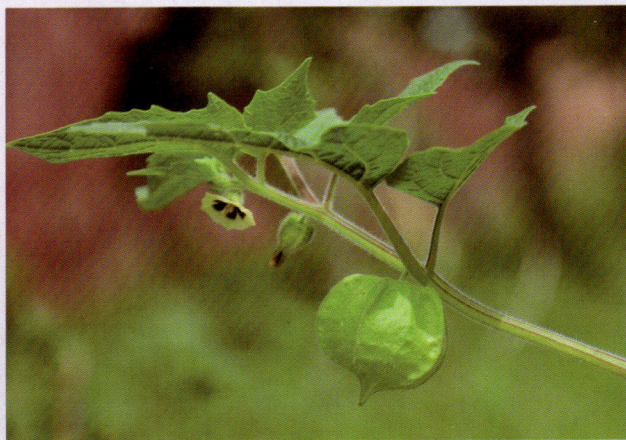

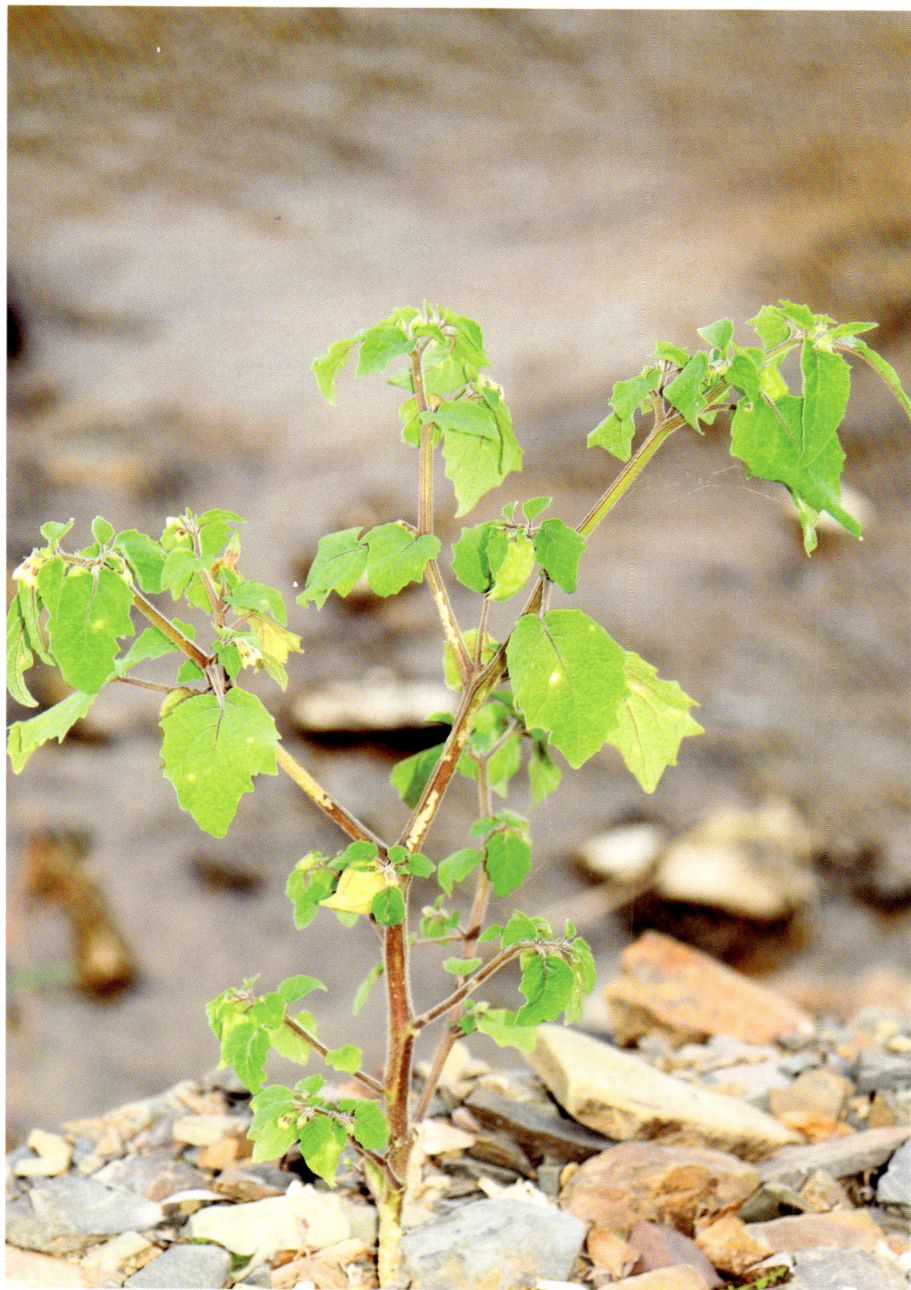

白杆

Picea meyeri Rehd. et. Wils.

【别　　名】钝叶杉、红杆云杉、刺儿松、毛枝云杉

【基　　原】来源于松科云杉属白杆 **Picea meyeri** Rehd. et. Wils. 的松节、松叶及花粉入药。

【形态特征】常绿乔木，高达30 m，胸径约60 cm；树皮灰褐色，裂成不规则的薄块片脱落；大枝近平展，树冠塔形；一年生枝黄褐色，二、三年生枝淡黄褐色、淡褐色或褐色；冬芽圆锥形，间或侧芽成卵状圆锥形，褐色，微有树脂，基部芽鳞有背脊，上部芽鳞的顶端常微向外反曲。主枝之叶常辐射伸展，侧枝上面之叶伸展，两侧及下面之叶向上弯伸，四棱状条形，微弯曲，长1.3~3 mm，宽约2 mm，顶端钝尖或钝，横切面四棱形，四面有白色气孔线，上面6~7条，下面4~5条。球果成熟前绿色，熟时褐黄色，矩圆状圆柱形，长6~9 cm，径2.5~3.5 cm；中部种鳞倒卵形，长约1.6 cm，宽约1.2 cm，顶端圆或钝三角形，下部宽楔形或微圆，鳞背露出部分有条纹；种子倒卵圆形，长约3.5 mm，种翅淡褐色，倒宽披针形，连种子长约1.3 cm。花期4月；球果9~10月。

【生　　境】生于气温较低、雨量及湿度较平原为高、土壤为灰色及棕色森林土地带，常组成以白杆为主的针叶树阔叶树混交林。

【分　　布】内蒙古、山西、河北等。

【采集加工】四季采收松节和叶，除去杂质，洗净，晒干。4~5月开花时，摘掉雄花穗搓下，过箩获取花粉。

【性味功能】味辛，性温。松节：祛风湿、止痛。叶：味苦、涩，性温。祛风活血、明目、安神、解毒、止痒。花粉：味甘，性温。燥湿、收敛止血。

【主治用法】松节浸泡热水中，局部冲洗治疗风湿痛。

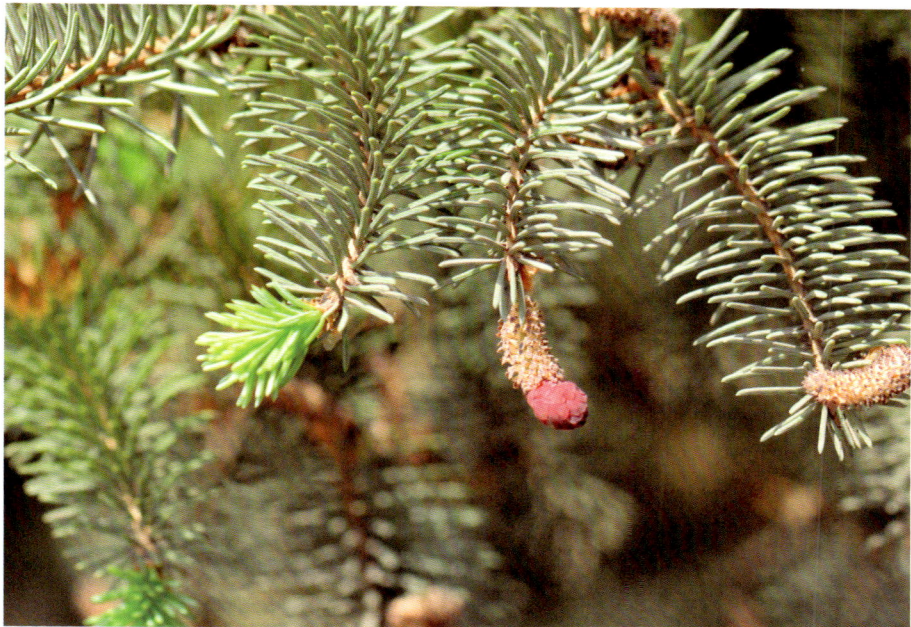

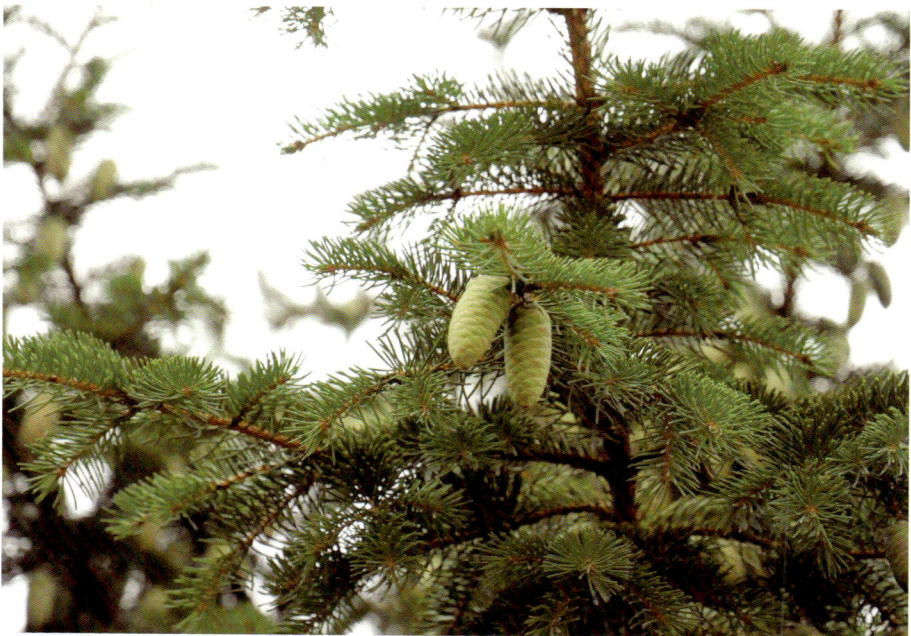

白皮松

Pinus bungeana Zucc.

【别　　名】白骨松、三针松、白果松、虎皮松、蟠龙松

【基　　原】来源于松科松属白皮松 **Pinus bungeana** Zucc. 的球果入药。

【形态特征】乔木，高达30 m，胸径3 m；主干明显，或从树干近基部分生数干；幼树树皮灰绿色，平滑，长大后树皮裂成不规则块片脱落，内皮淡黄绿色，老树树皮淡褐灰色或灰白色，块片脱落露出粉白色内皮，白褐相间或斑鳞状。一年生枝灰绿色，无毛。冬芽红褐色，卵圆形，无树脂。针叶3针一束，粗硬，长5～10 cm，直径1.5～2 mm，背部及腹面两侧有气孔线，边缘有细齿，树脂道4～7，边生，或边生与中生并存。球果卵圆形或圆锥状卵圆形，长5～7 cm，直径4～6 cm，熟时淡黄褐色；种鳞的鳞盾多为菱形，有横脊，鳞脐有三角状短尖刺，尖头向下反曲。种子近倒卵圆形，长约1 cm，灰褐色，种翅短，长约5 mm，有关节，易脱落。花期4～5月；球果翌年10～11月成熟。

【生　　境】生长在海拔800～1300 m的岩缝、山脊或山坡。

【分　　布】山西、河南、陕西、甘肃、四川及湖北。

【采集加工】春、秋采集球果晒干。

【性味功能】味苦，性温。镇咳、祛痰、平喘。

【主治用法】治慢性气管炎、哮喘、咳嗽痰喘。

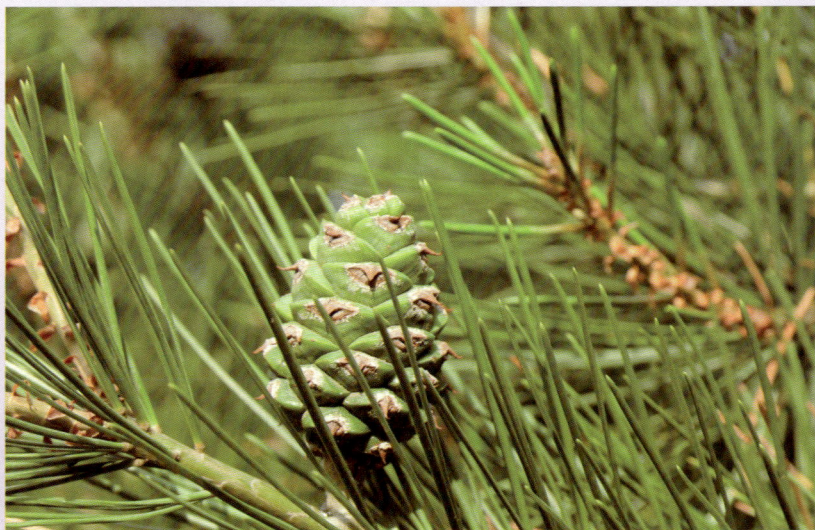

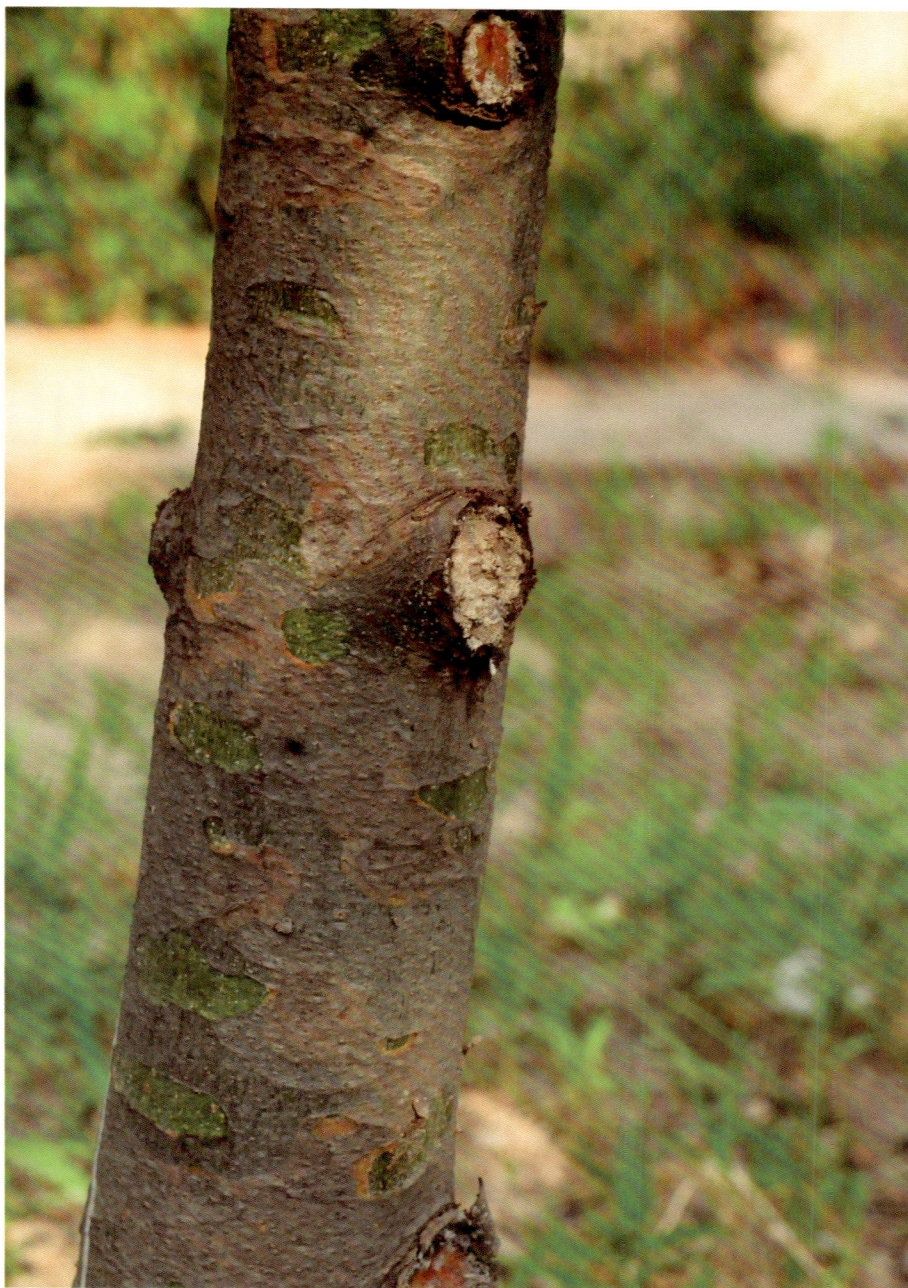

樟子松

Pinus sylvestris Linn. var. **mongolica** Litv.

【别　　名】海拉尔松

【基　　原】来源于松科松属樟子松 **Pinus sylvestris** Linn. var. **mongolica** Litv. 的叶、花粉、松节及球果入药。

【形态特征】常绿乔木，高达25 m，胸径达80 cm；大树树皮厚，树干下部灰褐色或黑褐色，深裂成不规则的鳞状块片脱落，上部树皮及枝皮黄色至褐黄色，内侧金黄色，裂成薄片脱落；枝斜展或平展，幼树树冠尖塔形，老则呈圆顶或平顶，树冠稀疏；一年生枝淡黄褐色，二、三年生枝呈灰褐色；冬芽褐色或淡黄褐色。针叶2针一束，硬直，常扭曲，长4～9 cm，直径1.5～2 mm，顶端尖，边缘有细锯齿，两面均有气孔线；叶鞘基部宿存，黑褐色。雄球花圆柱状卵圆形，长5～10 mm，聚生新枝下部，长约3～6 cm；雌球花有短梗，淡紫褐色，当年生小球果长约1 cm，下垂。球果卵圆形或长卵圆形，长3～6 cm，直径2～3 cm，成熟前绿色，熟时淡褐灰色；种子黑褐色，长卵圆形或倒卵圆形，微扁，长4.5～5.5 mm，连翅长1.1～1.5 cm；子叶6～7枚，长1.3～2.4 cm。花期5～6月；球果第二年9～10月成熟。

【生　　境】生于山脊、沙丘及向阳山坡，以及较干旱的砂地及石砾砂土地区。多成纯林或与落叶松混生。

【分　　布】黑龙江、内蒙古。

【采集加工】6～7月采集叶。四季从砍倒的树上锯下瘤状的节。4～5月开花时，摘掉雄花穗搓下，过箩获取花粉。9～10月采集雌球果。

【性味功能】叶：味甘，性温。祛风活血、明目、安神、解毒、止痒。花粉：味甘，性温。燥湿、收敛止血。松节：味苦、辛，性温。祛风湿、止痛。球果：味苦，性平。祛痰、止咳、平喘。

【主治用法】治风湿关节痛、跌打肿痛、夜盲症、老年痴呆症、神经衰弱。外用治冻疮。

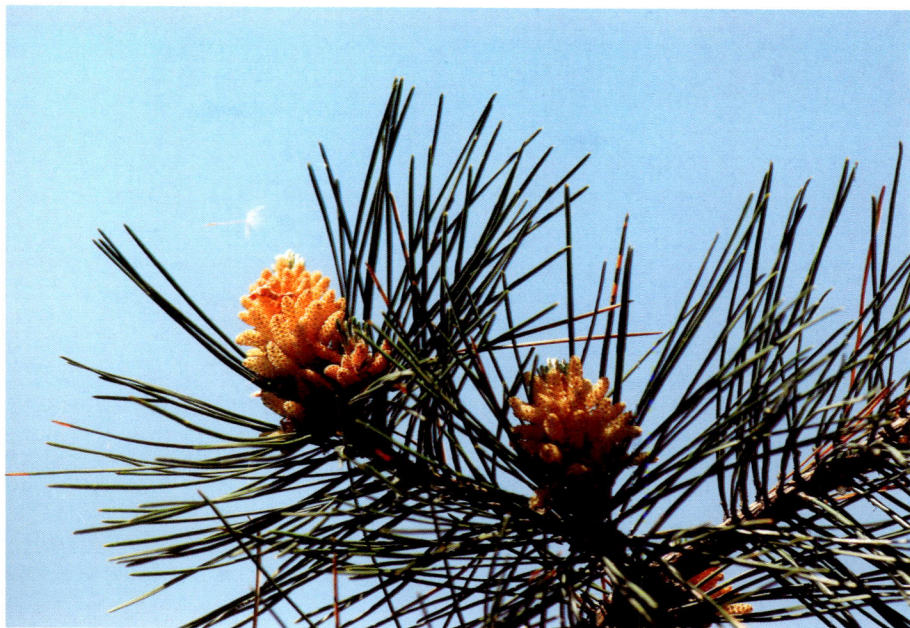
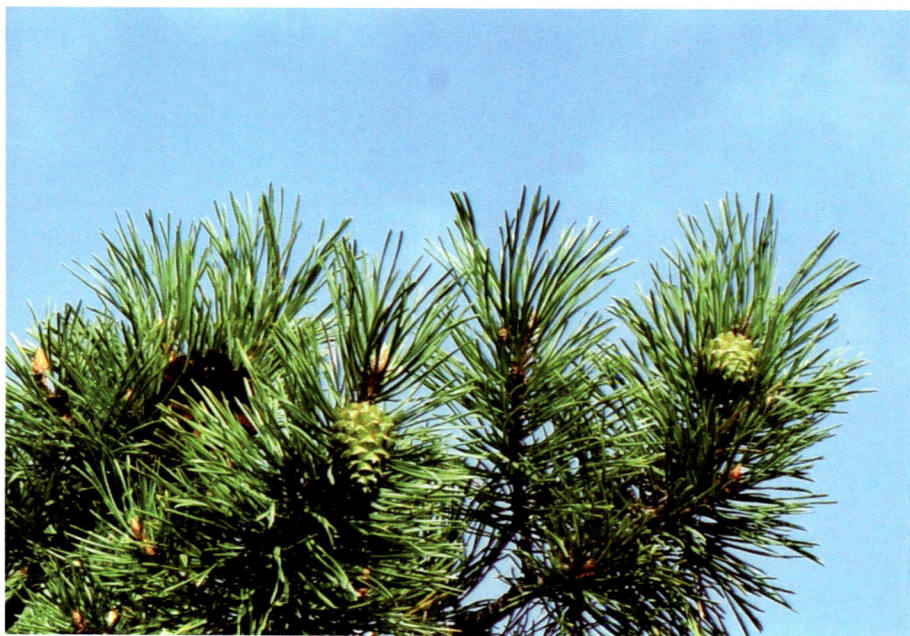

平车前

Plantago depressa Willd.

【别　　名】小车前、车轮草

【基　　原】来源于车前科车前属平车前 **Plantago depressa** Willd. 的种子及全草入药。

【形态特征】一年生或二年生草本。直根长，具多数侧根，多少肉质。根茎短。叶基生呈莲座状，平卧、斜展或直立；叶片纸质，椭圆形、椭圆状披针形或卵状披针形，长3～12 cm，宽1～3.5 cm，顶端急尖或微钝，边缘具浅波状钝齿、不规则锯齿或牙齿，基部宽楔形至狭楔形，脉5～7条；叶柄长2～6 cm。花序3～10余个；花序梗长5～18 cm；穗状花序细圆柱状，上部密集，基部常间断，长6～12 cm；苞片三角状卵形，长2～3.5 mm。花萼长2～2.5 mm，龙骨突宽厚。花冠白色，冠筒等长或略长于萼片，裂片极小，椭圆形或卵形。雄蕊着生于冠筒内面近顶端，同花柱明显外伸，花药卵状椭圆形或宽椭圆形，长0.6～1.1 mm，顶端具宽三角状小凸起。胚珠5。蒴果卵状椭圆形至圆锥状卵形，长4～5 mm，于基部上方周裂。种子4～5，椭圆形，腹面平坦，长1.2～1.8 mm，黄褐色至黑色；子叶背腹向排列。花期6～7月；果期8～9月。

【生　　境】生于山野、路旁、田埂、河边及住宅附近，常聚生成片生长。

【分　　布】黑龙江、辽宁、吉林、内蒙古、河北、山东、江苏、河南、安徽、江西、山西、陕西、湖北、四川、宁夏、甘肃、青海、云南、新疆、西藏等。朝鲜、俄罗斯西伯利亚、哈萨克斯坦、阿富汗、蒙古、巴基斯坦、印度也有分布。

【采集加工】夏季未开花前采收全草，洗净，晒干。秋季果实成熟时，割取果穗，晒干后搓出种子，除去杂质，晒干。

【性味功能】种子：味甘，性微寒。清热利尿、渗湿通淋、明目、祛痰。全草：味甘，性寒。清热利尿、祛痰、凉血、解毒。

【主治用法】种子：治水肿胀满、热淋涩痛、带下、尿血、舒湿泄泻、目赤肿痛、痰热咳嗽。用量：5～10 g。全草：治水肿尿少、热淋涩痛、暑湿泻痢、吐血、衄血、痈肿、疮毒等。用量：10～15 g。外用鲜品适量捣烂敷患处。

【附　　注】内伤劳倦、阳气下陷、肾虚精滑及内无湿热者慎用。本品种子配菊花、决明子、青葙子，可治疗眼目昏花；配茺蔚子、夏枯草、石决明，可治疗头目眩晕；配桔梗、杏仁、黄芩，可治疗肺热咳嗽、痰多黄稠。

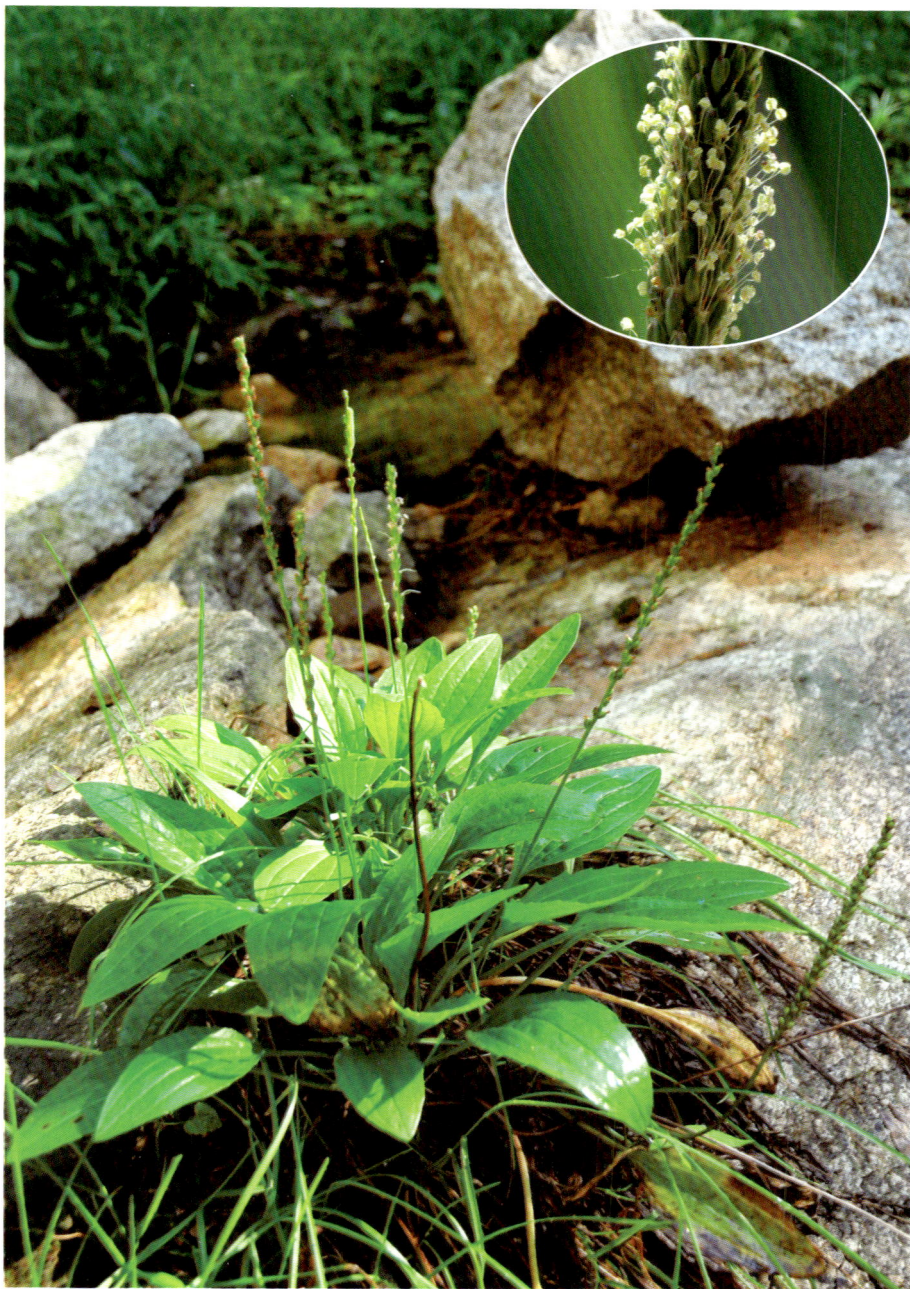

五叶黄精

Polygonatum acuminatifolium Kom.

【基　　原】来源于百合科黄精属五叶黄精 **Polygonatum acuminatifolium** Kom. 的根状茎入药。

【形态特征】多年生草本。根状茎圆柱形，直径3～5 mm，匍匐状。茎单一，直立，高20～40 cm，具4～5枚叶。叶互生，具短柄，柄长5～15 mm，叶片椭圆形至长圆形，长5～9 cm，宽1.8～5 cm，基部楔形，顶端短渐尖或钝，具长5～15 mm的叶柄。花序梗单生于叶腋，长1～2 cm，下弯，顶端着生2～3花；花梗长2～6 mm；在花梗中部以上具1枚白色、膜质的苞片，苞片长约3 mm；花被片6，下部合生成筒，淡绿色，长2～2.5 cm，裂片长4～5 mm，筒内花丝贴生部分具短绵毛；花丝长3.5～4.5 mm，两侧扁，具乳头状凸起至具短绵毛，顶端有时膨大呈囊状，花药长4～5 mm；子房椭圆形，长2～6 mm，花柱长1～2 cm。花期5～6月；果期8～9月。

【生　　境】生于林下、林缘及路旁等处，常聚生成片生长。

【分　　布】黑龙江、吉林、辽宁。

【采集加工】春、秋季采挖根状茎，除去地上部、须根、泥沙等杂质，生用或蒸10～20 min后，取出晾干或晒干。

【性味功能】味甘，性微寒。养阴润燥、生津止渴。

【主治用法】治热病伤阴、口干发热、肢体酸软、咳嗽烦渴、虚痨发热、消谷易饥、风湿性心脏病、小便频数及腰脚疼痛等。用量：9～15 g。

【附　　注】阴盛内寒、胃有痰湿气滞者忌服，忌铁器和卤碱。本品配沙参、麦冬，可治疗肺燥咳嗽、干咳痰稠、阴虚咳嗽；配沙参、红花、党参，可治疗冠心病、心绞痛；配沙参、石斛、麦冬、冰糖、生麦芽，可治疗口渴舌燥、食欲不振、胃部不适。

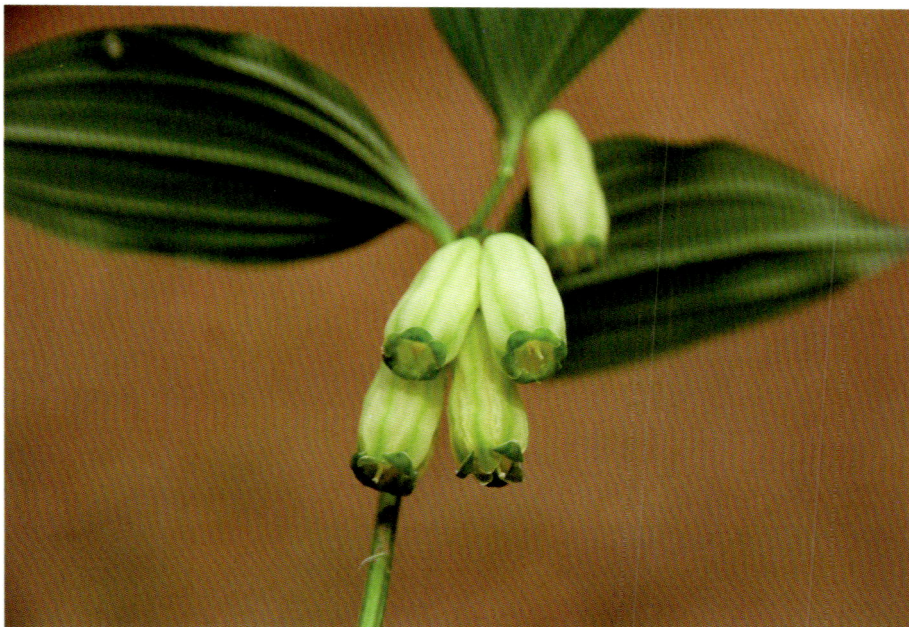

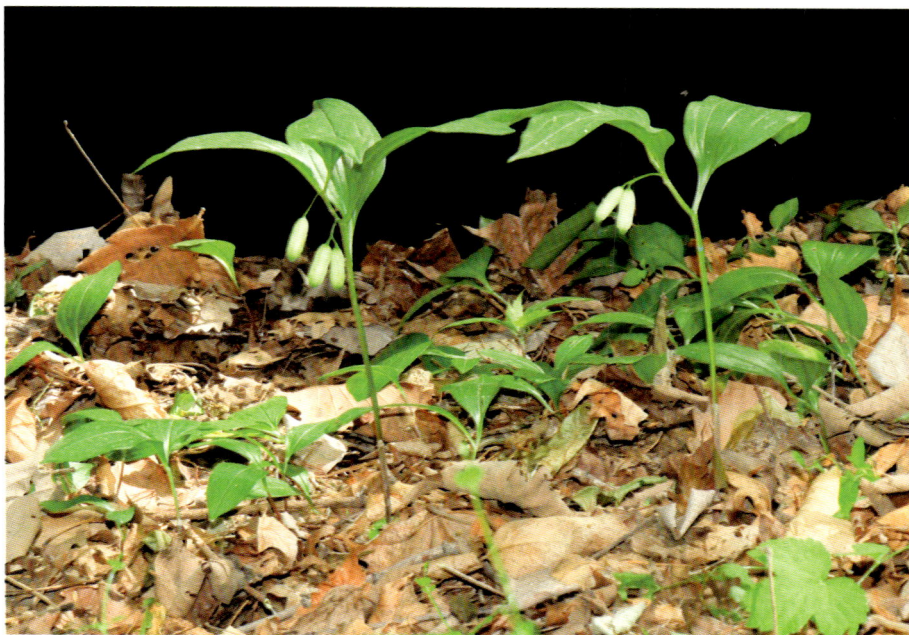

长苞黄精

Polygonatum desoulayi Kom.

【基　　原】来源于百合科黄精属长苞黄精 **Polygonatum desoulayi** Kom. 的根状茎入药。

【形态特征】多年生草本。根状茎细圆柱形，直径约3～4 mm，节间稍长，茎圆，上方斜，高20～40 cm，有5～9枚叶。叶互生，长椭圆形，长5～10 cm，宽2～4 cm，无柄或具短柄，顶端短渐尖，下面有乳头状凸起。花序具1～2花，花梗长8～12 mm，上具1枚叶状苞片；苞片披针形至宽披针形，长1.5～2.8 cm，宽3～7 mm，约具10条脉或更多，边缘具乳头状凸起；花被6，下部合生成筒，白色，顶端带绿色，长约2 cm，裂片长2～4 mm，无毛；雄蕊6，花丝扁，于花被筒2/3处插生，花药长4 mm；子房圆形，直径2 mm，花柱长1.5 cm。花期5～6月；果期8～9月。

【生　　境】生于林下、林缘等处。

【分　　布】黑龙江、吉林、辽宁。俄罗斯也有分布。

【采集加工】春、秋季采挖根状茎，除去地上部、须根、泥沙等杂质，生用或蒸10～20 min后，取出晾干或晒干。

【性味功能】味甘、微苦，性凉。平肝熄风、养阴明目、清热凉血、生津止渴、滋补肝肾。

【主治用法】治头痛目疾、咽喉痛、高血压症、癫痫、口渴、口干舌燥、神经衰弱、食欲不振、疖痈等。用量：9～15 g。

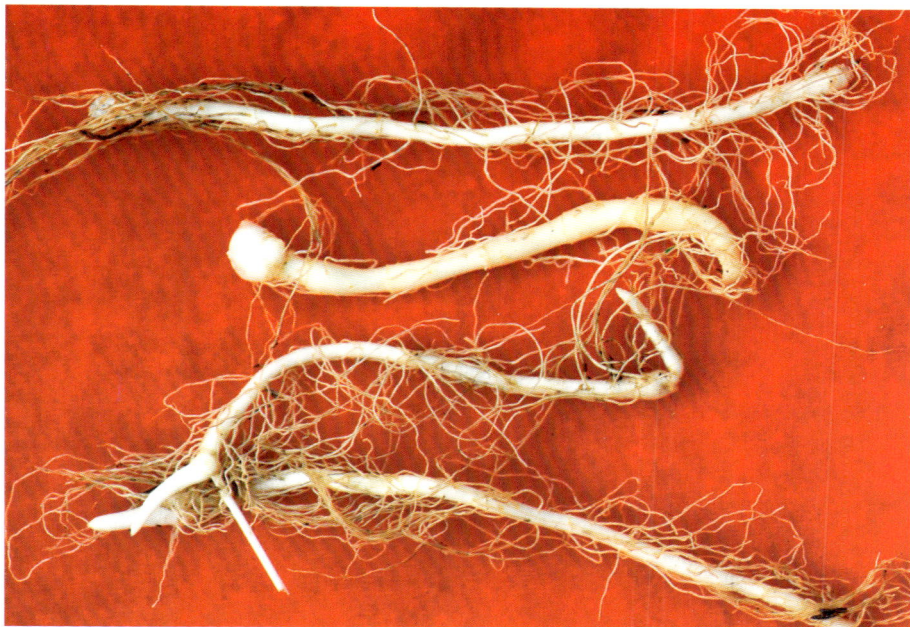

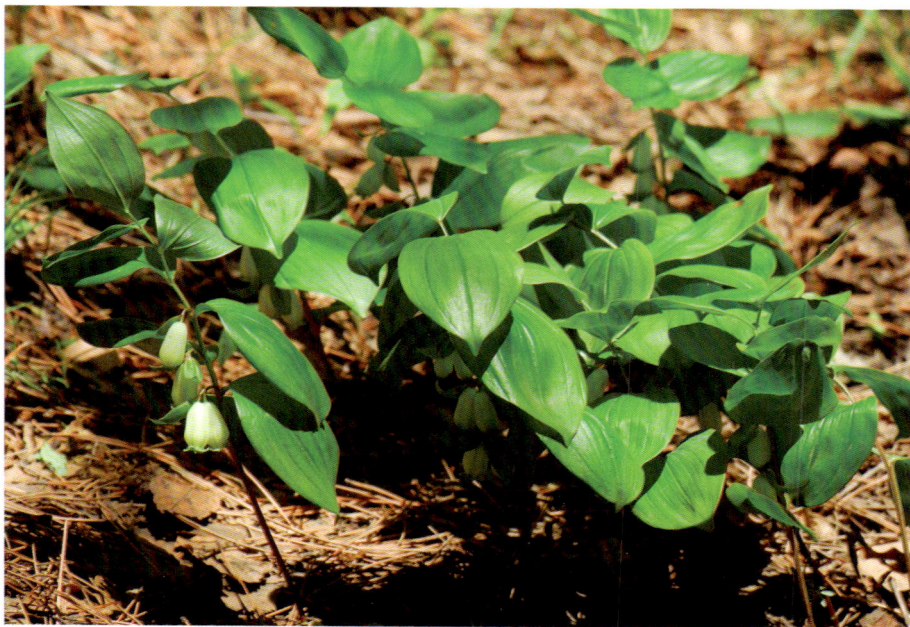

小玉竹

Polygonatum humile Fisch. ex Maxim.

【别　　名】山苞米、山铃铛

【基　　原】来源于百合科黄精属小玉竹**Polygonatum humile** Fisch. ex Maxim. 的根状茎入药。

【形态特征】多年生草本。根状茎细圆柱形，直径1.5～5 mm，匍匐。茎直立，高15～50 cm，有棱角。叶7～14枚，互生，无柄或下部叶有极短的柄，叶片长圆形、长圆状披针形或广披针形，长4～9 cm，宽1.5～4 cm，顶端多少锐尖或钝，基部钝，表面无毛，背面及边缘具短糙毛。花序通常腋生1花，稀为2或3花；花梗长7～15 mm，显著向下弯曲；花白色，顶端带绿色，筒状，长15～18 mm，顶端6浅裂，裂片长2 mm；雄蕊6，花丝长3 mm，稍两侧扁，粗糙，花药三角状披针形，长约3～3.5 mm；子房倒卵状长圆形，长约4 mm，花柱长11～13 mm。浆果球形，蓝黑色，直径约1 cm。有1～6颗种子。花期5～6月；果期7～8月。

【生　　境】生于山坡、林下、林缘、路旁等处；常聚生成片生长。

【分　　布】黑龙江、吉林、辽宁、内蒙古、河北、山西。朝鲜、俄罗斯西伯利亚、日本也有分布。

【采集加工】春、秋季采挖根状茎，除去地上部、须根、泥沙等杂质，生用或蒸10～20 min后，取出晾干或晒干。

【性味功能】味甘，性平，微寒。养阴润燥、除烦、生津止渴。

【主治用法】治热病伤阴、口干发热、肢体酸软、咳嗽烦渴、虚痨发热、消谷易饥、糖尿病、风湿性心脏病、小便频数及腰脚疼痛等。用量：10～15 g。

【附　　注】阴盛内寒、胃有痰湿气滞者忌服，忌铁器和卤碱。

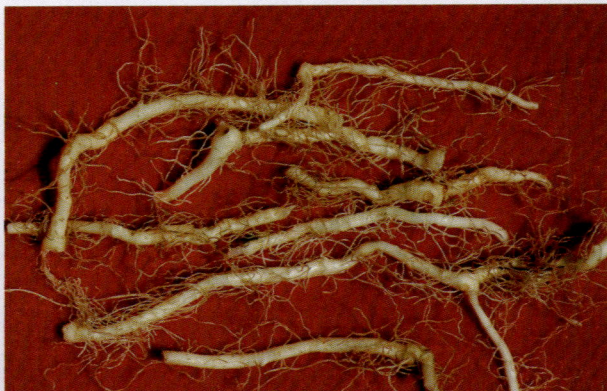

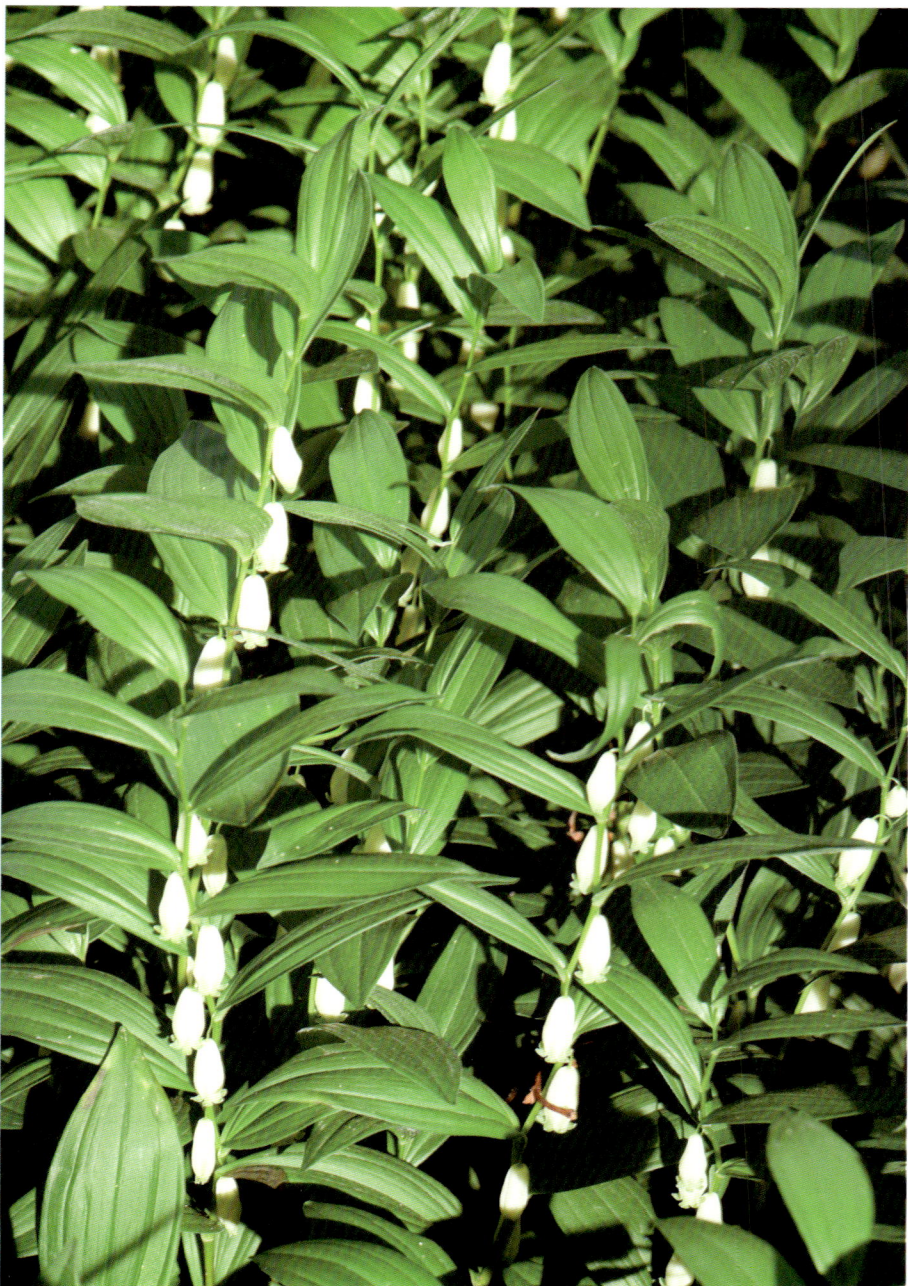

毛筒玉竹

Polygonatum inflatum Kom.

【别　　名】毛筒黄精

【基　　原】来源于百合科黄精属毛筒玉竹**Polygonatum inflatum** Kom. 的根状茎入药。

【形态特征】多年生草本。根状茎圆柱形，匍匐，直径6～10 mm。茎高50～80 cm，上部斜生，具棱角，具6～9叶。叶互生，卵形、卵状椭圆形或椭圆形，长8～16 cm，宽4～8 cm，顶端略尖至钝，叶柄长5～15 mm。花序具2～3花，总花梗长2～4 cm；花梗长4～6 mm，基部具2～5枚苞片；苞片近草质，条状披针形，长8～12 mm，具3～5脉；花淡绿色，近壶状筒形，长21～25 mm，筒直径5～6 mm，在口部稍缢缩，裂片长2～3 mm，筒内花丝贴附部分具短绵毛，雄蕊6，花丝丝状，长达16 mm，下部与花被筒合生，无毛，中上部或上部长4～10 mm，贴附于花被筒而顶端分裂，密生短绵毛，花药长约4 mm；子房长约5 mm，花柱长约15 mm。浆果球形，蓝黑色，直径10～12 mm，具9～13颗种子。花期5～6月；果期8～9月。

【生　　境】生于山坡、林下、林缘及路旁等处。

【分　　布】黑龙江、吉林、辽宁。

【采集加工】春、秋季采挖根状茎，除去地上部、须根、泥沙等杂质，生用或蒸10～20 min后，取出晾干或晒干。

【性味功能】味甘，性平，微寒。养阴润燥、除烦、生津止渴。

【主治用法】治热病伤阴、口干发热、肢体酸软、咳嗽烦渴、虚痨发热、消谷易饥、糖尿病、风湿性心脏病、小便频数及腰脚疼痛等。用量：10～15 g。

【附　　注】阴盛内寒、胃有痰湿气滞者忌服，忌铁器和卤碱

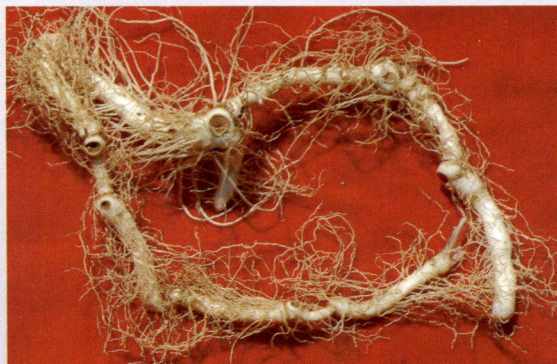

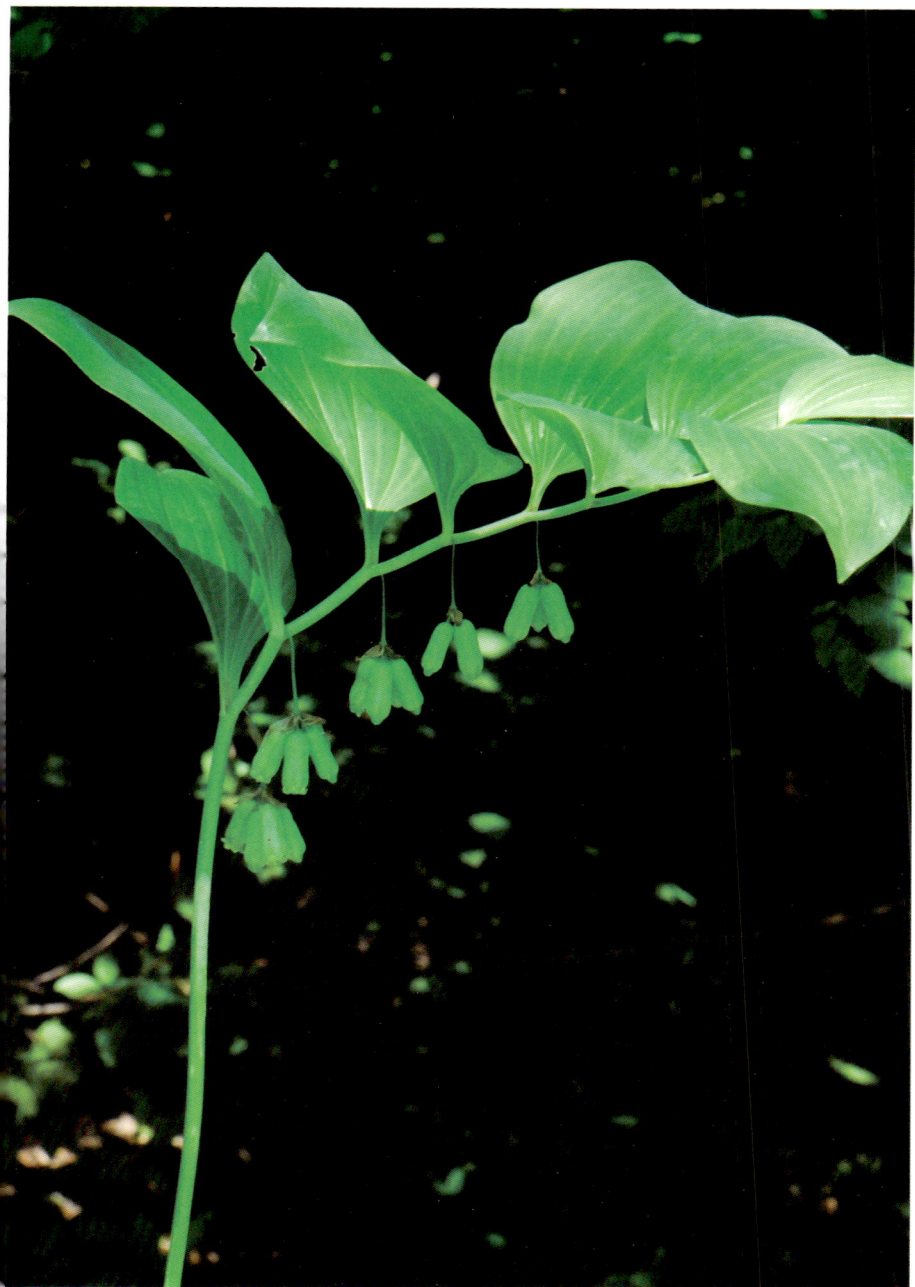

二苞黄精

Polygonatum involucratum Maxim.

【基　　原】来源于百合科黄精属二苞黄精 Polygonatum involucratum Maxim. 的根状茎入药。

【形态特征】多年生草本。根状茎细圆柱形，具较长的节间，直径 3～5 mm。茎高 20～50 cm，圆柱形，具条棱，光滑。具 4～7 叶。叶互生，卵形、卵状椭圆形至矩圆状椭圆形，长 5～10 cm，宽 2.5～6 cm，基部广楔形，顶端短渐尖，两面无毛，下部的具短柄，上部的近无柄。花序具 2 花，总花梗长 1～2 cm，稍扁平，显著具条棱，顶端具 2 枚叶状苞片；苞片卵形至宽卵形，长 2～3.5 cm，宽 1～3 cm，宿存，具多脉；花梗极短，仅长 1～2 mm，花被绿白色至淡黄绿色，全长约 2.3～2.5 cm，裂片长约 3 mm；花丝长 2～3 mm，向上略弯，两侧扁，具乳头状凸起，花药长 4～5 mm；子房长约 5 mm，花柱长 18～20 mm，等长于或稍伸出花被之外。浆果蓝黑色，直径约 1 cm，具 7～8 颗种子，种子圆形，直径 2～4 mm。花期 5～6 月；果期 8～9 月。

【生　　境】生于林下及林缘等处。

【分　　布】黑龙江、辽宁、吉林、内蒙古、河北、河南、山西等。朝鲜、俄罗斯远东地区、日本也有分布。

【采集加工】春、秋季采挖根状茎，除去地上部、须根、泥沙等杂质，生用或蒸 10～20 min 后，取出晾干或晒干。

【性味功能】味甘，微苦，性凉。平肝熄风、养阴明目、清热凉血、生津止渴、滋补肝肾。

【主治用法】治头痛目疾、咽喉痛、高血压症、癫痫、口渴、口干舌燥、神经衰弱、食欲不振、疖痈等。用量：9～15 g。

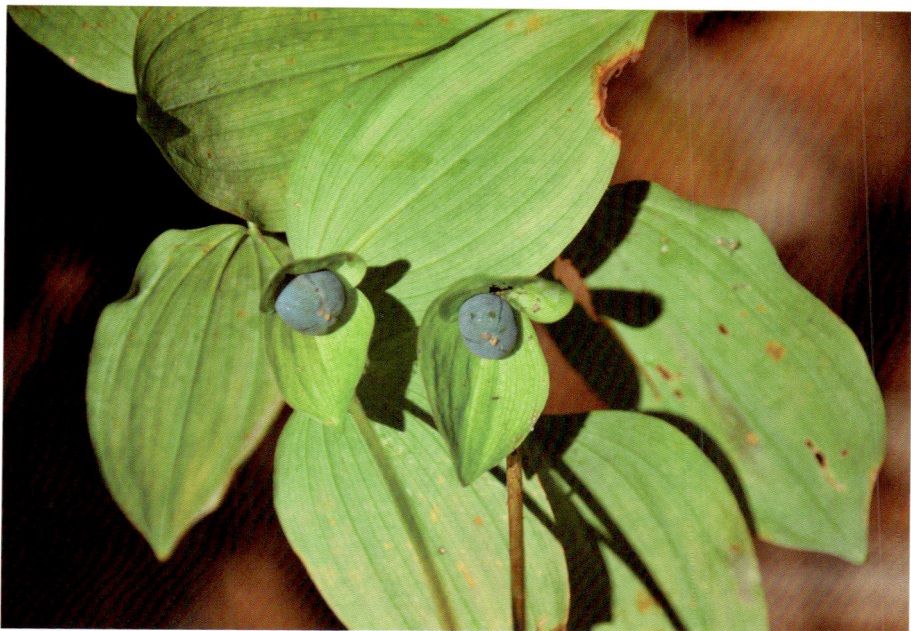

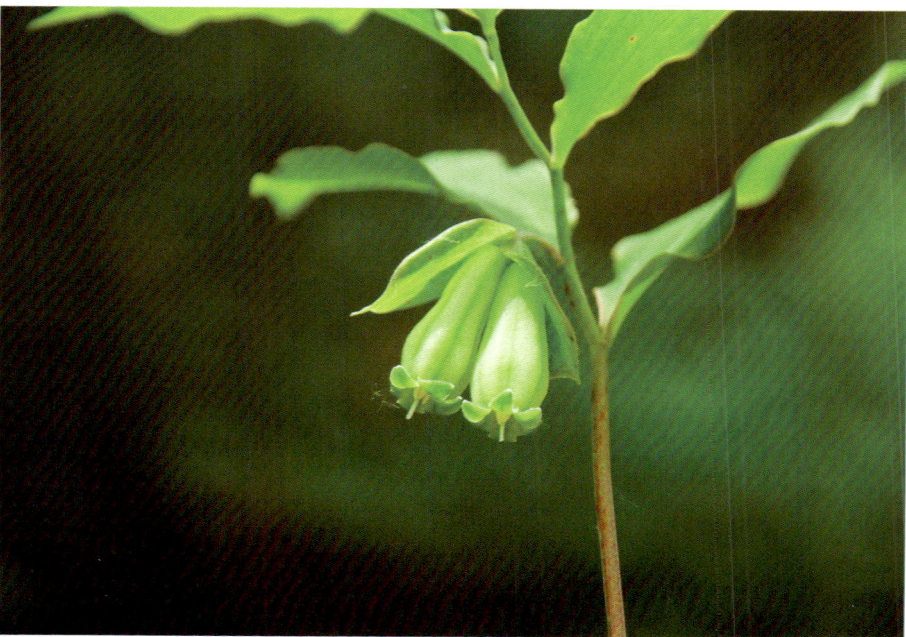

热河黄精

Polygonatum macropodium Turcz.

【别　　名】多花黄精

【基　　原】来源于百合科黄精属热河黄精**Polygonatum macropodium** Turcz. 的根状茎入药。

【形态特征】多年生草本。根状茎圆柱形，直径1～2 cm。茎高30～100 cm。叶互生，卵形至卵状椭圆形，少有卵状矩圆形，长4～10 cm，顶端尖。花序具3～8花，近伞房状，总花梗长3～5 cm，花梗长0.5～1.5 cm；苞片无或极微小，位于花梗中部以下；花被白色或带红点，全长15～20 mm，裂片长4～5 mm；花丝长约5 mm，具3狭翅呈粗糙皮屑状，花药长约4 mm；子房长3～4 mm，花柱长10～13 mm。浆果深蓝色，直径7～11 mm，具7～8颗种子。花期5～6月；果期8～9月。

【生　　境】生于林下或阴坡等处。

【分　　布】吉林、辽宁、内蒙古、河北、山东、山西等。

【采集加工】春、秋季采挖根状茎，除去地上部、须根、泥沙等杂质，生用或蒸10～20 min后，取出晾干或晒干。

【性味功能】味甘，性微寒。养阴润燥、生津止渴。

【主治用法】治热病伤阴、口干发热、肢体酸软、咳嗽烦渴、虚痨发热、消谷易饥、风湿性心脏病、小便频数及腰脚疼痛等。用量：9～15 g。

【附　　注】阴盛内寒、胃有痰湿气滞者忌服，忌铁器和卤碱。

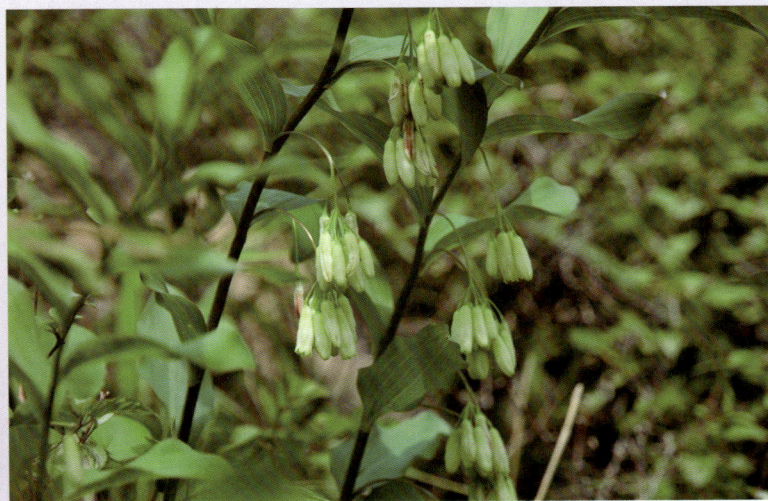

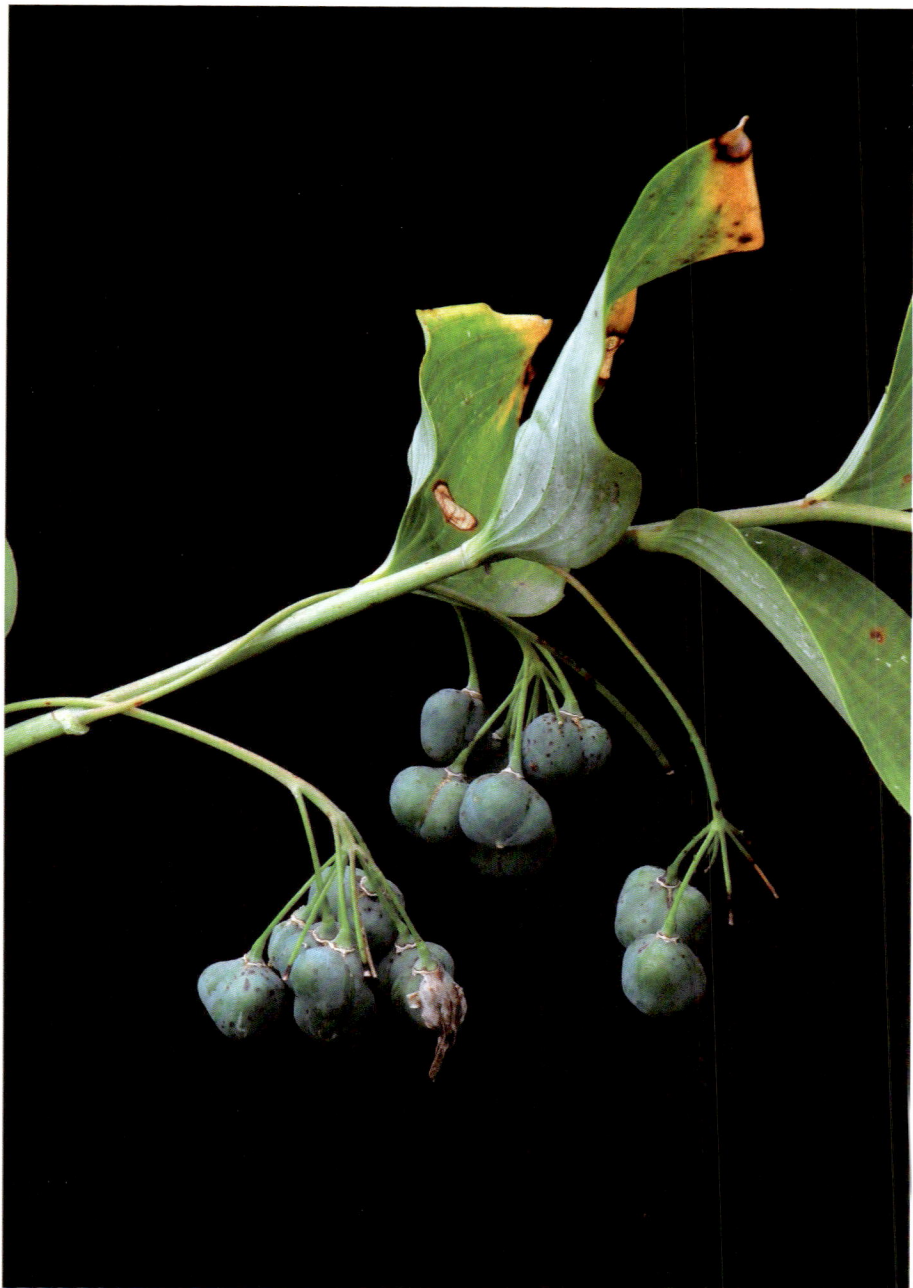

狭叶黄精

Polygonatum stenophyllum Maxim.

【别　　名】狭叶玉竹

【基　　原】来源于百合科黄精属狭叶黄精**Polygonatum stenophyllum** Maxim. 的根状茎入药。

【形态特征】多年生草本。根状茎圆柱状，结节稍膨大，直径4～6 mm。茎高达1 m，具很多轮叶，上部各轮较密接，每轮具4～6叶，叶无柄。叶条状披针形，长6～10 cm，宽3～8 mm，顶端渐尖，不弯曲或拳卷，全缘。花序从下部3～4轮叶腋间抽出，具2花，总花梗和花梗都极短，俯垂，前者长2～5 mm，后者长1～2 mm；苞片白色膜质，较花梗稍长或近等长；花被片6，下部合生成筒，白色，全长8～12 mm，花被筒在喉部缢缩，裂片长2～3 mm；雄蕊6，花丝丝状，长约1 mm，着生在花被的中下部，花药长约2 mm，子房长约2 mm，花柱长约3.5 mm。浆果球形。花期6～7月；果期7～8月。

【生　　境】生于林下、林缘、路旁、河岸及草地等处，常聚生成片生长。

【分　　布】黑龙江、吉林、辽宁、内蒙古。朝鲜和俄罗斯远东地区也有分布。

【采集加工】春、秋季采挖根状茎，除去地上部、须根、泥沙等杂质，生用或蒸10～20 min后，取出晾干或晒干。

【性味功能】味甘，微苦，性凉。平肝熄风、养阴明目、清热凉血、生津止渴、滋补肝肾。

【主治用法】治头痛目疾、咽喉痛、高血压症、癫痫、口渴、口干舌燥、神经衰弱、食欲不振、疔痈等。用量：9～15 g。

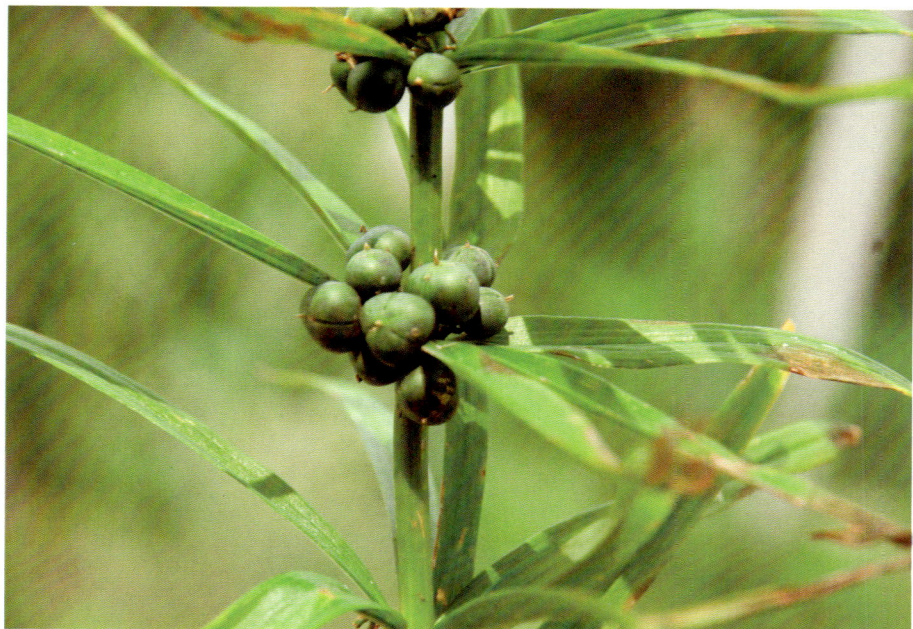
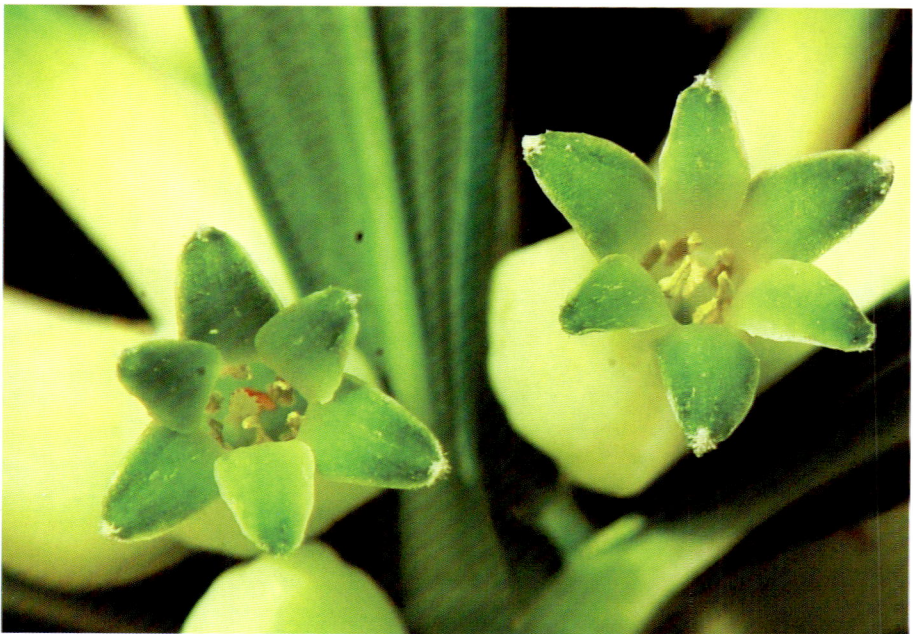

太平洋蓼

Polygonum pacificum V. Petr. ex Kom.

【基　　原】来源于蓼科蓼属太平洋蓼 **Polygonum pacificum** V. Petr. ex Kom. 的根茎入药。

【形态特征】多年草本。根状茎肥厚，弯曲，直径1.5～3 cm，黑褐色。茎直立，高40～90 cm，不分枝，1～3条自根状茎发出，无毛，具细条棱。基生叶长卵形，长5～15 cm，宽3～7 cm，顶端急尖，基部近心形或圆形，沿叶柄下沿成翅，上面绿色，无毛，下面灰绿色，疏生小凸起，边缘近全缘，叶柄长10～20 cm；茎生叶卵形或披针形卵形，基部心形，抱茎，最上部的叶狭窄，线状。托叶鞘筒状，膜质，下部绿色，上部褐色，开裂，无缘毛。总状花序呈穗状，长3～5 cm，直径1.2～1.5 cm，顶生，花排列紧密；苞片宽椭圆形，长3～4 mm，顶端具尾尖，每苞具1～3花；花梗细弱，比苞片稍长；花被5深裂，花被片淡红色，椭圆形、长约2.5 mm；雄蕊8，比花被长；花柱3，柱头头状。瘦果卵形，具3锐棱，长约3 mm，有光泽，稍长于宿存花被。花期7～8月；果期8～9月。

【生　　境】生于山坡、林缘及草甸等处。

【分　　布】黑龙江、吉林、辽宁、内蒙古。俄罗斯远东、朝鲜也有分布。

【采集加工】春、秋季采挖根茎，剪掉须根，除去泥土，洗净，晒干。

【性味功能】味苦，性寒。清热解毒、凉血止血、收敛。

【主治用法】治赤痢、吐血、烧烫伤、外伤出血等症。用量：10～15 g。

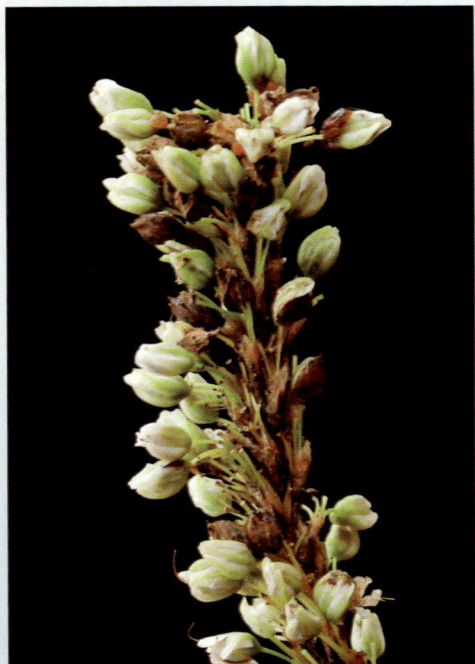

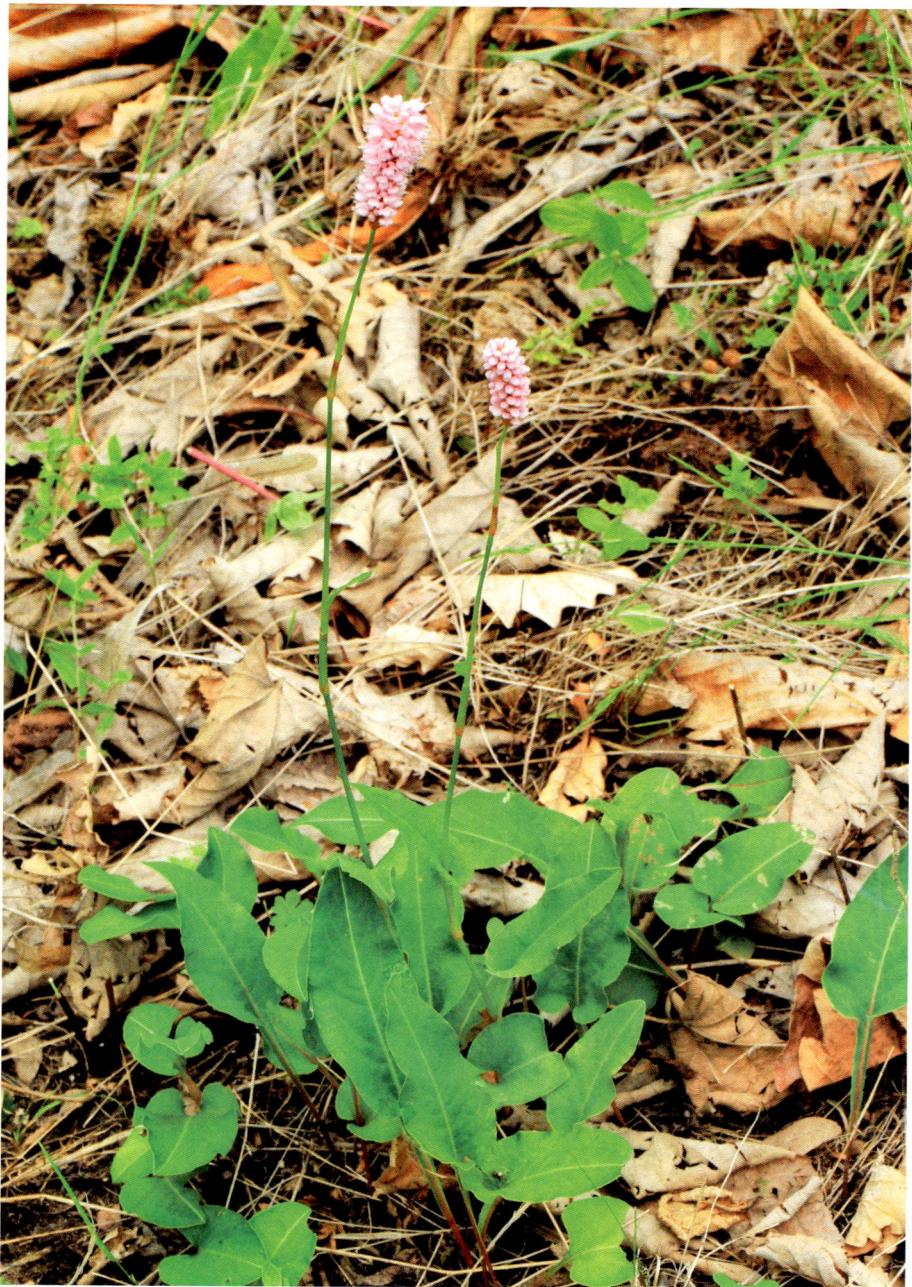

春蓼

Polygonum persicaria L.

【别　　名】桃叶蓼

【基　　原】来源于蓼科蓼属春蓼 **Polygonum persicaria** L. 的全草入药。

【形态特征】一年生草本。茎直立或上升，分枝或不分枝，疏生柔毛或近无毛，高40～80 cm。叶披针形或椭圆形，长4～15 cm，宽1～2.5 cm，顶端渐尖或急尖，基部狭楔形，两面疏生短硬伏毛，下面中脉上毛较密，上面近中部有时具黑褐色斑点，边缘具粗缘毛；叶柄长5～8 mm，被硬伏毛；托叶鞘筒状，膜质，长1～2 cm，疏生柔毛，顶端截形，缘毛长1～3 mm。总状花序呈穗状，顶生或腋生，较紧密，长2～6 cm，通常数个再集成圆锥状，花序梗具腺毛或无毛；苞片漏斗状，紫红色，具缘毛，每苞内含5～7花；花梗长2.5～3 mm，花被通常5深裂，紫红色，花被片长圆形，长2.5～3 mm，脉明显；雄蕊6～7，花柱2，偶3，中下部合生，瘦果近圆形或卵形，双凸镜状，稀具3棱，长2～2.5 mm，黑褐色，平滑，有光泽，包于宿存花被内。花期8～9月；果期9～10月。

【生　　境】生于沟边湿地、农田、路旁等处。

【分　　布】黑龙江、辽宁、吉林、内蒙古、河北、山西、湖北、湖南、江西、陕西、宁夏、甘肃、广西、四川、贵州等。

【采集加工】夏、秋季采收全草，除去杂质，切段，洗净，晒干。

【性味功能】味辛，性温。发汗除湿、消食止泻、疗伤。

【主治用法】治痢疾、泄泻、蛇咬伤、创伤、消化不良、腹泻等。用量：6～12 g。

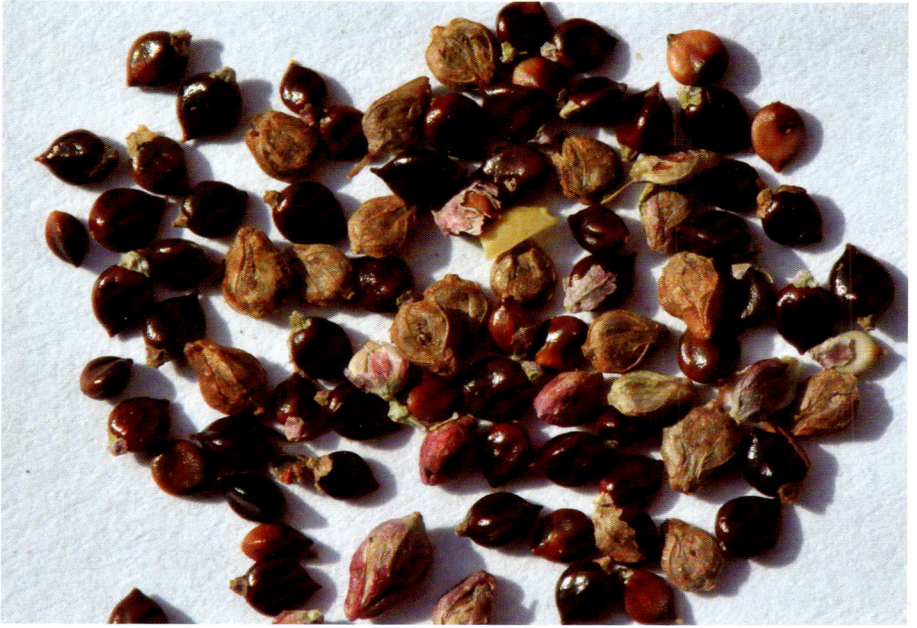

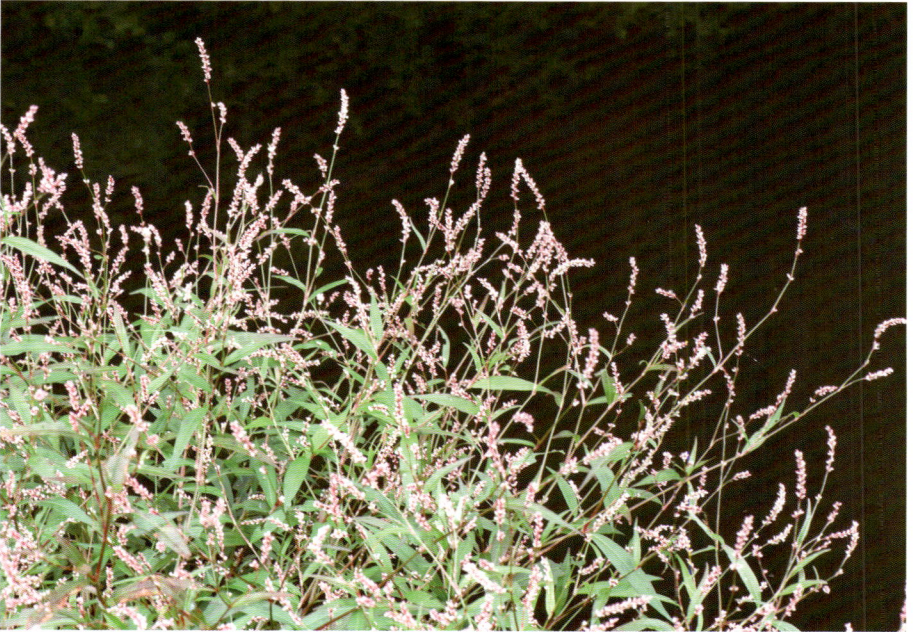

小叶杨

Populus simonii Carr.

【别　　名】明杨

【基　　原】来源于杨柳科杨属小叶杨 **Populus simonii** Carr. 的树皮和花入药。

【形态特征】落叶乔木，高达20 m，胸径50 cm以上。树皮幼时灰绿色，老时暗灰色，沟裂；树冠近圆形。幼树小枝及萌枝有明显棱脊，常为红褐色，后变黄褐色，老树小枝圆形，细长而密，无毛。芽细长，顶端长渐尖，褐色，有黏质。叶菱状卵形、菱状椭圆形或菱状倒卵形，长3～12 cm，宽2～8 cm，中部以上较宽，顶端突急尖或渐尖，基部楔形、宽楔形或窄圆形，边缘平整，细锯齿，无毛，上面淡绿色，下面灰绿或微白，无毛；叶柄圆筒形，长0.5～4 cm，黄绿色或带红色。雄花序长2～7 cm，花序轴无毛，苞片细条裂，雄蕊8～25；雌花序长2.5～6 cm；苞片淡绿色，裂片褐色，无毛，柱头2裂。果序长达15 cm；蒴果小，2～3瓣裂，无毛。花期4～5月；果期5～6月。

【生　　境】生于河岸、山沟、山坡、林缘及路边等处。

【分　　布】华中、西北、西南地区以及辽宁、河北等省。

【采集加工】四季剥取树皮，除去杂质，切片，洗净，鲜用或晒干。季采摘芽，除去杂质，鲜用或晒干。

【性味功能】树皮：味苦、辛，性平。清热解毒、祛湿凉血、止咳、驱虫。花：味苦，性寒。止痛、消炎、活血化瘀。

【主治用法】树皮：治肺病、痘疹、天花。花：治跌打损伤。

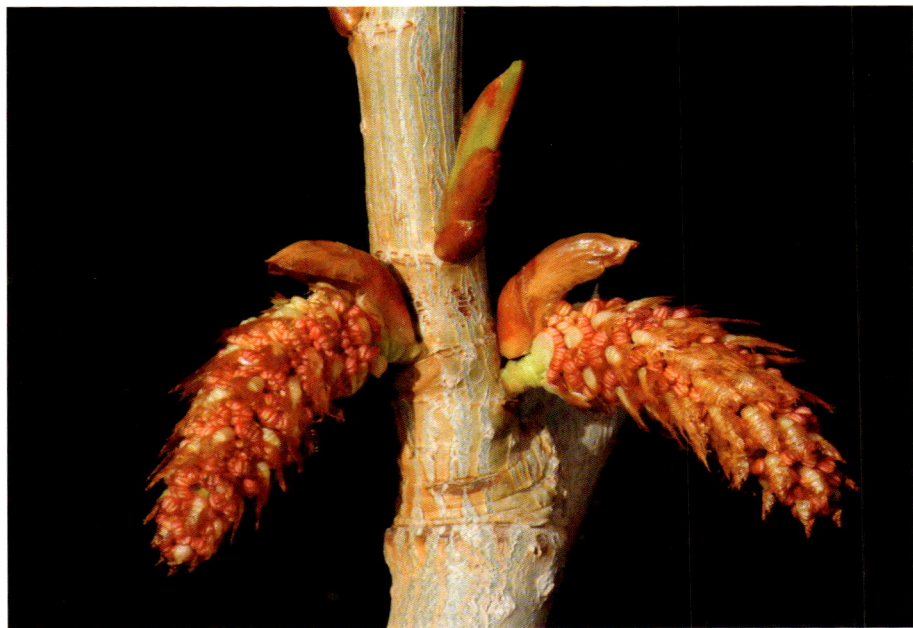

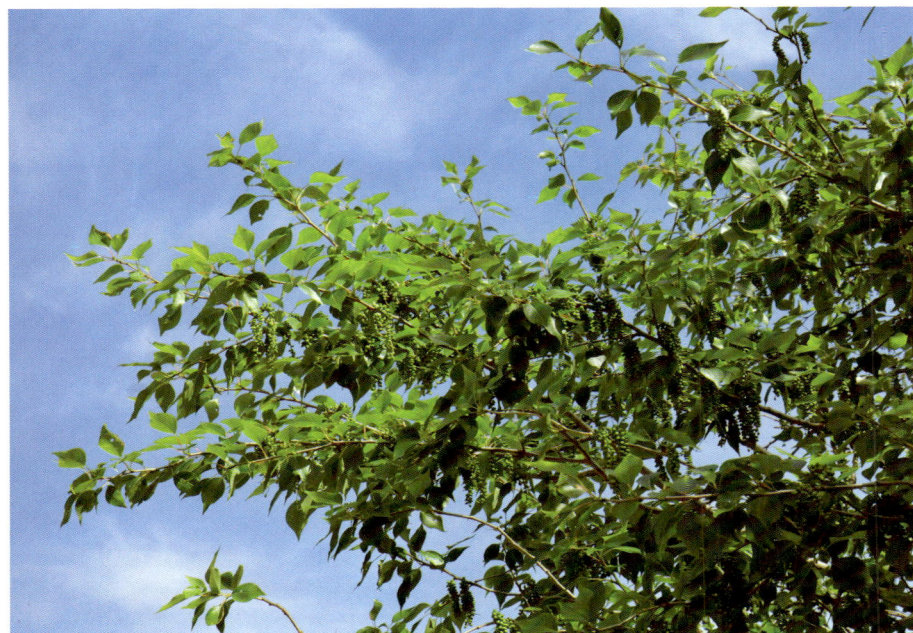

莓叶委陵菜

Potentilla fragarioides L.

【别　　名】雉子筵

【基　　原】来源于蔷薇科委陵菜属莓叶委陵菜**Potentilla fragarioides** L. 的全草及根入药。

【形态特征】多年生草本。根极多，簇生。花茎多数，丛生，上升或铺散，长8～25 cm。基生叶羽状复叶，有小叶2～3对，间隔0.8～1.5 cm，稀4对，连叶柄长5～22 cm，小叶有短柄或几无柄；小叶片倒卵形、椭圆形或长椭圆形，长0.5～7 cm，宽0.4～3 cm，顶端圆钝或急尖，基部楔形或宽楔形，边缘有多数急尖或圆钝锯齿，近基部全缘；茎生叶，常有3小叶，小叶与基生叶小叶相似或长圆形顶端有锯齿而下半部全缘，叶柄短或几无柄；基生叶托叶膜质，褐色，茎生叶托叶草质，绿色，卵形，全缘，顶端急尖。伞房状聚伞花序顶生，多花，松散，花梗纤细，长1.5～2 cm；花直径1～1.7 cm；萼片三角卵形，顶端急尖至渐尖，副萼片长圆披针形，顶端急尖，与萼片近等长或稍短；花瓣黄色，倒卵形，顶端圆钝或微凹；花柱近顶生，上部大，基部小。成熟瘦果近肾形，直径约1 mm，表面有脉纹。花期4～5月；果期7～8月。

【生　　境】生于地边、沟边、草地、灌丛及疏林下等处。

【分　　布】黑龙江、辽宁、吉林、内蒙古、河北、山西、陕西、山东、河南、安徽、江苏、浙江、福建、湖南、四川、广西、甘肃、云南。日本、朝鲜、蒙古、俄罗斯西伯利亚等地均有分布。

【采集加工】夏、秋季采收全草，切段，晒干。春、秋季采挖根，除去泥土，洗净，鲜用或晒干。

【性味功能】味甘，性温。益中气、补阴虚、止血。

【主治用法】治疝气、干血痨、子宫出血、肺结核咯血、子宫肌瘤出血、月经过多、功能性子宫出血、产后出血等。用量：15～30 g。水煎服或黄酒煎服。

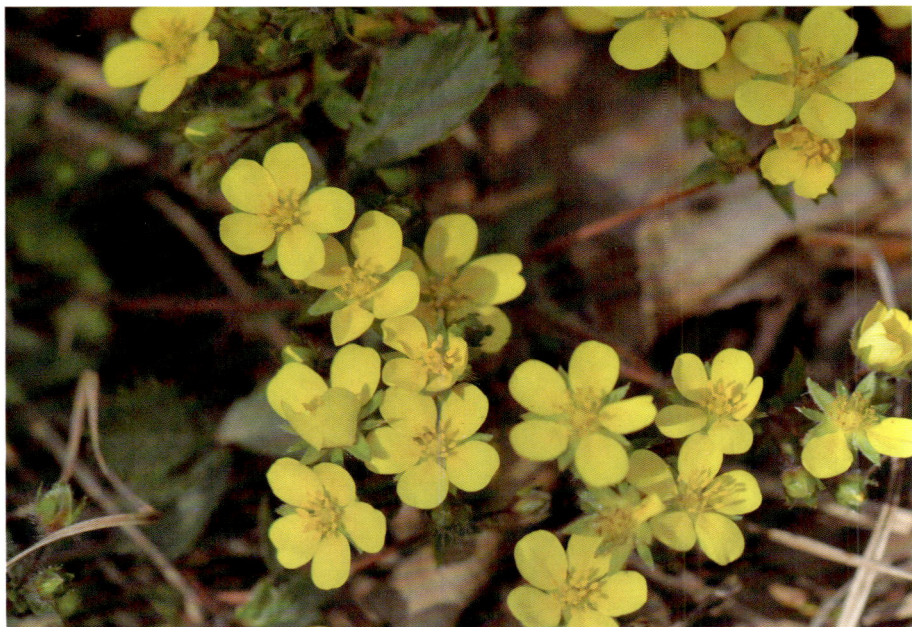

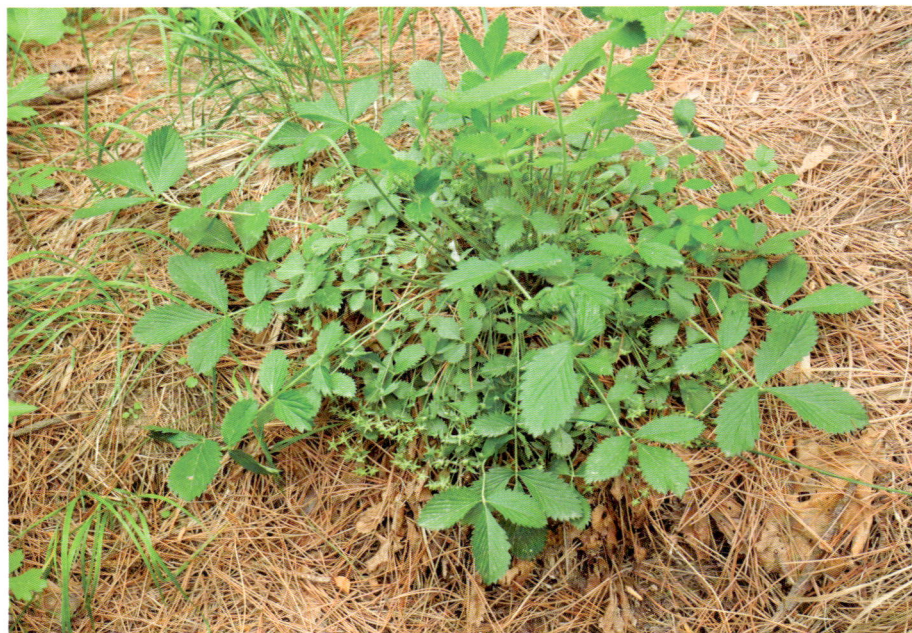

多茎委陵菜

Potentilla multicaulis Bge.

【别　　名】细叶委陵菜、多裂委陵菜

【基　　原】来源于蔷薇科委陵菜属多茎委陵菜*Potentilla multicaulis* Bge.的全草入药。

【形态特征】多年生草本。根圆柱形,稍木质化。花茎上升,稀直立,高12～40 cm。基生叶羽状复叶,有小叶3～5对,稀达6对,间隔0.5～2 cm,连叶柄长5～17 cm;小叶片对生稀互生,羽状深裂几达中脉,长椭圆形或宽卵形,长1～5 cm,宽0.8～2 cm,向基部逐渐减小,裂片带形或带状披针形,顶端舌状或急尖;茎生叶2～3,与基生叶形状相似,惟小叶对数向上逐渐减少;基生叶托叶膜质,褐色;茎生叶托叶草质,绿色,卵形或卵状披针形,顶端急尖或渐尖,二裂或全缘。花序为伞房状聚伞花序,花后花梗伸长疏散;花梗长1.5～2.5 cm;花直径1.2～1.5 cm;萼片三角状卵形,顶端急尖或渐尖,副萼片披针形或椭圆披针形,顶端圆钝或急尖,比萼片略短或近等长;花瓣黄色,倒卵形,顶端微凹,长不超过萼片1倍;花柱圆锥形,近顶生,基部具乳头膨大,柱头稍扩大。瘦果平滑或具皱纹。花期6～7月;果期8～9月。

【生　　境】生于山坡草地、沟谷及林缘等处。

【分　　布】黑龙江、辽宁、吉林、内蒙古、河北、山西、甘肃、新疆、四川、云南、西藏等。

【采集加工】夏季未抽茎时采挖全草,除去泥土,洗净,切段,晒干。

【性味功能】味甘,微苦,性寒。止血、杀虫、祛湿热。

【主治用法】治肝炎、蛲虫病、功能性子宫出血、外伤出血等。用量:25～50 g,外用适量研末外敷伤处。

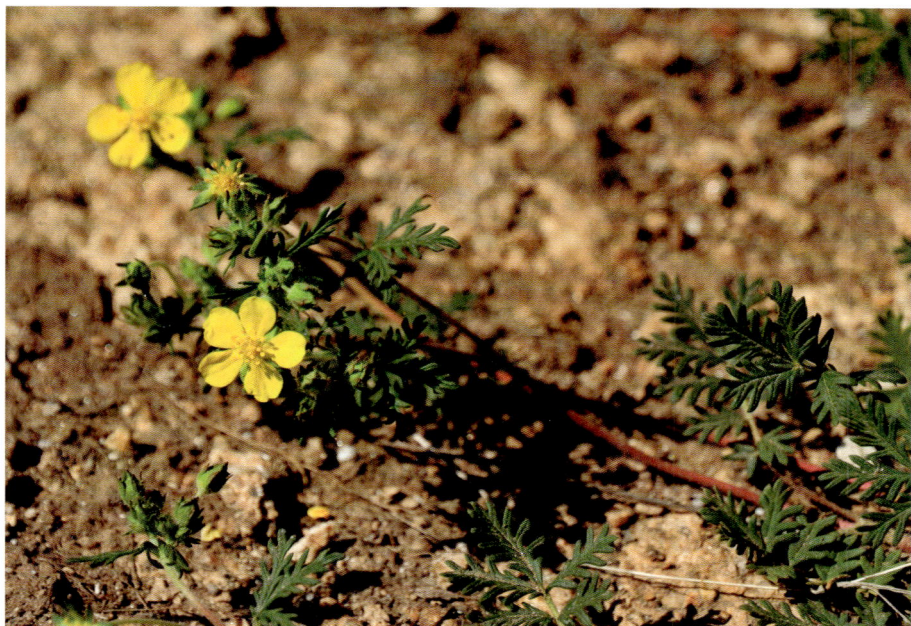

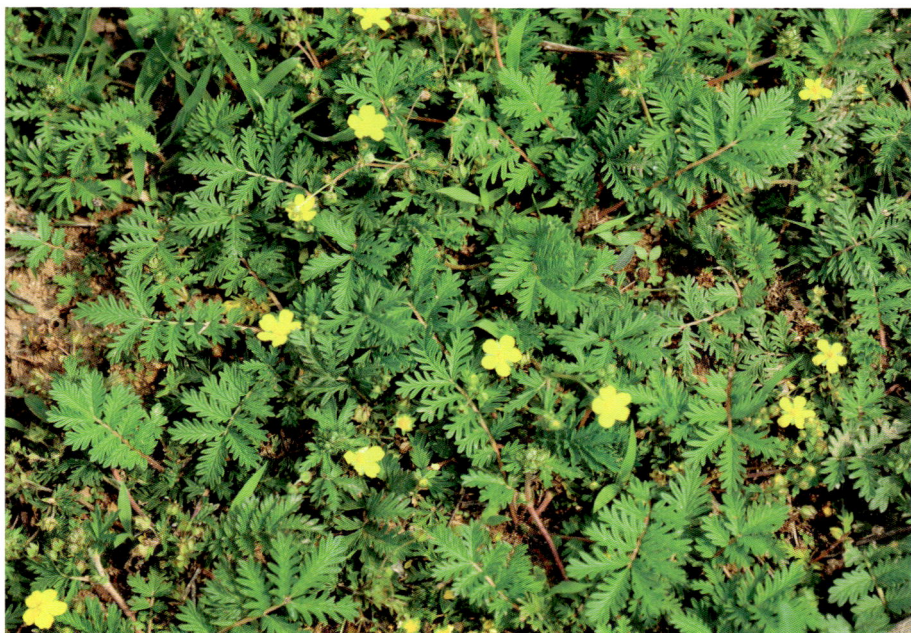

胭脂花

Primula maximowiczii Regel

【别　　名】段报春、胭脂报春

【基　　原】来源于报春花科报春花属胭脂花 **Primula maximowiczii** Regel 的全草入药。

【形态特征】多年生草本，全株无粉。根状茎短，具多数长根。叶丛基部无鳞片。叶倒卵状椭圆形、狭椭圆形至倒披针形，连柄长3～27 cm，宽1.5～4 cm，顶端钝圆或稍锐尖，基部渐狭窄，边缘具三角形小牙齿，中肋稍宽，侧脉纤细；叶柄具膜质宽翅，通常甚短，有时与叶柄近等长。花莛稍粗壮，高20～60 cm；伞形花序1～3轮，几每轮6～20花；苞片披针形，长37 mm，顶端渐尖，基部互相连合；花梗长1～4 cm；花萼狭钟状，长6～10 mm，分裂达全长的1/3，裂片三角形，边缘具腺状小缘毛；花冠暗朱红色，冠筒管状，裂片狭矩圆形，长4～8 mm，宽2.5～3 mm，全缘，通常反折贴于冠筒上；长花柱花：冠筒长11～13 mm，雄蕊着生于冠筒中下部，距基部4～5 mm，花柱长近达冠筒口；短花柱花：冠筒长4～19 mm，雄蕊着生于冠筒上部，花药顶端距筒口约2 mm，花柱长34 mm。蒴果稍长于花萼。花期6～7月；果期8月。

【生　　境】生于林下、林缘湿润处及高山草甸上。

【分　　布】黑龙江、吉林、内蒙古、河北、山西、陕西、青海等。

【采集加工】春、秋季采收全草，除去杂质，洗净，晒干。

【性味功能】味辛，性平。清热解毒、止痛、祛风。

【主治用法】治癫痫、头痛、风湿痹痛、关节疼痛、筋骨疼痛。

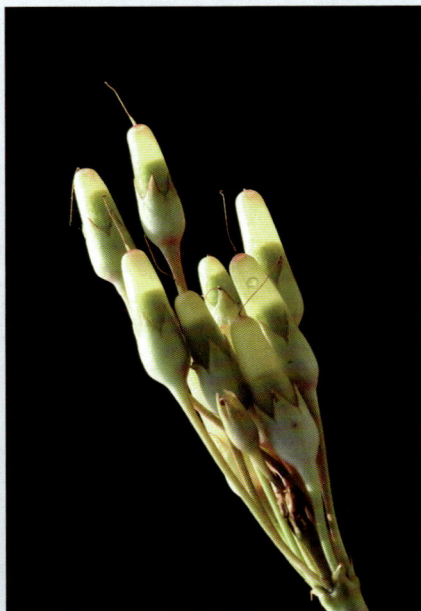

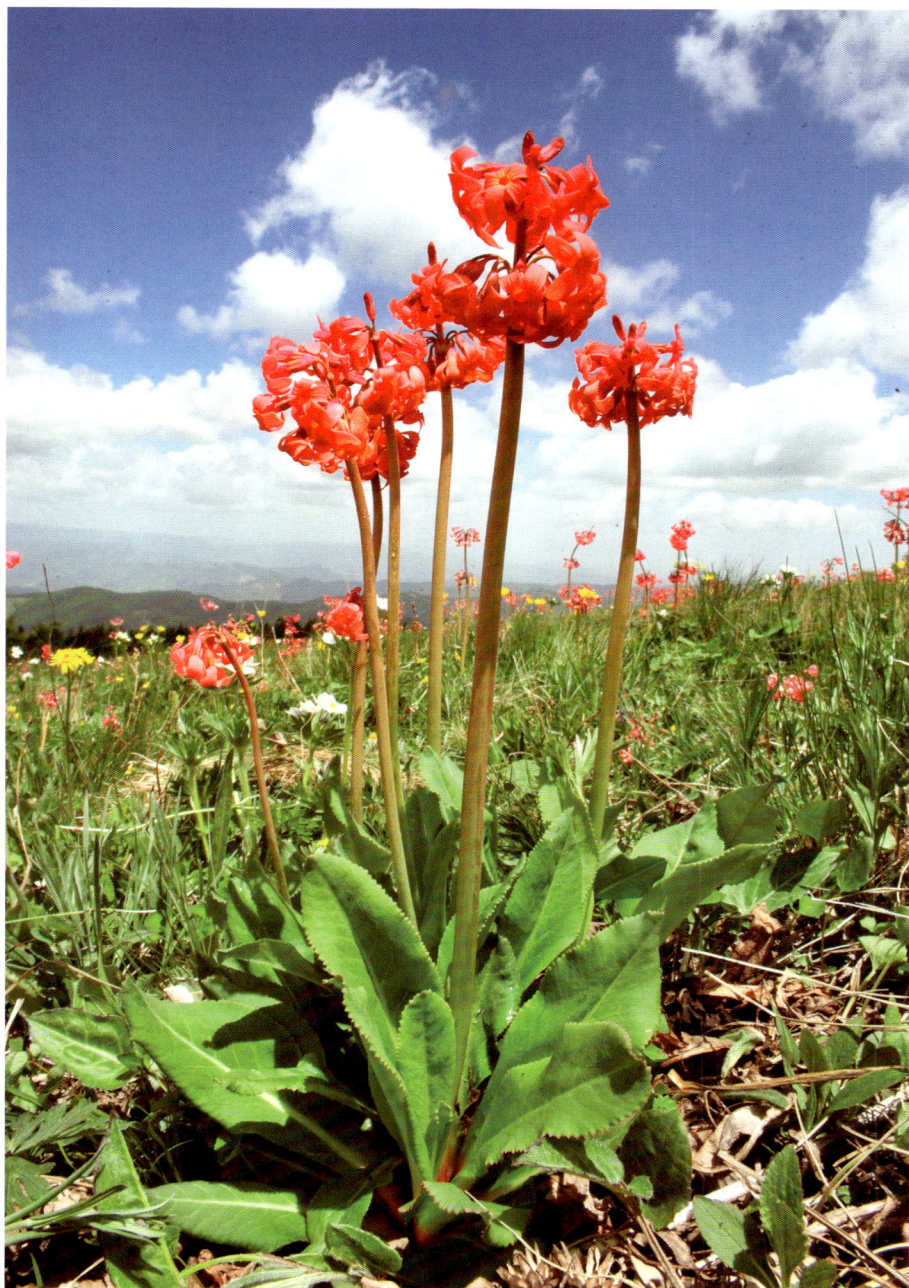

樱草

Primula sieboldii E. Morren

【别　　名】翠南报春、樱草报春

【基　　原】来源于报春花科报春花属樱草**Primula sieboldii** E. Morren 的根入药。

【形态特征】多年生草本。根状茎倾斜或平卧。叶3～8枚丛生，叶片卵状矩圆形至矩圆形，长4～10 cm，宽2～7 cm，顶端钝圆，基部心形，边缘圆齿状浅裂，侧脉6～8对，在下面显著；叶柄长4～18 cm。花莛高12～30 cm，被毛；伞形花序顶生，5～15花；苞片线状披针形，长4～10 mm，微被毛或近于无毛；花梗长4～30 mm，被毛同苞片；花萼钟状，长6～8 mm，果时增大，长可达15 mm，分裂达全长的1/2～2/3，裂片披针形至卵状披针形，稍开展，外面疏被短柔毛或无毛，边缘具小睫毛；花冠紫红色至淡红色，稀白色，冠筒长9～13 mm，冠檐直径1～3 cm，裂片倒卵形，顶端2深裂，小裂片全缘或具小圆齿；长花柱花：雄蕊着生处稍低于冠筒中部，花柱长近达冠筒口；短花柱花：雄蕊顶端接近冠筒口，花柱略超过冠筒中部。蒴果近球形，长约为花萼的一半。花期5月；果期6月。

【生　　境】生于湿地、沼泽化草甸及湿草地等处，常聚生成片生长。

【分　　布】黑龙江、吉林、辽宁以及内蒙古自治区。

【采集加工】春、秋季采挖根，除去泥土，洗净，晒干。

【性味功能】味甘，性平。止咳化痰、平喘。

【主治用法】治上呼吸道感染、痰喘咳嗽、咽炎、支气管炎等。用量：10～20 g。

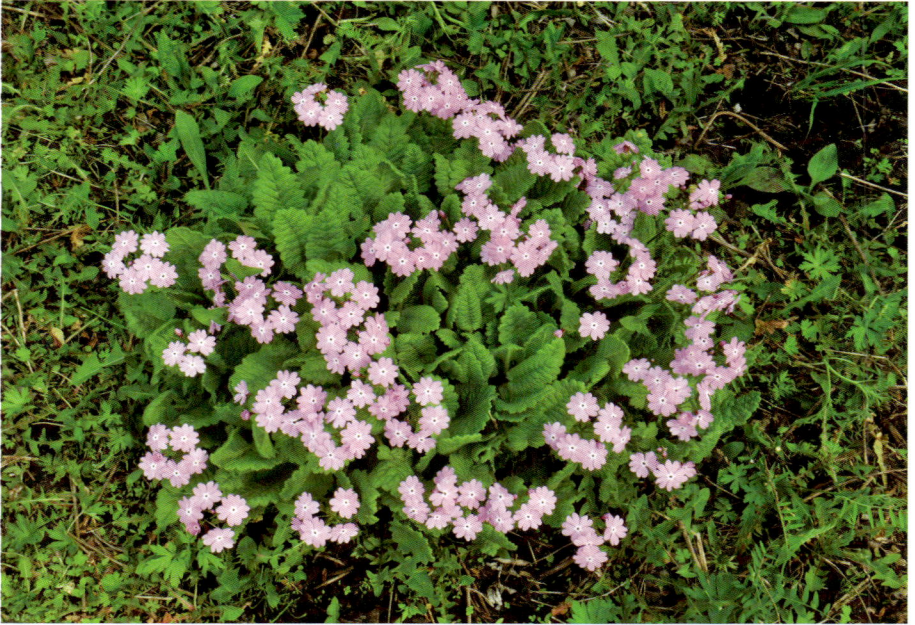

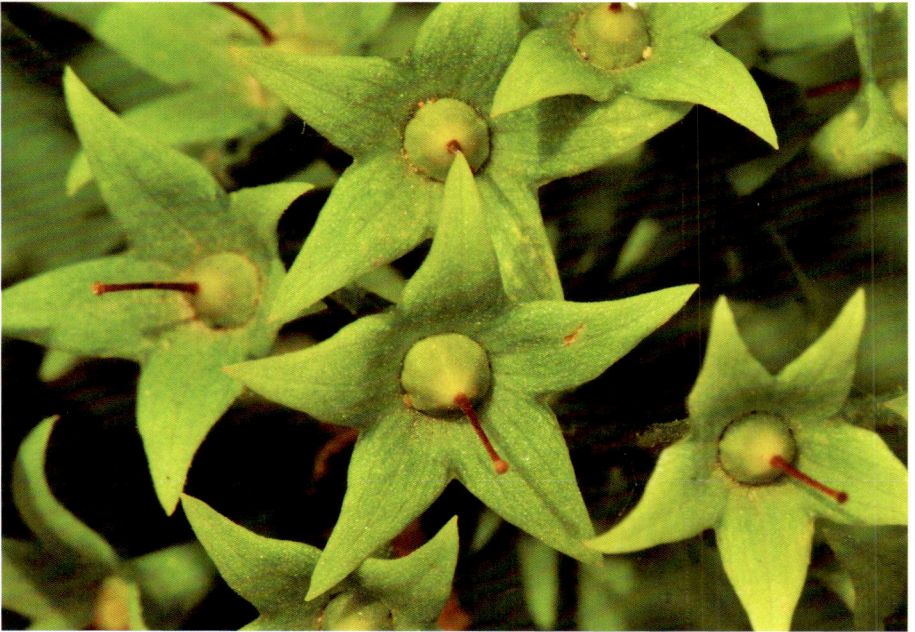

东北李

Prunus ussuriensis Kov. et Kost.

【别　　名】乌苏里李

【基　　原】来源于蔷薇科李属东北李 Prunus ussuriensis Kov. et Kost. 的果实、根、核仁及根皮入药。

【形态特征】落叶乔木，高2.5～6 m；多分枝呈灌木状；老枝灰黑色、粗壮，树皮起伏不平；小枝节间短，红褐色；冬芽卵圆形。叶片长圆形、倒卵长圆形，稀椭圆形，长4～9 cm，宽2～4 cm，顶端尾尖、渐尖或急尖，基部楔形，稀宽楔形，边缘有单锯齿或重锯齿，中脉和侧脉明显凸起；叶柄短，长不超过1 cm，叶柄无腺；托叶披针形。花2～3朵簇生，有时单朵；花梗长7～13 mm；花直径1～1.2 cm；萼筒钟状，萼片长圆形，顶端圆钝，边缘有细齿，齿尖常带腺，比萼筒稍短；花瓣白色，长圆形，顶端波状，基部楔形，有短爪；雄蕊多数，花丝长短不等，排成紧密2轮，着生于萼筒上，长花丝与花瓣近等长或稍长；雌蕊1，柱头盘状，花柱与雄蕊近等长。核果较小，卵球形、近球形或长圆形，直径1.5～2.5 cm，紫红色；果梗粗短；核长圆形，有明显侧沟，表面有不明显蜂窝状凸起。花期4～5月；果期7～8月。

【生　　境】生于向阳山坡、沟谷、山野路旁、河边灌丛中。

【分　　布】黑龙江、吉林。俄罗斯远东沿海有分布。

【采集加工】秋季采摘成熟果实。春、秋季采挖根，除去泥土，剥取根皮，晒干。秋季成熟采摘果实，去掉果皮和种皮，获取核仁，晒干。

【性味功能】果实：味甘、酸，性平。清肝涤热、生津、利水。根：性凉。无毒。清热、解毒。核仁：味甘、苦，性平。无毒。散瘀、利水、润肠。根皮：味苦、咸，性寒。清热、下气。

【主治用法】果实：治虚劳骨蒸、消渴、腹水、生食或捣汁。根：治消渴、淋病、痢疾、丹毒、牙痛。核仁：治跌打瘀血作痛、痰饮咳嗽、水气胀满、大便秘结、毒蛇咬伤。水煎服，外用研末调敷。根皮：治消渴心烦、奔豚气逆、带下、牙痛。核仁用量：10～20 g；根皮用量：10～15 g。外用烧存性研末调敷。

【附　　注】叶入药，可治疗小儿壮热、水肿、金疮。树胶入药，可治疗目翳、麻疹。

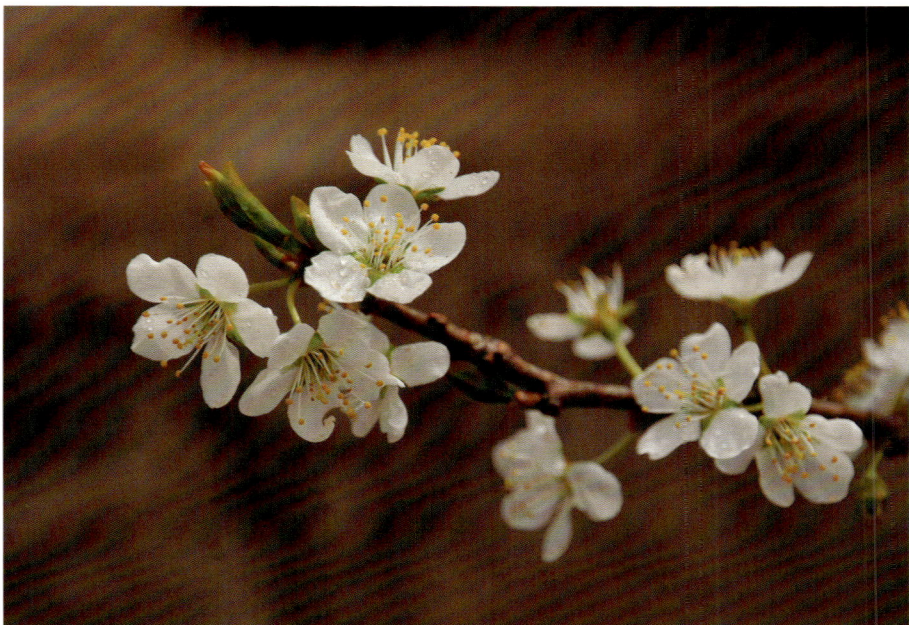

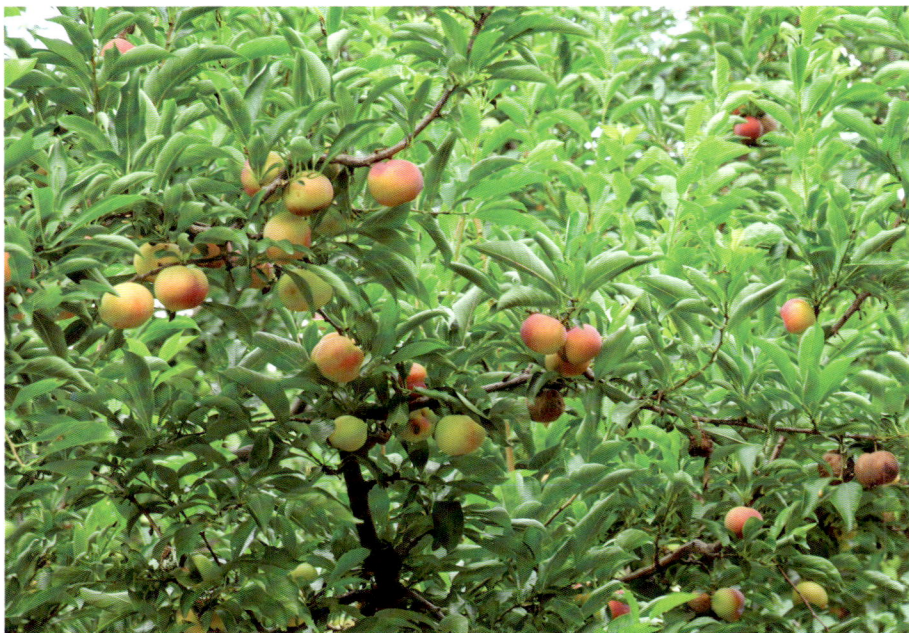

翼柄翅果菊

Pterocypsela triangulata (Maxim.) Shih

【别　　名】翼柄山莴苣

【基　　原】来源于菊科翅果菊属翼柄翅果菊 **Pterocypsela triangulata** (Maxim.) Shih 的根及全草入药。

【形态特征】二年生草本或多年生草本，根有粗壮分枝。茎直立，单生，通常紫红色。中下部茎叶三角状戟形、宽卵形、宽卵状心形，长8.5～13 cm，宽9～16 cm，边缘有大小不等的三角形锯齿，叶柄有狭或宽翼，长6～13 cm，柄基扩大或稍扩大，耳状半抱茎；向上的茎叶渐小，柄基耳状或箭头状扩大半抱茎；全部叶两面无毛。头状花序多数，沿茎枝顶端排列成圆锥花序。总苞果期卵球形，长1.4 cm，宽约6 mm；总苞片4层，外层长三角形或三角状披针形，长2.5～3 mm，宽约1 mm，顶端急尖，中内层披针形或线状披针形，长1.4 cm，宽1.8～2.5 mm，顶端钝或急尖，通常染红紫色或边缘染红紫色。舌状小花16枚，黄色。瘦果黑色或黑棕色，椭圆形，压扁，长3.8 mm，宽约2 mm，边缘有宽翅，每面有1条高起的细脉纹，顶端急尖成长0.1 mm的粗短之喙。冠毛2层，几单毛状，白色，长7 mm。花期8～9月；果期9～10月。

【生　　境】生于林缘、荒地、山坡及灌丛等处。

【分　　布】黑龙江、辽宁、吉林、内蒙古、河北、山西、陕西、宁夏、甘肃等。日本及俄罗斯远东地区有分布。

【采集加工】春、秋季采挖根，除去泥土，洗净，晒干。夏、秋季采收全草，切段，洗净，鲜用或晒干。

【性味功能】根：味苦，性寒。清热解毒。全草：解热。

【主治用法】根：治痈肿疮毒、子宫颈炎、子宫出血。用量：25～50 g；全草：粉末涂搽，外用适量，治疣瘤。

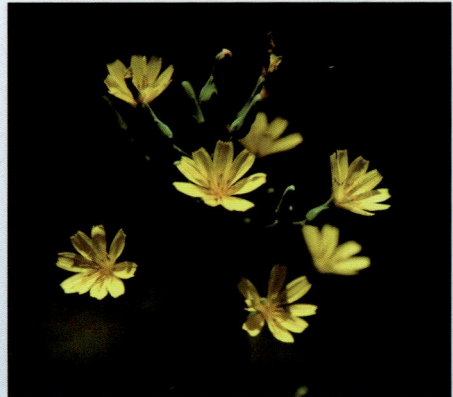

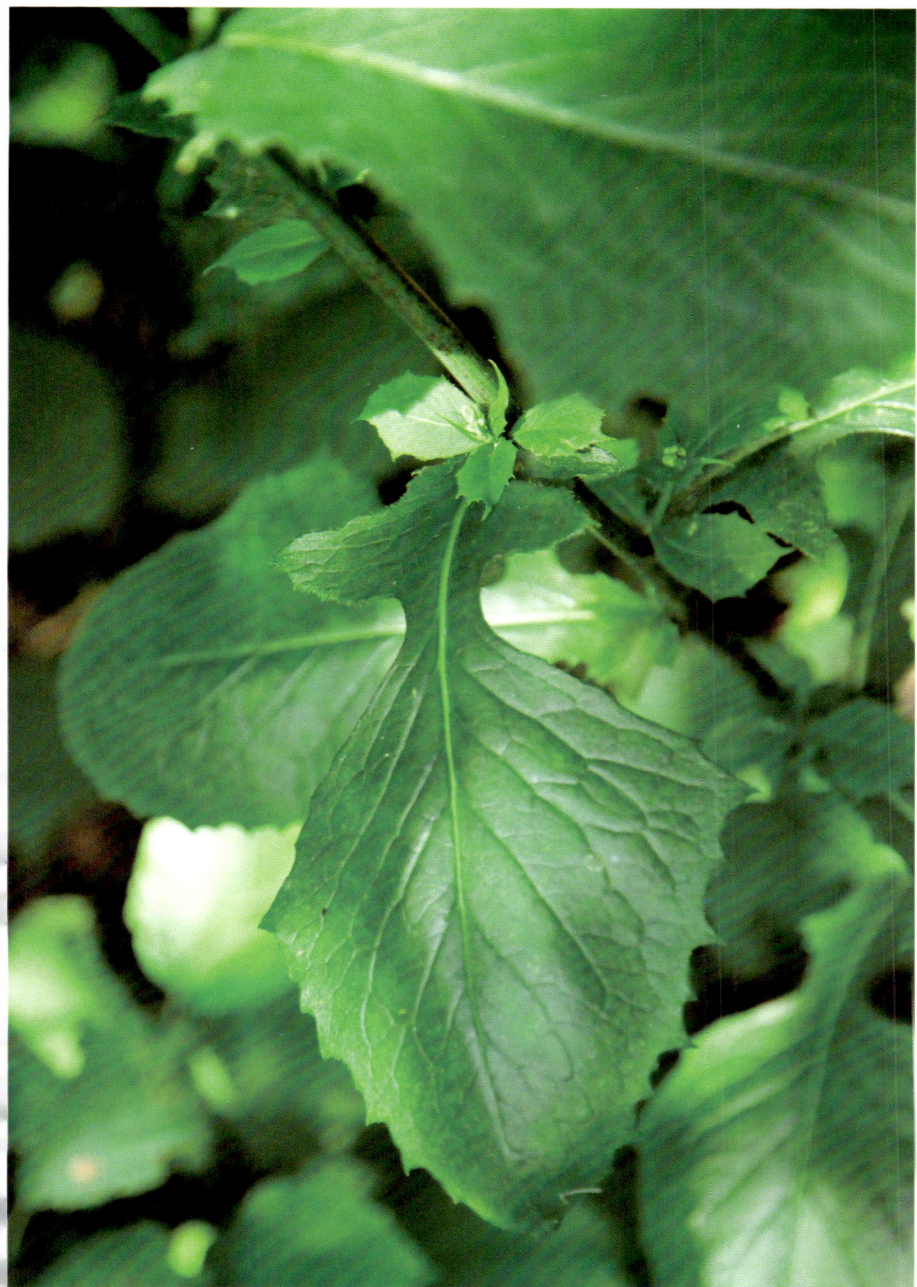

秋子梨

Pyrus ussuriensis Maxim.

【别　　名】花盖梨

【基　　原】来源于蔷薇科梨属秋子梨 **Pyrus ussuriensis** Maxim. 的果实入药。

【形态特征】落叶乔木，高达15 m，树冠宽广；二年生枝条黄灰色至紫褐色，老枝转为黄灰色或黄褐色；冬芽肥大。叶片卵形至宽卵形，长5～10 cm，宽4～6 cm，顶端短渐尖，基部圆形或近心形，稀宽楔形，边缘具有带刺芒状尖锐锯齿；托叶线状披针形，顶端渐尖，边缘具有腺齿，长8～13 mm，早落。花序密集，有花5～7朵，花梗长2～5 cm；苞片膜质，线状披针形，顶端渐尖，全缘，长12～18 mm；花直径3～3.5 cm；萼筒外面无毛或微具茸毛；萼片三角披针形，顶端渐尖，边缘有腺齿，长5～8 mm，外面无毛，内面密被茸毛；花瓣倒卵形或广卵形，顶端圆钝，基部具短爪，长约18 mm，宽约12 mm，无毛，白色；雄蕊20，短于花瓣，花药紫色；花柱5，离生，近基部有稀疏柔毛。果实近球形，黄色，直径2～6 cm，萼片宿存，基部微下陷，具短果梗，长1～2 cm。花期4～5月；果期8～10月。

【生　　境】生于河流两旁或土质肥沃的山坡上。

【分　　布】黑龙江、辽宁、吉林、内蒙古、河北、山东、山西、陕西、甘肃等。其他亚洲东北部、朝鲜等地亦有分布。

【采集加工】秋季采摘成熟果实，鲜用或切片晒干。

【性味功能】果实：味甘、微酸，性凉。生津润燥、清热化痰。

【主治用法】治热病津伤口渴、肺热咳嗽、干咳久咳、咽燥口干。适量生食，或捣汁或熬膏服用。

【附　　注】叶入药，可治疗肾炎、水肿。果皮入药，可治暑热烦渴、咳嗽、吐血、发背、疔疮。枝入药，可治疗霍乱吐利。树皮入药，可解伤寒时气。木灰(木材烧成的灰)入药，可治疗气积郁冒、结气咳逆。根入药，可治疗疝气、咳嗽。

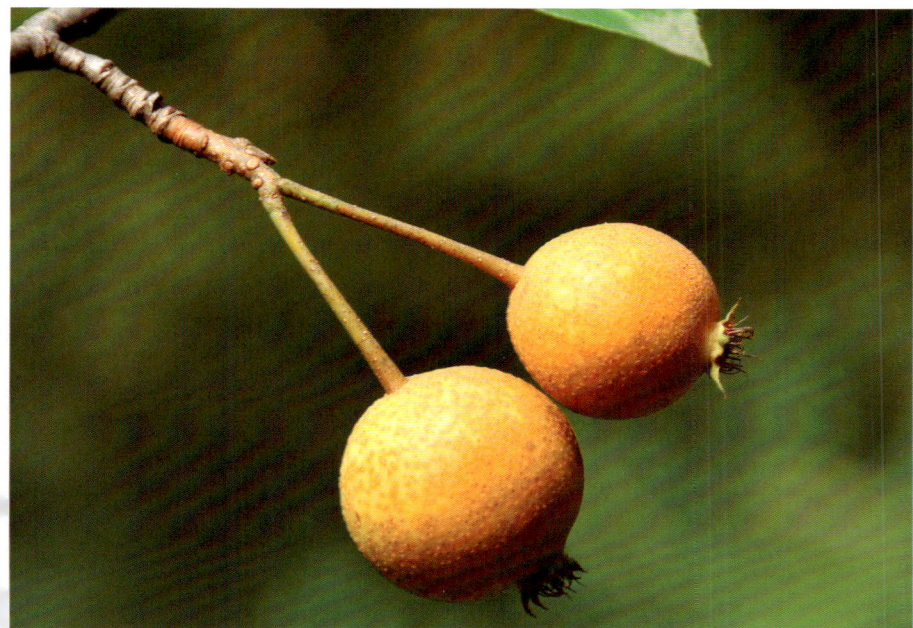

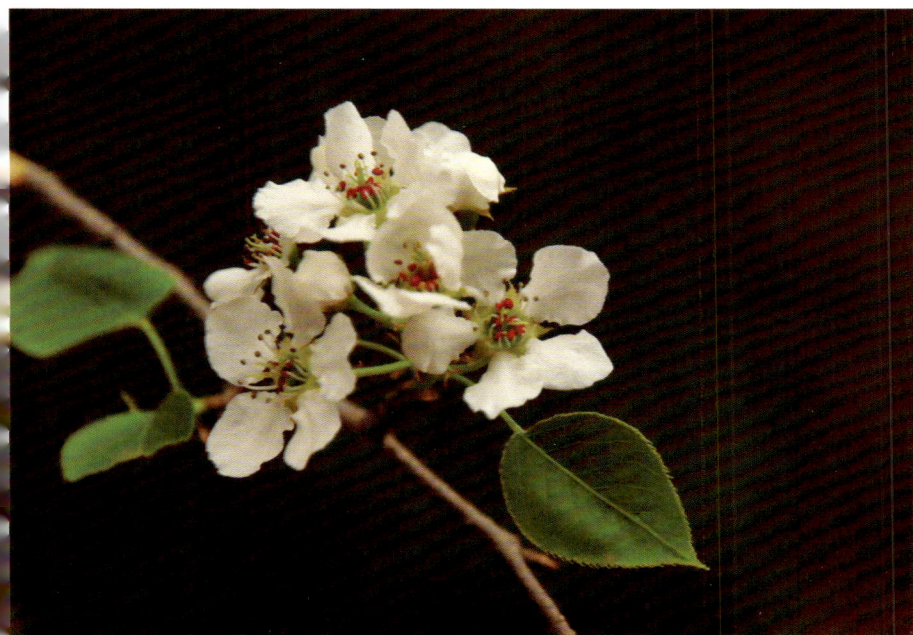

蒙古栎

Quercus mongolica Fisch. ex Ledeb.

【别　　名】柞栎、蒙栎

【基　　原】来源于壳斗科栎属蒙古栎 **Quercus mongolica** Fisch. ex Ledeb. 的树皮及果实。

【形态特征】落叶乔木，高达30 m，树皮灰褐色，纵裂。幼枝紫褐色，有棱，无毛。顶芽长卵形，微有棱，芽鳞紫褐色，有缘毛。叶片倒卵形至长倒卵形，长7~19 cm；宽3~11 cm，顶端短钝尖或短凸尖，基部窄圆形或耳形，叶缘7~10对钝齿或粗齿，幼时沿脉有毛，后渐脱落，侧脉每边7~11条；叶柄长2~8 mm，无毛。雄花序生于新枝下部，长5~7 cm，花序轴近无毛；花被6~8裂，雄蕊通常8~10；雌花序生于新枝上端叶腋，长约1 cm，有花4~5朵，通常只1~2朵发育，花被6裂，花柱短，柱头3裂。壳斗杯形，包着坚果1/3~1/2，直径1.5~1.8 cm，高0.8~1.5 cm，壳斗外壁小苞片三角状卵形，呈半球形瘤状凸起，密被灰白色短茸毛，伸出口部边缘呈流苏状。坚果卵形至长卵形，直径1.3~1.8 cm，高2~2.3 cm，无毛，果脐微凸起。花期4~5月；果期9月。

【生　　境】生于向阳干燥山坡及杂木林中，常在阳坡、半阳坡形成小片纯林(俗称："柞树岗")或与桦树等组成混交林。

【分　　布】我国的东北、华北地区各省市。俄罗斯、朝鲜、日本也有分布。

【采集加工】春、秋季剥取树皮，刮去外面粗皮，晒干生用或炒碳用。夏、秋季采摘鲜叶，除去杂质，洗净，晒干。秋季采收成熟果实，去掉总苞，晒干。

【性味功能】树皮：味微苦、涩，性平。利湿、清热、解毒、收敛。果实：味苦涩、性微温。健脾止泻、收敛止血、涩肠固脱、解毒消肿。

【主治用法】树皮：治咳嗽、泄泻、痢疾、黄疸、痔疮等。果实：治脾虚泄泻、痔疮出血、脱肛、乳痈等。用量：10~15 g，外用适量捣烂敷患处或煎水洗足。

【附　　注】叶入药，可治疗痢疾、小儿消化不良、痈肿、痔疮等。

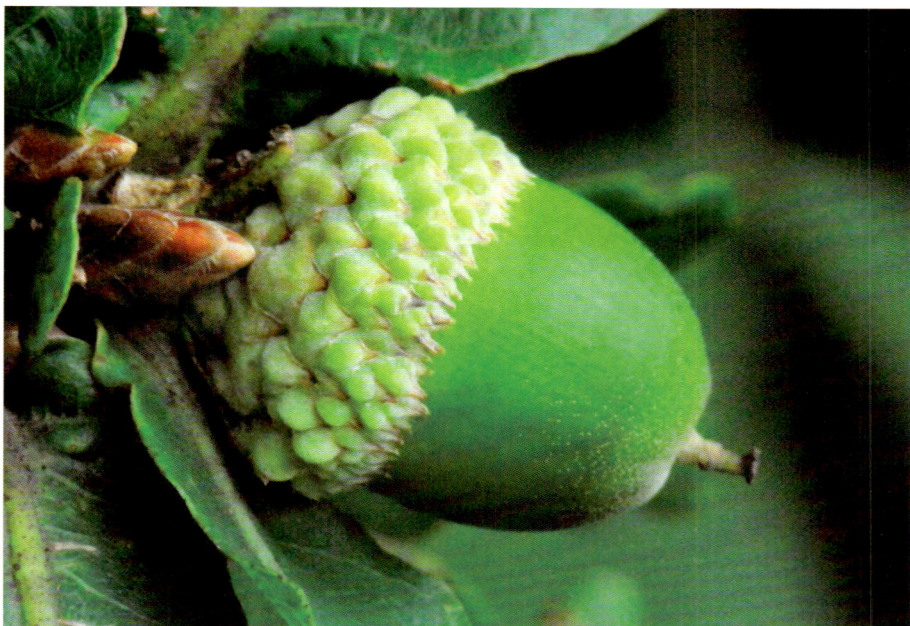

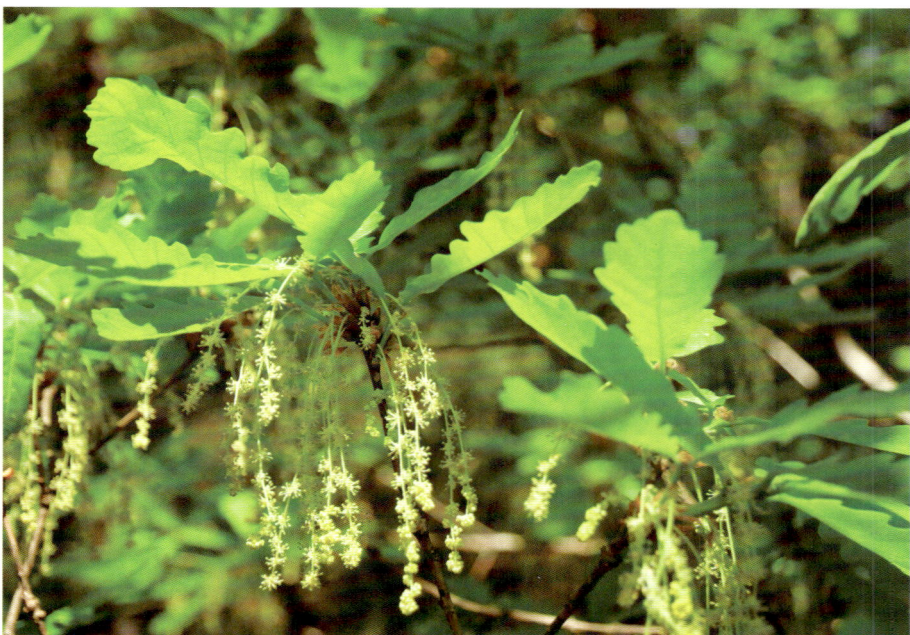

辽东栎

Quercus wutaishanica Mayr

【别　　名】辽东柞

【基　　原】来源于壳斗科栎属辽东栎**Quercus wutaishanica** Mayr的果实、树皮、根皮及壳斗入药。

【形态特征】落叶乔木，高达15 m，树皮灰褐色，纵裂。幼枝绿色，无毛，老时灰绿色，具淡褐色圆形皮孔。叶片倒卵形至长倒卵形，长5～17 cm，宽2～10 cm，顶端圆钝或短渐尖，基部窄圆形或耳形，叶缘有5～7对圆齿，叶面绿色，背面淡绿色，幼时沿脉有毛，老时无毛，侧脉每边5～10条；叶柄长2～5 mm，无毛。雄花序生于新枝基部，长5～7 cm，花被6～7裂，雄蕊通常8；雌花序生于新枝上端叶腋，长0.5～2 cm，花被通常6裂。壳斗浅杯形，包着坚果约1/3，直径1.2～1.5 cm，高约8 mm；小苞片长三角形，长1.5 mm，扁平微凸起，被稀疏短茸毛。坚果卵形至卵状椭圆形，直径1～1.3 cm，高1.5～1.8 cm，顶端有短茸毛；果脐微凸起，直径约5 mm。花期4～5月；果期9月。

【生　　境】生于低山向阳坡地杂木林中，较耐干旱，常与蒙古栎混生。

【分　　布】黑龙江、辽宁、吉林、河北、山西、陕西、宁夏、甘肃、青海、山东、河南、四川等。

【采集加工】秋季采收成熟果实，获得果实和总苞，晒干。春、秋季剥取根皮树皮，刮去外面粗皮，晒干生用或炒炭用。

【性味功能】果实：味苦，性微温。健脾止泻、收敛止血。树皮、根皮：味苦，性平。收敛、止泻。壳斗：味涩，性温。收敛、止血、止泻。

【主治用法】果实：治脾虚腹泻、痔疮出血、脱肛等。树皮、根皮：治久痢、水泻、恶疮、痈肿。壳斗：治便血、子宫出血、白带、泻痢、疮肿。果实用量：10～15 g；树皮、根皮用量：15 g；壳斗用量：15 g。

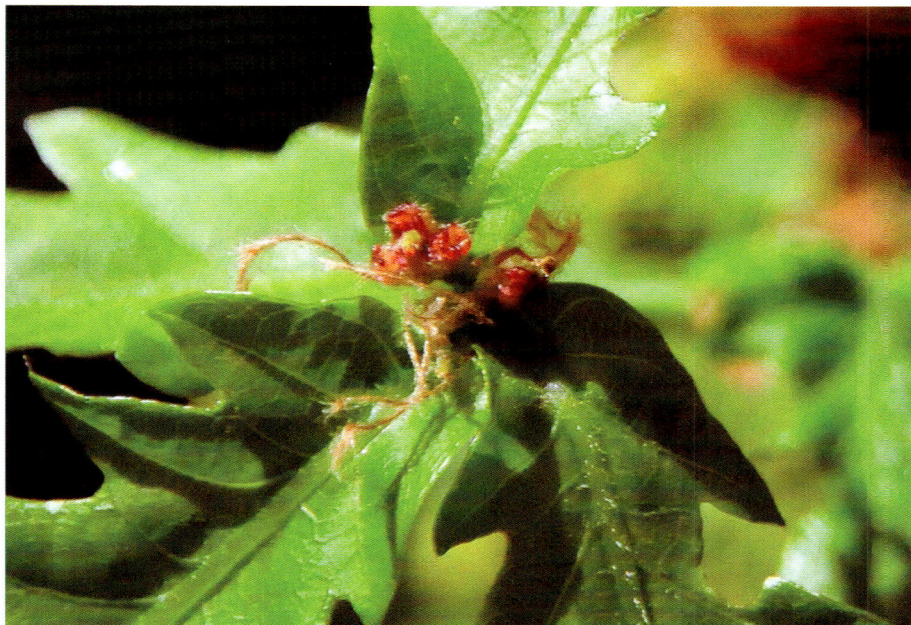
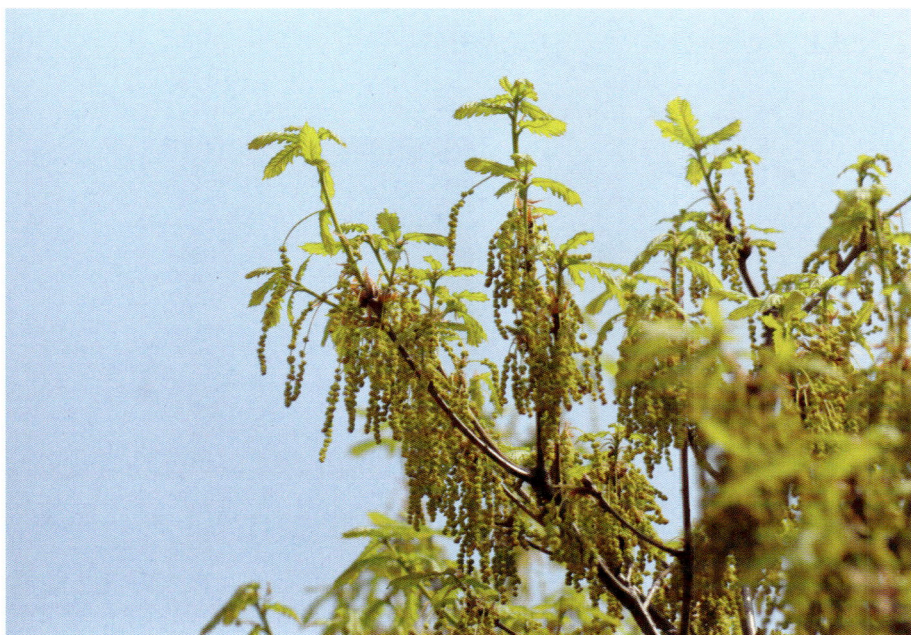

茴茴蒜

Ranunculus chinensis Bunge

【别　　名】回回蒜毛茛

【基　　原】来源于毛茛科毛茛属茴茴蒜 **Ranunculus chinensis** Bunge 的全草入药。

【形态特征】一年生草本。须根多数簇生。茎直立粗壮，高20～70 cm，直径在5 mm以上，中空，有纵条纹，分枝多。基生叶与下部叶有长达12 cm的叶柄，为3出复叶，叶片宽卵形至三角形，长3～12 cm，小叶2～3深裂，裂片倒披针状楔形，宽5～10 mm，上部有不等的粗齿或缺刻或2～3裂，顶端尖，小叶柄长1～2 cm或侧生小叶柄较短，叶片3全裂，裂片有粗齿牙或再分裂。花序有较多疏生的花，花梗贴生糙毛；花直径6～12 mm；萼片狭卵形，长3～5 mm；花瓣5，宽卵圆形，与萼片近等长或稍长，黄色或上面白色，基部有短爪，蜜槽有卵形小鳞片；花药长约1 mm；花托在果期显著伸长，圆柱形，长达1 cm。聚合果长圆形，直径6～10 mm；瘦果扁平，长3～3.5 mm，宽约2 mm，为厚的5倍以上，边缘有宽约0.2 mm的棱，喙极短，呈点状，长0.1～0.2 mm。花期6～8月；果期7～9月。

【生　　境】生于沟边、路旁、河岸等湿地处。

【分　　布】黑龙江、辽宁、吉林、内蒙古、河北、山西、河南、山东、湖北、湖南、江西、江苏、安徽、浙江、四川、陕西、广东、广西、贵州、甘肃、云南、青海、新疆、西藏。印度、朝鲜、日本及俄罗斯西伯利亚也有分布。

【采集加工】夏、秋季采收全草，鲜用或晒干。秋季采收果实，洗净药用。

【性味功能】味苦、辛，性微温，有小毒。清热解毒、消炎退肿、平喘、降压、祛湿、杀虫、截疟、退翳。

【主治用法】治疟疾、肝炎、肝硬化腹水、夜盲症、牙痛、哮喘、气管炎、口腔炎、高血压、食道癌、恶疮痈肿、角膜云翳、疮癞及牛皮癣等。用量：5～15 g。外用适量捣敷发泡，绞汁搽或煎水洗。

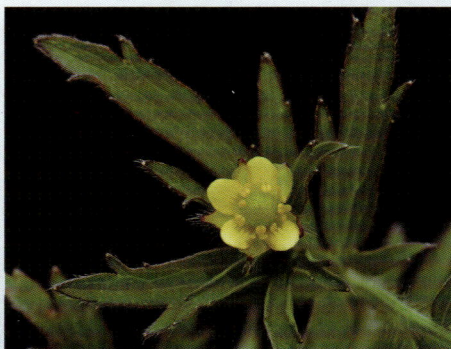

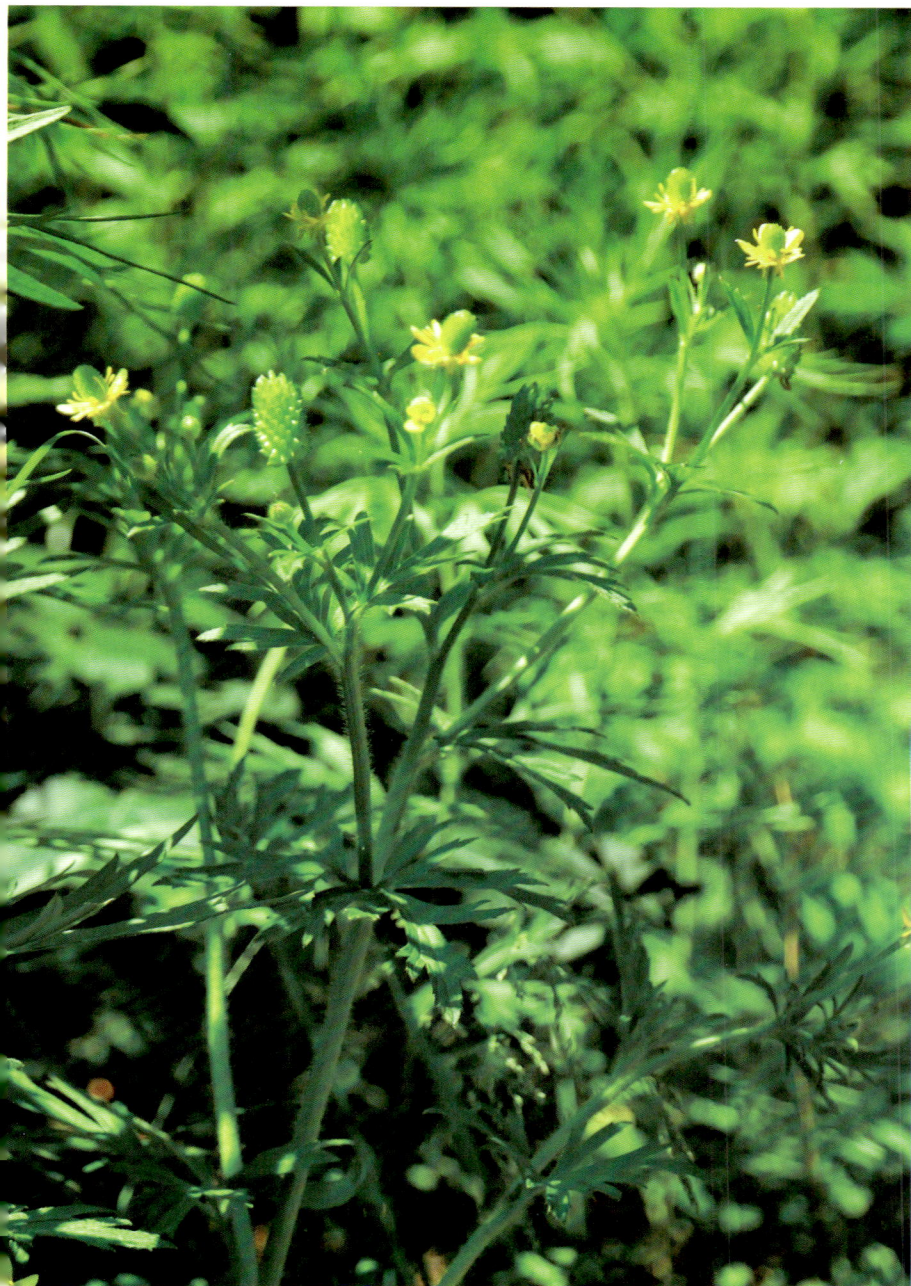

迎红杜鹃

Rhododendron mucronulatum Turcz.

【别　　名】尖叶杜鹃

【基　　原】来源于杜鹃花科杜鹃花属迎红杜鹃**Rhododendron mucronulatum** Turcz. 的叶入药。

【形态特征】落叶灌木，高1～2 m，分枝多。幼枝细长，疏生鳞片。叶片质薄，椭圆形或椭圆状披针形，长3～7 cm，宽1～3.5 cm，顶端锐尖、渐尖或钝，边缘全缘或有细圆齿，基部楔形或钝，上面疏生鳞片，下面鳞片大小不等，褐色，相距为其直径的2～4倍；叶柄长3～5 mm。花序腋生枝顶或假顶生，1～3花，先叶开放，伞形着生；花芽鳞宿存；花梗长5～10 mm，疏生鳞片；花萼长0.5～1 mm，5裂，被鳞片，无毛或疏生刚毛；花冠宽漏斗状，长2.3～2.8 cm，径3～4 cm，淡红紫色，外面被短柔毛，无鳞片；雄蕊10，不等长，稍短于花冠，花丝下部被短柔毛；子房5室，密被鳞片，花柱光滑，长于花冠。蒴果长圆形，长1～1.5 cm，径4～5 mm，顶端5瓣开裂。花期4～5月；果期6～7月。

【生　　境】生于山地灌丛中、干燥石质山坡、石砬子上，常成单优势的大面积群落。

【分　　布】吉林、辽宁、内蒙古、河北、山东、江苏等。蒙古、日本、朝鲜、俄罗斯西伯利亚东南也有分布。

【采集加工】秋季采摘叶，鲜用或阴干。

【性味功能】味苦，性平。解表、止咳、祛痰、平喘。

【主治用法】治支气管炎、急慢性气管炎、咳嗽、哮喘、感冒头痛等。用量：3～15 g。

【附　　方】

1. 治感冒：迎红杜鹃叶15 g，水煎，日服2次。

2. 治咳嗽，哮喘：迎红杜鹃叶100 g，白酒0.5 kg，浸泡5～7日。每次饮酒1小杯约50 ml，每日2次。

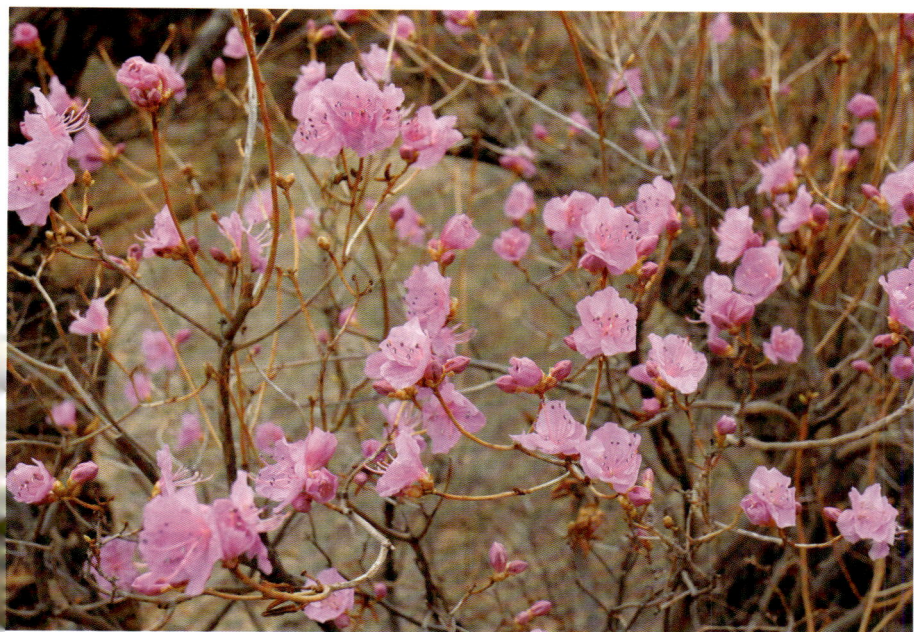

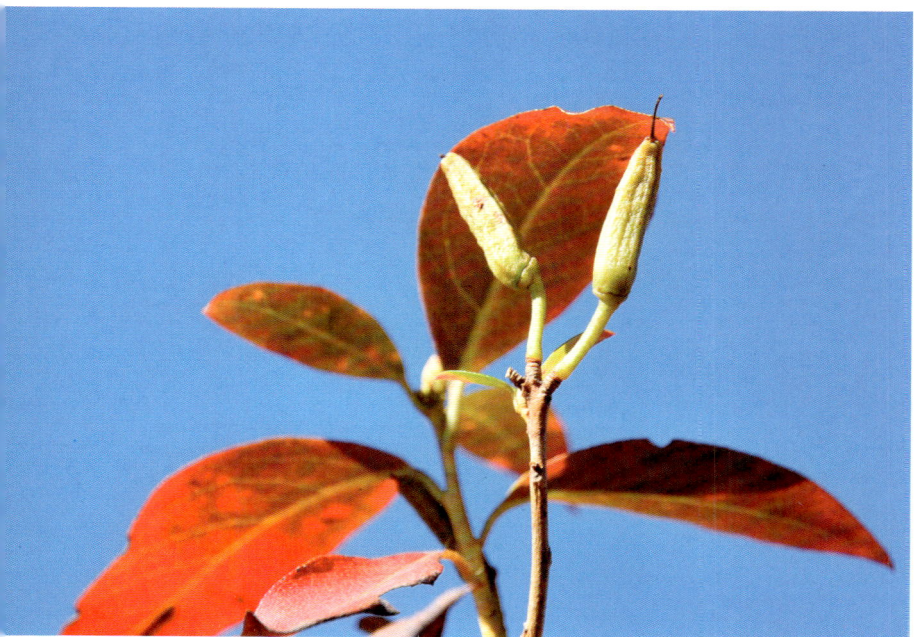

茜草

Rubia cordifolia L.

【别　　名】伏茜草

【基　　原】来源于茜草科茜草属茜草 **Rubia cordifolia** L. 的干燥根及根茎入药。

【形态特征】草质攀援藤木，长通常 1.5～3.5 m；根状茎和其节上的须根均红色；茎数至多条，从根状茎的节上发出，细长，方柱形，有 4 棱，棱上生倒生皮刺，中部以上多分枝。叶通常 4 片轮生，纸质，披针形或长圆状披针形，长 0.7～3.5 cm，顶端渐尖，有时钝尖，基部心形，边缘有齿状皮刺，两面粗糙，脉上有微小皮刺；基出脉 3 条，极少外侧有 1 对很小的基出脉。叶柄长通常 1～2.5 cm，有倒生皮刺。聚伞花序腋生和顶生，多回分枝，有花十余朵至数十朵，花序和分枝均细瘦，有微小皮刺；花冠淡黄色，干时淡褐色，盛开时花冠檐部直径约 3～3.5 mm，花冠裂片近卵形，微伸展，长约 1.5 mm，外面无毛。果球形，直径通常 4～5 mm，成熟时橘黄色。花期 8～9 月；果期 9～10 月。

【生　　境】生于林缘、灌丛、路旁、山坡及草地等处。

【分　　布】黑龙江、辽宁、吉林、内蒙古、河北、山西、陕西、宁夏、甘肃、四川、新疆、西藏。朝鲜、日本和俄罗斯远东地区也有分布。

【采集加工】春、秋季采挖根及根茎，除去泥土，切段，洗净，晒干，生用或炒碳用。

【性味功能】味苦，性寒。行气止血、通经活络、止咳祛痰。

【主治用法】治便血、尿血、衄血、血崩、经闭、水肿、跌打损伤、肝炎、黄疸、痈肿、疔疮、荨麻疹、疱疹、瘀滞肿痛、慢性气管炎、风湿关节痛、神经性皮炎等。用量：5～10 g。

【附　　注】脾胃虚寒及无淤滞者忌服。忌铁与铅。

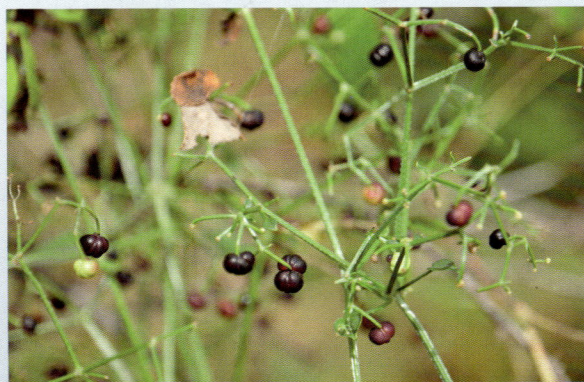

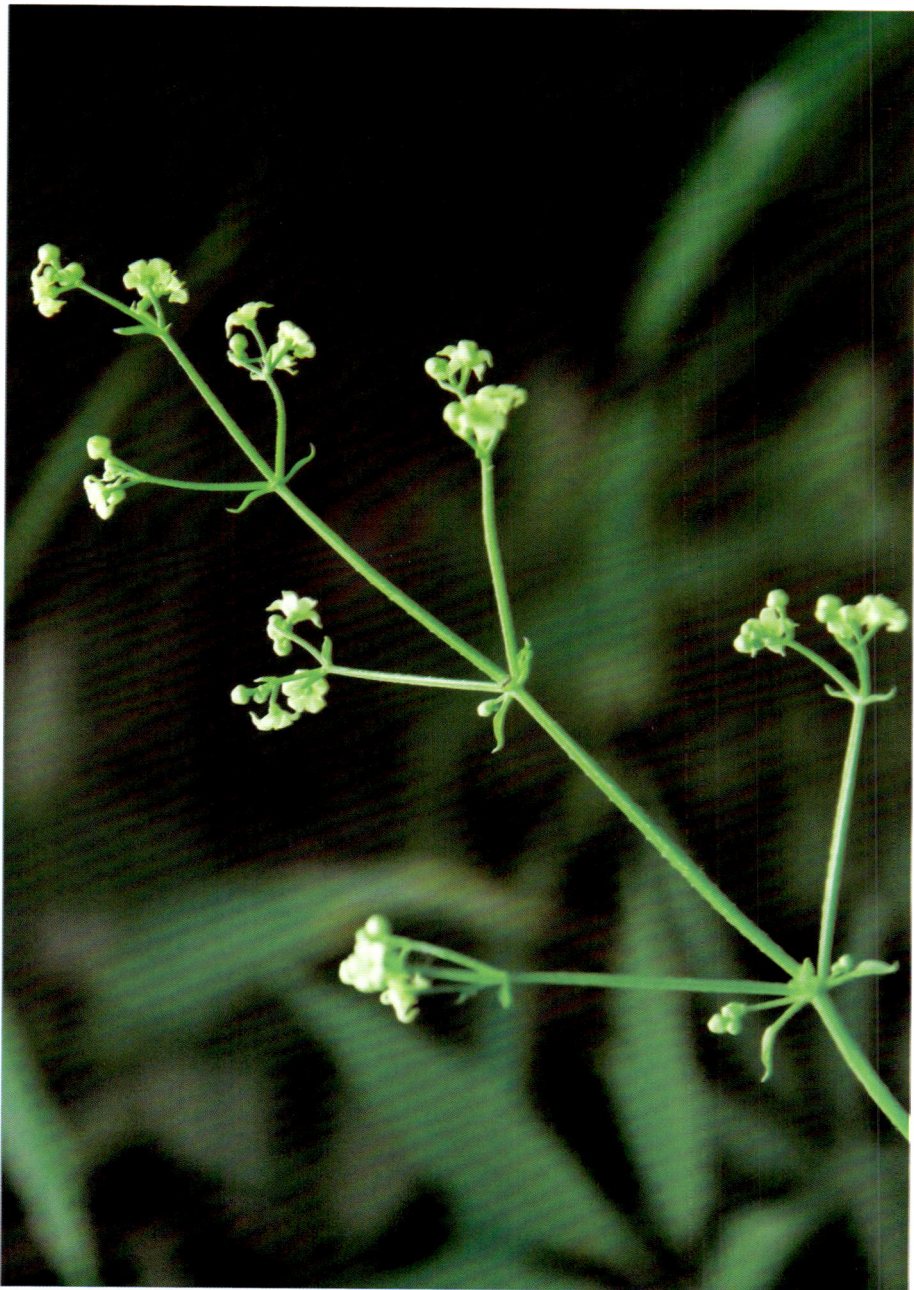

黑心金光菊

Rudbeckia hirta L.

【别　　名】黑眼菊

【基　　原】来源于菊科金光菊属黑心金光菊 **Rudbeckia hirta** L. 的花序入药。

【形态特征】一年或二年生草本，高30～100 cm。茎不分枝或上部分枝，全株被粗刺毛。下部叶长卵圆形，长圆形或匙形，顶端尖或渐尖，基部楔状下延，有三出脉，边缘有细锯齿，有具翅的柄，长8～12 cm；上部叶长圆披针形，顶端渐尖，边缘有细至粗疏锯齿或全缘，无柄或具短柄，长3～5 cm，宽1～1.5 cm，两面被白色密刺毛。头状花序径5～7 cm，有长花序梗。总苞片外层长圆形，长12～17 mm；内层较短，披针状线形，顶端钝，全部被白色刺毛。花托圆锥形；托片线形，对折呈龙骨瓣状，长约5 mm，边缘有纤毛。舌状花鲜黄色；舌片长圆形，通常10～14个，长20～40 mm，顶端有2～3个不整齐短齿。管状花暗褐色或暗紫色。瘦果四棱形，黑褐色，长近2 mm，无冠毛。花期7～8月；果期8～9月。

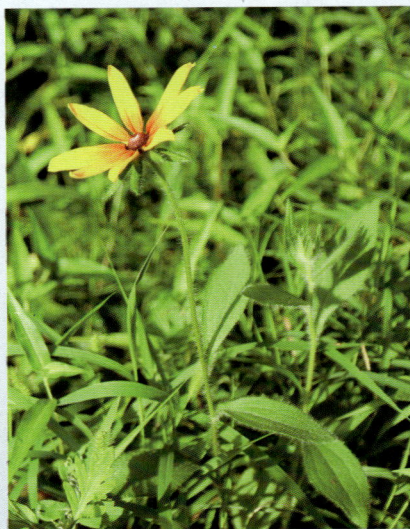

【生　　境】生于林缘、路旁、荒地、农田及住宅附近。常聚生成片生长。

【分　　布】我国各地庭园常见栽培。在东北已从人工种植逸为野生，成为新的归化植物。原产北美。

【采集加工】秋季采摘花序，除去杂质，洗净，阴干。

【性味功能】味苦，性寒。清热解毒。

【主治用法】治瘟疫、温毒及多种热毒病症或疮疡疔毒。

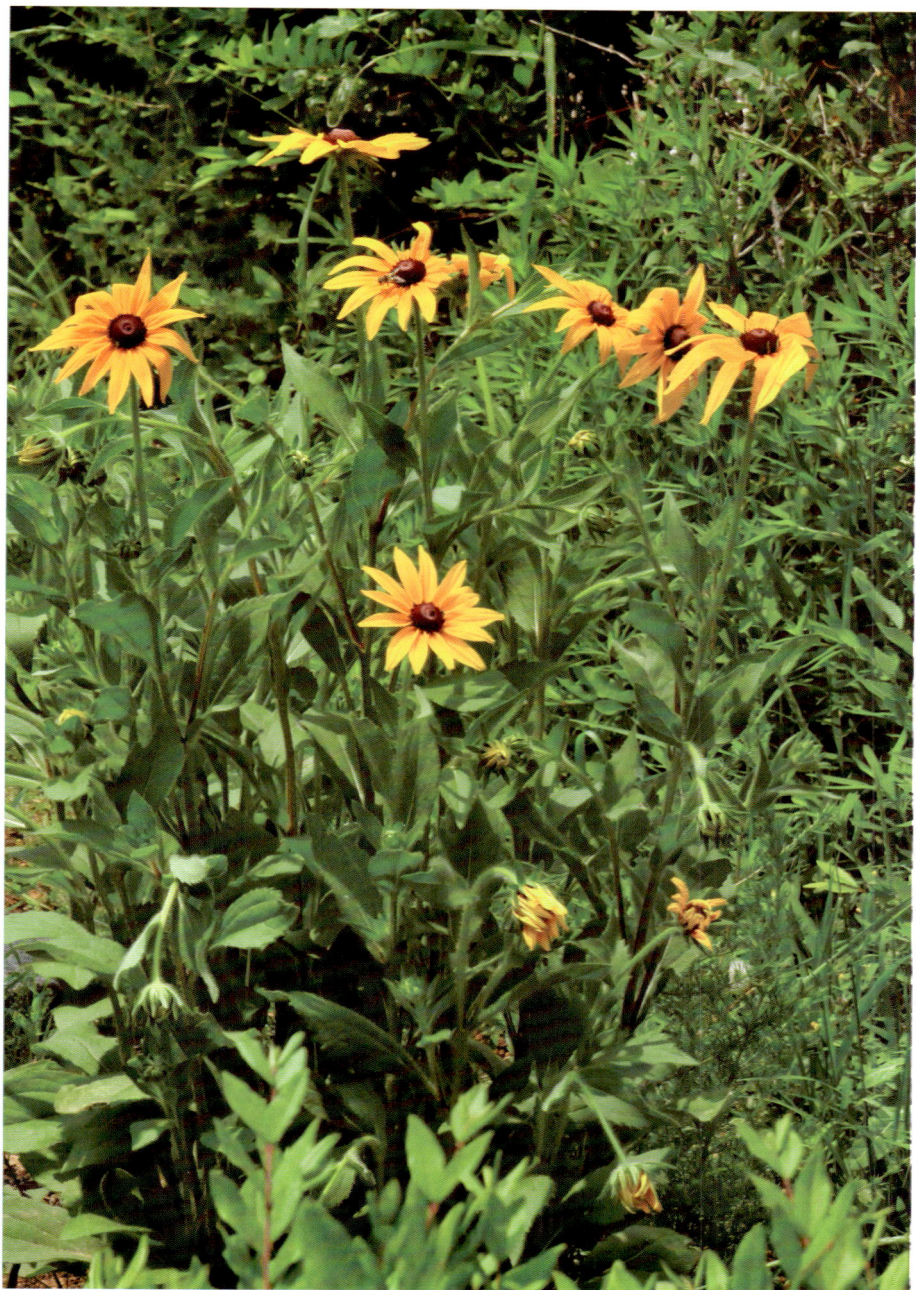

巴天酸模

Rumex patientia L.

【别　　名】洋铁酸模、牛西西

【基　　原】来源于蓼科酸模属巴天酸模 **Rumex patientia** L. 的根入药。

【形态特征】多年生草本。根肥厚，直径可达3 cm；茎直立，粗壮，高90～150 cm，上部分枝，具深沟槽。基生叶长圆形或长圆状披针形，长15～30 cm，宽5～10 cm，顶端急尖，基部圆形或近心形，边缘波状；叶柄粗壮，长5～15 cm；茎上部叶披针形，较小，具短叶柄或近无柄；托叶鞘筒状，膜质，长2～4 cm，易破裂。花序圆锥状，大型；花两性；花梗细弱，中下部具关节；关节果时稍膨大，外花被片长圆形，长约1.5 mm，内花被片果时增大，宽心形，长6～7 mm，顶端圆钝，基部深心形，边缘近全缘，具网脉，全部或部分具小瘤；小瘤长卵形，通常不能全部发育。瘦果卵形，具3锐棱，顶端渐尖，褐色，有光泽，长2.5～3 mm。花期5～6月；果期6～7月。

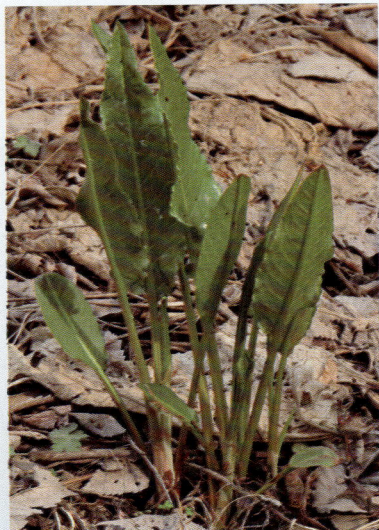

【生　　境】生于沟边湿地、田野、荒郊、草甸、住宅附近及水边等处。

【分　　布】黑龙江、吉林、辽宁、内蒙古、河北、山西、山东、河南、湖南、湖北、四川、陕西、宁夏。甘肃、西藏。蒙古、朝鲜、日本、欧洲、中亚及北美也有分布。

【采集加工】春、秋季采挖根，除去泥土，洗净，切片，晒干。

【性味功能】味苦、酸，性寒，有小毒。清热解毒、活血止血、通便、杀虫。

【主治用法】治痢疾、肝炎、慢性肝炎、胃出血、十二指肠出血、功能性子宫出血、血小板减少、紫癜、肺结核、支气管扩张咳血、脂溢性皮炎、溃疡病呕血、便血、便秘、再生障碍性贫血、痈疮疔癣、脓包疮、乳腺炎、肛门周围炎、黄水疮、秃疮、跌打损伤、烫火伤等。用量：15～25 g(鲜品：50～100 g)。外用适量捣敷、醋磨涂或研末调敷。

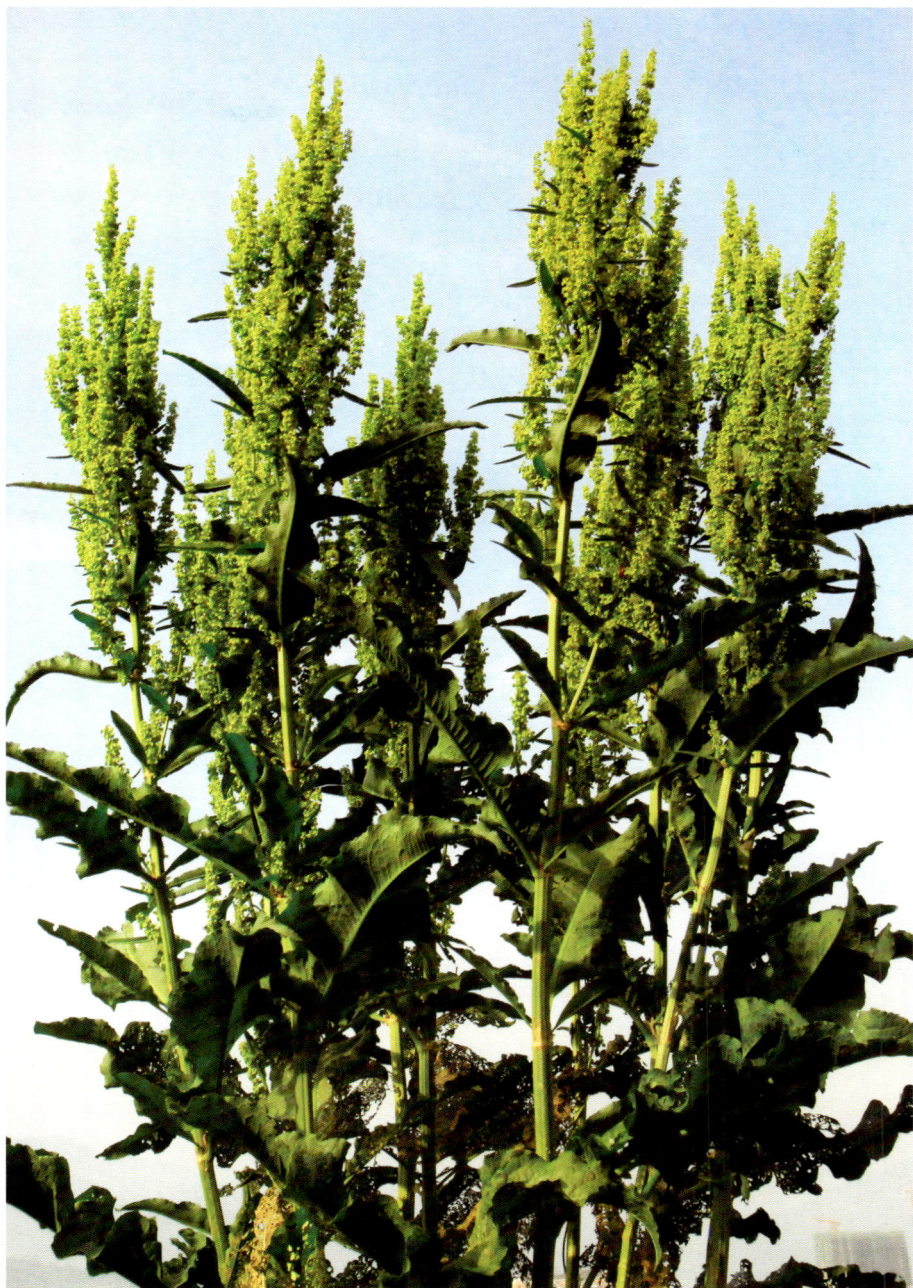

崖柳

Salix floderusii Nakai

【别　　名】山柳、王八柳、狐柳

【基　　原】来源于杨柳科柳属崖柳 **Salix floderusii** Nakai 的根入药。

【形态特征】灌木，稀小乔木，高达6 m。幼枝有白茸毛，老枝无毛。芽有毛。叶长椭圆形、披针状长椭圆形或倒卵状长椭圆形，稀倒披针形，长4～6(7)cm，顶端急尖或短渐尖，基部圆或宽楔形，上面被茸毛，老叶常近无毛或稍有短柔毛，下面被绢质白茸毛或微被白茸毛，近全缘，稀有齿；叶柄长0.4～1 cm，被毛，托叶小，卵状长椭圆形或卵状披针形，被毛。花先叶开放或近与叶同放，无花序梗，轴被毛；雄花序长1.8～2.5 cm，径1～1.3 cm；雄蕊2，花丝无毛，花药黄色；苞片卵状长椭圆形，长2.5～2.7 mm，褐色，顶端色较暗或近黑色，两面被长毛；腺体1，腹生。雌花序长3.5(6)cm，常有花序梗，花稍稀疏(果序可更长)；子房窄卵状圆锥形，长(4)5～7 mm，密被绢毛，具长柄，长达5.5 mm，较腺体长5～10倍，花柱短而明显，柱头2深裂；苞片长圆形，长1.4～1.7 mm；腺体同雄花。蒴果卵状圆锥形，被绢毛。花期5月；果期6月。

【生　　境】生于沼泽地或较湿润山坡，采伐迹地及林缘路旁。

【分　　布】黑龙江、吉林、辽宁、内蒙古、河北及山西等地。朝鲜和俄罗斯东部地区也有分布。

【采集加工】秋季采挖根，除去杂质，洗净，阴干。

【性味功能】味苦，性寒。祛风利湿、消肿止痛。

【主治用法】治疗乳痈、牙痛、中耳炎、黄疸等疾病，酒煮饮服、其祛风、消肿、止痛作用更佳。

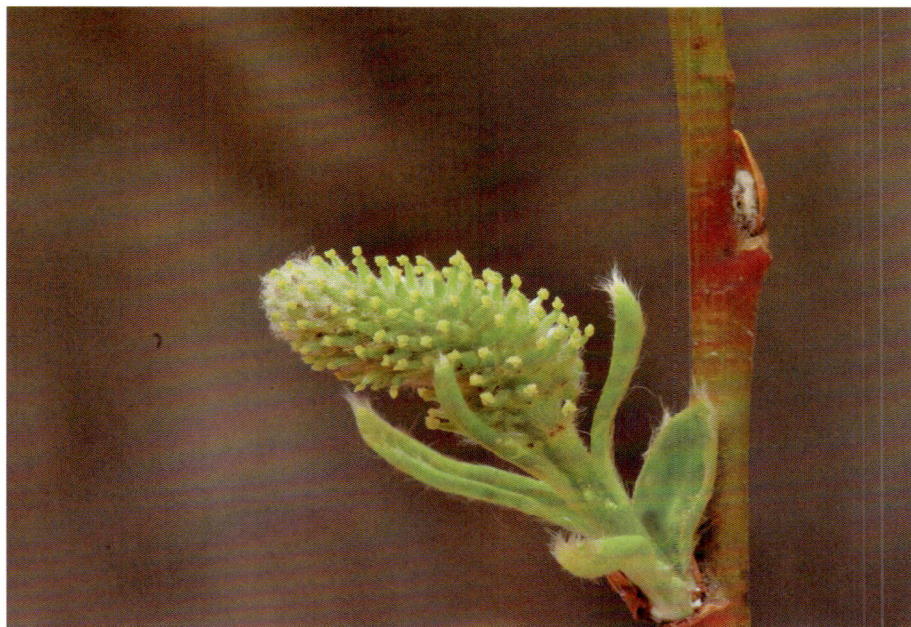

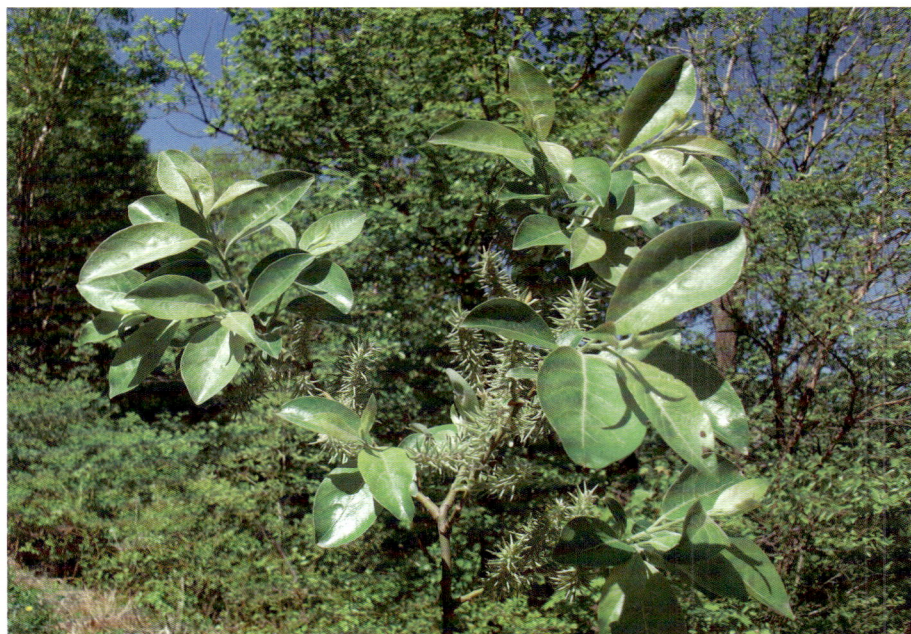

龙爪柳

Salix matsudana Koidz. f. **tortuosa** (Vilm.) Rehd.

【基　　原】来源于杨柳科柳属龙爪柳**Salix matsudana** Koidz. f. **tortuosa** (Vilm.) Rehd. 的枝叶入药。

【形态特征】落叶乔木，高达18 m，胸径达80 cm。大枝斜上，树冠广圆形；树皮暗灰黑色，有裂沟；小枝卷曲，直立或斜展，浅褐黄色或带绿色，后变褐色。叶披针形，长5~10 cm，宽1~1.5 cm，顶端长渐尖，基部窄圆形或楔形，上面绿色，有光泽，下面苍白色或带白色，有细腺锯齿缘；叶柄短，长5~8 mm，在上面有长柔毛；托叶披针形或缺，边缘有细腺锯齿。花序与叶同时开放；雄花序圆柱形，长1.5~3 cm，粗约6~8 mm，多少有花序梗，轴有长毛；雄蕊2，花丝基部有长毛，花药卵形，黄色；苞片卵形，黄绿色，顶端钝，基部多少有短柔毛；腺体2；雌花序较雄花序短，长达2 cm，粗4 mm，有3~5小叶生于短花序梗上，轴有长毛；子房长椭圆形，近无柄，无花柱或很短，柱头卵形，近圆裂；苞片同雄花；腺体2，背生和腹生。果序长达2~2.5 cm。花期4月；果期4~5月。

【生　　境】生于水分充足的水边、池塘畔、河岸及村庄附近。

【分　　布】遍布华北、东北、西北、华东各省区。在东北普遍被栽培。

【采集加工】春、夏、秋三季采摘枝叶，除去杂质，洗净，鲜用或晒干。

【性味功能】味微苦，性寒。散风、祛湿、清湿热。

【主治用法】治黄疸型肝炎、风湿性关节炎、湿疹、牛皮癣等。用量：5~15 g，外用鲜品适量捣烂敷患处。

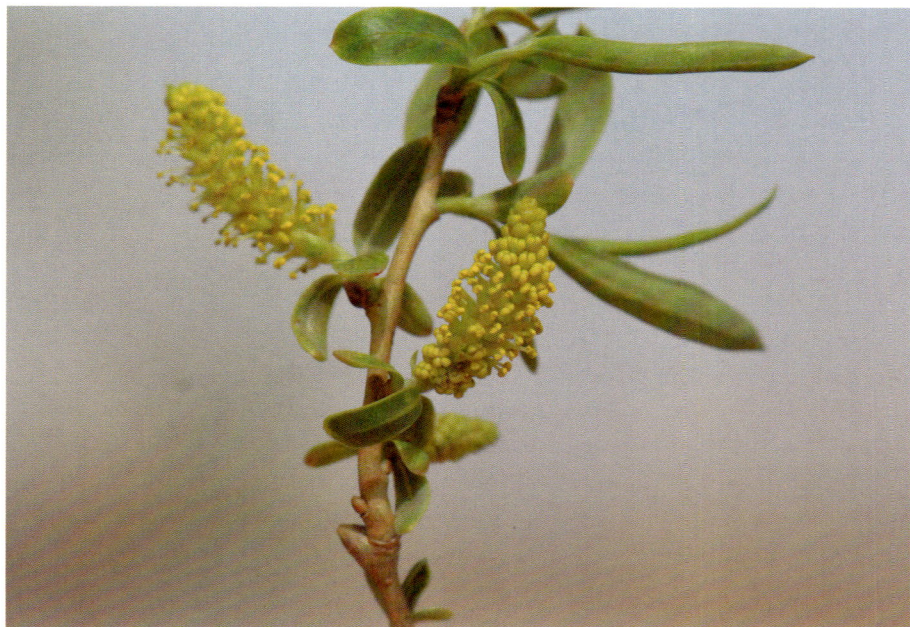

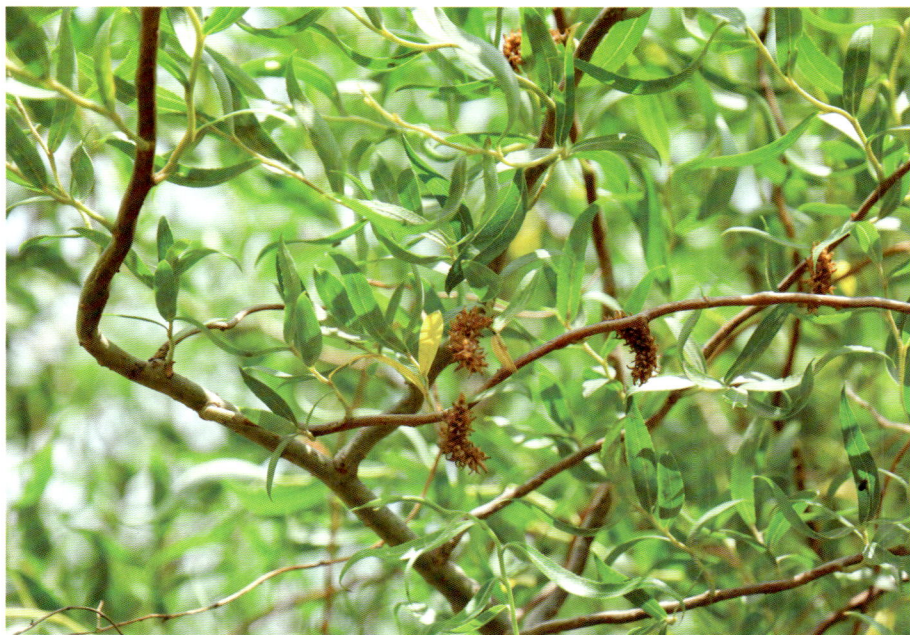

草地风毛菊

Saussurea amara DC.

【别　名】驴耳风毛菊

【基　原】来源于菊科风毛菊属草地风毛菊 *Saussurea amara* DC. 的全草入药。

【形态特征】多年生草本。茎直立，高15～60 cm。基生叶与下部茎叶有长或短柄，柄长2～4 cm，叶片披针状长椭圆形、椭圆形、长圆状椭圆形或长披针形，长4～18 cm，宽0.7～6 cm，顶端钝或急尖，基部楔形渐狭；中上部茎叶渐小。头状花序在茎枝顶端排成伞房状或伞房圆锥花序。总苞钟状或圆柱形，直径8～12 mm；总苞片4层，外层披针形或卵状披针形，长3～5 mm，宽1 mm，顶端急尖，有时黑绿色，有细齿或3裂，外层被稀疏的短柔毛，中层与内层线状长椭圆形或线形，长9 mm，宽1.5 mm，外面有白色稀疏短柔毛，顶端有淡紫红色而边缘有小锯齿的扩大的圆形附片，全部苞片外面绿色或淡绿色，有少数金黄色小腺点或无腺点。小花淡紫色，长1.5 cm，细管部长9 mm，檐部长6 mm。瘦果长圆形，长3 mm，有4肋。冠毛白色，2层，外层短，糙毛状，长1 mm，内层长，羽毛状。花期8～9月；果期9～10月。

【生　境】生于荒地、路边、山坡、河堤、湖边及水边等处。

【分　布】黑龙江、辽宁、吉林、内蒙古、河北、山西、陕西、甘肃、青海、新疆。欧洲、哈萨克斯坦、乌兹别克斯坦、塔吉克斯坦及蒙古也有分布。

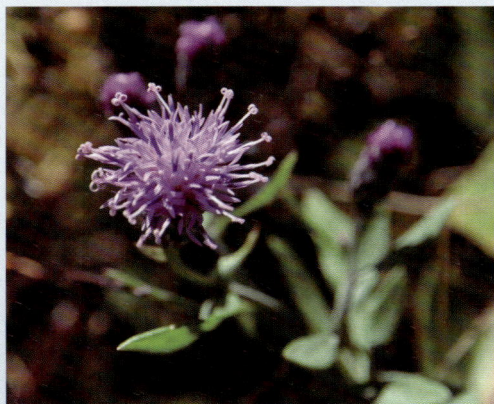

【采集加工】夏、秋季采收全草，除去杂质，洗净，晒干。

【性味功能】味苦、辛，性温。清热解毒、消肿。

【主治用法】治淋巴结结核、腮腺炎、疖肿。

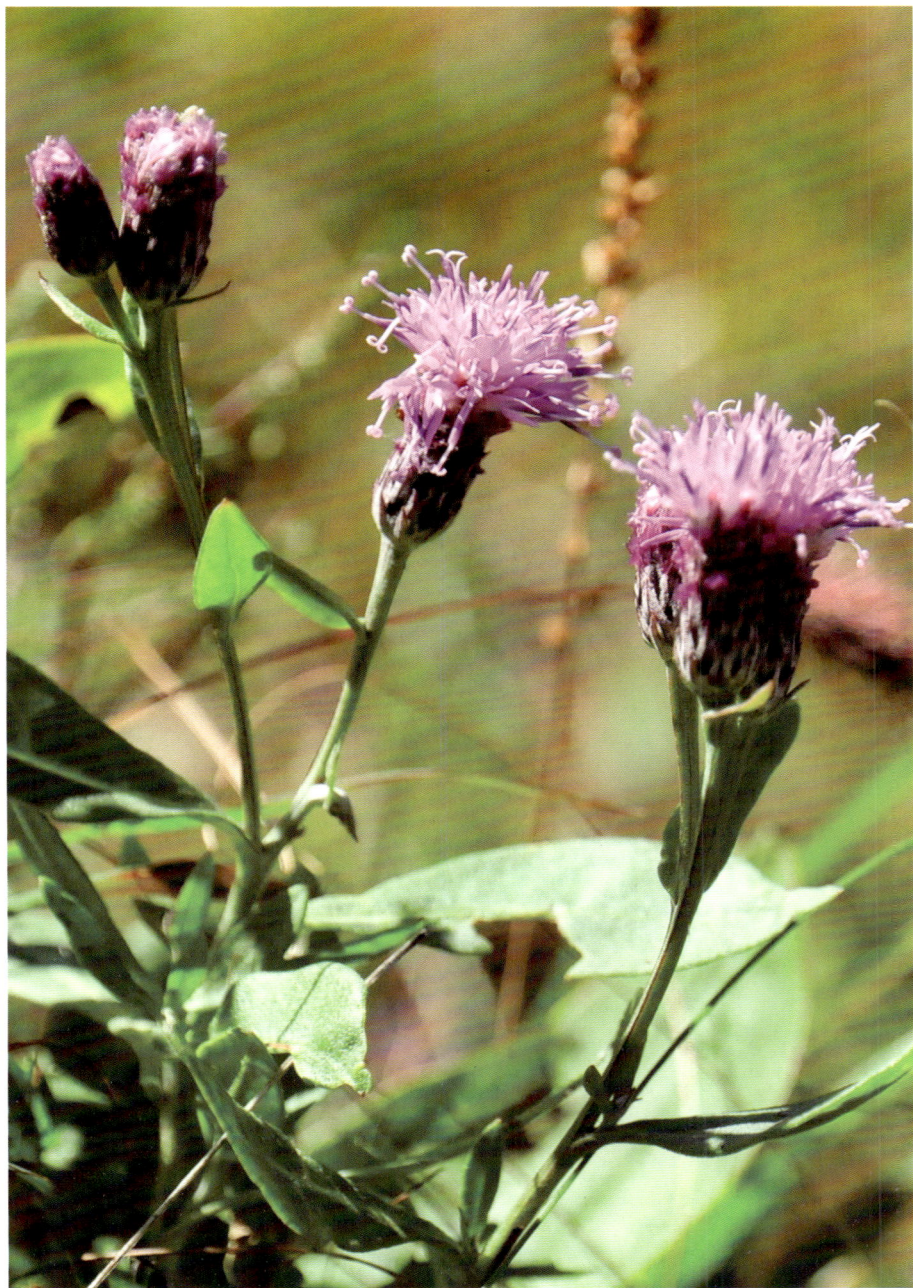

银背风毛菊

Saussurea nivea Turcz.

【别　　名】华北风毛菊

【基　　原】来源于菊科风毛菊属银背风毛菊 **Saussurea nivea** Turcz. 的全草入药。

【形态特征】多年生草本，高30～120 cm。根状茎斜升。茎直立，被稀疏蛛丝毛或后脱，上部有伞房状分枝。基生叶花期脱落；下部与中部茎叶有长柄，柄长3～8 cm，叶片披针状三角形、心形或戟形，长10～12 cm，宽5～6 cm，基部心形、戟形或截形，顶部渐尖，边缘有锯齿，齿顶有小尖头；上部茎叶渐小，与中下部茎叶同形或卵状椭圆形、长椭圆形至披针形，全部叶两面异色，上面绿色，无毛，下面银灰色，被稠密的棉毛。头状花序在茎枝顶端排列成伞房花序，花梗长0.5～5 cm，有线形苞叶。总苞钟状，直径1～1.2 cm；总苞片6～7层，外层卵形，长4 mm，宽2 mm，顶端短渐尖，有黑紫色尖头，中层椭圆形或卵状椭圆形，长7 mm，宽3 mm，顶端稍钝或急尖，内层线形，长1 cm，宽1.5 mm，顶端急尖。小花紫色，长10～12 mm，细管部与檐部几等长。瘦果圆柱状，褐色，长5 mm。冠毛2层，白色。花期7～8月；果期8～9月。

【生　　境】生于干燥山坡林缘、林下及灌丛中等处。

【分　　布】内蒙古自治区、辽宁、河北、山西、甘肃等。朝鲜也有分布。

【采集加工】夏、秋季采收全草，除去杂质，切段，洗净，晒干。

【性味功能】味苦、辛，性寒。抗菌消炎。

【主治用法】治风热感冒、咽喉肿痛、实火牙痛。用量：15～20 g。

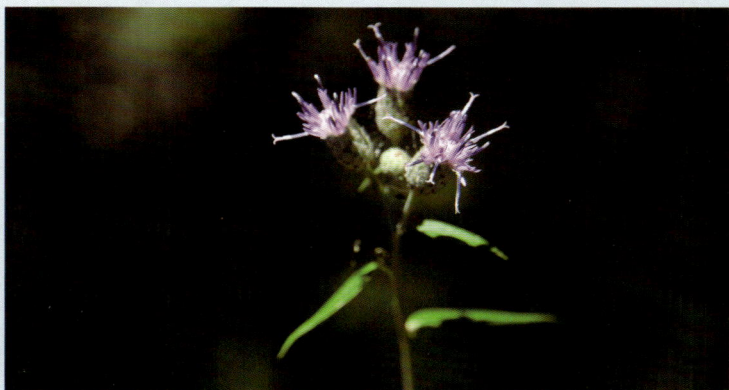

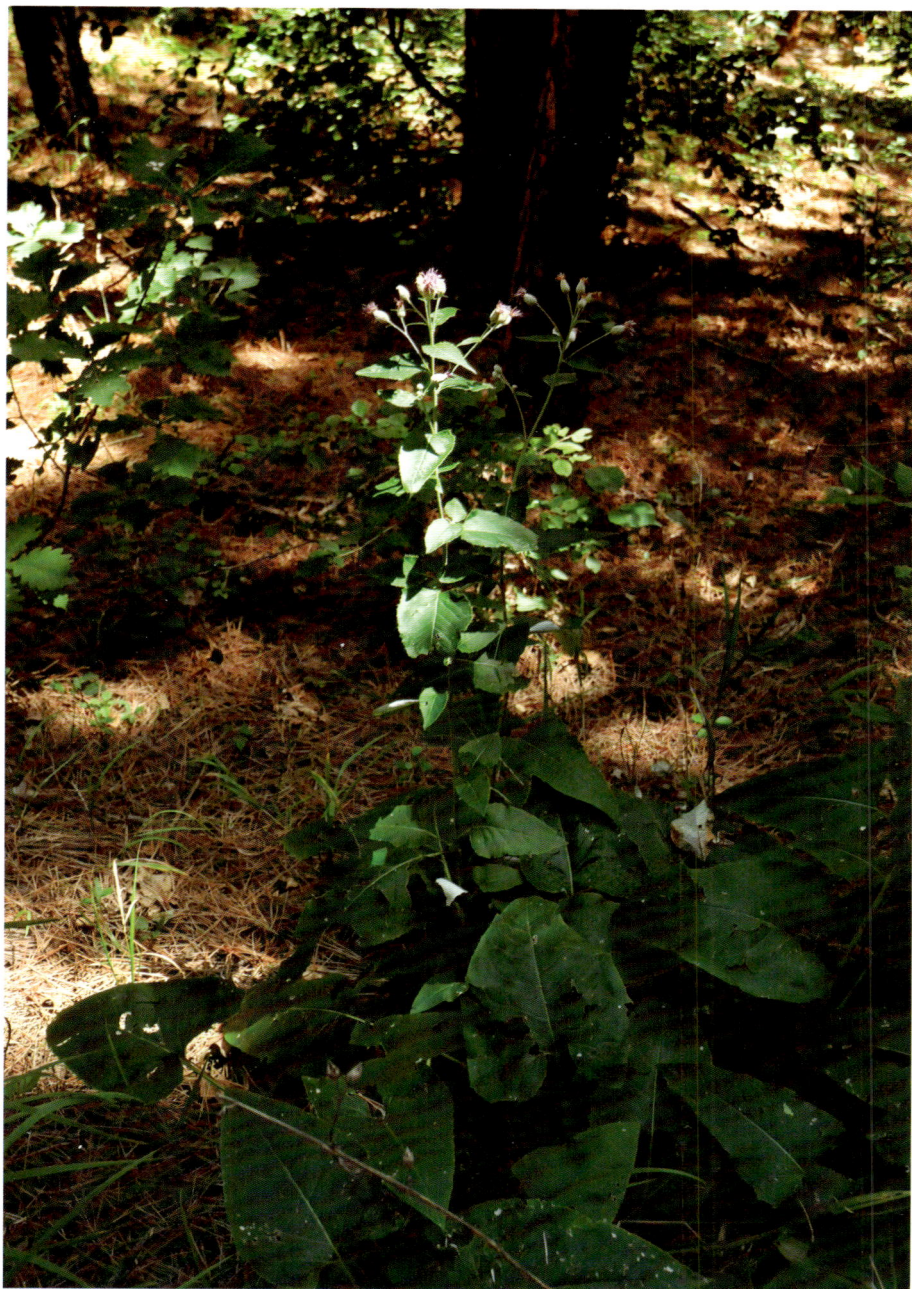

齿苞风毛菊

Saussurea odontolepis Sch.-Bip. ex Herd.

【基　　原】来源于菊科风毛菊属齿苞风毛菊Saussurea odontolepis Sch.-Bip. ex Herd. 的全草入药。

【形态特征】多年生草本。茎几无毛，上部分枝。中部茎生叶卵形、披针形或长椭圆形，长10～12 cm，宽4～5 cm，羽状深裂或几全裂,侧裂片约7对，椭圆形或线状长椭圆形，全缘，顶裂片三角形，叶柄长约5 cm；上部及最上部叶与中部叶同形并等样分裂，有叶柄；叶上面密被糙毛，下面无毛。头状花序排成伞房状；总苞卵圆形或卵状钟状，径5～6 mm，总苞片4～5层，边缘及顶端有棉毛，外层草质，长椭圆形，长5 mm，边缘有栉齿，中层披针形或披针状椭圆形，长4～5 mm，全缘或有栉齿，内层椭圆形，长7 mm。小花紫色。瘦果圆柱状，长3 mm；冠毛2层，白色。花果期8～9月。

【生　　境】生于海拔100～500 m的林缘、草地。

【分　　布】分布于辽宁、吉林等。俄罗斯远东地区、朝鲜也有分布。

【采集加工】夏、秋季采收全草，除去杂质，洗净，晒干。

【性味功能】味辛、苦，性寒。祛风除湿、理气止痛。

【主治用法】治风湿痹证、肝郁气滞、腹痛、腹泻。用量：5～10 g。

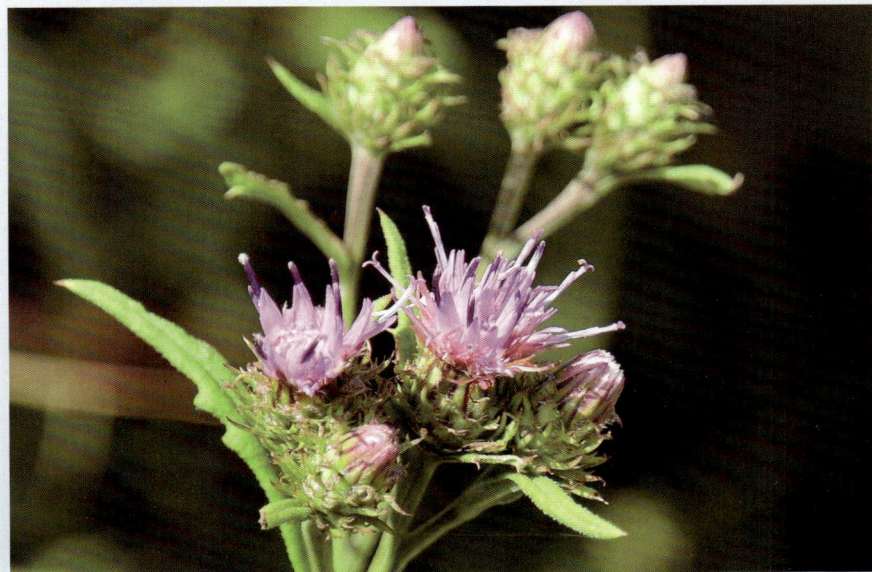

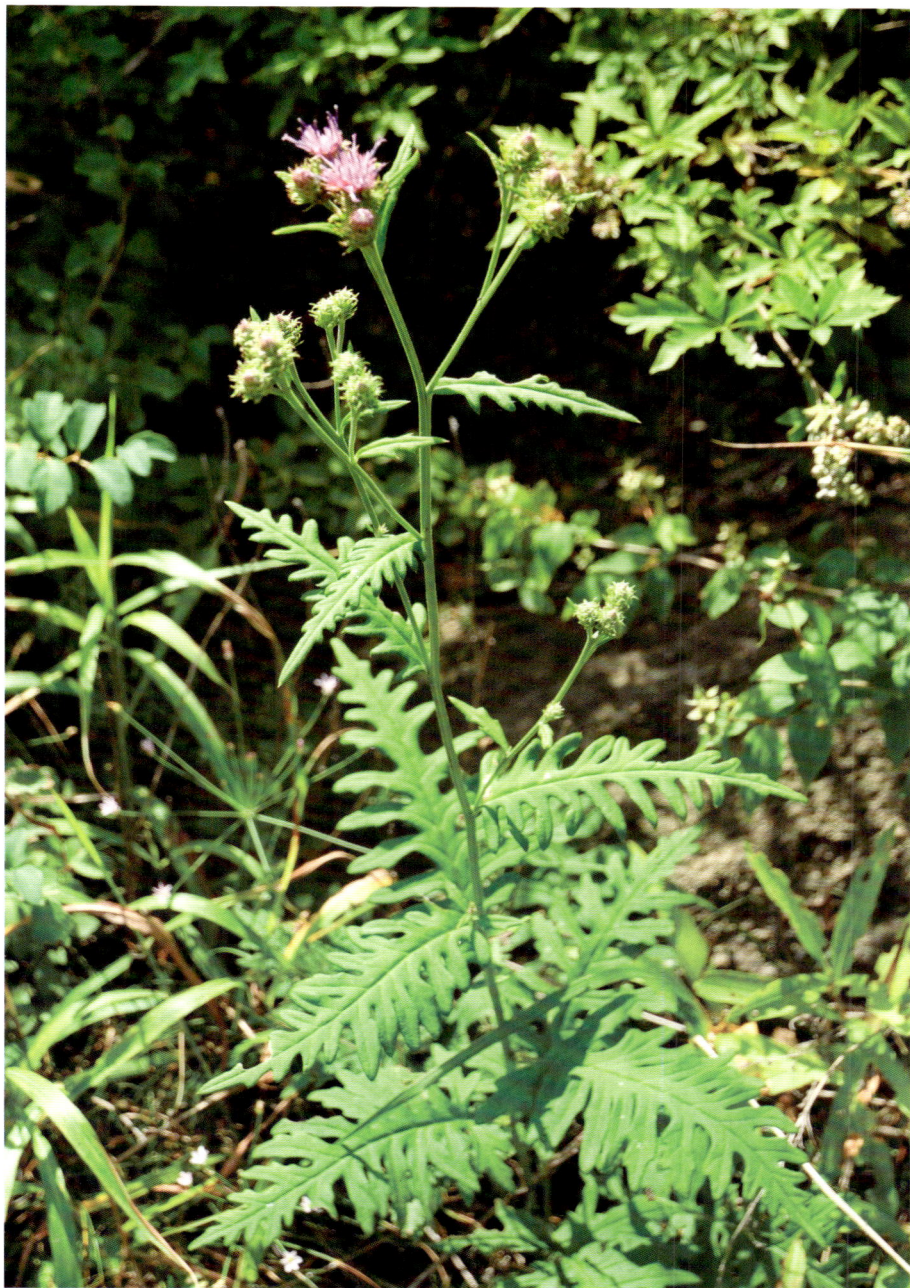

裂瓜

Schizopepon bryoniaefolius Maxim.

【基　原】来源于葫芦科裂瓜属裂瓜 **Schizopepon bryoniaefolius** Maxim. 的全草入药。

【形态特征】一年生攀援草本，长达2～3 m；枝细弱。卷须丝状，中部以上2歧；叶柄细，与叶片近等长或稍长，长4～13 cm；叶片卵状圆形或阔卵状心形，膜质，长6～10 cm，宽5～9 cm，边缘有3～7个角或不规则波状浅裂，具稀疏的不等大的小锯齿，有时最下面的两个裂片靠合，叶片顶端渐尖，基部弯缺半圆形，掌状5～7脉。花极小，两性，在叶腋内单生或3～5朵密聚生于短缩的花序轴的上端，形成一密集的总状花序，花序轴纤细，长1～1.5 cm；单生花的花梗长0.5～1 cm，生于花序上的花梗短；花萼裂片披针形，全缘，亮绿色，长1.5 mm；花冠辐状，白色，裂片长椭圆形；雄蕊3，插生于花萼筒的基部，长约1 mm，花丝线形，花药长圆状椭圆形；子房卵形，3室。果实阔卵形，顶端锐尖，长10～15 mm，成熟后由顶端向基部3瓣裂，有1～3枚种子。种子卵形，长约9 mm。花期7～8月；果期8～9月。

【生　境】生于的河边、山坡、林下等处，常聚生成片生长。

【分　布】黑龙江、吉林、辽宁、内蒙古、河北。朝鲜、日本和俄罗斯远东地区也有分布。

【采集加工】夏、秋季采收全草，除去杂质，切段，洗净，鲜用或晒干。

【性味功能】味苦，性凉。清热解毒、利尿。

【主治用法】治尿路感染。用量：20～30 g。

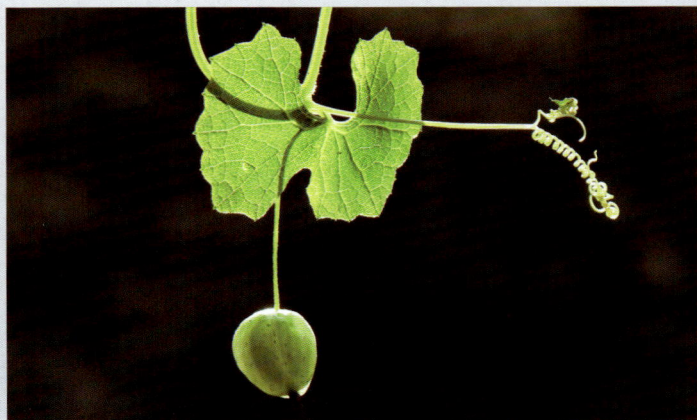

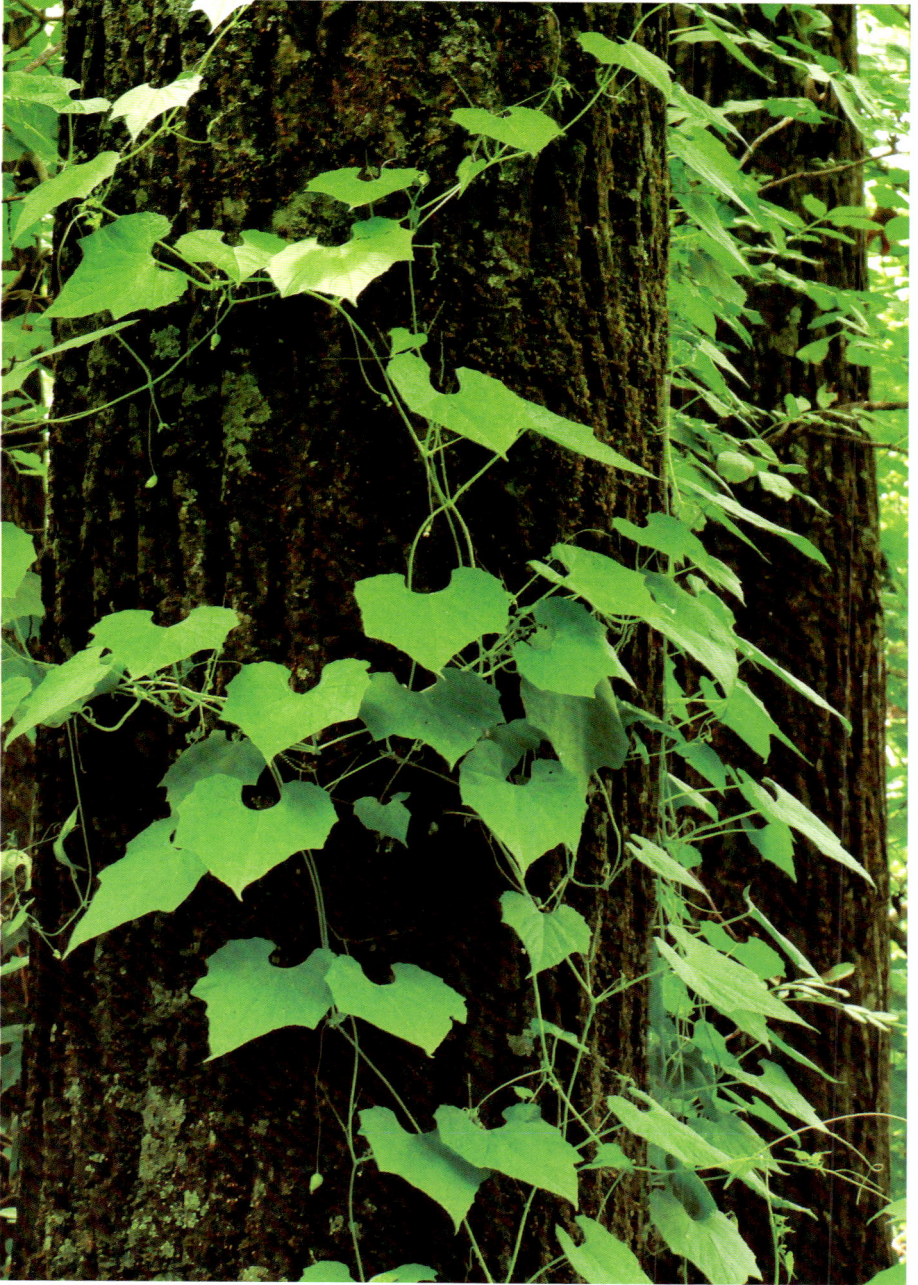

东方藨草

Scirpus orientalis Ohwi

【基　　原】来源于莎草科藨草属东方藨草 **Scirpus orientalis** Ohwi 的全草入药。

【形态特征】具匍匐根。秆高0.8～1 m，直径0.7～1.2 cm，近花序部分三棱形，有秆生叶和节。叶等长或短于花序，宽0.5～1.5 cm，叶片边缘和背面中肋常有锯齿，叶鞘和叶片背面有隆起横脉；苞片2～4枚，叶状，下面1～2枚长于花序。多次复出长侧枝聚伞花序顶生，辐射枝多数，长达10 cm，辐射枝和小穗柄上部粗糙。小穗暗绿色，单生或2～3(5)聚合，卵状披针形或卵形，长4～6 mm，宽约2 mm，多花；鳞片宽卵形，膜质，长约1.5 mm，背面黄绿色，3脉，稀5脉，两侧黑绿色；下位刚毛直，5～6，等长或稍长于小坚果，全部有倒刺；雄蕊3,花药线状长圆形，长约1 mm，药隔稍凸出；花柱中等长，柱头3。小坚果倒卵形或宽倒卵形，扁三棱形，淡黄色。花期6～7月；果期8月。

【生　　境】生长在水边，山上阴湿处，山沟浅水中。

【分　　布】东北三省以及内蒙古、河北、山东、山西、陕西、甘肃等。

【采集加工】夏、秋季采收全草，除去杂质，洗净，晒干。

【性味功能】味甘，微苦，性平。归脾、胃、膀胱经。有开胃消食、清热利湿。

【主治用法】治饮食积滞、胃纳不佳、呃逆饱胀、热淋、小便不利。用量：15～30 g。

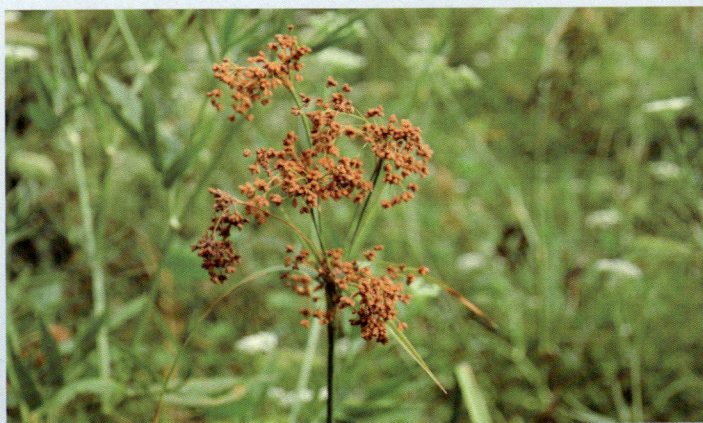

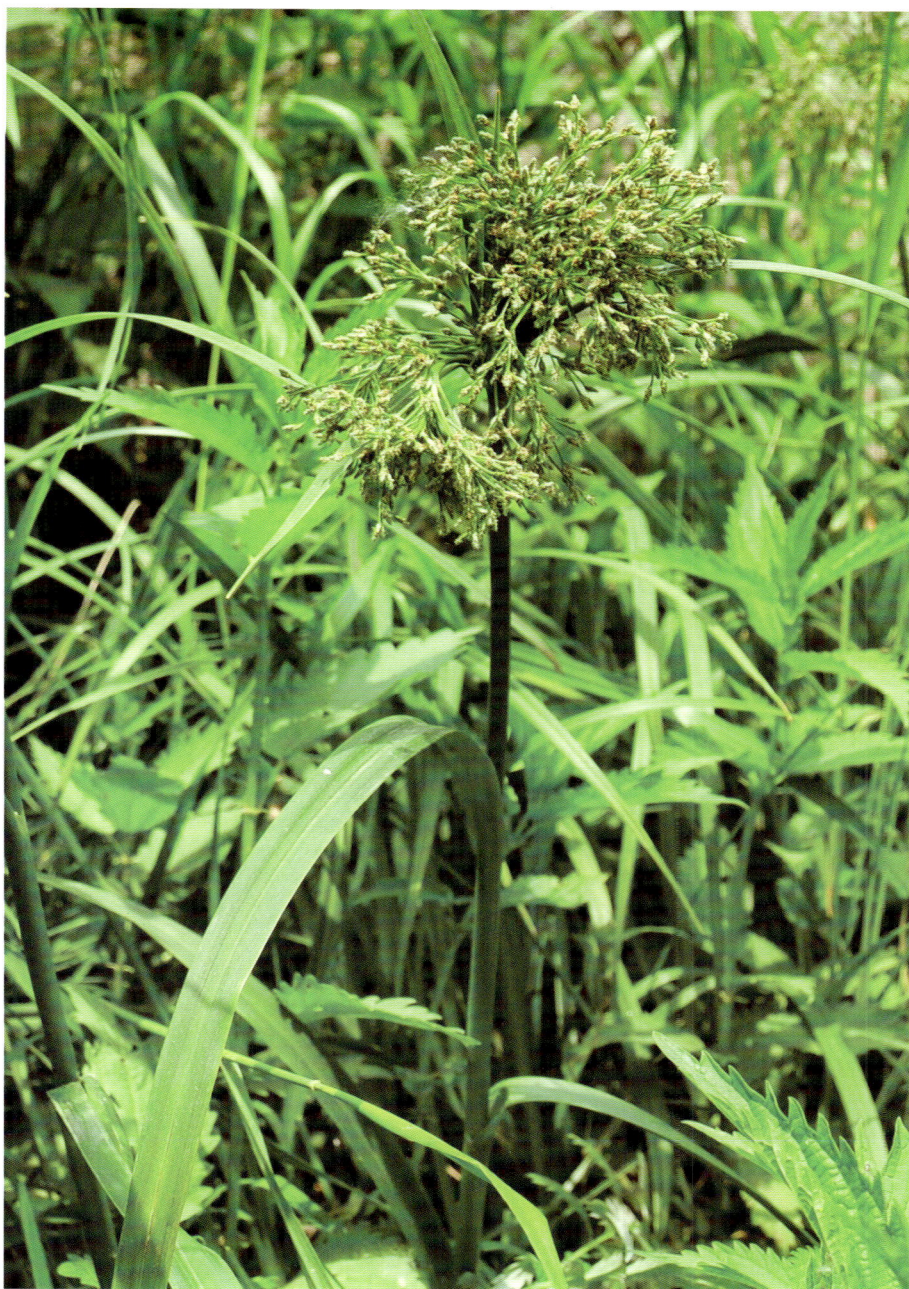

华北鸦葱

Scorzonera albicaulis Bunge

【别　　名】笔管草、白茎鸦葱、细叶鸦葱

【基　　原】来源于菊科鸦葱属华北鸦葱**Scorzonera albicaulis** Bunge 的根入药。

【形态特征】多年生草本，高达120 cm。根圆柱状或倒圆锥状，直径达1.8 cm。茎单生或少数茎成簇生。基生叶与茎生叶同形，线形、宽线形或线状长椭圆形，宽0.3～2 cm，边缘全缘，3～5出脉，基生叶基部鞘状扩大，抱茎。头状花序在茎枝顶端排成伞房花序，花序分枝长或排成聚伞花序而花序分枝短或长短不一。总苞圆柱状，花期直径1 cm；果期直径增大；总苞片约5层，外层三角状卵形或卵状披针形，长5～8 mm，宽约4 mm，中内层椭圆状披针形、长椭圆形至宽线形。全部总苞片被薄柔毛，但果期稀毛或无毛，顶端急尖或钝。舌状小花黄色。瘦果圆柱状，长2.1 cm，有多数高起的纵肋，无毛，无脊瘤，向顶端渐细成喙状。冠毛污黄色，其中3～5根超长，超长冠毛长达2.4 cm，非超长冠毛刚毛长达1.8 cm，全部冠毛大部羽毛状，羽枝蛛丝毛状，上部为细锯齿状，基部连合成环，整体脱落。花期5～6月；果期8～9月。

【生　　境】生于山坡、林缘及灌丛等处。

【分　　布】黑龙江、辽宁、吉林、内蒙古、河北、山东、安徽、浙江、江苏、山西、陕西、四川、甘肃。俄罗斯西伯利亚及朝鲜也有分布。

【采集加工】春、秋季采挖根，洗净鲜用或晒干入药。

【性味功能】味甘，苦，性寒。清热解毒、祛风除湿、活血消肿、通乳、理气平喘。

【主治用法】治感冒发热、哮喘、五劳七伤、乳汁不足、妇女倒经、跌打损伤、乳腺炎、疔疮痈肿、风寒湿痹、风湿关节痛、带状疱疹、扁平疣、毒蛇和蚊虫咬伤。用量：15～25 g。外用鲜品适量捣烂敷患处。

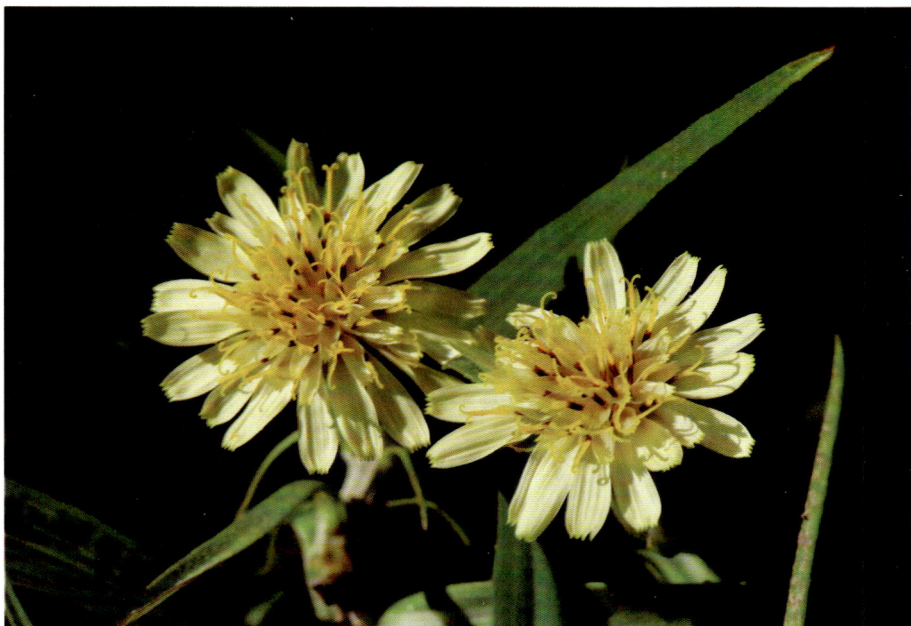

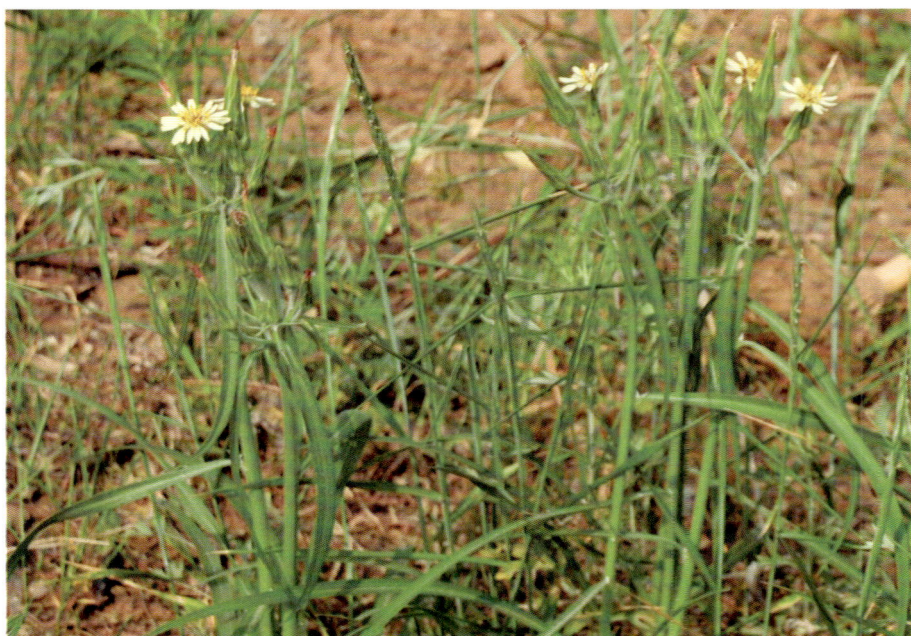

东北鸦葱

Scorzonera manshurica Nakai

【别　　名】笔管草

【基　　原】来源于菊科鸦葱属东北鸦葱*Scorzonera manshurica* Nakai 的根入药。

【形态特征】多年生草本，高12 cm。根粗壮，倒圆锥状。茎多数，簇生于根颈顶端，茎基被稠密褐色的纤维状撕裂的鞘状残遗。基生叶线形，长达8 cm，宽3～4 mm，顶端急尖或长渐尖，向基部渐狭，基部鞘状扩大，鞘内被稠密的棉毛，边缘平，基部边缘有棉毛，3～5出脉，侧脉纤细；茎生叶少数，1～3枚，鳞片状，钻状三角形，褐色，边缘及内面有棉毛。头状花序单生茎顶。总苞钟状；果期直径达1.8 cm。总苞片约5层，外层三角形或卵状三角形，长约7 mm，宽约3 mm，中层披针形或长椭圆形，长1.5～1.8 cm，宽约5 mm，内层长披针形，长达2 cm，宽达4 mm；全部总苞片顶端钝或急尖，仅顶端被白色微毛。舌状小花背面带紫色，内面黄色。瘦果污黄色，圆柱状，有多数纵肋，无脊瘤，被稀疏或稠密长柔毛，长7.5 mm。冠毛污黄色，长达2 cm，大部为羽毛状，羽枝纤细，蛛丝毛状。花期4～5月；果期5～6月。

【生　　境】生于干燥山坡、砾石地、沙丘及干草原等处。

【分　　布】我国东北、华北的广大地区。

【采集加工】春、秋季采挖根，洗净，鲜用或晒干。

【性味功能】味苦，性寒。清热解毒、活血消肿。

【主治用法】治感冒、发热、哮喘、乳汁不足、乳腺炎、月经不调、跌打损伤、风湿关节痛、疔疮痈肿、带状疱疹、蛇虫咬伤等。用量：15～25 g。外用鲜品适量捣烂敷患处。

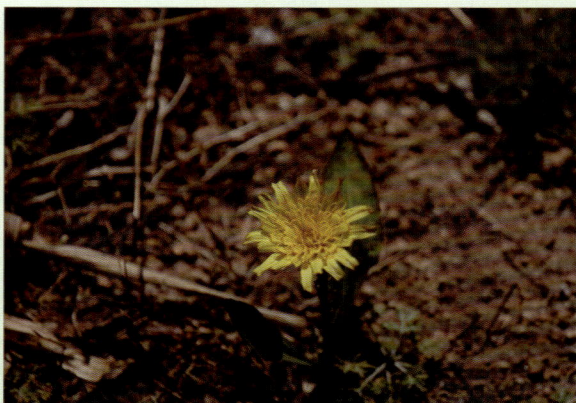

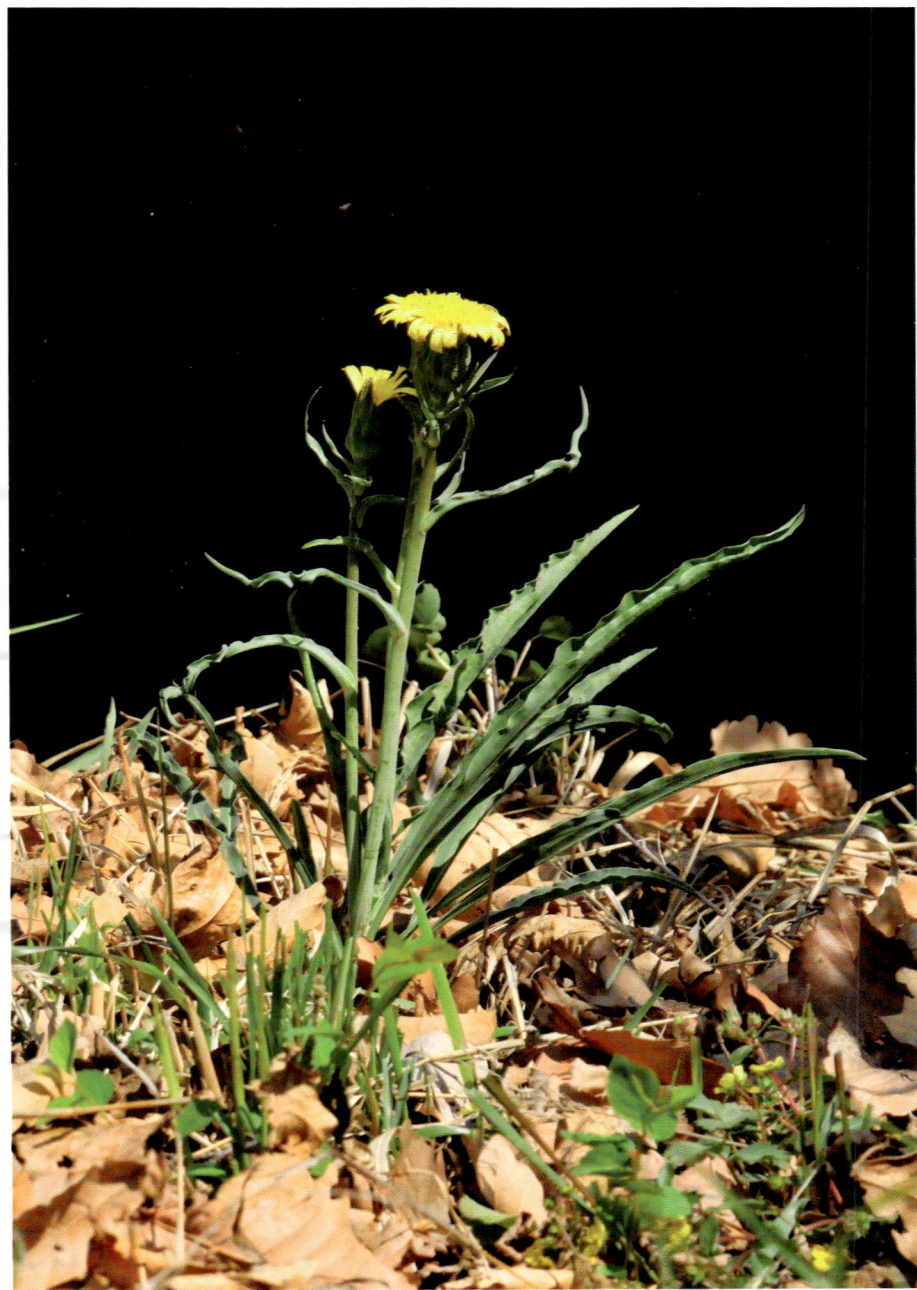

桃叶鸦葱

Scorzonera sinensis Lipsch. et Krasch. ex Lipsch.

【基　原】来源于菊科鸦葱属桃叶鸦葱 **Scorzonera sinensis** Lipsch. et Krasch. ex Lipsch. 的根入药。

【形态特征】多年生草本，高5～53 cm。根垂直直伸，粗壮，粗达1.5 cm，褐色或黑褐色，通常不分枝。茎直立，簇生或单生。基生叶宽卵形、宽披针形、宽椭圆形、倒披针形、椭圆状披针形、线状长椭圆形或线形，包括叶柄长可达33 cm，短可至4 cm，宽0.3～5 cm，顶端急尖、渐尖或钝或圆形，向基部渐狭成长或短柄，柄基鞘状扩大，离基3～5出脉，侧脉纤细，边缘皱波状；茎生叶少数，鳞片状，披针形或钻状披针形，基部心形，半抱茎或贴茎。头状花序单生茎顶。总苞圆柱状，直径约1.5 cm。总苞片约5层，外层三角形或偏斜三角形，长0.8～1.2 cm，宽5～6 mm，中层长披针形，长约1.8 cm，宽约0.6 mm，内层长椭圆状披针形，长1.9 cm，宽2.5 mm；总苞片顶端钝或急尖。舌状小花黄色。瘦果圆柱状，有多数高起纵肋，长1.4 cm，肉红色。冠毛污黄色，长2 cm，大部羽毛状，羽枝纤细，蛛丝毛状。花期4～5月；果期6～7月。

【生　境】生于山坡、丘陵地、沙丘、荒地及灌木林下。

【分　布】内蒙古、辽宁、河北、山东、河南、山西、江苏、安徽、陕西、宁夏、甘肃等。

【采集加工】春、秋季采挖根，洗净，鲜用或晒干。

【性味功能】味甘、苦，性寒。清热解毒、活血、消肿。

【主治用法】治疗疮痈疽、毒蛇咬伤、蚊虫叮咬、乳腺炎、蛇虫咬伤等。外用鲜品捣烂敷患处或捣汁搽涂。

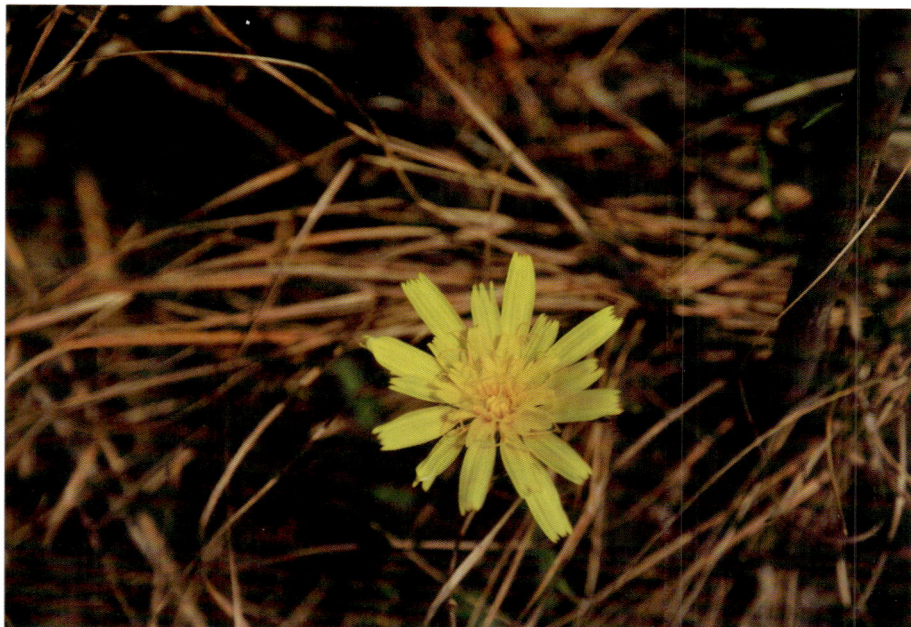

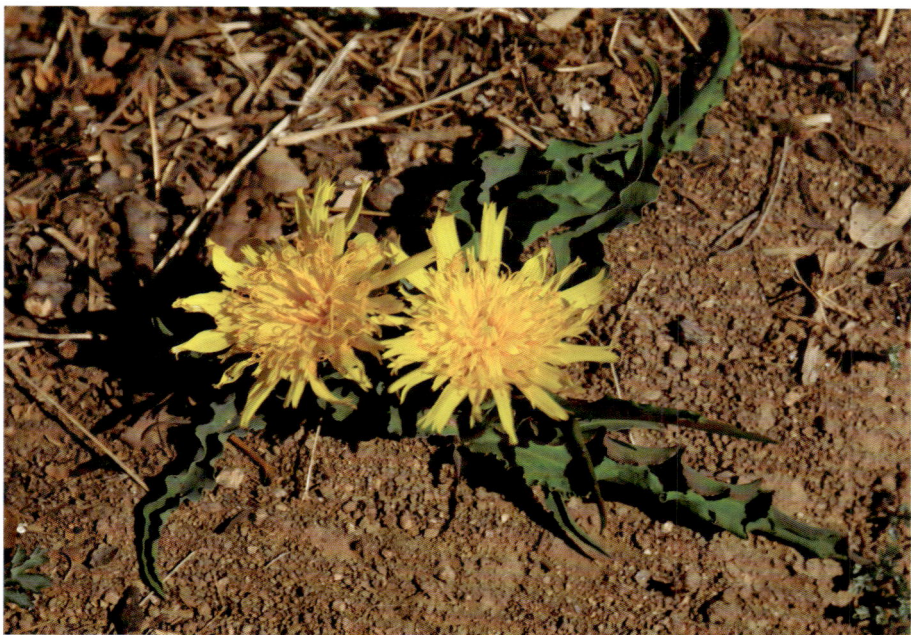

旱生卷柏

Selaginella stauntoniana Spring

【别　　名】蒲扇卷柏

【基　　原】来源于卷柏科卷柏属旱生卷柏 **Selaginella stauntoniana** Spring 的干燥全草入药。

【形态特征】多年生石生，旱生，直立，高15～35 cm，具一横走的地下根状茎，其上生鳞片状红褐色的叶。根托只生横走茎上，长0.5～1.5 cm。主茎上部分枝或自下部开始分枝，不是很规则的羽状分枝，不呈"之"字形，无关节，红色或褐色；侧枝3～5对，2～3回羽状分枝。叶交互排列，二形，叶质厚，表面光滑。分枝上的腋叶略不对称，三角形。中叶不对称，长1.0～1.7 mm，宽0.4～0.9 mm，小枝上的卵状椭圆形，长0.7～1.7 mm，宽0.3～0.6 mm，覆瓦状排列。侧叶不对称。孢子叶穗紧密，四棱柱形，单生于小枝末端，长5～20 mm，宽1.3～2.0 mm；孢子叶一形，卵状三角形，透明，顶端具长尖头或具芒；大孢子叶和小孢子叶在孢子叶穗上相间排列，或大孢子叶分布于中部的下侧，或散布于孢子叶穗的下侧。大孢子橘黄色；小孢子橘黄色或橘红色。

【生　　境】生于石碴子或岩缝等处。

【分　　布】吉林、辽宁、河北、河南、山东、山西、宁夏、陕西、台湾等。朝鲜也有分布。

【采集加工】四季采挖全草，剪去须根，除去泥土，洗净，切段，晒干用。

【性味功能】味辛，涩，性平。活血散瘀、凉血止血。

【主治用法】治便血、尿血、子宫出血、外伤出血、淤血疼痛、跌打损伤等症。用量：3～10 g。

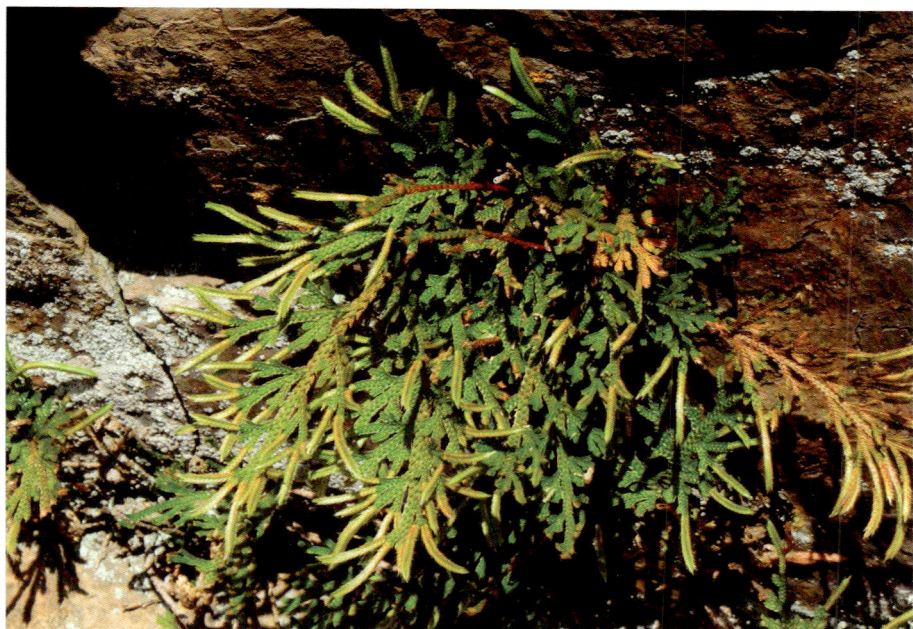

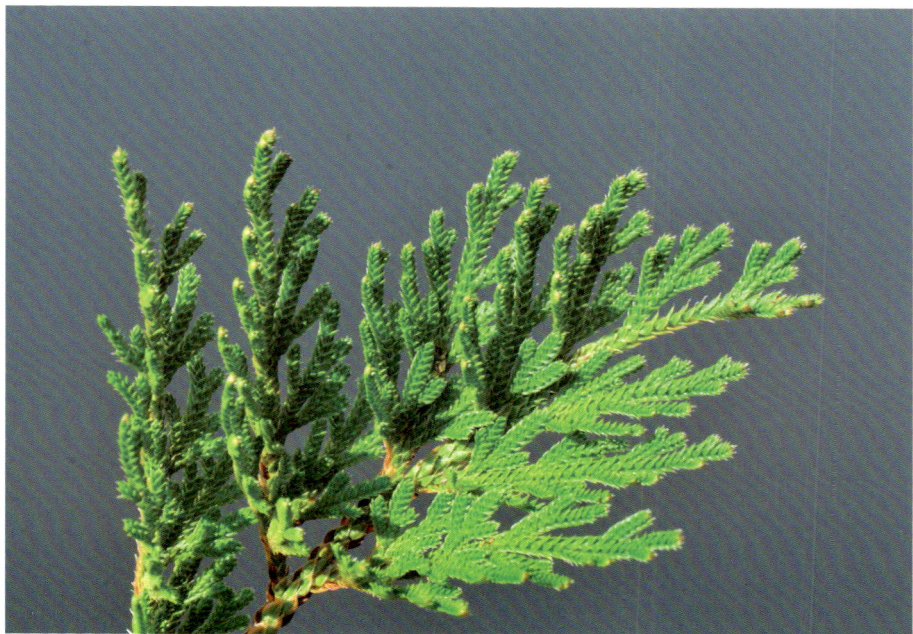

多花麻花头

Serratula polycephala Iljin

【基　　原】来源于菊科麻花头属多花麻花头 **Serratula polycephala** Iljin 的全草入药。

【形态特征】多年生草本，高40～80 cm。茎直立，圆柱形，有条棱，无毛或下部被白色皱曲疏柔毛，上部分枝。叶纸质，具长柄或几无柄；基生叶长椭圆形，长14.5～17 cm，宽6～7 cm，羽状深裂、羽状浅裂、缺刻状羽裂或全缘，两面被糙毛；边缘齿端具刺尖，花期常凋萎；茎生叶羽状全裂或深裂，侧裂片2～10对，卵状线形或长圆状线形，顶端钝或渐尖，全缘，稀具齿，最上部叶全缘或稍具齿。头状花序多数，直立，生于分枝顶端；总苞狭筒状钟形或狭筒形，长2～2.5 cm，宽0.5～1 cm，上部稍缢缩，基部稍膨大，楔形，总苞片7层，外层最短，向内渐长，外面光滑无毛，顶端具刺尖，内层线形，顶端为具白色膜质附属物，直立，全缘，锐尖；花冠紫色，两性，管状，顶端5裂，下筒部长10～14 mm，上筒部长12～15 mm。瘦果倒圆锥形，苍白黄色，具细条纹；冠毛糙毛状，多层，带褐色，外层短，内层长，长达8 mm。花期7～8月；果期8～9月。

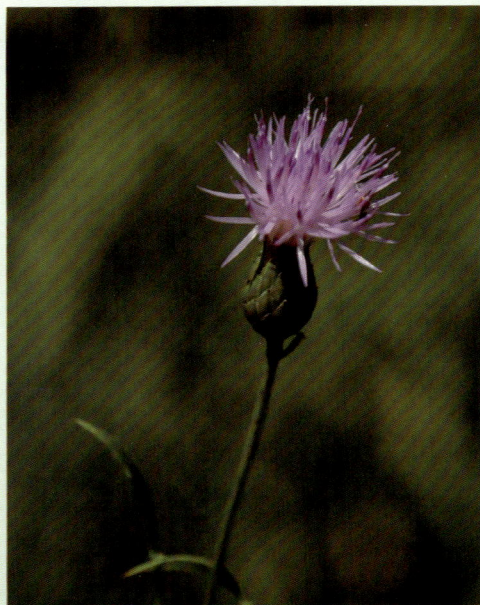

【生　　境】生于干燥草地、山坡、路边。

【分　　布】黑龙江、吉林、辽宁、河北、山西等。

【采集加工】夏、秋季采收全草，除去杂质，洗净，晒干。

【性味功能】味微苦，性凉。清热解毒。

【主治用法】治上呼吸道感染、痈疖疔疮、咽炎、感冒发热、尿路感染等。用量：10～20 g。

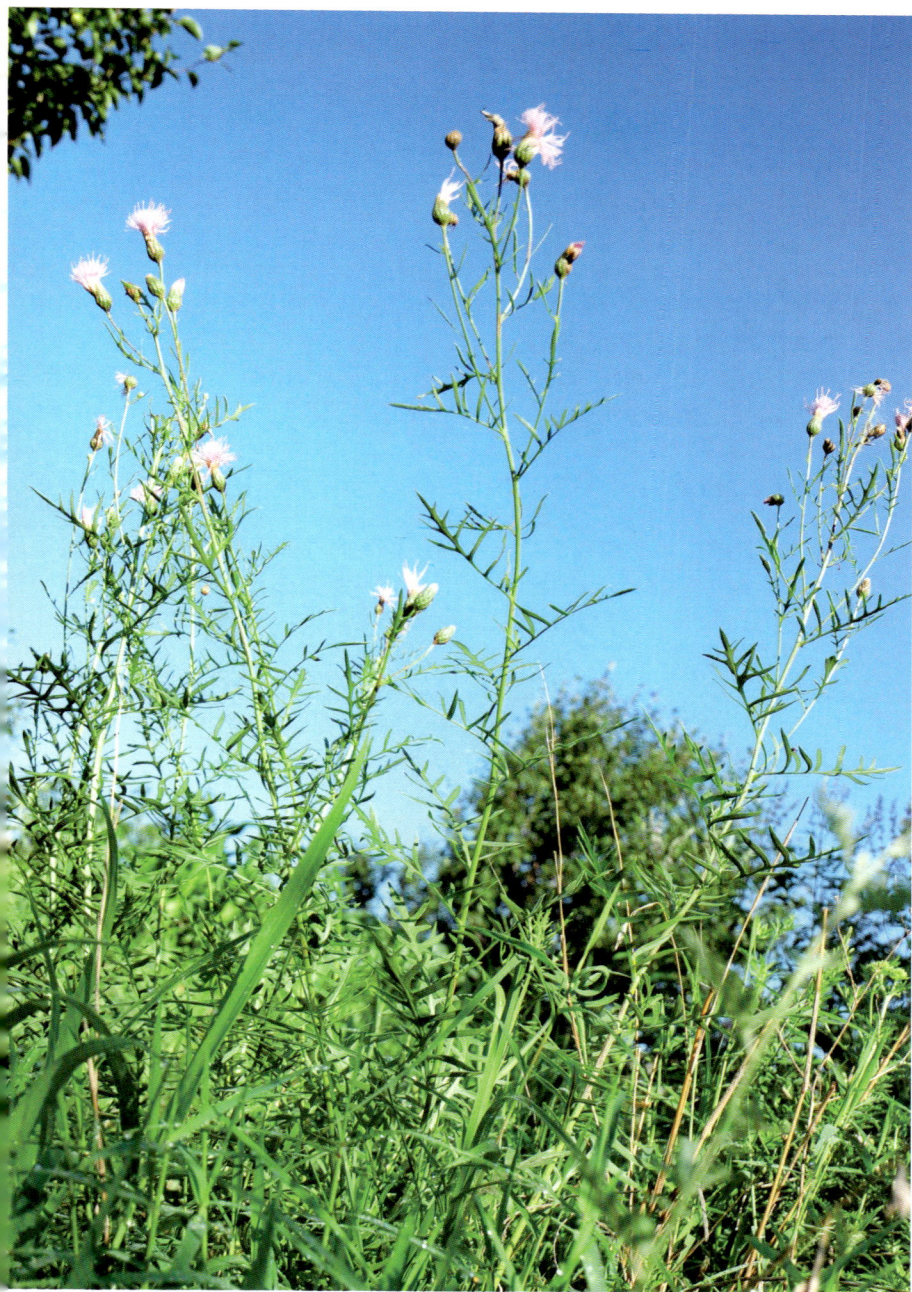

毛梗豨莶

Siegesbeckia glabrescens Makino

【别　　名】光豨莶

【基　　原】来源于菊科豨莶属毛梗豨莶*Siegesbeckia glabrescens* Makino 的干燥全草入药。

【形态特征】一年生草本。茎直立，较细弱，高30～80 cm，通常上部分枝，被平伏短柔毛，有时上部毛较密。基部叶花期枯萎；中部叶卵圆形、三角状卵圆形或卵状披针形，长2.5～11 cm，宽1.5～7 cm，基部宽楔形或钝圆形，有时下延成具翼的长0.5～6 cm的柄，顶端渐尖，边缘有规则的齿；上部叶渐小，卵状披针形，长1 cm，宽0.5 cm，边缘有疏齿或全缘，有短柄或无柄；全部叶两面被柔毛，基出三脉，叶脉在叶下面稍凸起。头状花序径10～18 mm，多数头状花序在枝端排列成疏散的圆锥花序；花梗纤细，疏生平伏短柔毛。总苞钟状；总苞片2层，叶质，背面密被紫褐色头状有柄的腺毛；外层苞片5枚，线状匙形，长6～9 mm，内层苞片倒卵状长圆形，长3 mm。托片倒卵状长圆形，背面疏被头状具柄腺毛。雌花花冠的管部长约0.8 mm，两性花花冠上部钟状，顶端4～5齿裂。瘦果倒卵形，4棱，长约2.5 mm。花期8～9月；果期9～10月。

【生　　境】生于路边、旷野荒草地及山坡灌丛中。

【分　　布】黑龙江、辽宁、吉林、内蒙古、河北、河南、江苏、浙江、安徽、江西、湖北、四川、广东、云南、西藏。日本、朝鲜也有分布。

【采集加工】夏、秋季花期前后收全草，切段，洗净，鲜用或晒干。

【性味功能】味苦，性寒。祛风湿、利筋骨、降血压。

【主治用法】治四肢麻痹、筋骨疼痛、腰膝无力、疟疾、急性肝炎、高血压症、疔疮肿毒、外伤出血。用量：10～15 g。

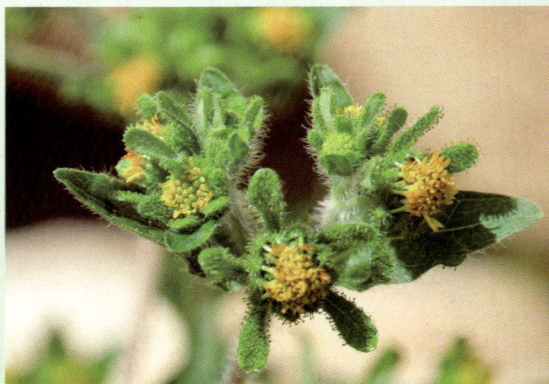

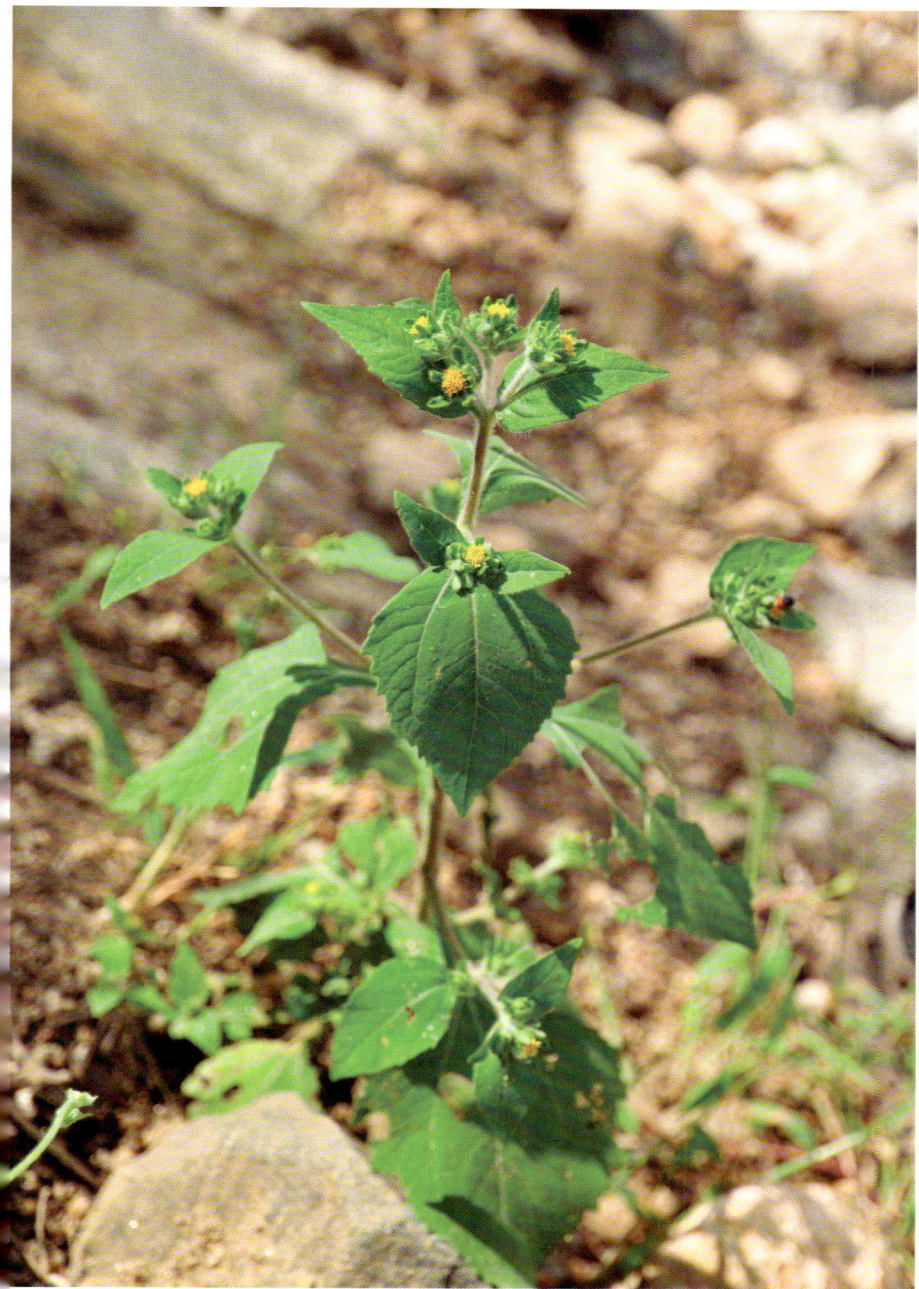

石生蝇子草

Silene tatarinowii Regel

【别　　名】石生麦瓶草、麦瓶草、蝇子草、山女娄菜

【基　　原】来源于石竹科蝇子草属石生蝇子草 Silene tatarinowii Regel 的全草入药。

【形态特征】多年生草本，全株被短柔毛。根圆柱形或纺锤形，黄白色。茎上升或俯仰，长30～80 cm，分枝稀疏，有时基部节上生不定根。叶片披针形或卵状披针形，稀卵形，长2～5 cm，宽5～20 mm，基部宽楔形或渐狭成柄状，顶端长渐尖，两面被稀疏短柔毛，边缘具短缘毛，具1或3条基出脉。二歧聚伞花序疏松，大型；花梗细，长8～50 mm；苞片披针形，草质；花萼筒状棒形，长12～15 mm，直径3～5 mm，纵脉绿色，萼齿三角形，顶端急尖或渐尖，边缘膜质，具短缘毛；雌雄蕊柄无毛，长约4 mm；花瓣白色，轮廓倒披针形，爪不露或微露出花萼，无毛，无耳，瓣片倒卵形，浅2裂达瓣片的1/4，两侧中部具1线形小裂片或细齿；副花冠片椭圆状，全缘；雄蕊明显外露，花丝无毛；花柱明显外露。蒴果卵形或狭卵形，长6～8 mm，比宿存萼短；种子肾形，长约1 mm，红褐色至灰褐色，脊圆钝。花期7～8月；果期8～10月。

【生　　境】生于灌丛中、疏林下多石质的山坡及岩石缝中等处。

【分　　布】辽宁、内蒙古、河北、山西、河南、湖北、湖南、陕西、甘肃、宁夏、四川和贵州。

【采集加工】春、秋季采挖根，除去泥土，洗净，鲜用或晒干。

【性味功能】味甘，性凉。清热凉血、补虚安神。

【主治用法】治温热病热入营血、身热口干、舌绛或红等、心神不安、失眠多梦、惊悸健忘等。用量：6～9 g。

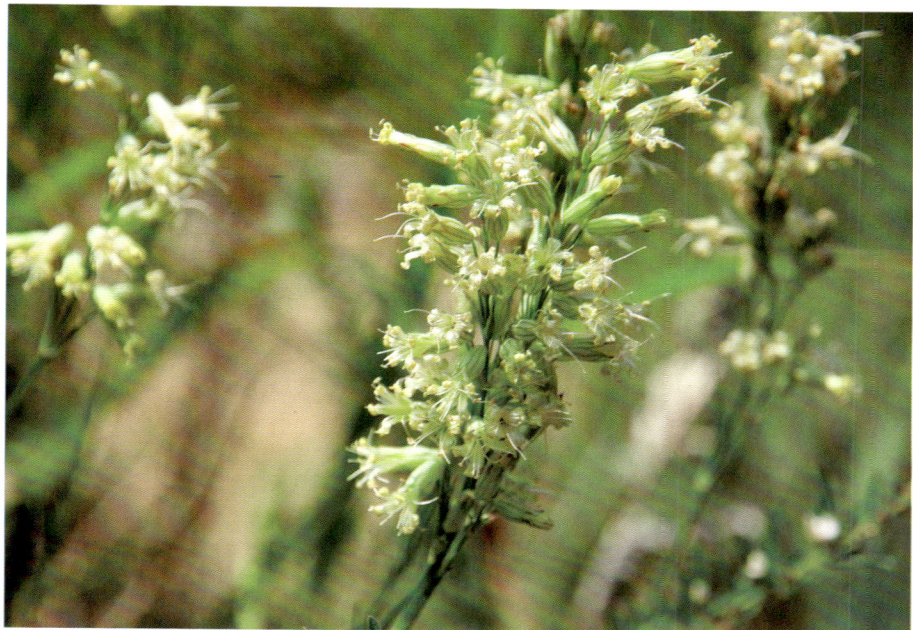

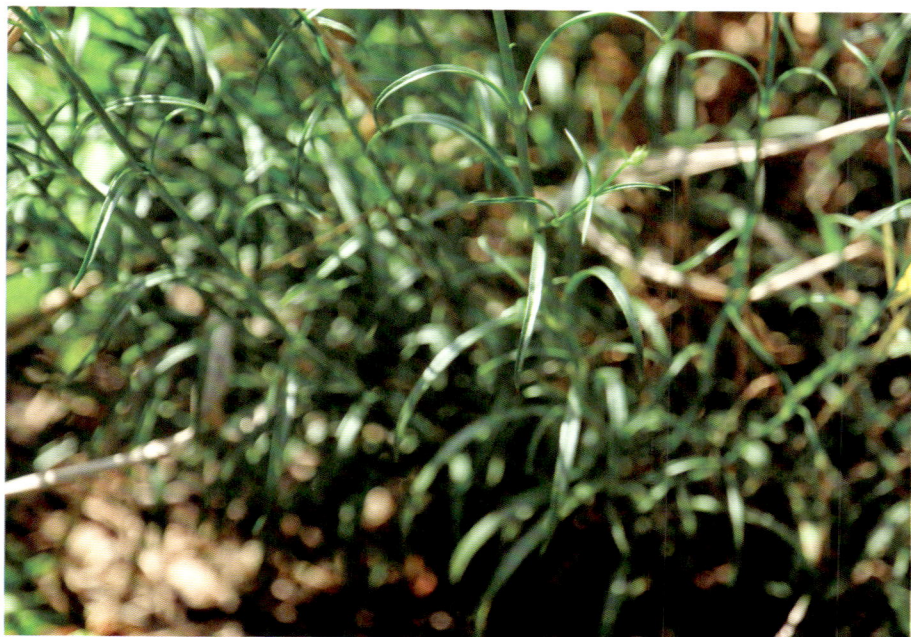

泽芹

Sium suave Walt.

【别　　名】细叶泽芹

【基　　原】来源于伞形科泽芹属泽芹 **Sium suave** Walt. 的干燥根及根茎入药。

【形态特征】多年生草本，高60～120 cm。有成束的纺锤状根和须根。茎直立，粗大，有条纹，有少数分枝，通常在近基部的节上生根。叶片轮廓呈长圆形至卵形，长6～25 cm，宽7～10 cm，1回羽状分裂，有羽片3～9对，羽片无柄，疏离，披针形至线形，长1～4 cm，宽3～15 mm，基部圆楔形，顶端尖，边缘有细锯齿或粗锯齿；上部的茎生叶较小，有3～5对羽片，形状与基部叶相似。复伞形花序顶生和侧生，花序梗粗壮，长3～10 cm，总苞片6～10，披针形或线形，长3～15 mm，尖锐，全缘或有锯齿，反折；小总苞片线状披针形，长1～3 mm，尖锐，全缘；伞辐10～20，细长，长1.5～3 cm；花白色，花柄长3～5 mm；萼齿细小；花柱基短圆锥形。果实卵形，长2～3 mm，分生果的果棱肥厚，近翅状；每棱槽内油管1～3，合生面油管2～6；心皮柄的分枝贴近合生面。花期8～9月；果期9～10月。

【生　　境】生于沼泽、湿草甸子、溪边及水旁较阴湿处的山坡上。

【分　　布】我国东北、华北、华东各省。俄罗斯西伯利亚、其他亚洲东部和北美也有分布。

【采集加工】春、秋季采挖根及根茎，除去泥土，洗净，晒干。

【性味功能】味甘，性平。散风寒、止头痛、降血压。

【主治用法】治风寒头痛、巅顶痛、寒湿腹痛、泄泻、疝瘕、疥癣。用量：5～15 g。外用鲜品适量捣烂敷患处。

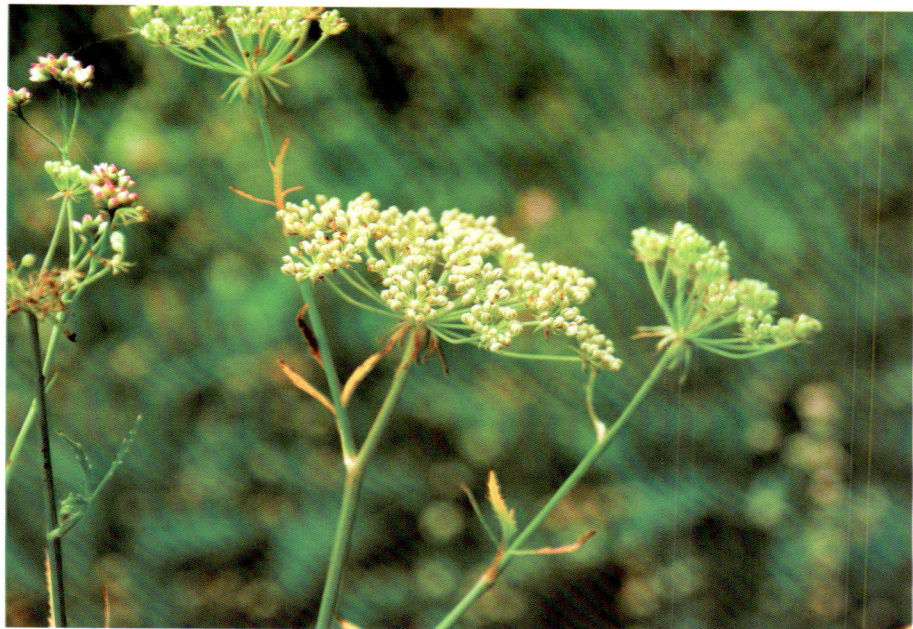

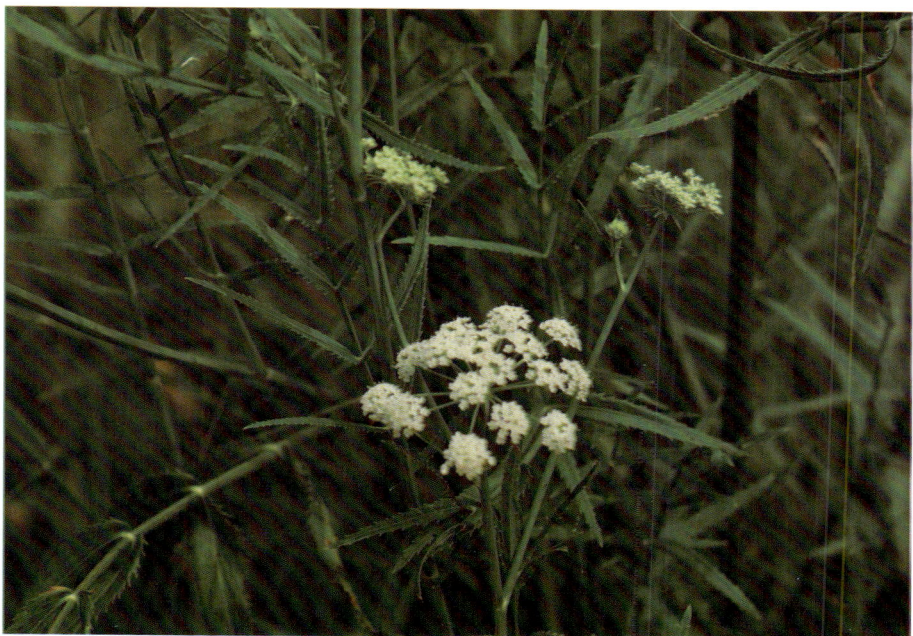

华北珍珠梅

Sorbaria kirilowii (Regel) Maxim.

【别　　名】吉氏珍珠梅、珍珠梅

【基　　原】来源于蔷薇科珍珠梅属华北珍珠梅 **Sorbaria kirilowii** (Regel) Maxim. 的根、叶和果实入药。

【形态特征】落叶灌木，高达3 m，枝条开展；小枝圆柱形，稍有弯曲；冬芽卵形，顶端急尖。羽状复叶，具有小叶片13～21，连叶柄在内长21～25 cm，宽7～9 cm；小叶片对生，相距1.5～2 cm，披针形至长圆披针形，长4～7 cm，宽1.5～2 cm，顶端渐尖，基部圆形至宽楔形，边缘有尖锐重锯齿，羽状网脉，侧脉15～23对近平行；托叶膜质，线状披针形。顶生大型密集的圆锥花序，分枝斜出或稍直立，直径7～11 cm，长15～20 cm；花梗长3～4 mm；苞片线状披针形；花直径5～7 mm；萼筒浅钟状；萼片长圆形，顶端圆钝或截形；花瓣倒卵形或宽卵形，顶端圆钝，基部宽楔形，长4～5 mm，白色；雄蕊20，与花瓣等长或稍短于花瓣；花盘圆杯状；心皮5，花柱稍短于雄蕊。蓇葖果长圆柱形，长约3 mm，花柱稍侧生，向外弯曲；萼片宿存，反折；果梗直立。花期6～7月；果期9～10月。

【生　　境】生于山坡阳处及杂木林中。

【分　　布】辽宁、河北、河南、山东、山西、陕西、甘肃、青海。

【采集加工】春、夏、秋三季采挖根，切段，洗净，晒干。夏季采摘叶，晒干。秋、冬季采摘果穗，除去杂质，晒干。

【性味功能】味苦，性寒。清热凉血、祛瘀消肿、止痛。

【主治用法】治骨折、跌打损伤。用量：0.5～1.5 g。外用研末加适量面粉水调敷。

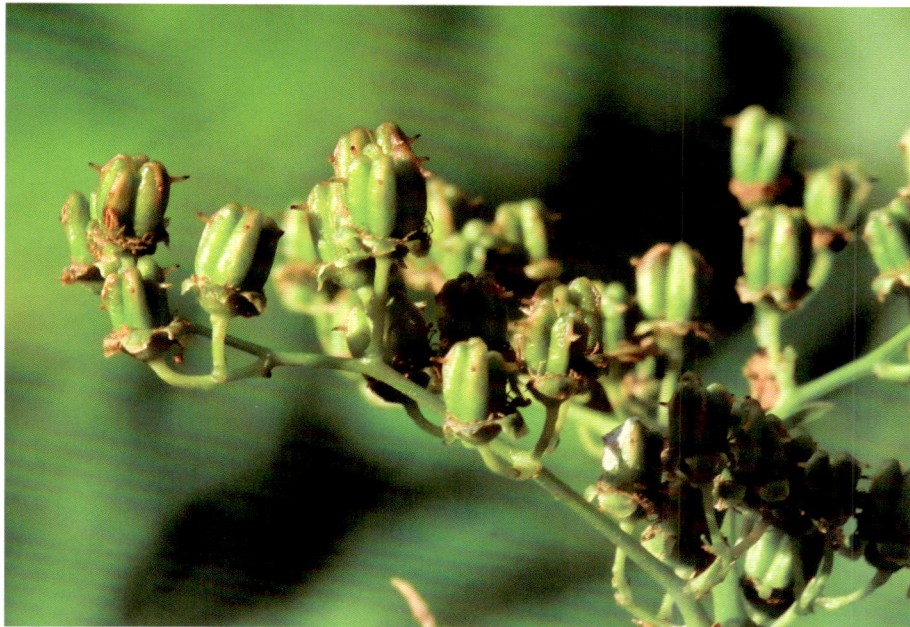

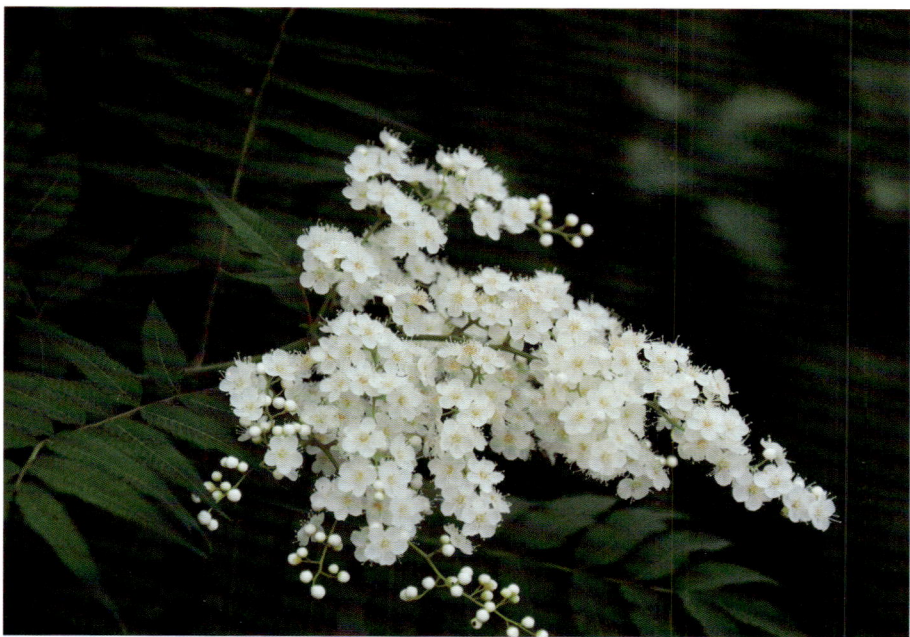

珍珠梅

Sorbaria sorbifolia (L.) A. Br.

【别　　名】花楸珍珠梅、东北珍珠梅

【基　　原】来源于蔷薇科珍珠梅属珍珠梅**Sorbaria sorbifolia** (L.) A. Br. 的茎皮、枝条和果穗入药。

【形态特征】落叶灌木，高达2 m，枝条开展；小枝圆柱形；冬芽卵形。羽状复叶，小叶片11～17枚，连叶柄长13～23 cm，宽10～13 cm；小叶片对生，相距2～2.5 cm，披针形至卵状披针形，长5～7 cm，宽1.8～2.5 cm，顶端渐尖，稀尾尖，基部近圆形或宽楔形，稀偏斜，边缘有尖锐重锯齿，羽状网脉，具侧脉12～16对；小叶无柄或近于无柄；托叶叶质，卵状披针形至三角披针形，长8～13 mm，宽5～8 mm。顶生大型密集圆锥花序，分枝近于直立，长10～20 cm，直径5～12 cm；苞片卵状披针形至线状披针形，长5～10 mm，宽3～5 mm，顶端长渐尖，全缘或有浅齿；花梗长5～8 mm；花直径10～12 mm；萼筒钟状；萼片三角卵形，顶端钝或急尖，萼片约与萼筒等长；花瓣长圆形或倒卵形，长5～7 mm，宽3～5 mm，白色；雄蕊40～50，生在花盘边缘；心皮5。蓇葖果长圆形，萼片宿存，反折。花期7～8月；果期9月。

【生　　境】生于河岸、沟谷、山坡溪流附近及林缘等处，常聚生成片生长。

【分　　布】黑龙江、吉林、辽宁、内蒙古等。俄罗斯、朝鲜、日本、蒙古也有分布。

【采集加工】春、秋季剥取茎皮，除去杂质，切段，洗净，晒干。秋、冬季采摘果穗，除去杂质，晒干。

【性味功能】味苦，性寒。活血祛瘀、消肿止痛。

【主治用法】治骨折、跌打损伤、关节扭伤、红肿痛痛、风湿性关节炎。用量：枝条15～25 g，果穗1～2 g；外用适量研末敷患处。

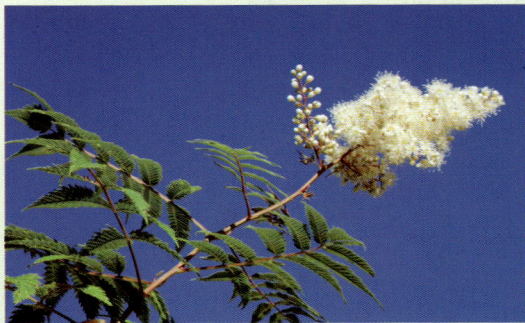

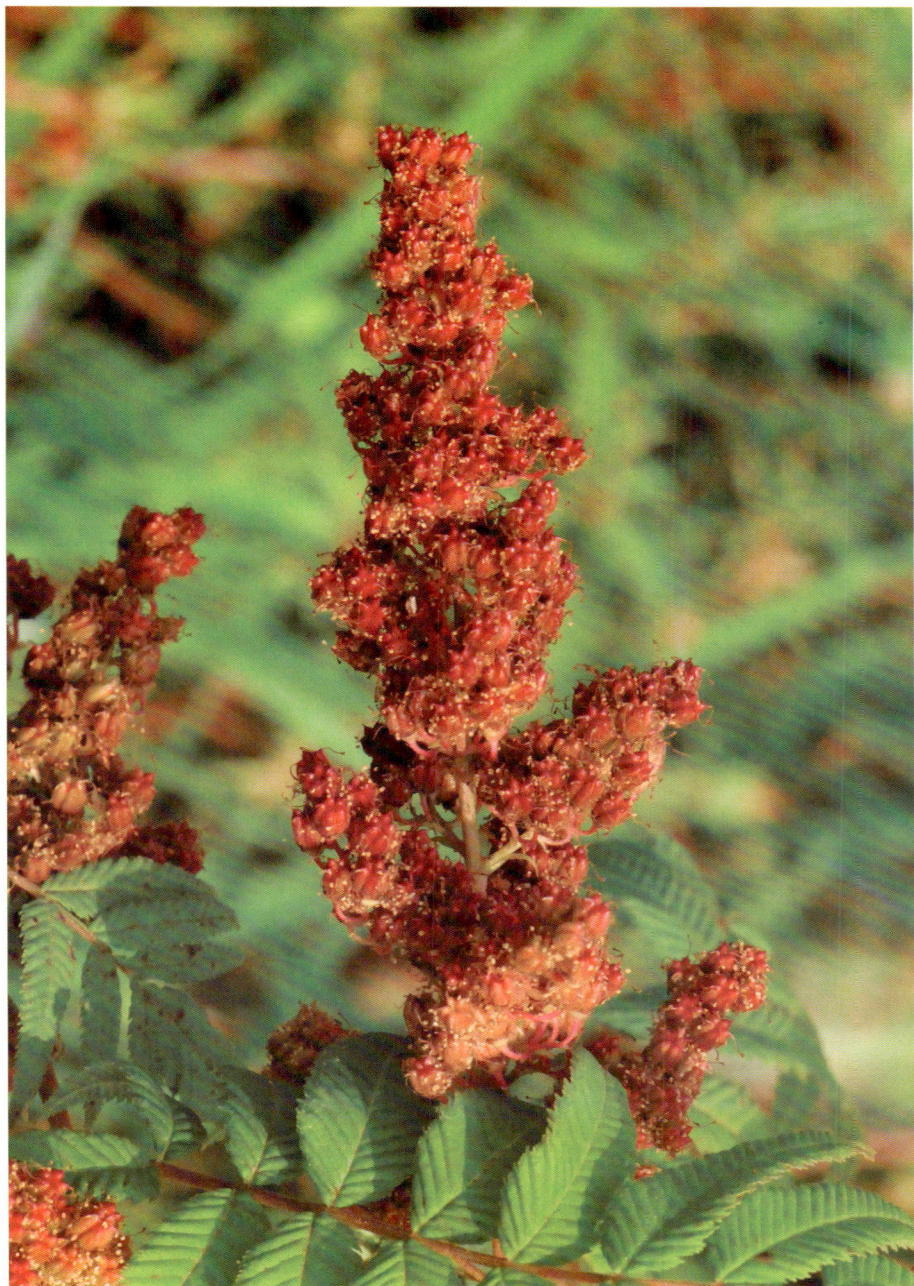

华北绣线菊

Spiraea fritschiana Schneid.

【别　　名】弗氏绣线菊、大叶华北绣线菊

【基　　原】来源于蔷薇科绣线菊属华北绣线菊 **Spiraea fritschiana** Schneid. 的根和果实入药。

【形态特征】落叶灌木，高1～2m；枝条粗壮，小枝具明显稜角，有光泽；冬芽卵形，顶端渐尖或急尖，有数枚外露褐色鳞片。叶片卵形、椭圆卵形或椭圆长圆形，长3～8cm，宽1.5～3.5cm，顶端急尖或渐尖，基部宽楔形，边缘有不整齐重锯齿或单锯齿，上面深绿色，无毛，稀沿叶脉有稀疏短柔毛，下面浅绿色，具短柔毛；叶柄长2～5mm，幼时具短柔毛。复伞房花序顶生于当年生直立新枝上，多花，无毛；花梗长4～7mm；苞片披针形或线形；花直径5～6mm；萼筒钟状；萼片三角形，顶端急尖，内面近顶端有短柔毛；花瓣卵形，顶端圆钝，长2～3mm，宽2～2.5mm，白色，在芽中呈粉红色；雄蕊25～30，长于花瓣；子房具短柔毛，花柱短于雄蕊。蓇葖果几直立，开张，无毛或仅沿腹缝有短柔毛，花柱顶生，直立或稍倾斜，常具反折萼片。花期6月；果期7～8月。

【生　　境】生于山坡杂木、林缘、山谷及多石砾地及石崖上等处。

【分　　布】辽宁、河南、陕西、山东、江苏、浙江。朝鲜也有分布。

【采集加工】春、秋季采挖根，洗净，晒干。秋、冬季采摘果穗，除去杂质，晒干。

【性味功能】味苦，性凉。清热止咳。

【主治用法】治发烧、咳嗽等。用量：15～20g。

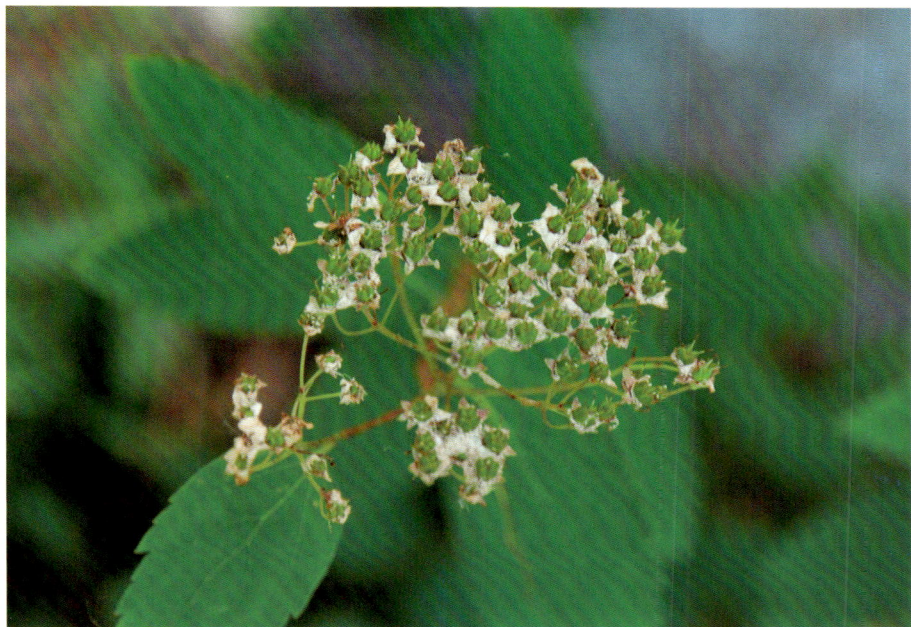

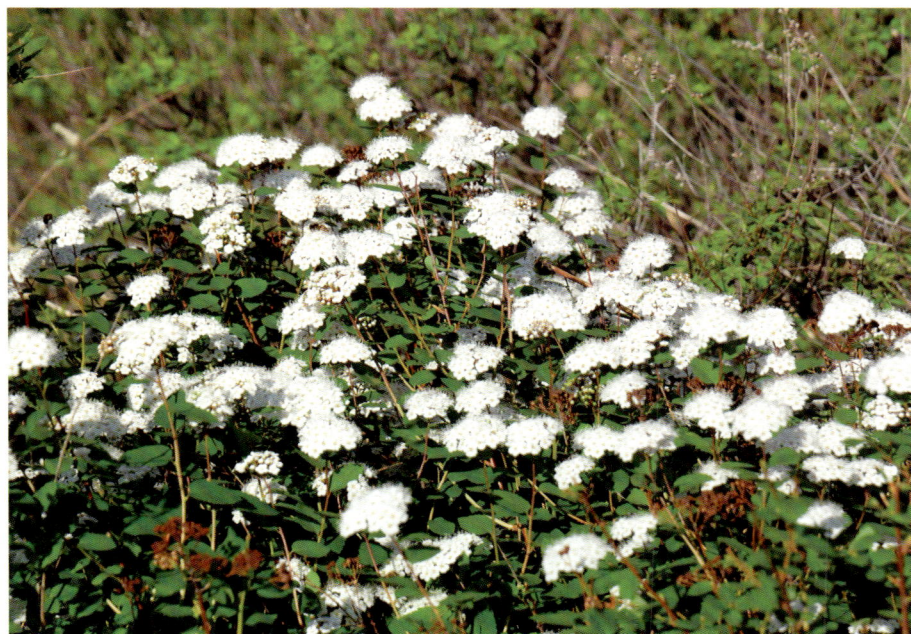

土庄绣线菊

Spiraea pubescens Turcz.

【别　　名】蚂蚱腿、柔毛绣线菊

【基　　原】来源于蔷薇科绣线菊属土庄绣线菊 **Spiraea pubescens** Turcz. 的茎髓入药。

【形态特征】落叶灌木，高1～2 m；小枝开展，稍弯曲；冬芽卵形或近球形，顶端急尖或圆钝，外被数个鳞片。叶片菱状卵形至椭圆形，长2～4.5 cm，宽1.3～2.5 cm，顶端急尖，基部宽楔形，边缘自中部以上有深刻锯齿，有时3裂，上面有稀疏柔毛，下面被灰色短柔毛；叶柄长2～4 mm，被短柔毛。伞形花序具总梗，有花15～20朵；花梗长7～12 mm，无毛；苞片线形；花直径5～7 mm；萼筒钟状，外面无毛，内面有灰白色短柔毛；萼片卵状三角形，顶端急尖；花瓣卵形、宽倒卵形或近圆形，顶端圆钝或微凹，长与宽各2～3 mm，白色；雄蕊25～30，约与花瓣等长；花盘圆环形，具10个裂片，裂片顶端稍凹陷；子房无毛或仅在腹部及基部有短柔毛，花柱短于雄蕊。蓇葖果开张，仅在腹缝微被短柔毛，花柱顶生，稍倾斜开展或几直立，多数具直立萼片。花期5～6月；果期7～8月。

【生　　境】生于干燥多岩石山坡、杂木林内、林缘及灌丛中。

【分　　布】黑龙江、辽宁、吉林、内蒙古、河北、河南、山西、陕西、山东、湖北、安徽、甘肃。蒙古、俄罗斯和朝鲜也有分布。

【采集加工】四季割取枝条，剥取茎髓，除去杂质，鲜用或晒干。

【性味功能】利尿。

【主治用法】治水肿、肾炎等。用量：10～20 g。

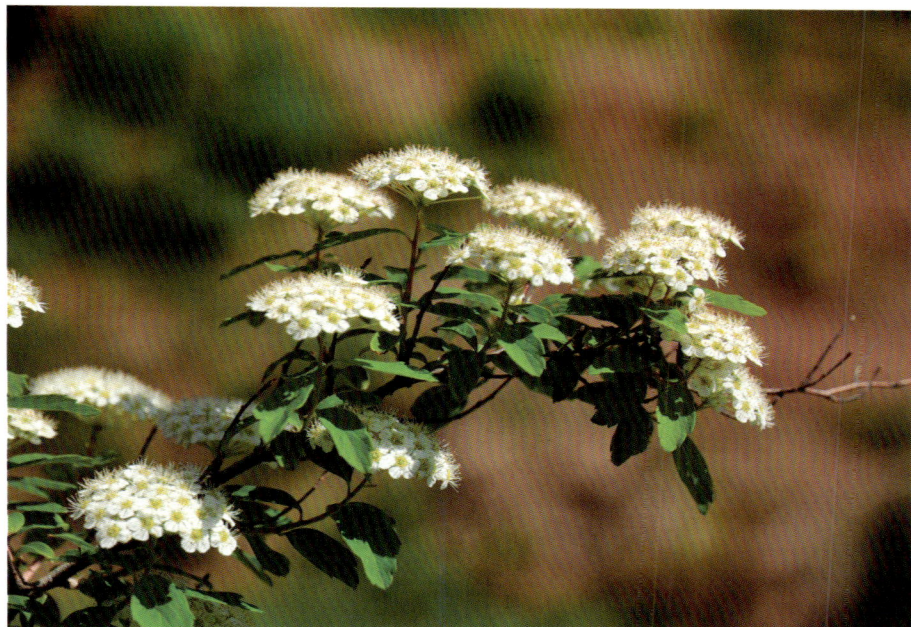

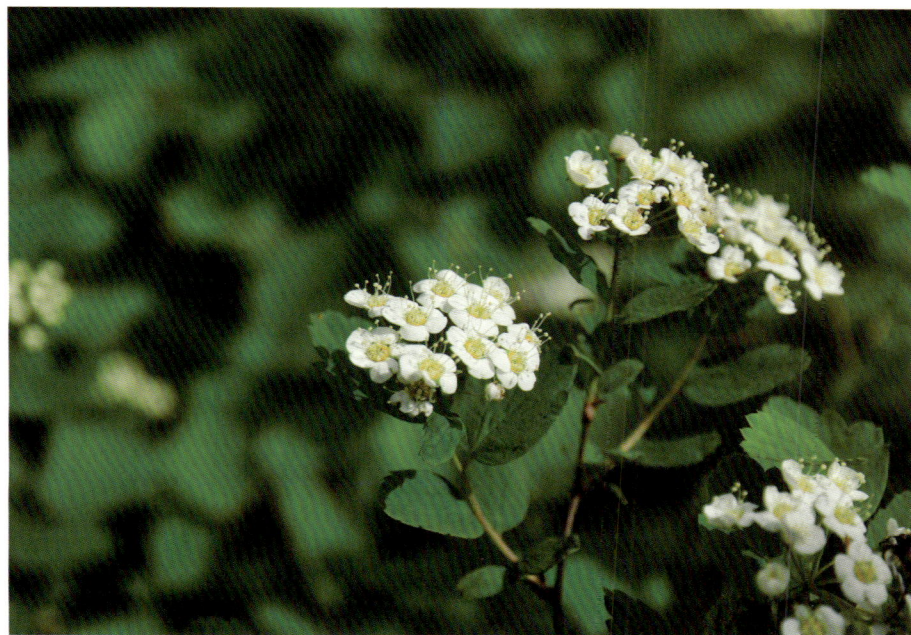

绣线菊

Spiraea salicifolia L.

【别　　名】柳叶绣线菊

【基　　原】来源于蔷薇科绣线菊属绣线菊**Spiraea salicifolia** L. 的根及全株入药。

【形态特征】落叶直立灌木，高1～2 m；枝条密集，小枝稍有棱角，黄褐色，嫩枝具短柔毛，老时脱落；冬芽卵形或长圆卵形，顶端急尖，有数个褐色外露鳞片，外被稀疏细短柔毛。叶片长圆披针形至披针形，长4～8 cm，宽1～2.5 cm，顶端急尖或渐尖，基部楔形，边缘密生锐锯齿，有时为重锯齿，两面无毛；叶柄长1～4 mm，无毛。花序为长圆形或金字塔形的圆锥花序，长6～13 cm，直径3～5 cm，被细短柔毛，花朵密集；花梗长4～7 mm；苞片披针形至线状披针形，全缘或有少数锯齿，微被细短柔毛；花直径5～7 mm；萼筒钟状；萼片三角形，内面微被短柔毛；花瓣卵形，顶端通常圆钝，长2～3 mm，宽2～2.5 mm，粉红色；雄蕊50，约长于花瓣2倍；花盘圆环形，裂片呈细圆锯齿状；子房有稀疏短柔毛，花柱短于雄蕊。蓇葖果直立，无毛或沿腹缝有短柔毛，花柱顶生，倾斜开展，常具反折萼片。花期7～8月；果期8～9月。

【生　　境】生于河岸、湿草地、河谷及林缘沼泽地等处，常聚生成片生长。

【分　　布】黑龙江、辽宁、吉林、内蒙古、河北等。蒙古、日本、朝鲜、俄罗斯西伯利亚以及其他欧洲东南部均有分布。

【采集加工】春、秋季采挖根，除去泥土，剪掉须根，切段，洗净，晒干。夏、秋季采收全草，切段，洗净，晒干。

【性味功能】味苦，性平。通经活血、通便利水、止痰化咳。

【主治用法】治跌打损伤、关节疼痛、周身酸痛、咳嗽痰多、刀伤、闭经、便结腹胀、小便不利。用量：15～20 g。外用适量捣烂敷患处。

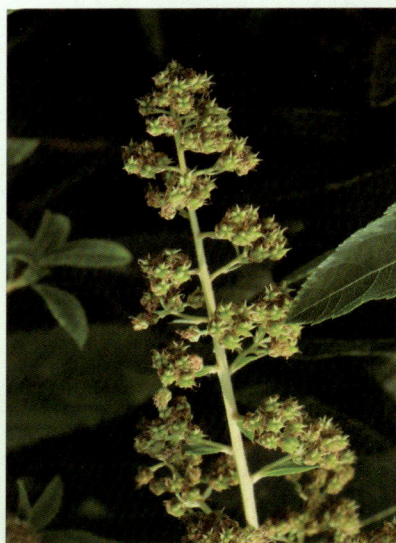

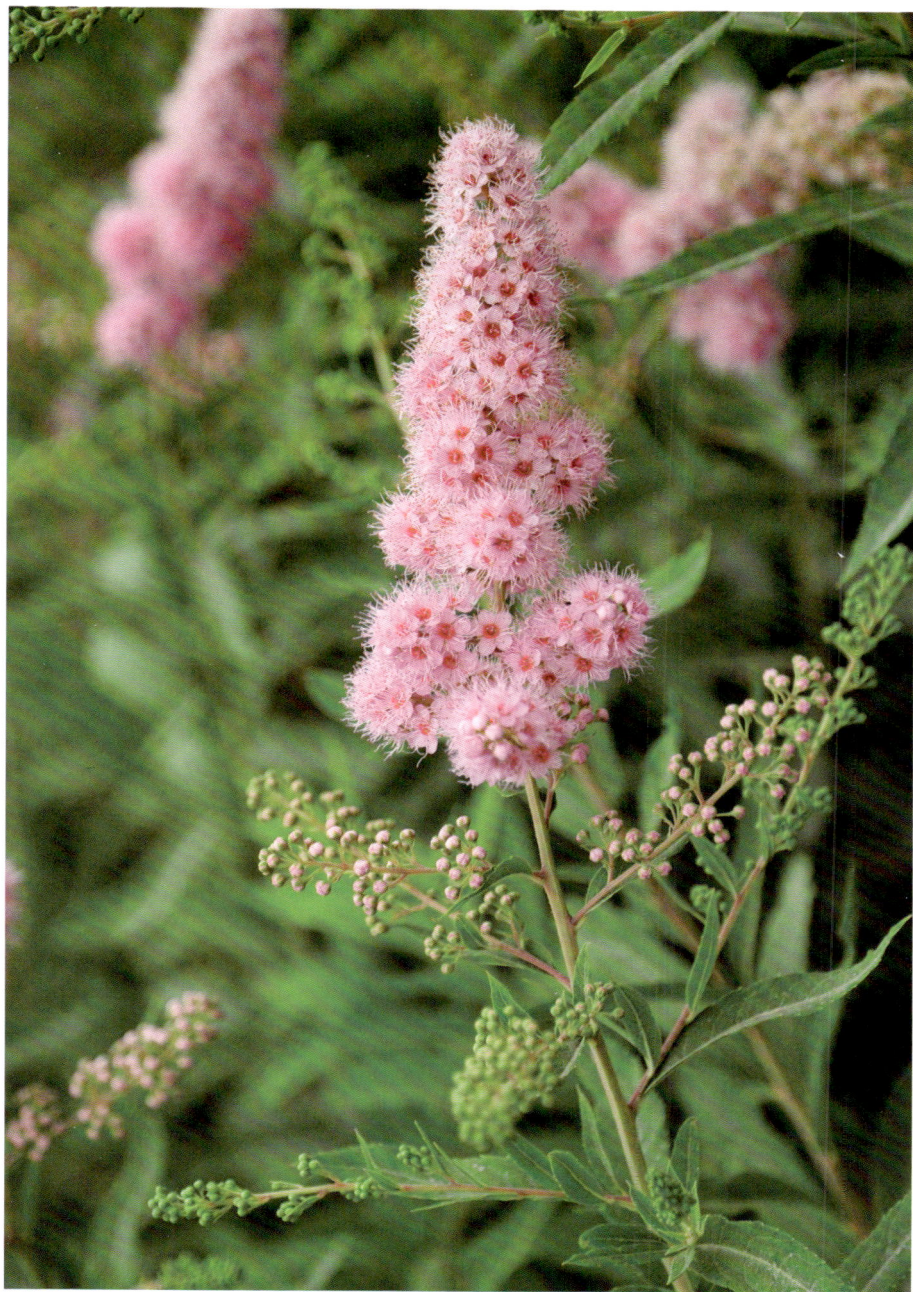

三裂绣线菊

Spiraea trilobata L.

【别　　名】团叶绣球、团叶绣线菊、三裂叶绣线菊

【基　　原】来源于蔷薇科绣线菊属三裂绣线菊**Spiraea trilobata** L. 的叶和果实入药。

【形态特征】落叶灌木，高1～2 m；小枝细瘦，开展，稍呈之字形弯曲，嫩时褐黄色，无毛，老时暗灰褐色；冬芽小，宽卵形，顶端钝，无毛，外被数个鳞片。叶片近圆形，长1.7～3 cm，宽1.5～3 cm，顶端钝，常3裂，基部圆形、楔形或亚心形，边缘自中部以上有少数圆钝锯齿，两面无毛，下面色较浅，基部具显著3～5脉。伞形花序具总梗，无毛，有花15～30朵；花梗长8～13 mm，无毛；苞片线形或倒披针形，上部深裂成细裂片；花直径6～8 mm；萼筒钟状，外面无毛，内面有灰白色短柔毛；萼片三角形，顶端急尖，内面具稀疏短柔毛；花瓣宽倒卵形，顶端常微凹，长与宽各2.5～4 mm；雄蕊18～20，比花瓣短；花盘约有10个大小不等的裂片，裂片顶端微凹，排列成圆环形；子房被短柔毛，花柱比雄蕊短。蓇葖果开张，仅沿腹缝微具短柔毛或无毛，花柱顶生稍倾斜，具直立萼片。花期5～6月；果期7～8月。

【生　　境】生于多岩石向阳坡地或灌木丛中，常聚生成片生长。

【分　　布】黑龙江、辽宁、内蒙古、山东、山西、河北、河南、安徽、陕西、甘肃等。俄罗斯西伯利亚也有分布。

【采集加工】夏季采摘叶，晒干。秋、冬季采摘果穗，除去杂质，晒干。

【性味功能】活血化瘀、消肿止痛。

【主治用法】治跌打损伤、关节疼痛、咳嗽痰多、刀伤、小便不利等。用量：15～20 g。外用适量捣烂敷患处。

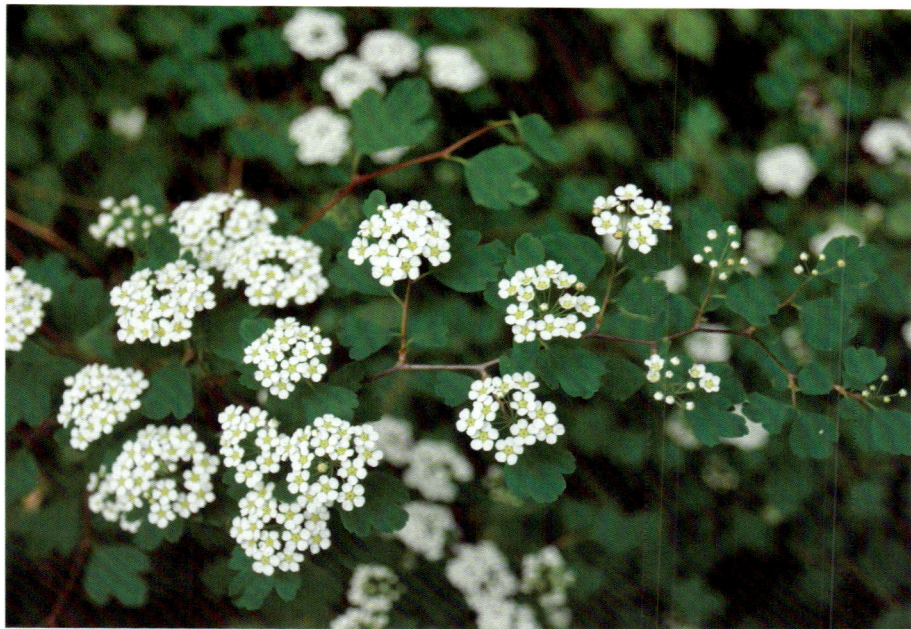

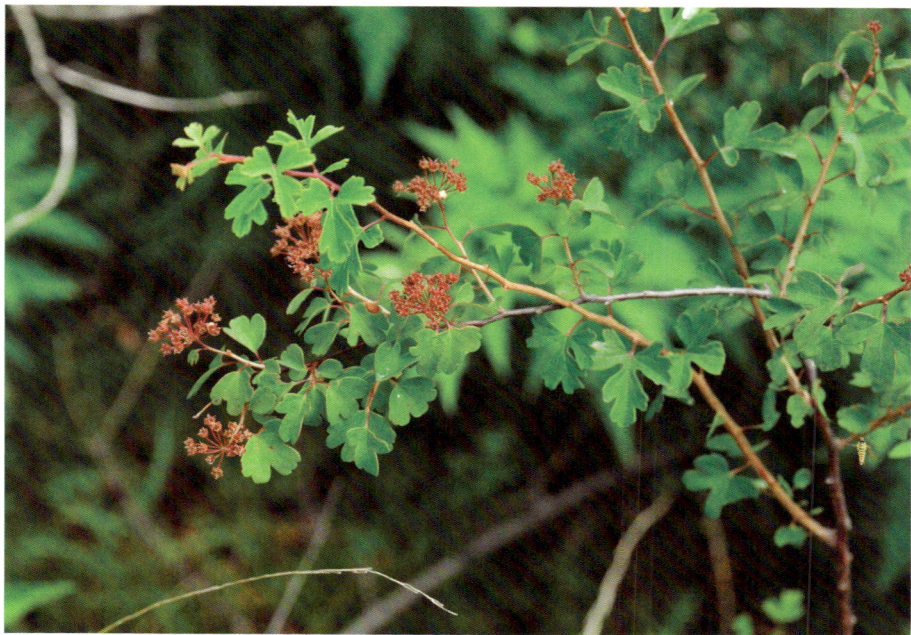

华水苏

Stachys chinensis Bunge ex Benth.

【别　　名】水苏

【基　　原】来源于唇形科水苏属华水苏 **Stachys chinensis** Bunge ex Benth. 的全草入药。

【形态特征】多年生草本，直立，高约60 cm。茎单一，四棱形。茎叶长圆状披针形，长5.5～8.5 cm，宽1～1.5 cm，顶端钝，基部近圆形，边缘具锯齿状圆齿，叶柄极短，长2～5 mm，或近于无柄；最下部的苞叶与茎叶同形而较小，上部的苞叶渐变小。轮伞花序通常6花，远离而组成长穗状花序；小苞片刺状，微小，长约1 mm；花梗极短或近于无。花萼钟形，连齿长约1 cm，10脉，齿5，披针形，等大，长4 mm。花冠紫色，长1.5 cm，冠筒长8 mm，冠檐二唇形，上唇直立，长圆形，长4 mm，下唇平展，轮廓近圆形，长宽约7 mm，3裂，中裂片最大。雄蕊4，前对较长，均延伸至上唇片稍下方或与其相等，花丝丝状，中部以下明显被柔毛，花药卵圆形，2室，室极叉开。花柱丝状，伸出于雄蕊之上，顶端相等2浅裂，裂片钻形。花盘平顶。子房黑褐色，无毛。小坚果卵圆状三棱形，褐色，无毛。花期6～8月；果期7～9月。

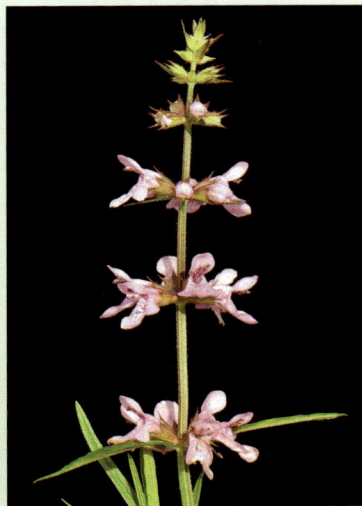

【生　　境】生于水沟旁及沙地上。

【分　　布】黑龙江、辽宁、吉林、内蒙古、河北、山西、陕西、甘肃。俄罗斯也有分布。

【采集加工】夏、秋季采收全草，除去杂质切段，洗净，晒干。

【性味功能】味辛，微温。祛风解毒、止血。

【主治用法】治感冒、咽喉肿痛、吐血、衄血、崩漏、胃酸过多。用量：15～20 g。外用治疮疖肿毒。

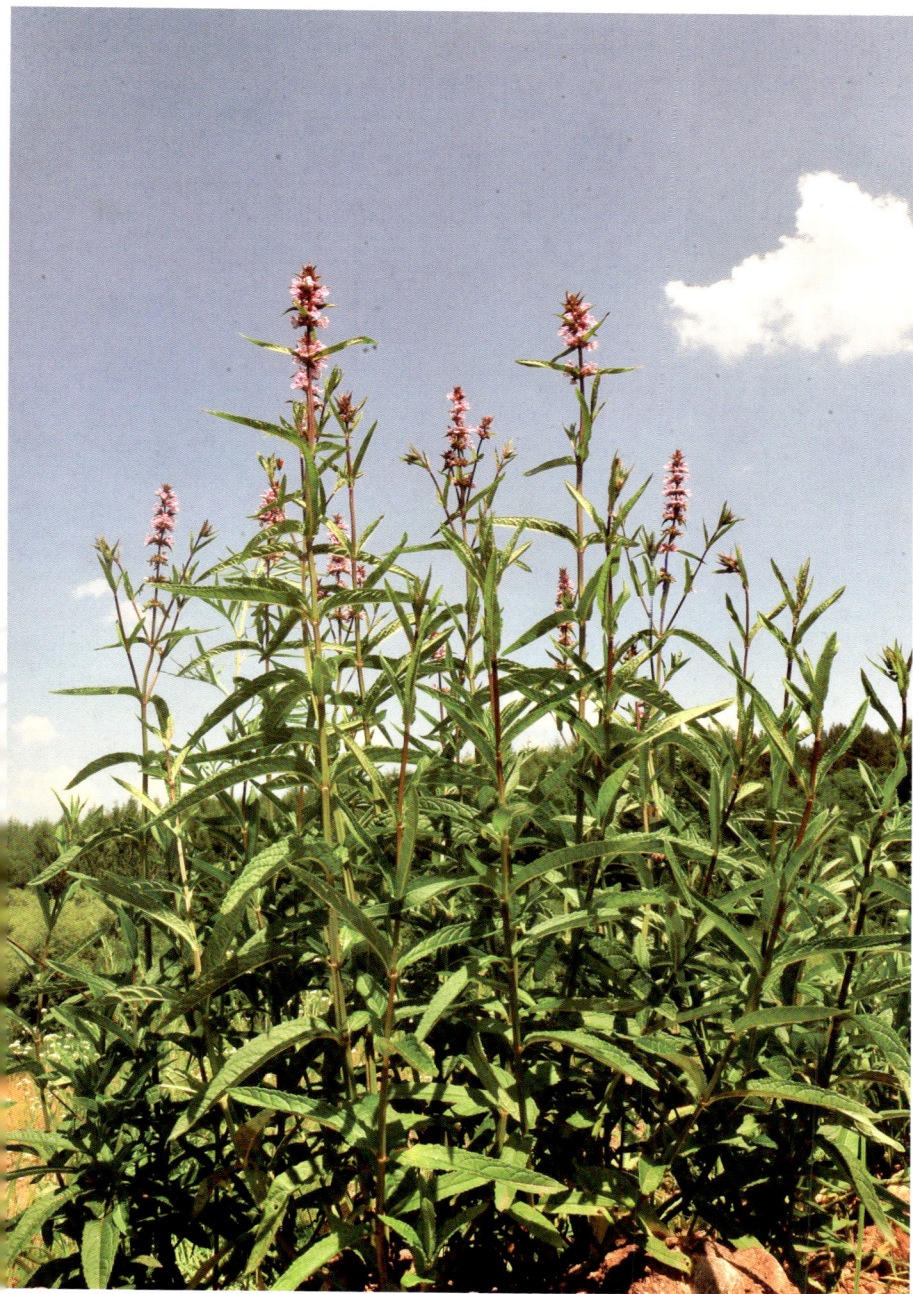

碱蓬

Suaeda glauca (Bunge) Bunge

【别　　名】灰绿碱蓬

【基　　原】来源于藜科碱蓬属碱蓬 **Suaeda glauca** (Bunge) Bunge 的全草入药。

【形态特征】一年生草本，高可达1 m。茎直立，粗壮，圆柱状，浅绿色，有条棱，上部多分枝；枝细长，上升或斜伸。叶丝状条形，半圆柱状，通常长1.5～5 cm，宽约1.5 mm，灰绿色，光滑无毛，稍向上弯曲，顶端微尖，基部稍收缩。花两性兼有雌性，单生或2～5朵团集，大多着生于叶的近基部处；两性花花被杯状，长1～1.5 mm，黄绿色；雌花花被近球形，直径约0.7 mm，较肥厚，灰绿色；花被裂片卵状三角形，顶端钝，果时增厚，使花被略呈五角星状，干后变黑色；雄蕊5，花药宽卵形至矩圆形，长约0.9 mm；柱头2，黑褐色，稍外弯。胞果包在花被内，果皮膜质。种子横生或斜生，双凸镜形，黑色，直径约2 mm，周边钝或锐，表面具清晰的颗粒状点纹，稍有光泽；胚乳很少。花期7～8月；果期8～9月。

【生　　境】生于海滨、荒地、渠岸、田边等含盐碱的土壤上，常聚生成片生长。

【分　　布】黑龙江、辽宁、吉林、内蒙古、河北、山东、江苏、浙江、河南、山西、陕西、宁夏、甘肃、青海、新疆。蒙古、俄罗斯西伯利亚、朝鲜、日本也有分布。

【采集加工】夏、秋季采收全草，除去杂质，洗净，晒干。

【性味功能】味微咸，性微寒。清热、消积。

【主治用法】治瘰疬、腹胀等。用量：6～9 g。

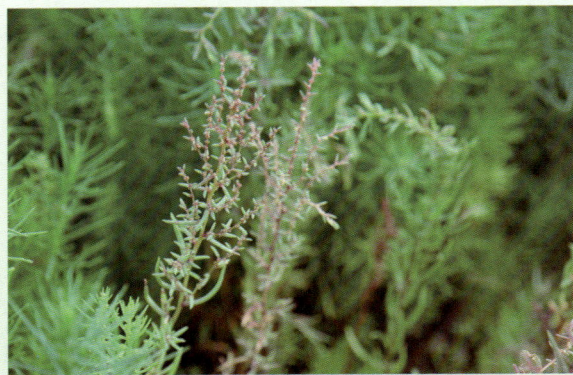

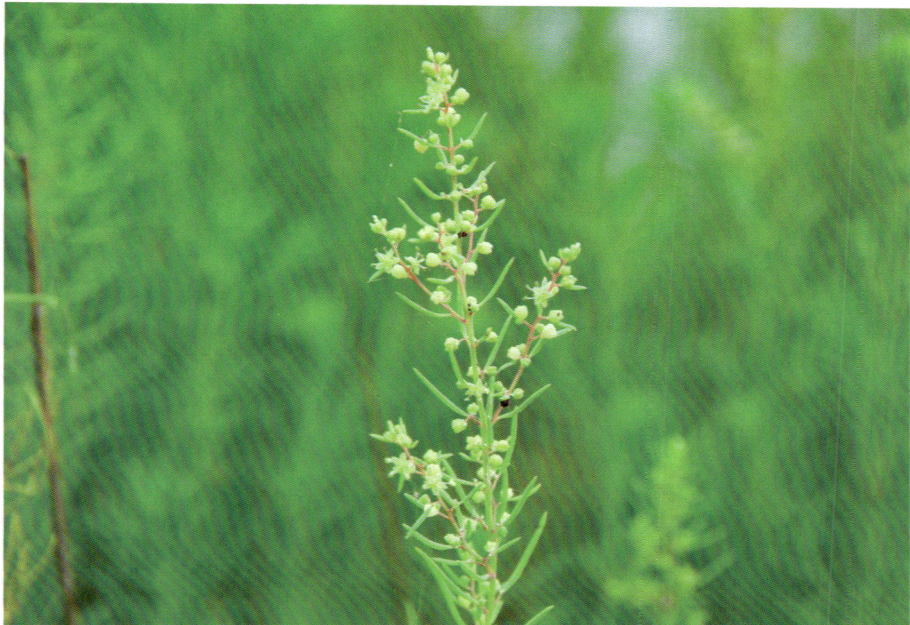

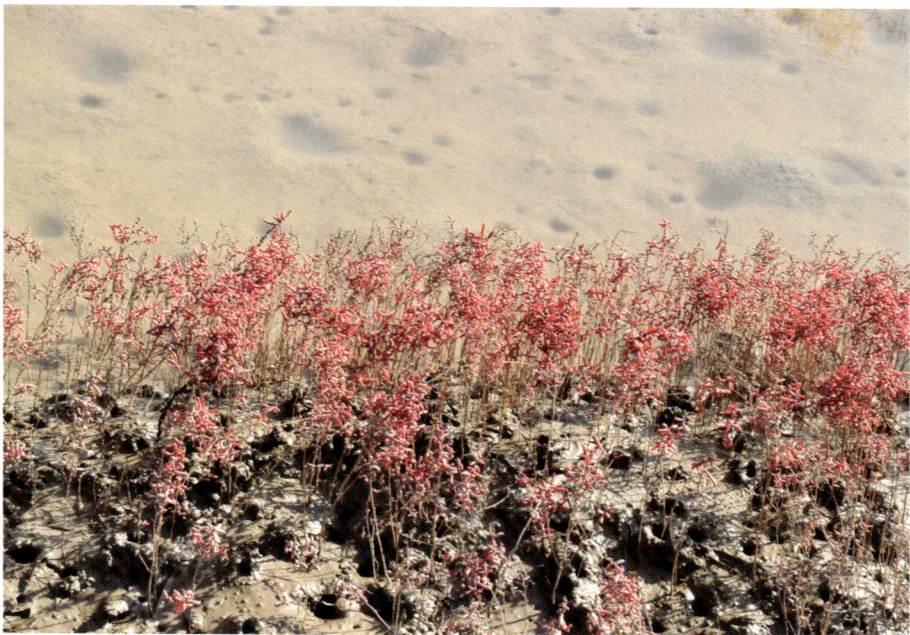

山牛蒡

Synurus deltoides (Ait.) Nakai

【别　　名】老鼠愁

【基　　原】来源于菊科山牛蒡属山牛蒡 **Synurus deltoides** (Ait.) Nakai 的全草、根或种子入药。

【形态特征】多年生草本，高50～100 cm。茎直立，单生，略有蛛丝状毛，上部稍分枝。叶互生；基生叶花期枯萎，下部叶有长柄；叶片卵形或卵状长圆形，顶端尖，基部稍呈戟形，边缘有不规则缺刻状齿，上面有短毛，下面密生灰白色毡毛；上部叶有短柄，叶片披针形。头状花序单生于茎顶，直径达4 cm，下垂；总苞钟状或球形，长3～4.5 cm，宽3.5～7 cm，被蛛丝状毛，总苞片多层，顶端长渐尖，紫色，有蛛丝状毛，外层短，内层条状披针形，宽1.5 mm；花冠筒状，深紫色，长2.5 cm，筒部比檐部短。瘦果长条形，无毛，顶端截形，有喙，冠毛淡褐色，不等长，1层，长12～17 mm。花期7～8月；果期8～9月。

【生　　境】生于山坡、草甸、林缘或河边等处。

【分　　布】浙江、四川、吉林、湖北、安徽、辽宁、内蒙古、江西、河北、黑龙江等地。俄罗斯东西伯利亚、朝鲜、日本及蒙古也有分布。

【采集加工】夏、秋季采收，全草切段晒干，花阴干，种子晒干。

【性味功能】味辛、苦，性凉；有小毒。清热解毒、消肿散结。

【主治用法】治感冒、咳嗽、瘰疬、妇女炎症腹痛、带下。

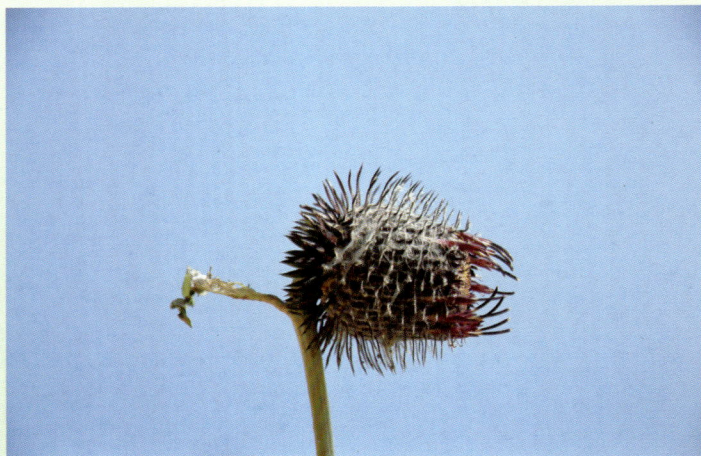

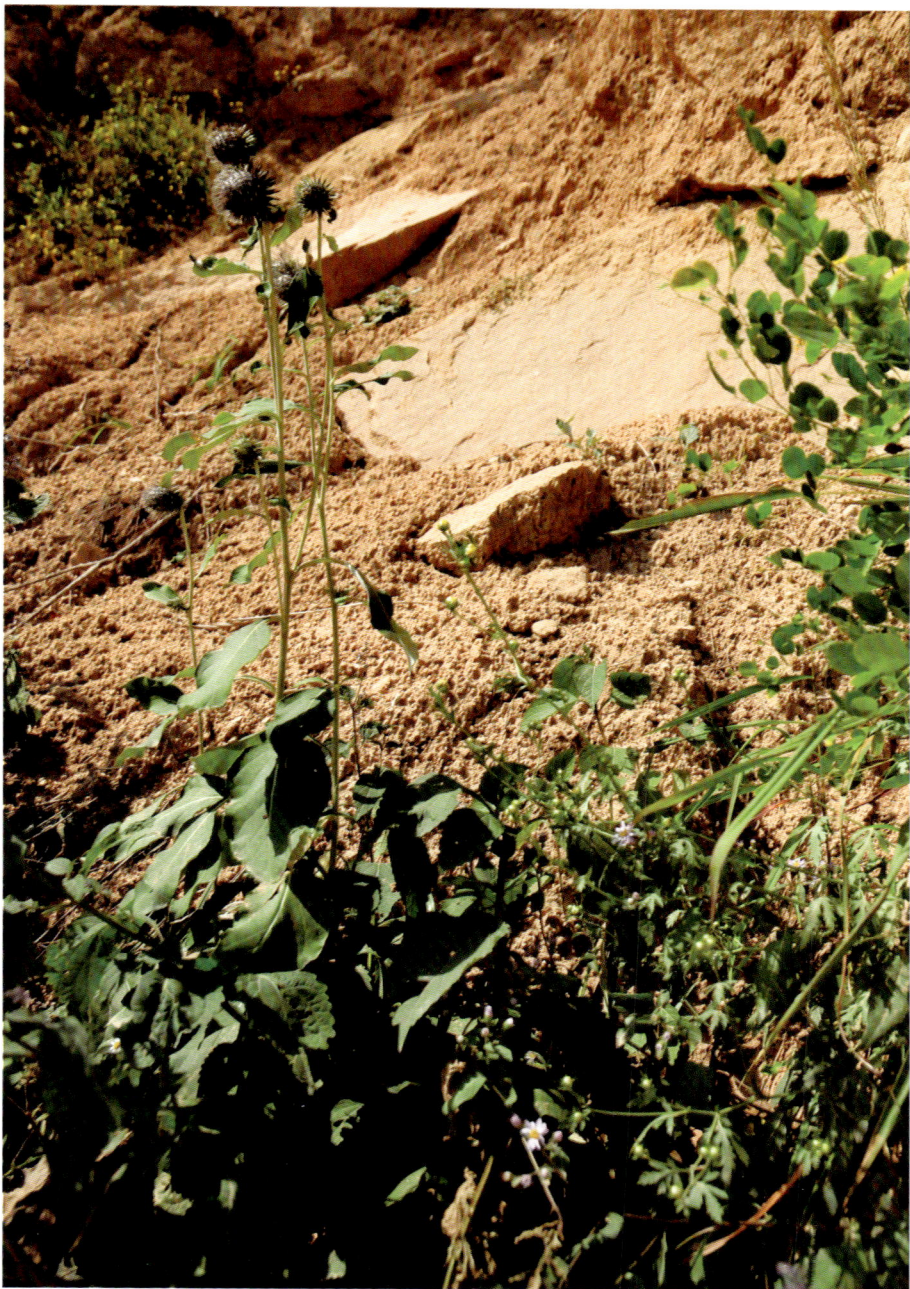

北京丁香

Syringa pekinensis Rupr.

【基　　原】来源于木犀科丁香属北京丁香**Syringa pekinensis** Rupr. 的树皮入药。

【形态特征】落叶大灌木或小乔木，高2～6 m；树皮褐色或灰棕色，纵裂。小枝带红褐色，细长，向外开展，具显著皮孔。叶片纸质，卵形、宽卵形至近圆形，或为椭圆状卵形至卵状披针形，长2.5～10 cm，宽2～6 cm，顶端长渐尖、骤尖、短渐尖至锐尖，基部圆形、截形至近心形，或为楔形，上面深绿色，干时略呈褐色，下面灰绿色，侧脉平或略凸起；叶柄长1.5～3 cm，细弱。花序由1对或2至多对侧芽抽生，长5～20 cm，宽3～18 cm；花序轴散生皮孔；花梗长0～1 mm；花萼长1～1.5 mm，截形或具浅齿；花冠白色，呈辐状，长3～4 mm，花冠管与花萼近等长或略长，裂片卵形或长椭圆形，长1.5～2.5 mm，顶端锐尖或钝，或略呈兜状；花丝略短于或稍长于裂片，花药黄色，长圆形，长约1.5 mm。果长椭圆形至披针形，长1.5～2.5 cm，顶端锐尖至长渐尖，光滑。花期7月；果期9～10月。

【生　　境】生于山坡灌丛中。

【分　　布】辽宁、河北、山西、河南、陕西、宁夏、甘肃、四川。

【采集加工】四季剥取树皮，阴干或晒干药用。

【性味功能】味辛，性温。清热解毒、温中散寒、清肺化痰、止咳平喘、利尿。

【主治用法】治咳嗽、尿急。

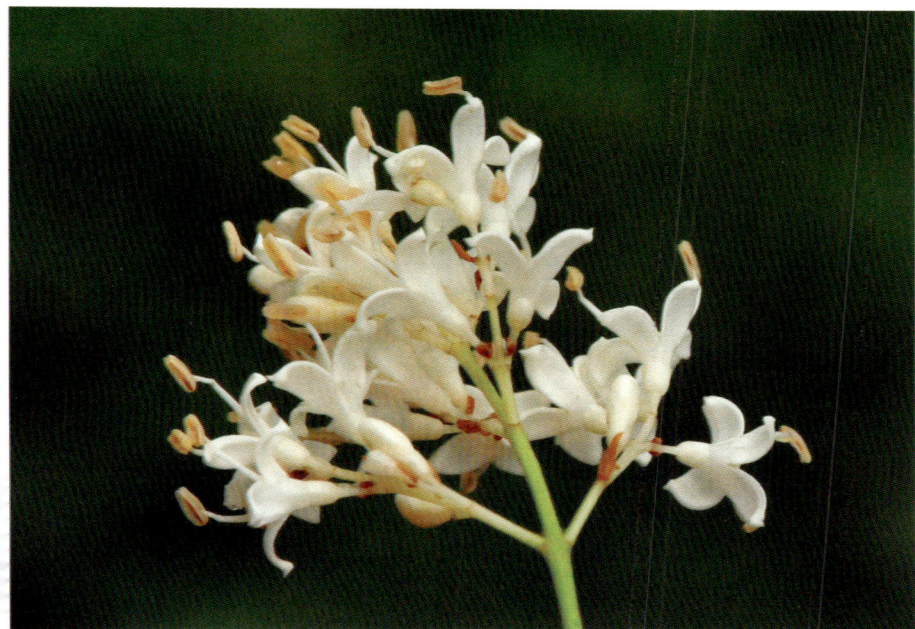

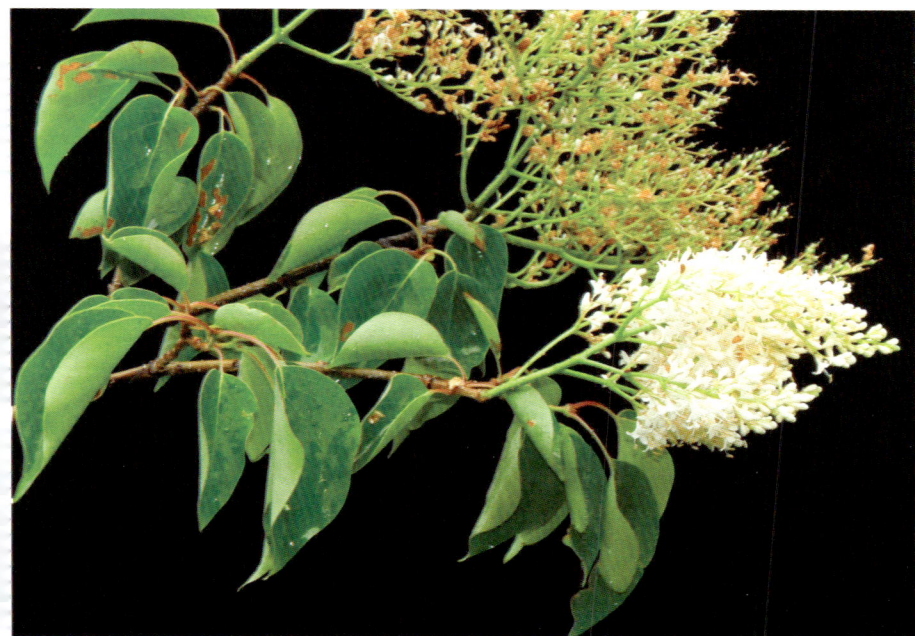

红丁香

Syringa villosa Vahl

【基　　原】来源于木犀科丁香属红丁香 **Syringa villosa** Vahl 的花蕾入药。

【形态特征】落叶灌木，高达4 m。枝直立，粗壮，灰褐色，具皮孔，小枝淡灰棕色，具皮孔。叶片卵形，椭圆状卵形、宽椭圆形至倒卵状长椭圆形，长4～15 cm，宽1.5～11 cm，顶端锐尖或短渐尖，基部楔形或宽楔形至近圆形，上面深绿色，下面粉绿色；叶柄长0.8～2.5 cm。圆锥花序直立，由顶芽抽生，长圆形或塔形，长5～17 cm，宽3～10 cm；花序轴与花梗、花萼无毛，或被微柔毛、短柔毛或柔毛；花序轴具皮孔；花梗长0.5～1.5 mm；花芳香；花萼长2～4 mm，萼齿锐尖或钝；花冠淡紫红色、粉红色至白色，花冠管细弱，稀较粗达3 mm，近圆柱形，长0.7～1.5 cm，裂片成熟时呈直角向外展开，卵形或长圆状椭圆形，长3～5 mm，顶端内弯呈兜状而具喙，喙凸出；花药黄色，长约3 mm，位于花冠管喉部或稍凸出。果长圆形，长1～1.5 cm，宽约6 mm，顶端凸尖，皮孔不明显。花期5～6月；果期9月。

【生　　境】生于山坡灌丛、沟边及河旁等处。

【分　　布】吉林、辽宁、河北、北京、山西。

【采集加工】夏季采摘花蕾，除去杂质，阴干。

【性味功能】味辛，性温。消炎止痛、温胃散寒、清心解热、镇咳化痰、顺气平喘、降逆止呕。

【主治用法】治疗头痛、健忘和失眠等症、慢性支气管炎。

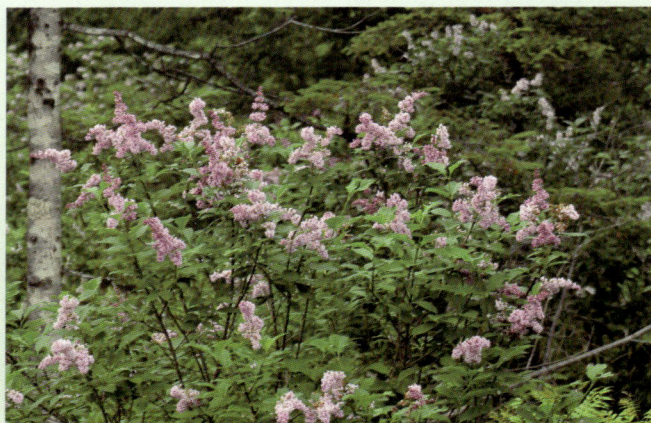

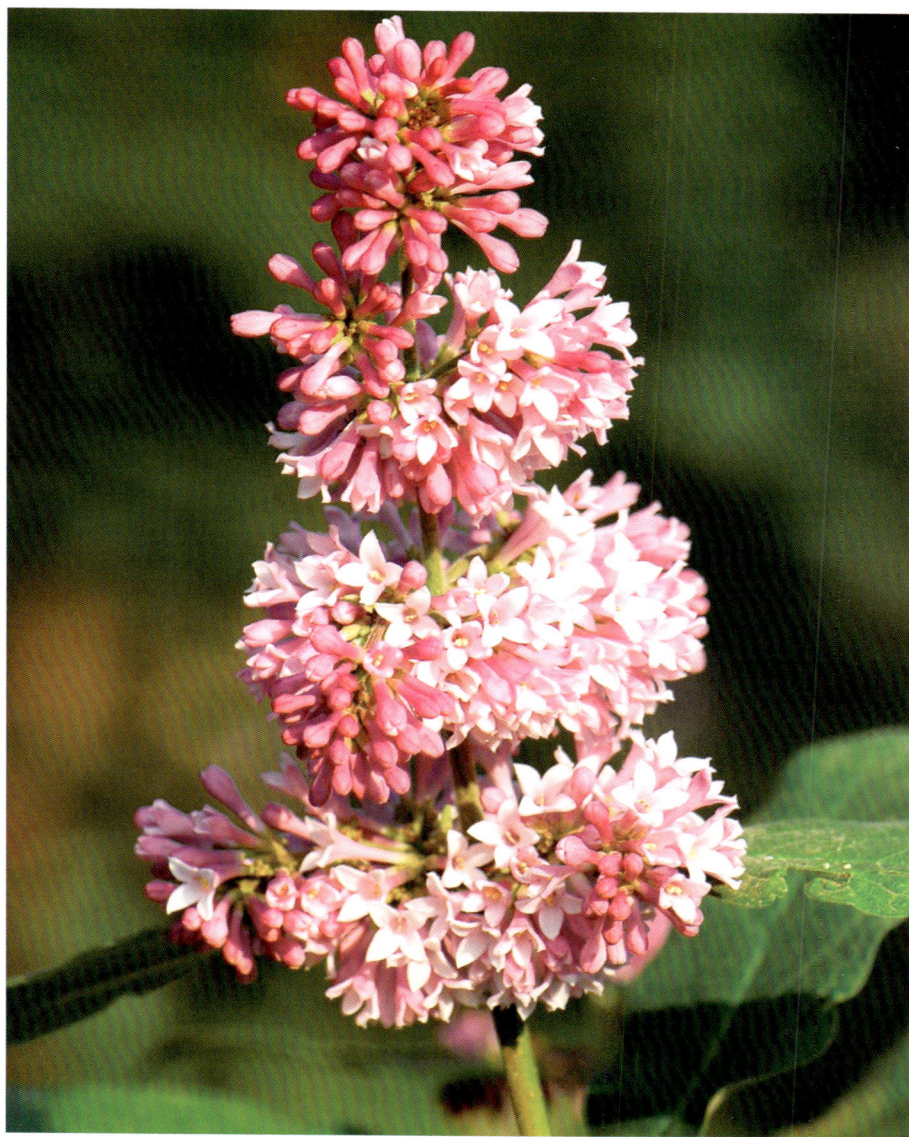

东北蒲公英

Taraxacum ohwianum Kitag.

【基　　原】来源于菊科蒲公英属东北蒲公英 **Taraxacum ohwianum** Kitag. 的全草入药。

【形态特征】多年生草本。叶倒披针形，长10～30 cm，顶端尖或钝，不规则羽状浅裂至深裂，顶端裂片菱状三角形或三角形，每侧裂片4～5片，稍向后，裂片三角形或长三角形，全缘或边缘疏生齿，两面疏生短柔毛或无毛。花莛多数，高10～20 cm，花期超出叶或与叶近等长，微被疏柔毛，近顶端处密被白色蛛丝状毛；头状花序直径25～35 mm；总苞长13～15 mm；外层总苞片花期伏贴，宽卵形，长6～7 mm，宽4.5～5 mm，顶端锐尖或稍钝，无或有不明显的增厚，暗紫色，具狭窄的白色膜质边缘，边缘疏生缘毛；内层总苞片线状披针形，长于外层总苞片2～2.5倍，顶端钝，无角状凸起；舌状花黄色，边缘花舌片背面有紫色条纹。瘦果长椭圆形，麦秆黄色，长3～3.5 mm，上部有刺状凸起，向下近平滑，顶端略突然缢缩成圆锥至圆柱形喙基，长0.5～1 mm；喙纤细，长约8～11 mm；冠毛污白色，长8 mm。花期4～5月；果期5～6月。

【生　　境】生于田间、路旁、山野、撂荒地等处，常聚生成片生长。

【分　　布】黑龙江、吉林、辽宁、内蒙古。朝鲜、俄罗斯远东地区也有分布。

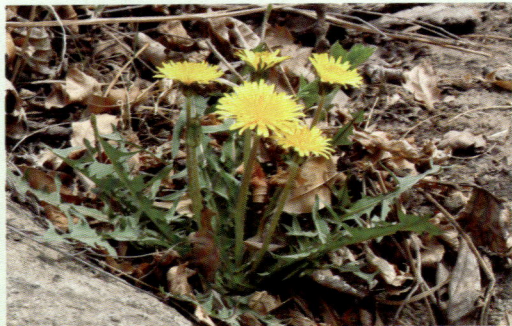

【采集加工】春至秋季花初开时采收全草，洗净，除去杂质，鲜用或晒干。

【性味功能】味苦，甘，性寒。清热解毒、消肿散结、利尿催乳。

【主治用法】治急性乳痈、目赤、胃炎、胃溃疡肝炎、胆囊炎、淋巴腺炎、扁桃体炎、腮腺炎、咽喉肿痛、支气管炎、感冒发烧、便秘、尿路感染、肾盂肾炎、阑尾炎、骨髓炎、盆腔炎、十二指肠溃疡、小便淋痛、瘰疬、痤疮、疔疮、蛇虫咬伤。用量：10～30 g。外用鲜品适量捣烂敷患处。

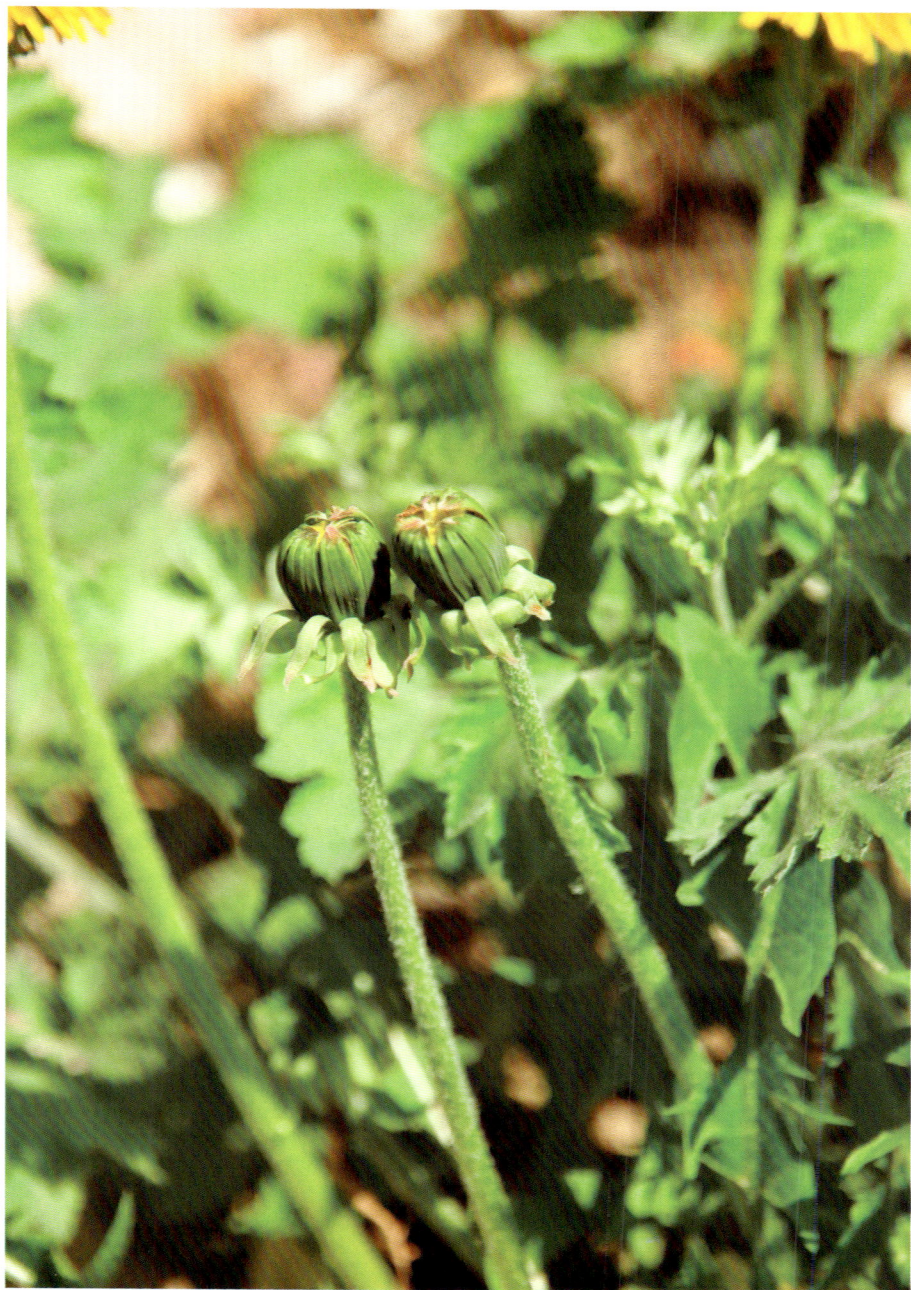

狗舌草

Tephroseris kirilowii（Turcz. ex DC.）Holub

【别　　名】丘狗舌草

【基　　原】来源于菊科狗舌草属狗舌草 **Tephroseris kirilowii**（Turcz. ex DC.）Holub 的全草及根入药。

【形态特征】多年生草本，根状茎斜升，常覆盖以褐色宿存叶柄，具多数纤维状根。茎单生，近莛状，直立，高20～60 cm。基生叶数个，莲座状，具短柄，在花期生存，长圆形或卵状长圆形，长5～10 cm，宽1.5～2.5 cm；茎叶少数，向茎上部渐小，下部叶倒披针形，或倒披针状长圆形，长4～8 cm，宽0.5～1.5 cm，上部叶小，披针形，苞片状，顶端尖。头状花序径1.5～2 cm，3～11个排列，顶生伞房花序。总苞近圆柱状钟形，长6～8 mm，宽6～9 mm；总苞片18～20个，披针形或线状披针形，宽1～1.5 mm。舌状花13～15，管部长3～3.5 mm；舌片黄色，长圆形，长6.5～7 mm。管状花多数，花冠黄色，长约8 mm，檐部漏斗状。花药长2.2 mm。瘦果圆柱形，长2.5 mm。花期5～6月；果期6～7月。

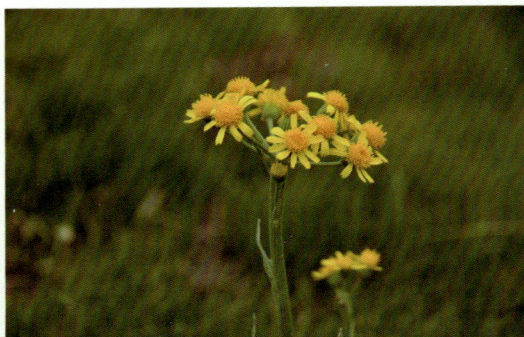

【生　　境】生于丘陵坡地、山野向阳地及草地等处。

【分　　布】黑龙江、辽宁、吉林、内蒙古、河北、河南、江苏、浙江、安徽、江西、福建、台湾、山东、山西、陕西、湖北、湖南、四川、贵州、广东、甘肃等。

【采集加工】夏、秋季采收全草，除去杂质，切段，洗净，鲜用或晒干。春、秋季采挖根，除去泥土，洗净，晒干。

【性味功能】全草：味苦，性寒，有小毒。清热解毒、利水杀虫。根：味苦，性寒。解毒、利尿、活血消肿。

【主治用法】全草：治肺痈脓疡、肾炎水肿、尿路感染、小便淋漓、白血病、口腔溃疡、疥疮疖肿等。用量：15～25 g，外用适量鲜草捣烂敷患处。根：治肾炎水肿、口腔炎、尿路感染。用量：50～100 g。

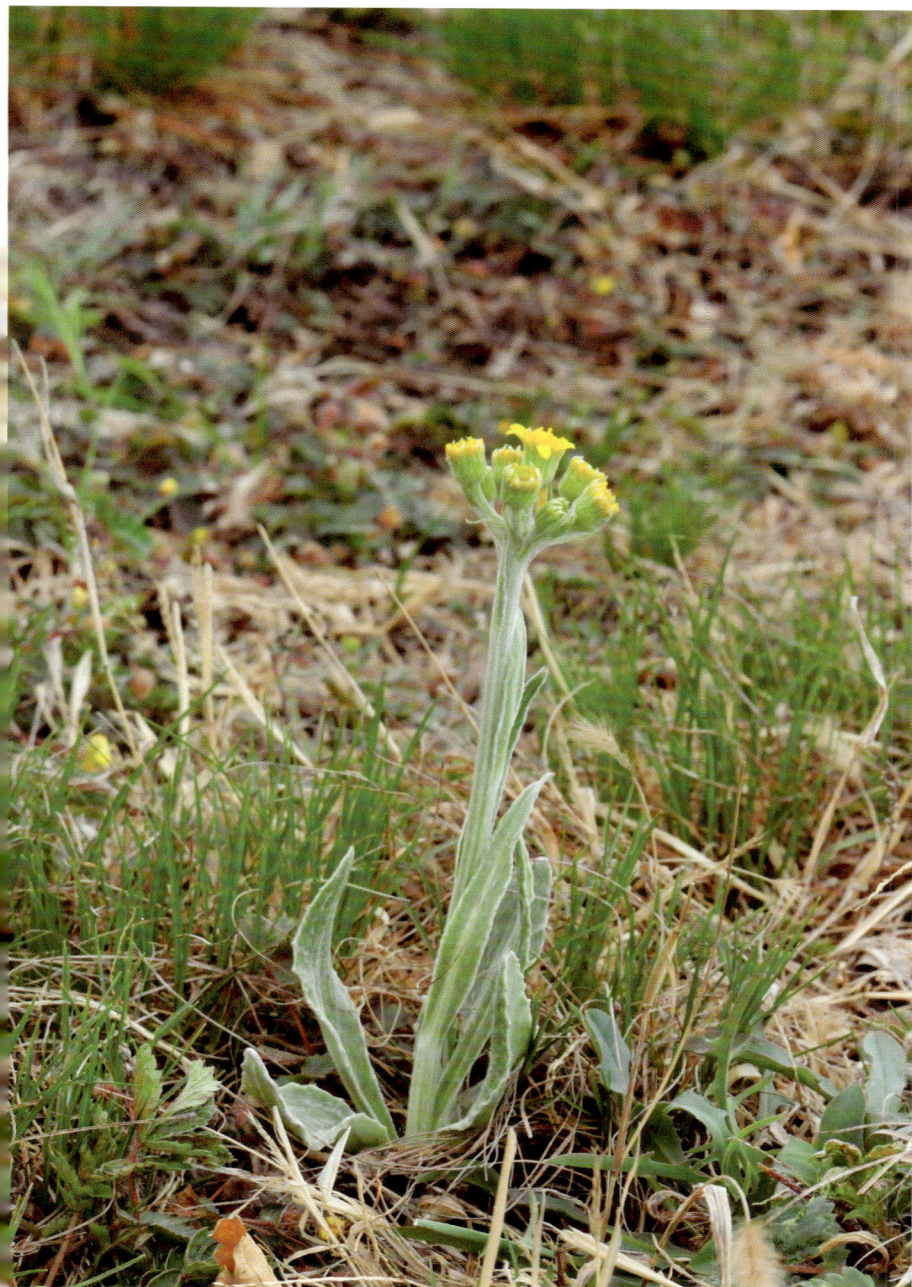

湿生狗舌草

Tephroseris palustris (L.) Four.

【别　　名】湿生千里光

【基　　原】来源于菊科狗舌草属湿生狗舌草 *Tephroseris palustris* (L.) Four. 的全草入药。

【形态特征】二年生或一年生草本，具多数纤维状根。茎单生，中空，直立，高20～60 cm。基生叶数个，具柄，在花期枯萎；下部茎叶具柄，中部茎叶无柄，长圆形、长圆状披形或披针状线形，长5～15 cm，宽0.7～1.8 cm，顶端钝，基部半抱茎。头状花序，少数至多数排列成密至疏顶生伞房花序；花序梗被密腺状柔毛。总苞钟状，长宽5～7 mm，无外层苞片；总苞片18～20，披针形，顶端渐尖，草质，具膜质边缘，绿色。舌状花20～25个；管部长3～3.5 mm；舌片浅黄色，椭圆状长圆形，长5.5 mm，宽2.5 mm，顶端钝，具2～3细齿或全缘；管状花多数；花冠黄色，长5 mm，管部长2.5 mm，檐部漏斗状；裂片卵状披针形，顶端尖，具乳头状毛。花药线状长圆形，长1.2 mm；花柱分枝直立，长0.6 mm，顶端截形。瘦果圆柱形，长2.5 mm，无毛；冠毛丰富，白色，长3～3.5 mm；结果期长12～13 mm。花期6～7月；果期7～8月。

【生　　境】生于沼泽及潮湿地或水池边等处。

【分　　布】黑龙江、辽宁、吉林、内蒙古、河北。除格陵兰及欧洲西北部外，在世界各国均有分布。

【采集加工】夏季采收全草，切段，洗净，鲜用或晒干。

【性味功能】味苦，性寒。清热解毒、活血消肿、解痉抗溃疡。

【主治用法】治支气管哮喘、痉挛性结肠炎、神经性高血压、耳鸣、头痛、痉挛性便秘等。用量：15～25 g。

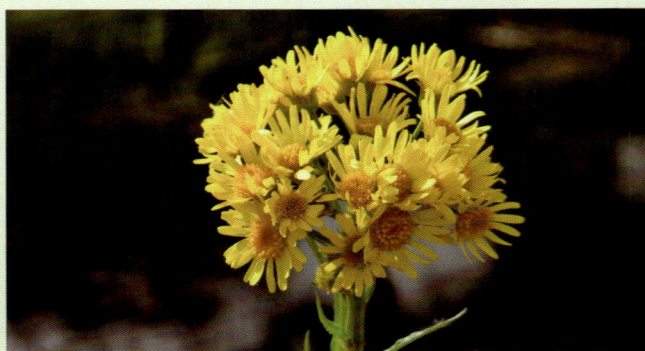

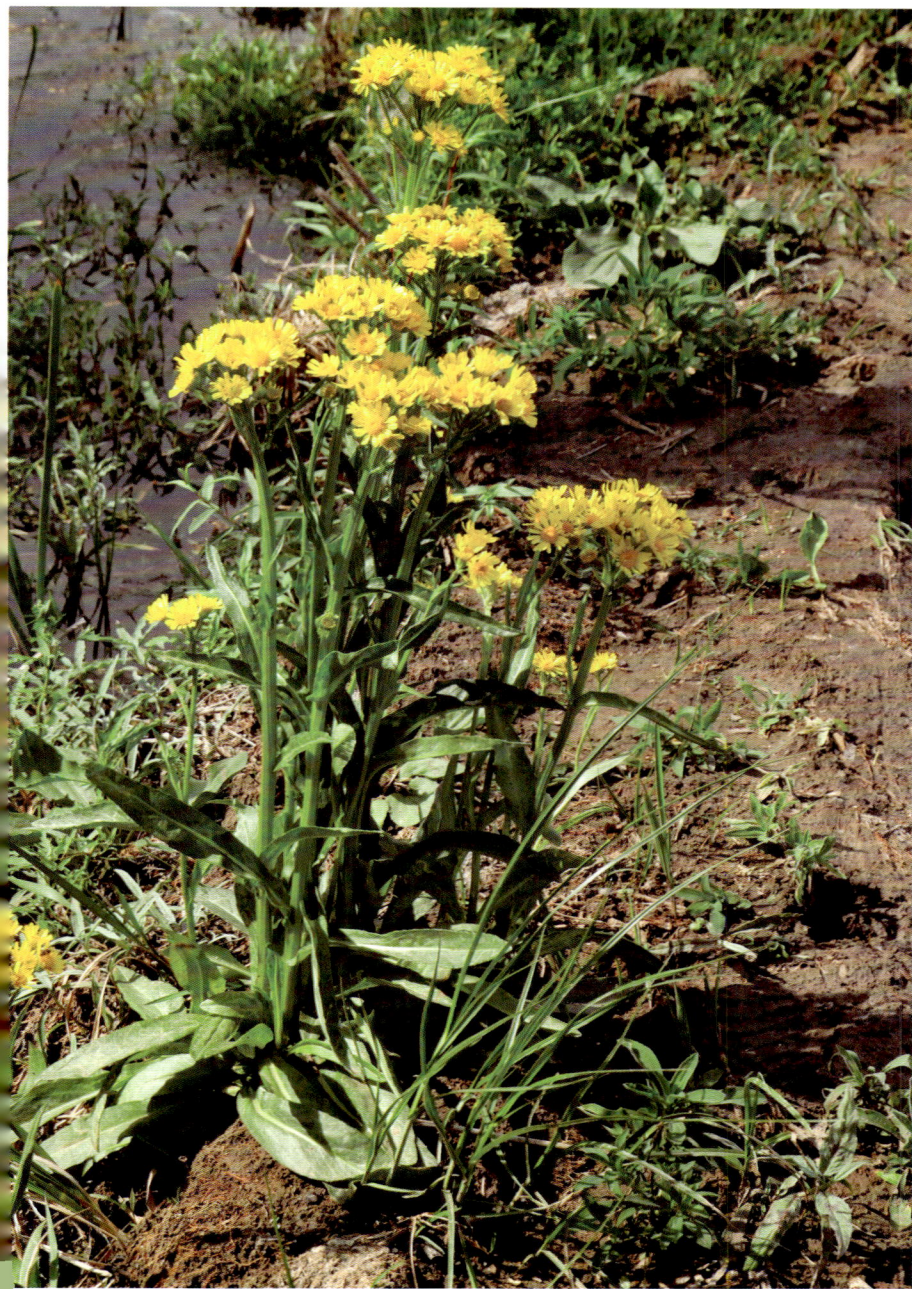

地椒

Thymus quinquecostatus Celak.

【别　　名】五脉百里香、亚洲百里香

【基　　原】来源于唇形科百里香属地椒**Thymus quinquecostatus** Celak.
的新鲜或干燥全草入药。

【形态特征】落叶半灌木。茎斜上升或近水平伸展；花枝多数，高3～
15 cm，从茎上或茎的基部长出，直立或上升，具有多数节间，节间最多
可达15个，通常比叶短，花序以下密被向下弯曲的疏柔毛。叶长圆状椭
圆形或长圆状披针形，稀有卵圆形或卵状披针形，长7～13 mm，宽1.5～
4.5 mm，稀长达2 cm，宽8 mm，顶端钝或锐尖，基部渐狭成短柄，全缘，
边外卷，沿边缘下1/2处或仅在基部具长缘毛，近革质，两面无毛，侧脉
2～3对，粗，在下面凸起上面明显，腺点小且多而密，明显；苞叶同形，
边缘在下部1/2被长缘毛。花序头状或稍伸长成长圆状的头状花序；花梗
长达4 mm，密被向下弯曲的短柔毛。花萼管状钟形，长5～6 mm，上面无
毛，下面被平展的疏柔毛，上
唇稍长或近相等于下唇，上唇
的齿披针形，近等于全唇1/2长
或稍短。花冠长6.5～7 mm，冠
筒比花萼短。花期7～8月；果
期8～9月。

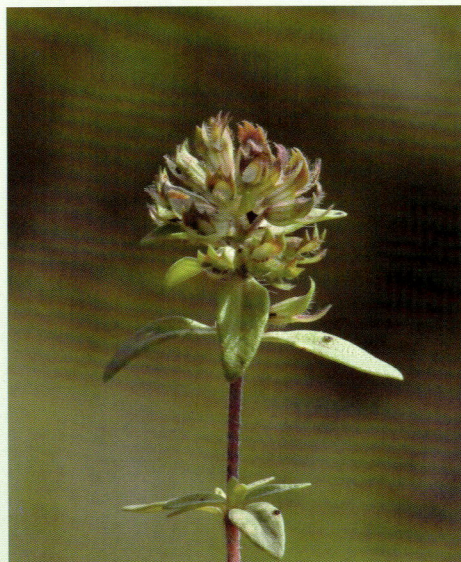

【生　　境】生于多石山地
及向阳的干山坡上。

【分　　布】吉林、辽宁、
内蒙古、河北、河南、山东、
山西。朝鲜，日本也有分布。

【采集加工】夏、秋季采收
全草，洗净，阴干或鲜用。

【性味功能】味辛，性温。
温中散寒、祛风止痛。

【主治用法】治胃寒痛、腹
胀、风寒咳嗽、咽喉肿痛、牙
痛、关节疼痛等。用量：9～12 g。外用适量研末撒或煎水洗。

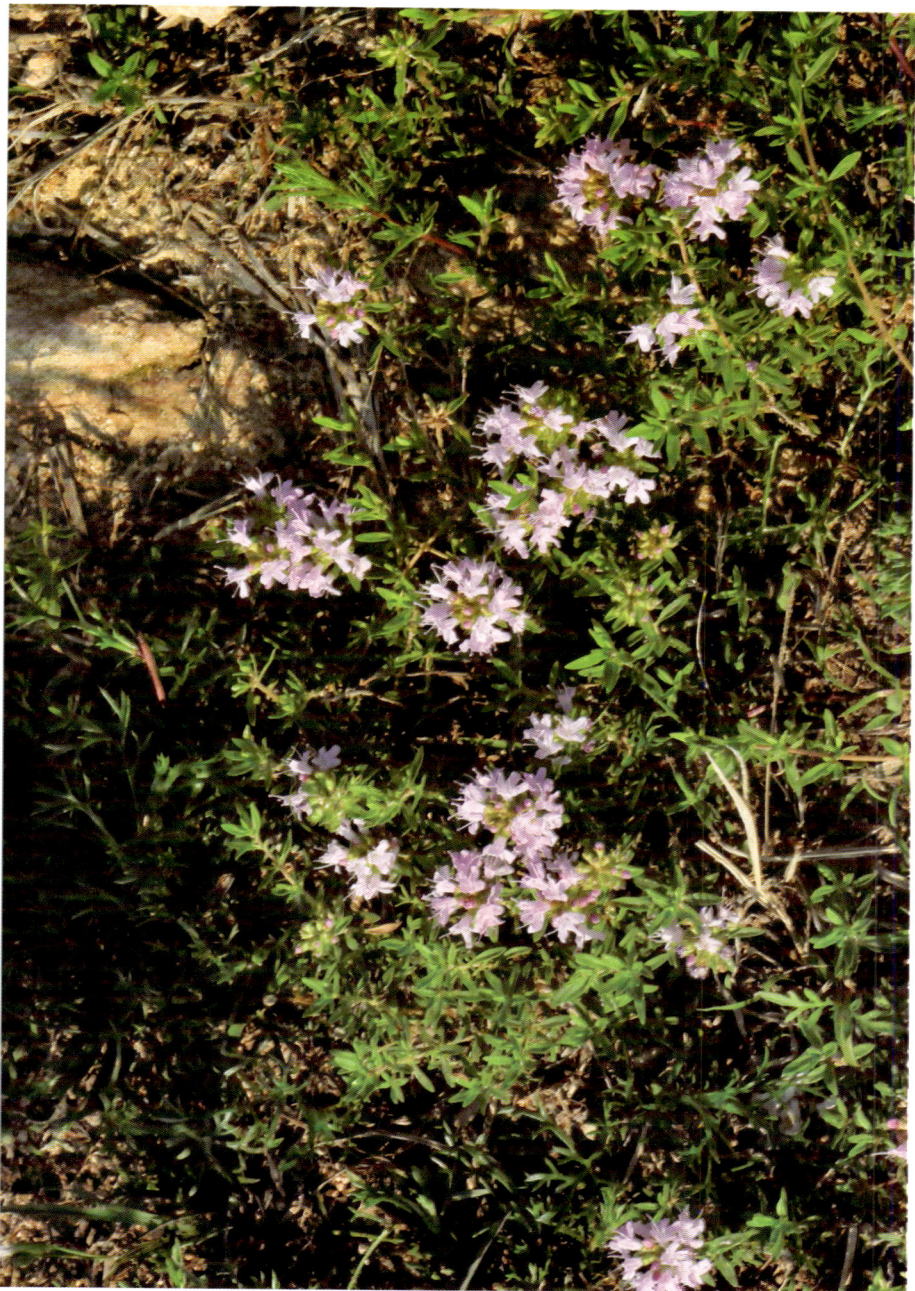

格菱

Trapa pseudoincisa Nakai

【基　原】来源于菱科菱属格菱 **Trapa pseudoincisa** Nakai 的果实入药。

【形态特征】多年生浮水水生草本植物。根二型：着泥根细铁丝状，着生水底泥中；同化根，羽状细裂，裂片丝状。茎细弱分枝。叶二型：浮水叶互生，聚生于茎顶部，形成莲座状菱盘，主茎和分枝茎的浮水叶极相似，叶片近三角状菱形或广菱形，长1.5～4.5 cm，宽1.5～4 cm，叶边缘中上部具较大的缺刻状牙齿，叶边缘中下部全缘，基部楔形至广楔形；叶柄中上部膨大。沉水叶小，早落。花小，单生于叶腋，花两性，萼筒4裂，裂片长圆状披针形，长约5 mm；花瓣4，白色；雄蕊4，花丝纤细，花药丁字形着生，背着药，内向；子房半下位，2心皮，2室、每室具1倒生胚珠；花盘鸡冠状。果三角形，具2圆形肩刺角，高1.5 cm(果喙除外)，角平伸或稍斜上举，角间端宽3～4.5 cm，刺角顶端具倒刺，腰角不存在，其位置上有丘状凸起物，果喙明显，果颈高3～4 mm，径约3 mm，果冠不明显。花期7～8月；果期9～10月。

【生　境】生于池沼、湖泊及水泡子，常聚生成片生长。

【分　布】黑龙江、辽宁、吉林、湖北、江西、福建、台湾、湖南。俄罗斯、朝鲜、日本也有分布。

【采集加工】秋季采收成熟果实，除去杂质，洗净，晒干。

【性味功能】味甘，性凉。健胃止痢、健脾、解酒、抗癌。

【主治用法】治胃溃疡、腰腿筋骨疼痛、痢疾、食道癌、乳腺癌、子宫颈癌。生食或煮食。用量：30～45 g。

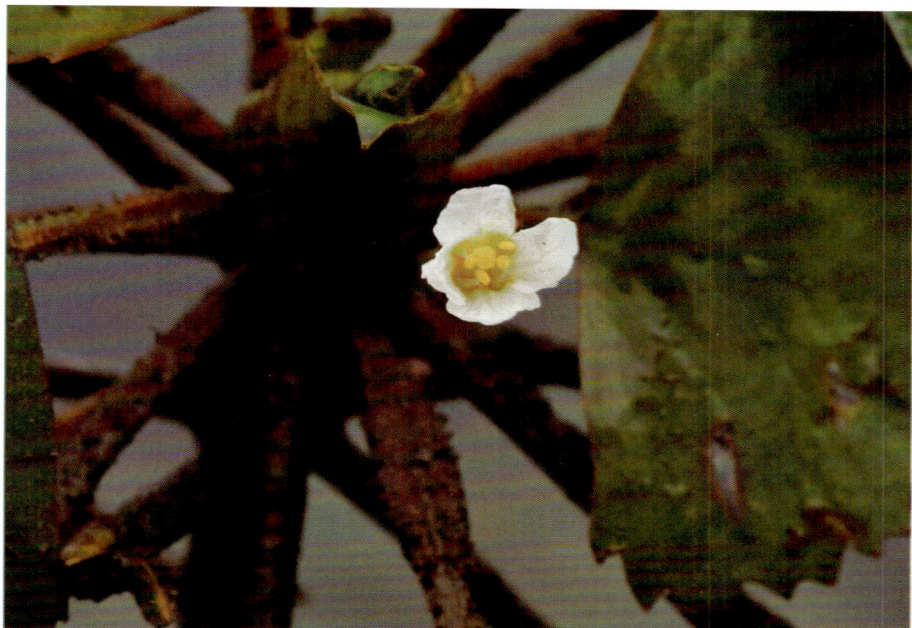

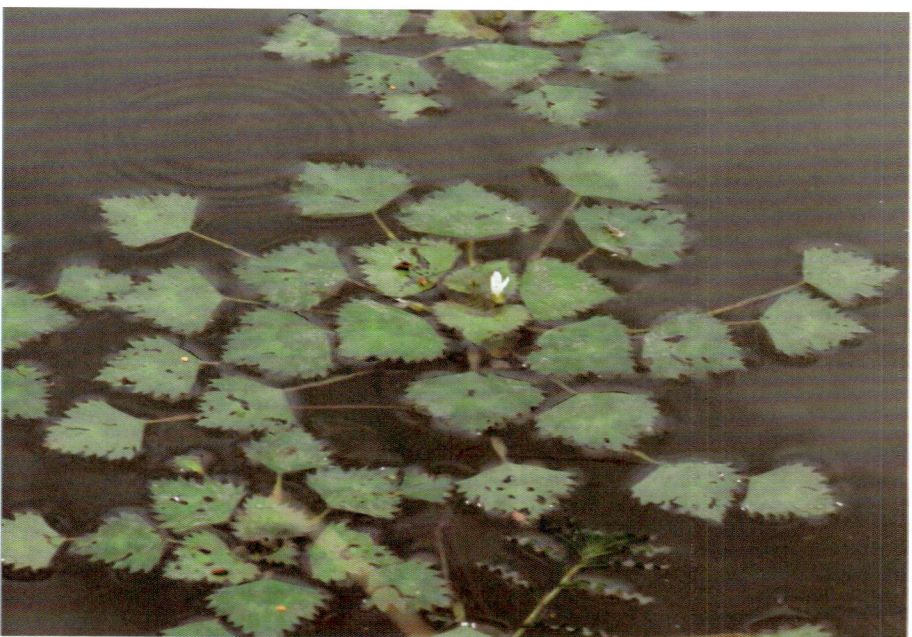

荻

Triarrhena sacchariflora (Maxim.) Nakai

【基　　原】来源于禾本科荻属荻 **Triarrhena sacchariflora** (Maxim.) Nakai 的根茎入药。

【形态特征】多年生草本，具发达被鳞片的长匍匐根状茎。秆直立，高1～1.5 m。叶鞘无毛，长于或上部者稍短于其节间；叶舌短，长0.5～1 mm，具纤毛；叶片扁平，宽线形，长20～50 cm，宽5～18 mm。圆锥花序疏展成伞房状，长10～20 cm，宽约10 cm；具10～20枚较细弱的分枝；总状花序轴节间长4～8 mm；小穗柄顶端稍膨大，短柄长1～2 mm，长柄长3～5 mm；小穗线状披针形，长5～5.5 mm，成熟后带褐色；第一颖2脊间具1脉或无脉，顶端膜质长渐尖；第二颖与第一颖近等长，顶端渐尖，与边缘皆为膜质，并具纤毛，有3脉；第一外稃稍短于颖，顶端尖，具纤毛；第二外稃狭窄披针形，短于颖片的1/4，顶端尖，具小纤毛，无脉或具1脉，稀有1芒状尖头；第二内稃长约为外稃之半，具纤毛；雄蕊3枚，花药长约2.5 mm；柱头紫黑色，自小穗中部以下的两侧伸出。颖果长圆形，长1.5 mm。花期8～9月；果期9～10月。

【生　　境】生于山坡、路旁、田边、河岸稍湿地等处，常聚生成片生长。

【分　　布】黑龙江、辽宁、吉林、内蒙古、河北、河南、山东、山西、陕西、甘肃。日本、朝鲜、俄罗斯。

【采集加工】春、秋季采挖根茎，除去杂质，洗净，晒干。

【性味功能】味甘，性凉。清热、活血。

【主治用法】治血痨、潮热、产妇失血口渴、牙痛等。用量：90～120 g。

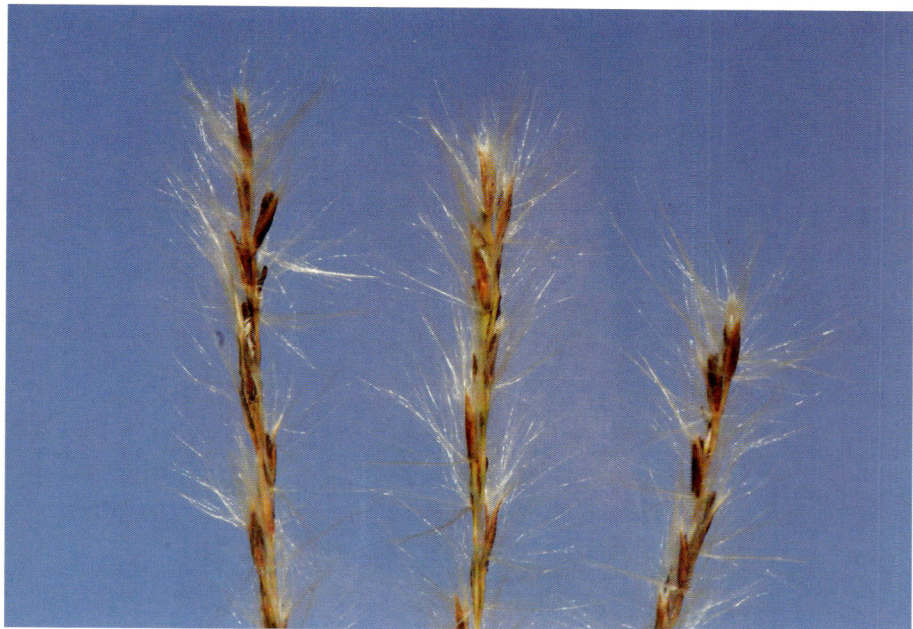

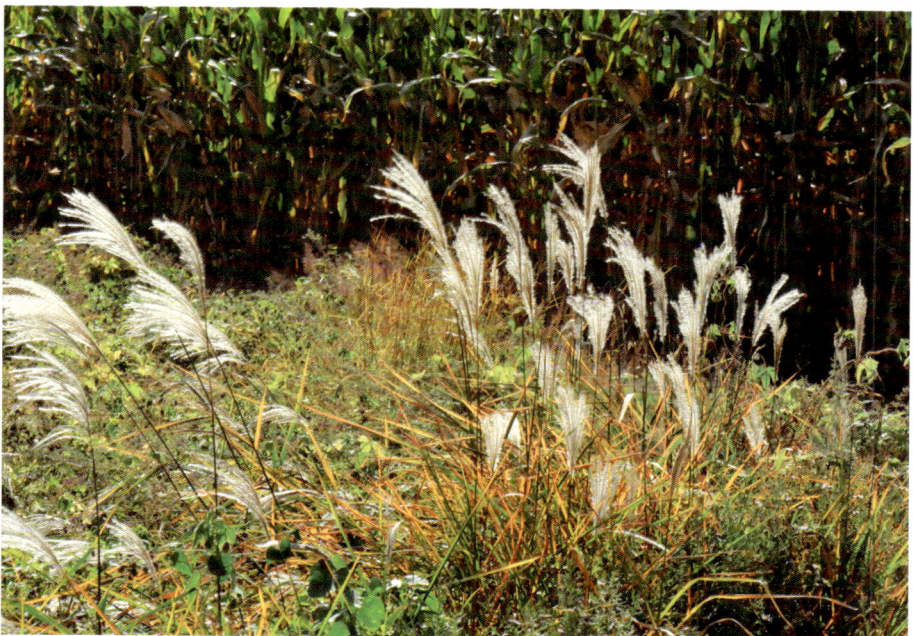

吉林延龄草

Trillium kamtschaticum Pall. ex Pursh

【别　　名】白花延龄草、延龄草

【基　　原】来源于延龄草科延龄草属吉林延龄草**Trillium kamtschaticum Pall. ex Pursh**的干燥根状茎入药。

【形态特征】多年生草本。茎丛生于粗短的根状茎上，高30～50 cm，基部有1～2枚褐色的膜质鞘叶。叶3枚，无柄，轮生于茎顶，广卵状菱形或卵圆形，长10～17 cm，宽7～15 cm，近无柄，顶端渐尖或急尖，基部楔形，两面光滑，无毛。花单生，花梗自叶丛中抽出，长1.5～4 cm；花被片6，外轮3片，卵状披针形，绿色，长2.5～3.5 cm，宽0.7～1.2 cm，内轮3片，白色，少有淡紫色，椭圆形或广椭圆形，长3～4 cm，宽1～2 cm；雄蕊6，长约1 cm，花药比花丝长，药隔稍凸出；子房上位，圆锥状，柱头3深裂，裂片反卷。浆果卵圆形，直径2～2.5 cm，具多数种子，种子近长圆形，具倒生的肉质种阜。花期5～6月；果期8～9月。

【生　　境】生于林下阴湿处及林缘等处。

【分　　布】黑龙江、吉林、辽宁。日本、朝鲜、俄罗斯、北美也有分布。

【采集加工】春、秋季采挖根及根状茎，去除泥土，洗净，晒干。

【性味功能】味甘，辛，性温，有小毒。祛风、舒肝、活血、止血。

【主治用法】治跌打骨折、腰腿疼痛、头晕、头痛、高血压、月经不调、神经衰弱、外伤出血等。用量：10～15 g，研末冲服3 g。外用研末调敷或捣敷。

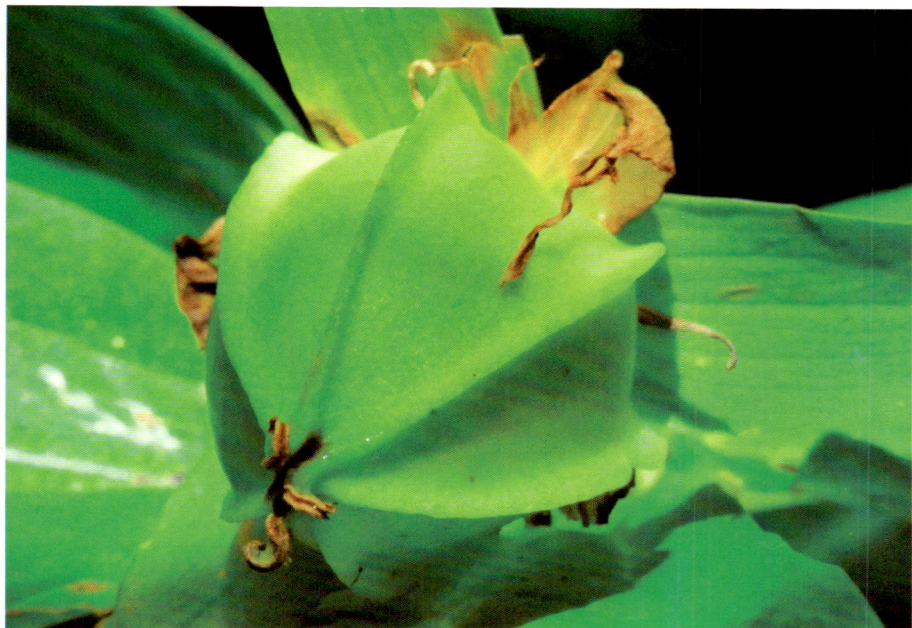

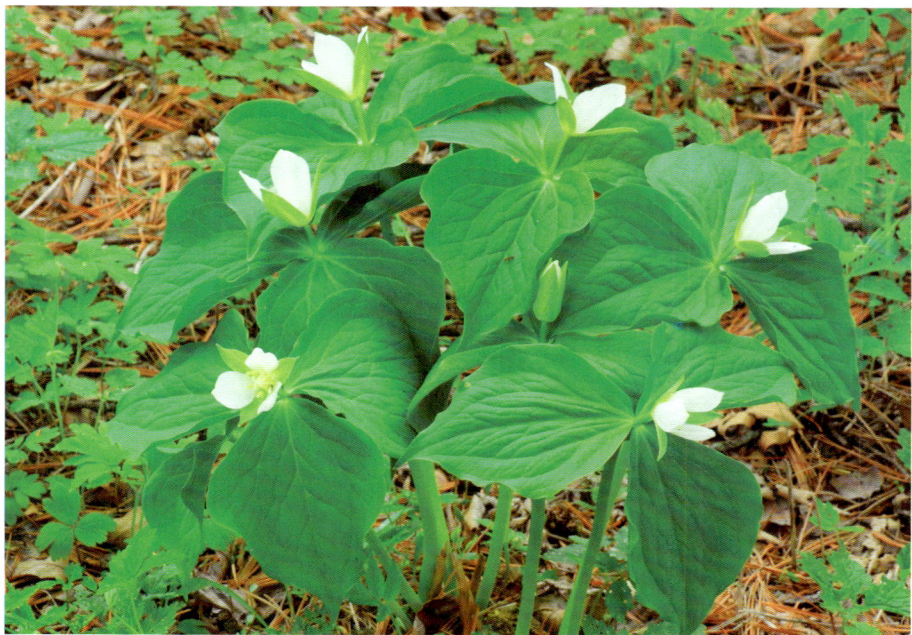

东北雷公藤

Tripterygium regelii Sprague et Takeda

【基　　原】来源于卫矛科雷公藤属东北雷公藤 **Tripterygium regelii** Sprague et Takeda的根及茎叶入药。

【形态特征】落叶藤本，长约3～8 m；小枝除被较疏细凸状皮孔外，光滑无毛，具4～6棱或近圆柱状。叶纸质，仅脉上被短毛，椭圆形或长方卵形，长7～15 cm，宽5～9 cm，顶端长渐尖，少为急尖，基部阔楔形或稍近圆形，边缘有明显圆齿或锯齿，侧脉6～9对，直达叶缘，三生脉细，与侧脉多呈垂直排列；叶柄长1～1.5 cm，被短毛。聚伞圆锥花序顶生者7～9次单歧分枝，长10～20 cm，宽5～8 cm，侧生者小，通常2～4次分枝，花序梗、分枝及小花梗均密被短毛；花白绿色或白色，直径5～7.5 mm；萼片近三角卵形，边缘膜质；花瓣长方形或长方椭圆形，长2～3 mm，边缘有细缺蚀；雄蕊花丝长2～3 mm；子房3棱明显，花柱在果时伸长，柱头3浅裂。蒴果翅较薄，近方形，长1.5～2 cm，宽1.2～1.8 cm，果体窄卵形或线形，长达果翅2/3，宽占果翅1/4或1/6，侧脉1～2对与主脉平行。花期6～7月；果期9～10月。

【生　　境】生于阔叶林或针阔叶混交林中、林缘及路旁等处。

【分　　布】黑龙江、吉林、辽宁。朝鲜半岛及日本也有分布。

【采集加工】秋季采挖根，除去泥土，洗净，晒干。夏、秋季采收枝叶，切段，晒干。

【性味功能】味苦，辛，性凉。有大毒。消积利水、活血解毒。

【主治用法】治膨胀水肿、痞积、黄疸、疮毒、瘰疬、跌打损伤等。因有大毒，内服宜慎。

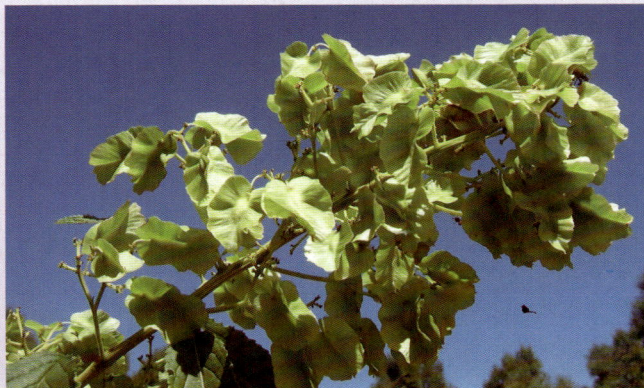

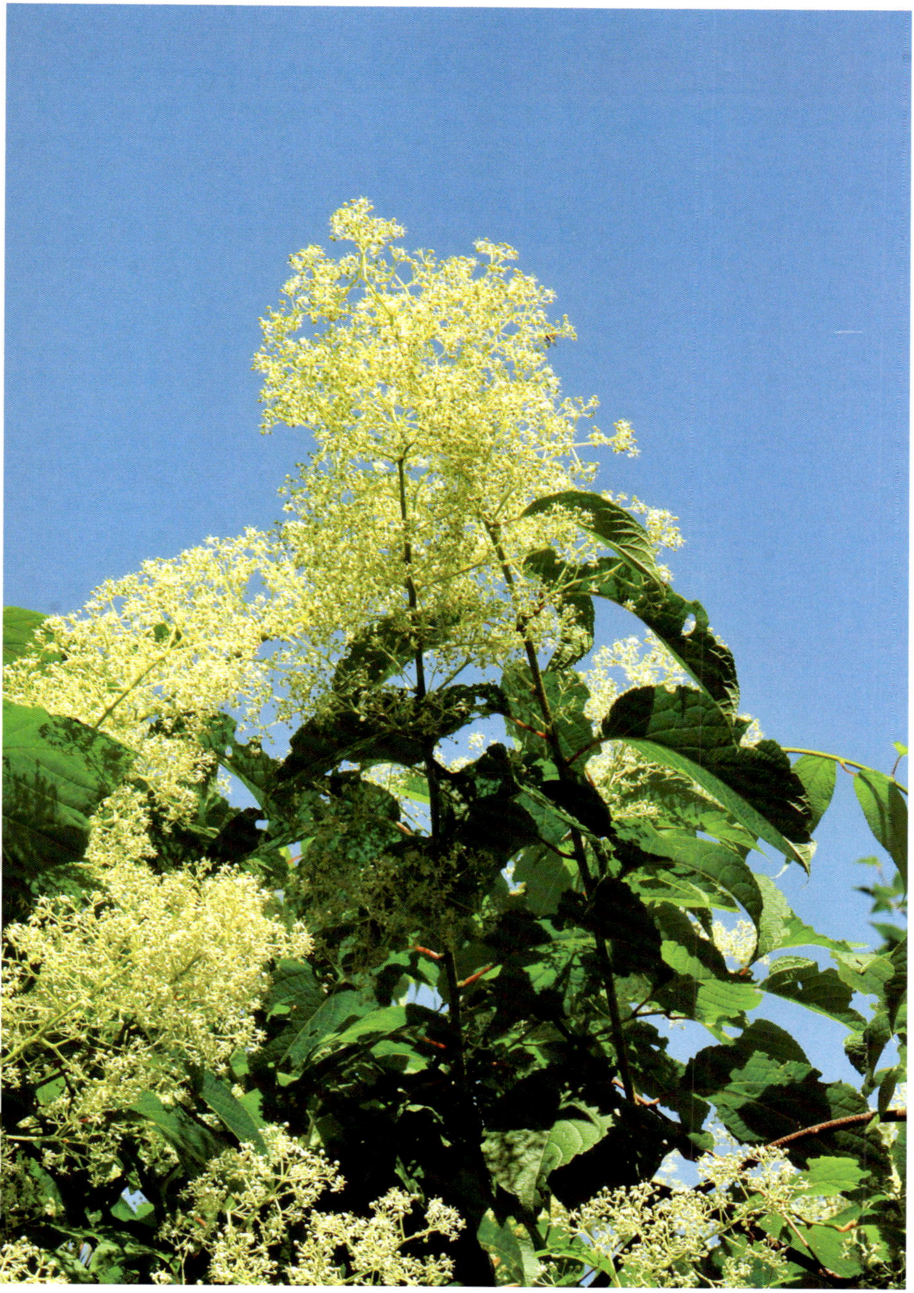

长瓣金莲花

Trollius macropetalus Fr. Schmidt

【基　　原】来源于毛茛科金莲花属长瓣金莲花 **Trollius macropetalus** Fr. Schmidt 的花入药。

【形态特征】多年生草本。植株全部无毛。茎高70～100 cm，疏生3～4叶。基生叶2～4个，长20～38 cm，有长柄；叶片长5.5～9.2 cm，宽11～16 cm，与短瓣金莲花及金莲花的叶片均极相似。花直径3.5～4.5 cm；萼片5～7片，金黄色，干时变橙黄色，宽卵形或倒卵形，顶端圆形，生不明显小齿，长1.5～2.5 cm，宽1.2～1.5 cm；花瓣14～22个，在长度方面稍超过萼片或超出萼片达8 mm，有时与萼片近等长，狭线形，顶端渐变狭，常尖锐，长1.8～2.6 cm，宽约1mm；雄蕊长1～2 cm，花药长3.5～5 mm；心皮20～40。蓇葖长约1.3 cm，宽约4 mm，喙长3.5～4 mm；种子狭倒卵球形，长约1.5 mm，黑色，具4棱角。花期7～8月；果期8～9月。

【生　　境】生于草甸、湿草地、林缘及林间草地等处。

【分　　布】黑龙江、吉林、辽宁。俄罗斯远东地区及朝鲜北部也有分布。

【采集加工】夏季花盛开时采摘，除去杂质，洗净，阴干。

【性味功能】味苦，性寒。清热解毒。

【主治用法】治急性鼓膜炎、慢性扁桃体炎、咽炎、急性结膜炎、急性淋巴管炎、急性中耳炎、口疮及疔疮等。用量：3～6 g。外用适量，煎水含漱。

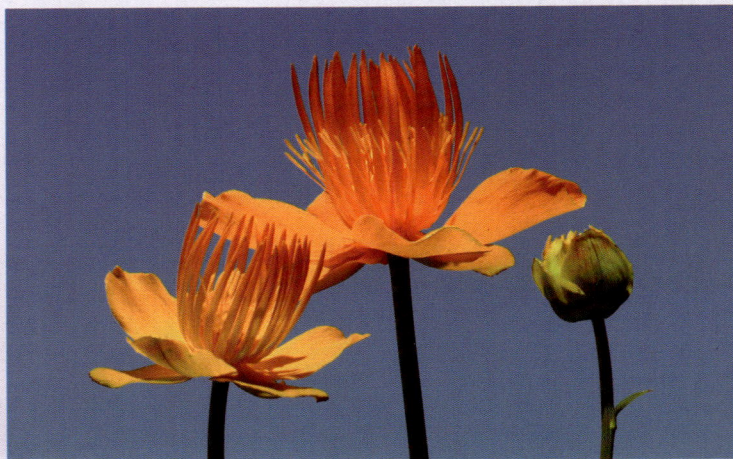

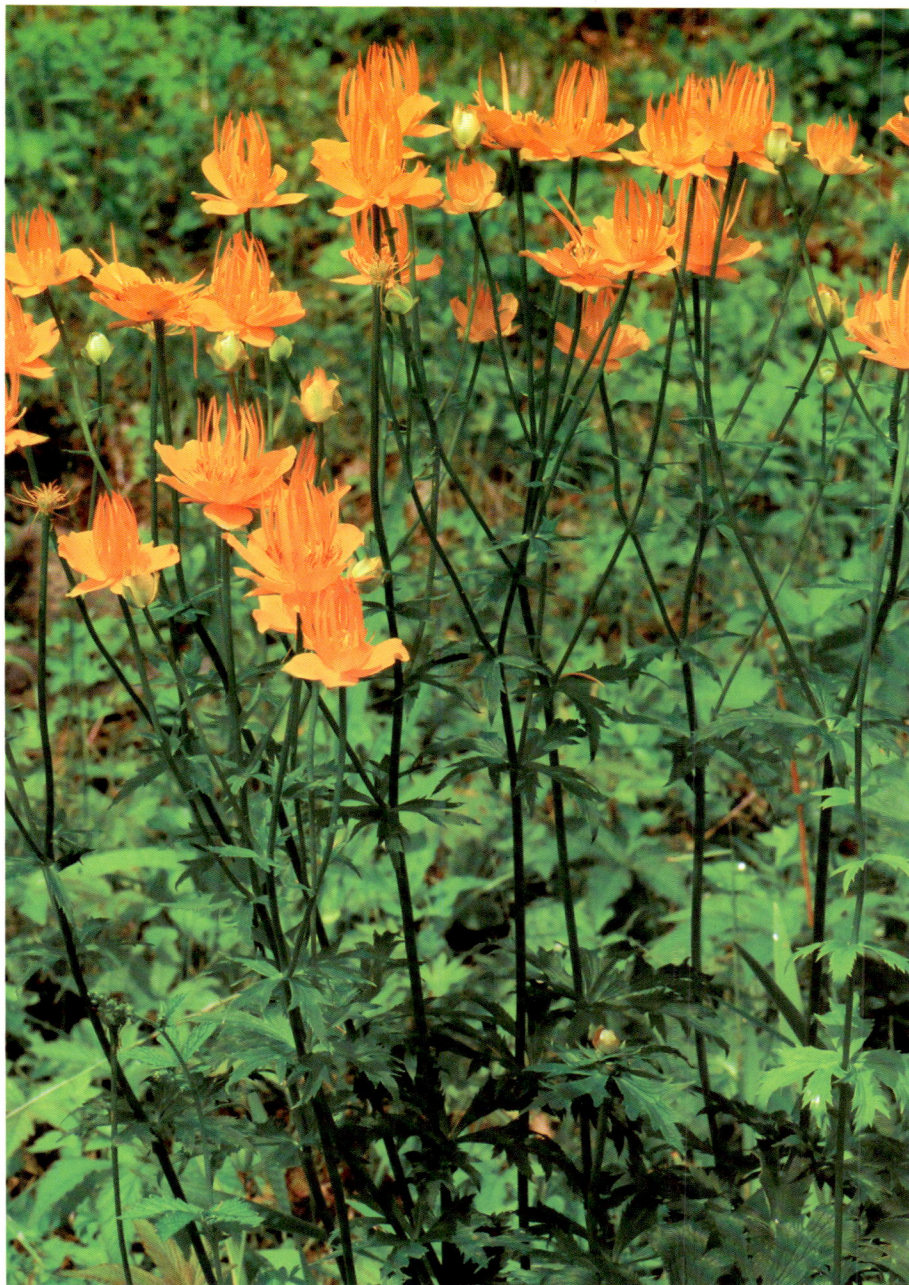

老鸦瓣

Tulipa edulis (Miq.) Baker

【别　　名】山慈姑、光慈姑

【基　　原】来源于百合科郁金香属老鸦瓣 **Tulipa edulis** (Miq.) Baker 的鳞茎入药。

【形态特征】多年生细弱草本。地下鳞茎卵形，长2～4 cm，宽约2 cm，鳞茎外被多层褐色干膜质的鳞茎皮，鳞茎皮内密被褐色长柔毛，内包白色肉质鳞茎。茎长10～25 cm，通常不分枝，无毛。叶2枚，长条形，长10～25 cm，远比花长，通常宽5～9 mm，少数可窄到2 mm或宽达12 mm，上面无毛。花单朵顶生，靠近花的基部具2枚对生(较少3枚轮生)的苞片，苞片狭条形，长2～3 cm；花被片狭椭圆状披针形，长20～30 mm，宽4～7 mm，白色，背面有紫红色纵条纹；雄蕊3长3短，花丝无毛，中部稍扩大，向两端逐渐变窄或从基部向上逐渐变窄；子房长椭圆形；花柱长约4 mm。蒴果近球形，有长喙，长5～7 mm。花期4～5月；果期5～6月。

【生　　境】生于山坡、草地及路旁等处。

【分　　布】吉林、辽宁、山东、江苏、安徽、浙江、陕西、湖北、湖南、江西。朝鲜、日本也有分布。

【采集加工】春、秋季采挖鳞茎，洗净，除去须根及外皮，稍蒸后晒干备用。

【性味功能】味甘、辛，性寒，有毒。解毒、散结、行血、化瘀。

【主治用法】治咽喉肿痛、瘰疬、痈疽、疮肿、产后瘀滞等。用量：5～10 g。外用适量捣烂敷患处。

【附　　注】本品秋水仙碱的毒性很大，但毒性发生较慢，往往在用药3～6小时后才发生，有恶心、呕吐、腹泻、衰竭、虚脱及呼吸麻痹，继续应用可能产生粒性白细胞缺乏症和再生障碍性贫血等严重后果。

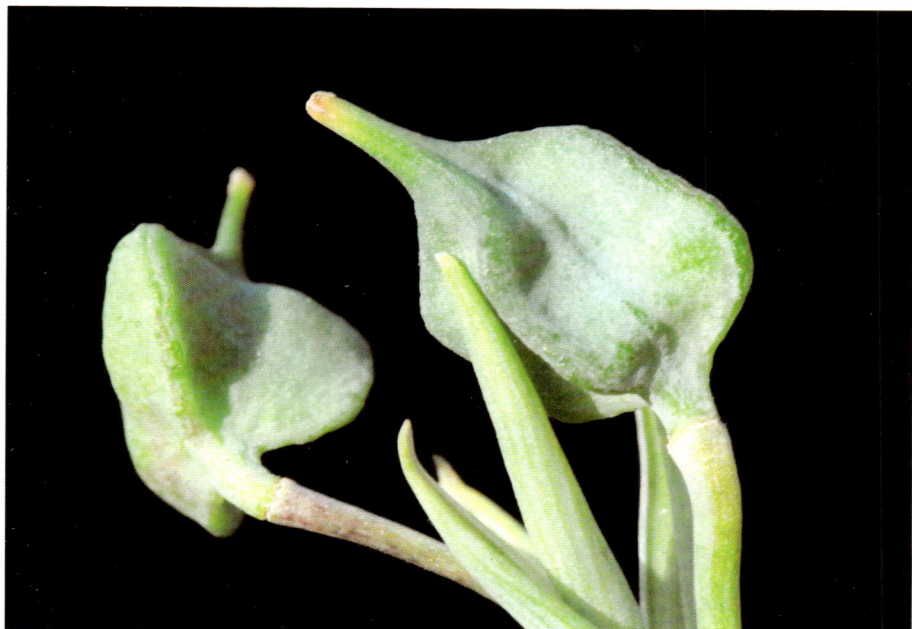

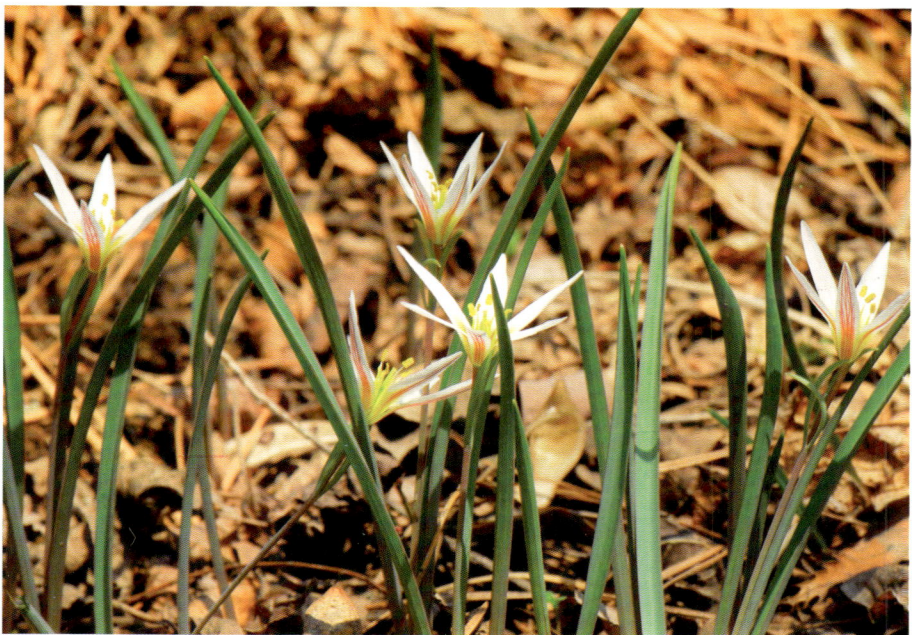

狸藻

Utricularia vulgaris L.

【基　原】来源于狸藻科狸藻属狸藻 **Utricularia vulgaris** L. 的干燥全草入药。

【形态特征】多年生水生草本。匍匐枝圆柱形，长15～80 cm，粗0.5～2 mm，多分枝，节间长3～12 mm。叶器多数，互生，2裂达基部，裂片轮廓呈卵形、椭圆形或长圆状披针形，长1.5～6 cm，宽1～2 cm，先羽状深裂，后二至四回二歧状深裂；末回裂片毛发状。捕虫囊通常多数，侧生于叶器裂片上，斜卵球状，侧扁，长1～3 mm。花序直立，长10～30 cm，中部以上具3～10朵疏离的花；花序梗圆柱状；苞片与鳞片同形，基部着生，宽卵形、圆形或长圆形；花梗丝状，长6～15 mm。花萼2裂达基部，裂片近相等，上唇顶端微钝，下唇顶端截形或微凹。花冠黄色，长12～18 mm；上唇卵形至近圆形，长6～9 mm，下唇横椭圆形，长6～12 mm；距筒状，基部宽圆锥形。雄蕊无毛；花丝线形，药室汇合。子房球形。蒴果球形，长3～5 mm，周裂。种子扁压，具6角和细小的网状凸起，直径0.5～0.7 mm。花期6～8月；果期7～9月。

【生　境】生于水泡子中、河边水中或沼泽地，常聚生成片生长。

【分　布】黑龙江、辽宁、吉林、内蒙古、河北、山东、河南、山西、陕西、四川、甘肃、青海、新疆等。广布于北半球温带地区。

【采集加工】夏、秋季采收全草，晒干药用。

【性味功能】味淡，性平。消炎、解毒。

【主治用法】治目赤红肿、急性结膜炎。用量：20～30 g。外用鲜品适量捣烂敷患处。

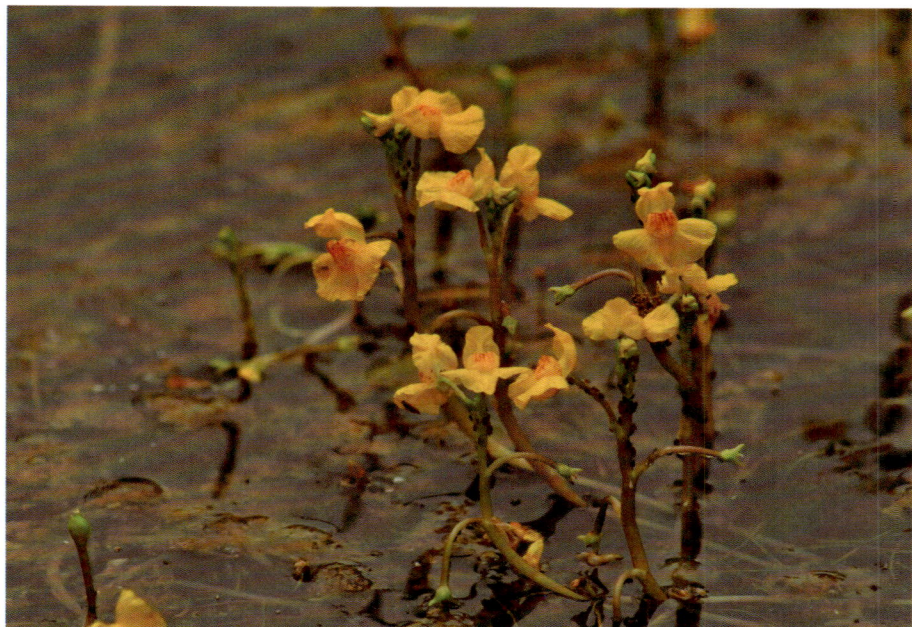

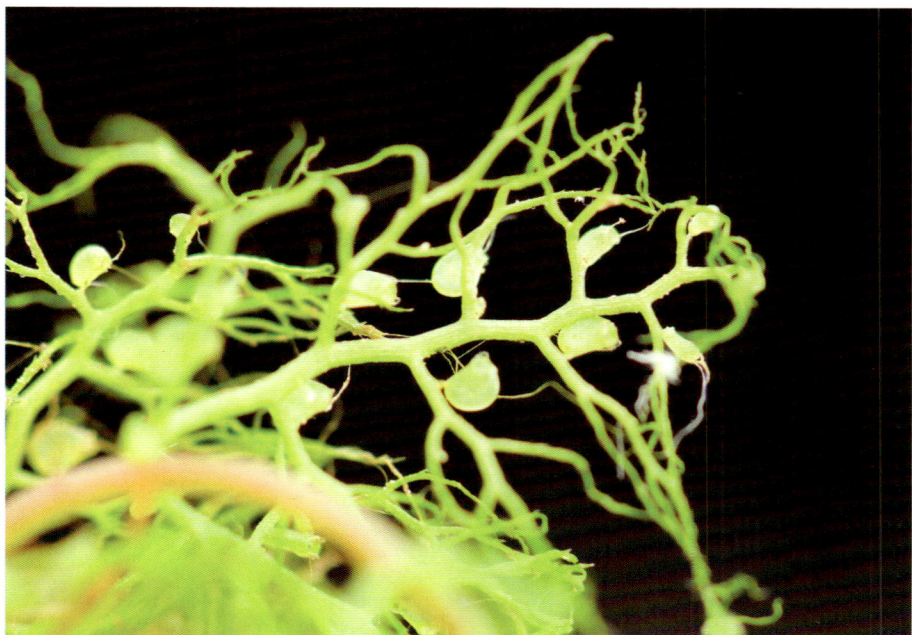

越橘

Vaccinium vitis-idaea L.

【别　　名】越桔

【基　　原】来源于杜鹃花科越橘属越橘 **Vaccinium vitis-idaea** L. 的叶及果实入药。

【形态特征】常绿矮小灌木，地下部分有细长匍匐的根状茎，地上部分植株高10～30 cm。茎纤细，直立或下部平卧。叶密生，叶片革质，椭圆形或倒卵形，长0.7～2 cm，宽0.4～0.8 cm，顶端圆，有凸尖或微凹缺，基部宽楔形，边缘反卷，有浅波状小钝齿，中脉、侧脉在表面微下陷，在背面稍微凸起，网脉在两面不显；叶柄短，长约1 mm。花序短总状，生于去年生枝顶，长1～1.5 cm，稍下垂，有2～8朵花，序轴纤细，有微毛；苞片红色，宽卵形，长约3 mm；小苞片2，卵形，长约1.5 mm；花梗长1 mm，被微毛；萼筒无毛，萼片4，宽三角形，长约1 mm；花冠白色或淡红色，钟状，长约5 mm，4裂，裂至上部三分之一，裂片三角状卵形，直立；雄蕊8，比花冠短，长约3 mm，花丝很短，药室背部无距，药管与药室近等长；花柱稍超出花冠。浆果球形，直径5～10 mm，紫红色。花期6～7月；果期8～9月。

【生　　境】生于落叶松林下、白桦林下、高山苔原或水湿台地等处，常成单优势的大面积群落。

【分　　布】黑龙江、吉林、内蒙古。环北极分布，自北欧、中欧、俄罗斯至西格陵兰，亚洲东北部的蒙古、朝鲜、日本。

【采集加工】春、夏、秋三季采摘叶，除去杂质，阴干或鲜用。秋季采摘成熟果实，洗净，晒干。

【性味功能】叶：味苦，性温。有小毒。利尿、解毒。果实：味酸、甘，性平。止痢。

【主治用法】叶：治淋毒性尿道炎、膀胱炎、小便涩痛。果实：治泄泻、痢疾、肠炎等。用量：叶1.5～3.5 g，果实3～6 g。

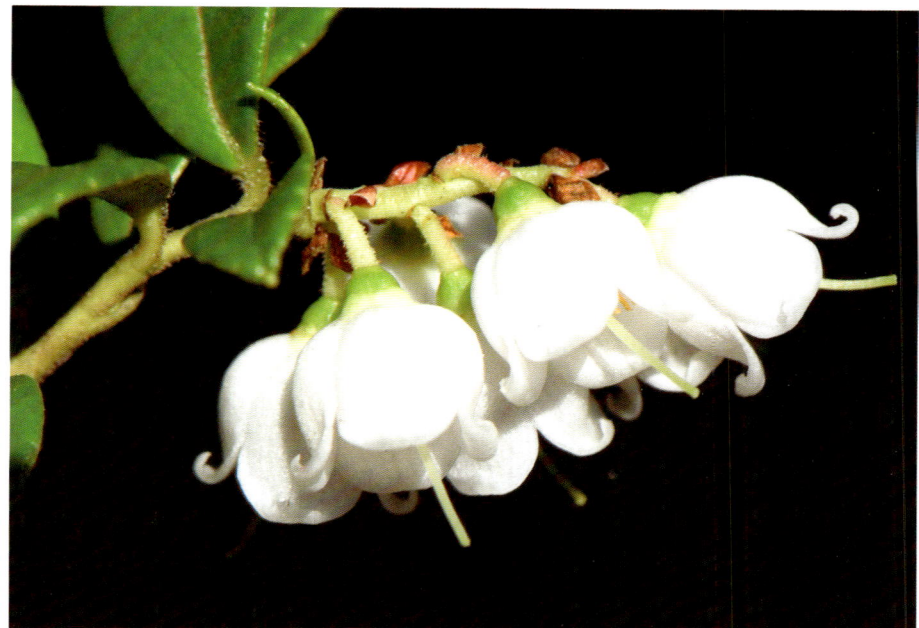

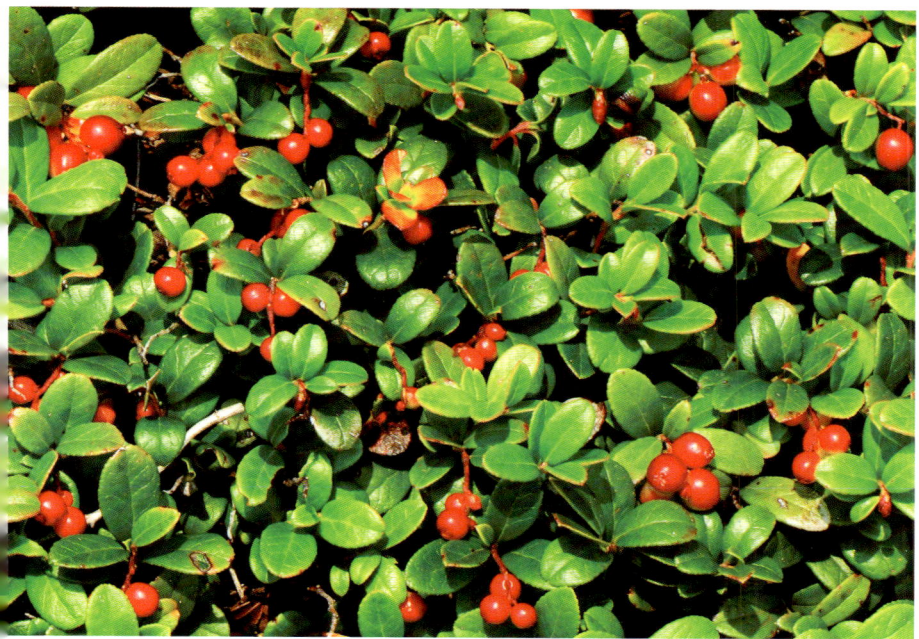

北水苦荬

Veronica anagallis-aquatica L.

【别　　名】水苦荬婆婆纳、水苦荬

【基　　原】来源于玄参科婆婆纳属北水苦荬 Veronica anagallis-aquatica L. 的带虫瘿果的全草、根及果实。

【形态特征】多年生(稀为一年生)草本，通常全体无毛，极少在花序轴、花梗、花萼和蒴果上有几根腺毛。根茎斜走。茎直立或基部倾斜，不分枝或分枝，高10～100 cm。叶无柄，上部的半抱茎，多为椭圆形或长卵形，少为卵状矩圆形，更少为披针形，长2～10 cm，宽1～3.5 cm，全缘或有疏而小的锯齿。花序比叶长，多花；花梗与苞片近等长，上升，与花序轴成锐角；果期弯曲向上，使蒴果靠近花序轴，花序通常不宽于1 cm；花萼裂片卵状披针形，急尖，长约3 mm；果期直立或叉开，不紧贴蒴果；花冠浅蓝色，浅紫色或白色，直径4～5 mm，裂片宽卵形；雄蕊短于花冠。蒴果近圆形，长宽近相等，几乎与萼等长，顶端圆钝而微凹，花柱长约2 mm。花期7～8月；果期8～9月。

【生　　境】生于湿草地及水沟边等处。

【分　　布】黑龙江、辽宁、吉林、内蒙古、河北、山西、山东、江苏、陕西、宁夏、甘肃、江西、湖南、湖北、贵州、云南。其他亚洲温带地区及欧洲广布。

【采集加工】夏、秋季采收全草和根，洗净，鲜用或晒干。秋季采收果实，晒干药用。

【性味功能】味苦，性平。活血止血、解毒消肿。

【主治用法】全草：治喉蛾、肺结核咳血、吐血、血崩、痛经、痢疾、血淋、风湿疼痛、妇女产后风寒、月经不调、经闭、血滞痛经、疝气、血小板减少性紫癜、跌打损伤、高血压、骨折及痈疮肿毒等。用量：9～15 g。外用鲜草适量捣烂敷患处。根：治风热上壅、咽喉肿痛及项上风疬，以酒搓服。果实：治跌打损伤、劳伤吐血、入散剂或浸酒服。

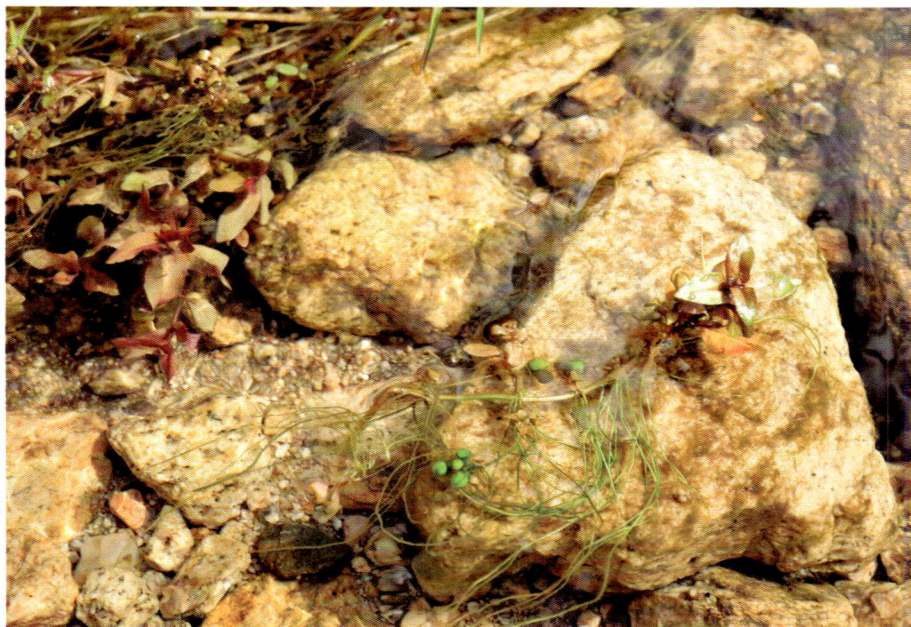

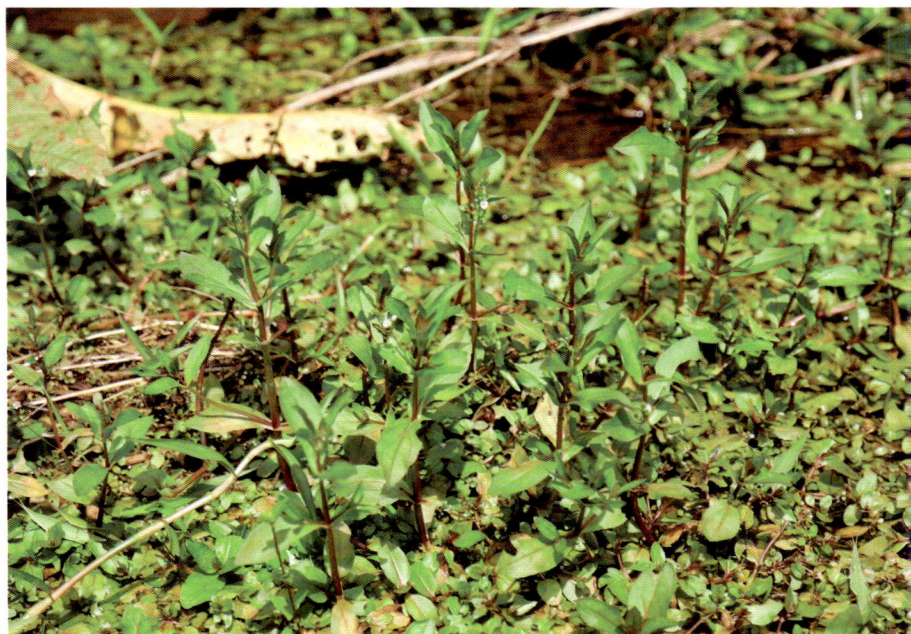

细叶婆婆纳

Veronica linariifolia Pall. ex Link

【别　　名】水蔓菁

【基　　原】来源于玄参科婆婆纳属细叶婆婆纳 **Veronica linariifolia** Pall. ex Link 的全草入药。

【形态特征】多年生草本。根状茎短，高30～80 cm。茎直立，单生或稀为2株丛生，通常不分枝，被白色而多为卷曲的柔毛。叶全为互生，稀下部叶对生，叶片条形、线状披针形或长圆状披针形，长2～6 cm，宽2～7 mm，下部叶全缘，上部叶具粗疏牙齿，无毛或被白色的柔毛。总状花序顶生，长穗状，花梗短，被柔毛；花萼4深裂，裂片披针形，有睫毛；花冠蓝色或紫色，长5～6 mm，筒部长约为花冠长的1/3，喉部有柔毛，裂片不等，后方1枚圆形，其余3枚卵形。蒴果卵球形，稍扁，顶端微凹。花期7～8月；果期8～9月。

【生　　境】生于林缘、草甸、山坡草地及灌丛等处。

【分　　布】黑龙江、辽宁、吉林、内蒙古。朝鲜，日本，蒙古及俄罗斯东西伯利亚地区也有分布。

【采集加工】夏、秋季采收全草，除去杂质，切段，洗净，晒干。

【性味功能】味苦，性微寒。清热解毒、止咳化痰、利尿。

【主治用法】治慢性气管炎、肺脓疡、咳吐脓血、急性肾炎、尿路感染、痔疮、皮肤湿疹、风疹瘙痒、疖痈疮疡。用量：15～30 g。外用适量煎水洗患处。

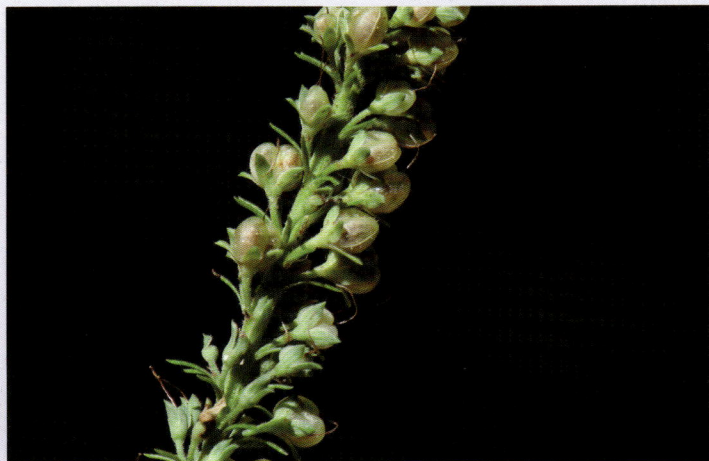

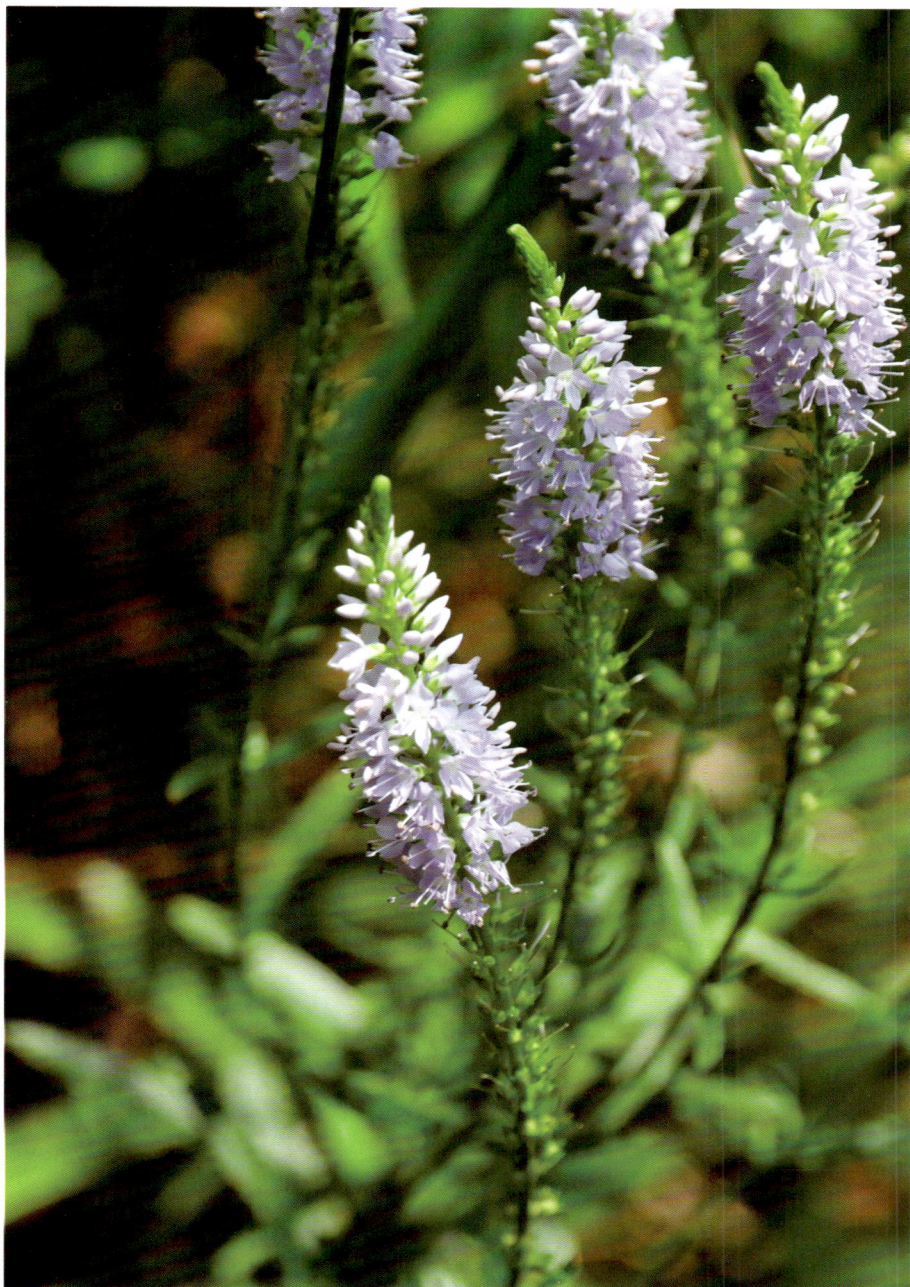

草本威灵仙

Veronicastrum sibiricum (L.) Pennell

【别　　名】轮叶腹水草、轮叶婆婆纳

【基　　原】来源于玄参科腹水草属草本威灵仙 **Veronicastrum sibiricum** (L.) Pennell 的全草。

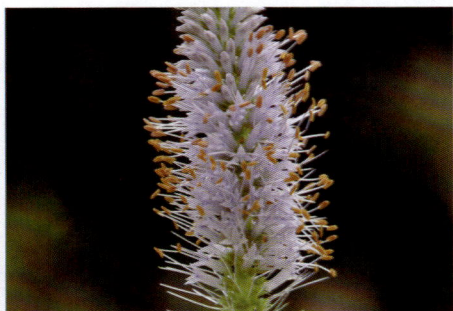

【形态特征】多年生草本，高达1m以上。茎圆柱形。根状茎横走，长达13 cm，节间短，根多而须状。叶3～9枚轮生，近无柄或具短柄；叶片广披针形、长圆状披针形或倒披针形，长4～15 cm，宽1.5～4 cm，基部楔形，顶端渐尖或锐尖，近革质，边缘具尖锯齿。花序顶生，多花集成长尾状穗状花序，长10～40 cm，单一或分歧，花无梗或近无梗，有时具短柄；苞片条形，长约5 mm，顶端尖；花萼5深裂，裂片条形或线状披针形，长3～4 mm；花冠淡蓝紫色、红紫色、紫色、淡紫色、粉红色或白色，长6～7 mm，花冠比萼裂片长2～3倍，顶端4裂，裂片卵形，长约2 mm，不等长；雄蕊2，长7～10 mm，外露。蒴果卵形或卵状椭圆形。种子多数，细小。花期7～8月；果期8～9月。

【生　　境】生于河岸、沟谷、林缘草甸、湿草地及灌丛等处，常聚生成片生长。

【分　　布】黑龙江、辽宁、吉林、内蒙古、河北、山东、陕西、甘肃。朝鲜、日本及俄罗斯也有分布。

【采集加工】夏、秋季采收全草，除去杂质，切段，洗净，鲜用或晒干。

【性味功能】味微苦，性寒。祛风除湿、止血、止痛。

【主治用法】治风湿性腰腿痛、肌肉痛、感冒、膀胱炎、肺结核、咳嗽、腹泻、痢疾、子宫出血、创伤出血、脚气及毒蛇咬伤等。用量：10～15 g。外用鲜品适量捣烂敷患处。

【附　　方】毒蛇咬伤：鲜草本威灵仙45 g(干品15～30 g)，水煎服。另用鲜品适量捣烂敷患处，或煎水外洗伤口(东北林区民间验方)。

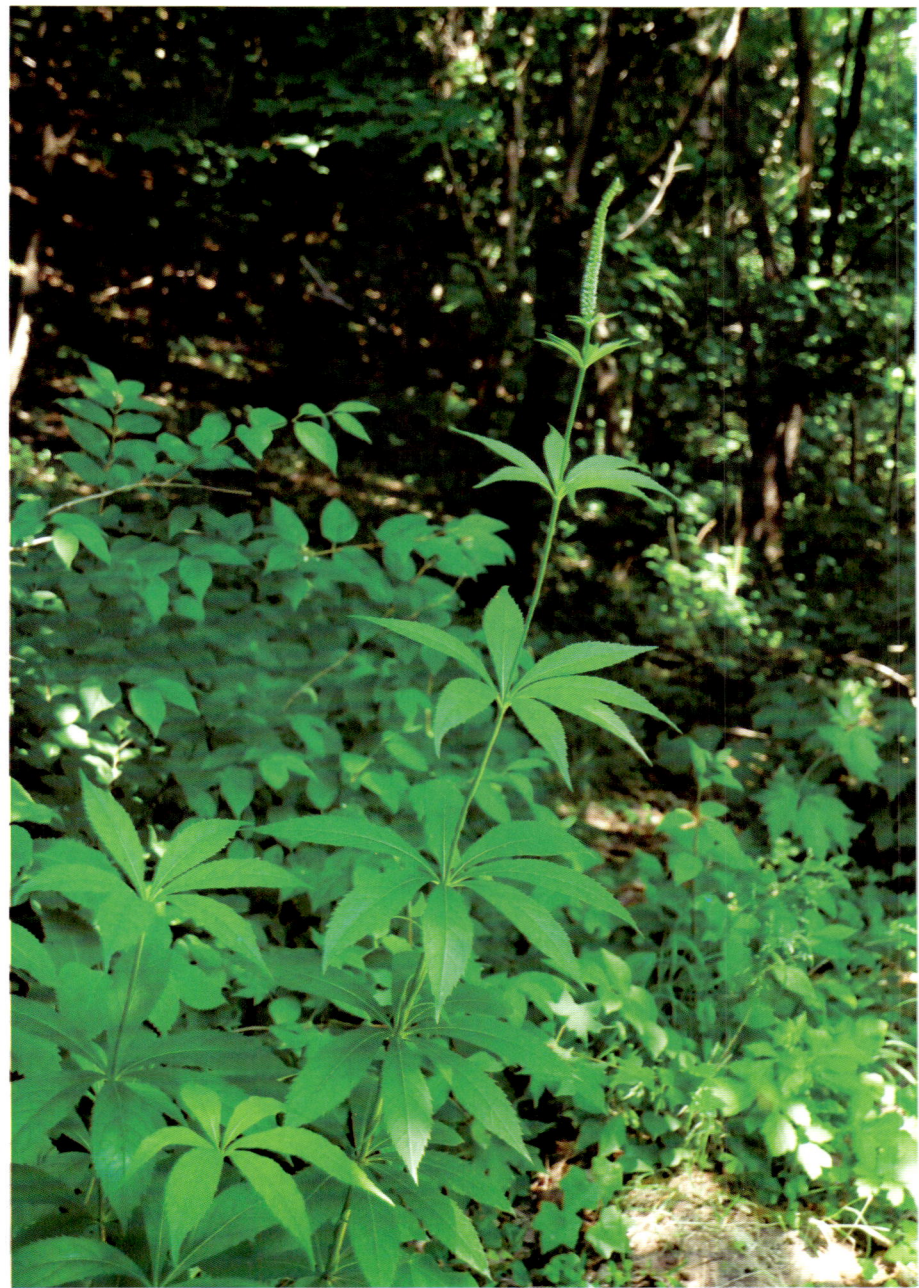

管花腹水草

Veronicastrum tubiflorum (Fisch. et Mey.) Hara

【别　　名】柳叶婆婆纳

【基　　原】来源于玄参科腹水草属管花腹水草**Veronicastrum tubiflorum** (Fisch. et Mey.)Hara 的全草入药。

【形态特征】多年生直立草本，植株高40～70 cm。无根状茎。根无毛。茎不分枝，上部被倒生细柔毛。叶互生，无柄，条形，单条叶脉，长3～9 cm，宽不超过6 mm，边缘疏生细尖锯齿，上面被短刚毛，下面密生细柔毛，老时两面秃净，厚纸质。花序顶生，单支，长5～15 cm，花序轴及花梗多少被细柔毛；花萼裂片披针形，具短睫毛，长约1.5 mm；花冠蓝色或淡红色，长约6 mm，裂片占1/4长。蒴果卵形，长2～2.5 mm，顶端急尖。花期7～8月；果期8～9月。

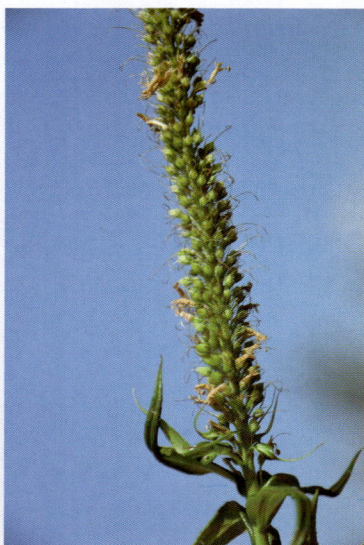

【生　　境】生于湿草地及灌丛中。

【分　　布】黑龙江、吉林、辽宁、内蒙古。俄罗斯东西伯利亚地区也有分布。

【采集加工】夏、秋季采收全草，除去杂质，切段，洗净，鲜用或晒干。

【性味功能】味苦、辛，性凉。清热解毒。

【主治用法】治慢性扁桃体炎、咽炎、急性结膜炎、口疮及疔疮等。用量：3～6 g。

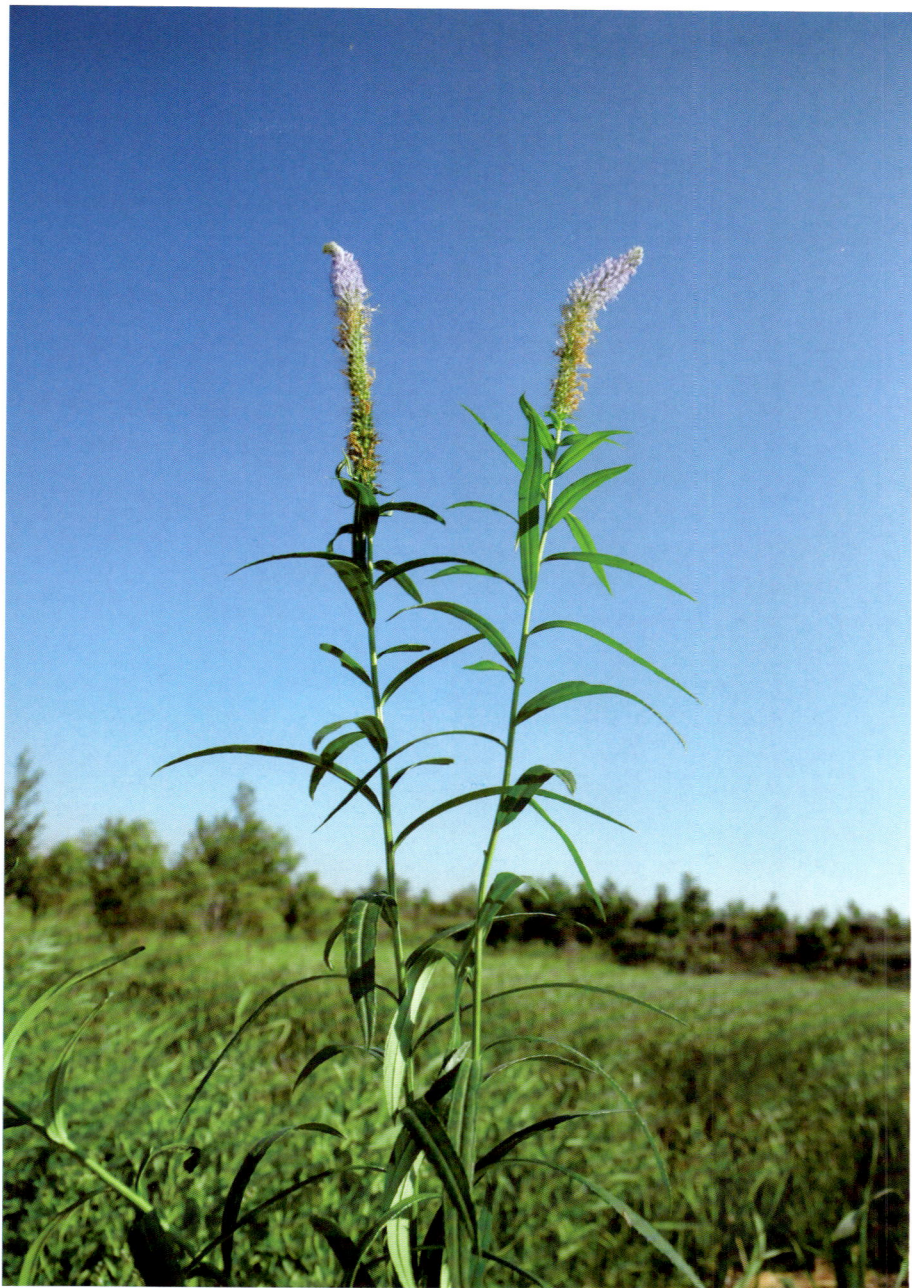

蒙古荚蒾

Viburnum mongolicum (Pall.) Rehd.

【别　　名】蒙古绣球花

【基　　原】来源于忍冬科荚蒾属蒙古荚蒾 *Viburnum mongolicum* (Pall.) Rehd. 的根、叶及果实入药。

【形态特征】落叶灌木，高达2 m；幼枝、叶下面、叶柄和花序均被簇状短毛，二年生小枝黄白色，浑圆，无毛。叶纸质，宽卵形至椭圆形，稀近圆形，长2.5～6 cm，顶端尖或钝形，基部圆或楔圆形，边缘有波状浅齿，齿顶具小凸尖，上面被簇状或叉状毛，下面灰绿色，侧脉4～5对，近缘前分枝而互相网结，连同中脉上面略凹陷或不明显，下面凸起；叶柄长4～10 mm。聚伞花序直径1.5～3.5 cm，具少数花，总花梗长5～15 mm，第一级辐射枝5条或较少，花大部生于第一级辐射枝上；萼筒矩圆筒形，长3～5 mm，无毛，萼齿波状；花冠淡黄白色，筒状钟形，无毛，筒长5～7 mm，直径约3 mm，裂片长约1.5 mm；雄蕊约与花冠等长，花药矩圆形。果实红色而后变黑色，椭圆形，长约10 mm；核扁，长约8 mm，直径5～6 mm，有2条浅背沟和3条浅腹沟。花期5月；果期9月。

【生　　境】生于山坡杂木林缘及林内等处。

【分　　布】辽宁、内蒙古、河北、山西、陕西、宁夏、甘肃、青海等。俄罗斯西伯利亚东部和蒙古也有分布。

【采集加工】春、秋季采挖根，除去泥土，切段，鲜用或晒干。夏、秋季采摘叶，除去杂质，鲜用或晒干。秋季采收果实，除去杂质洗净，鲜用或晒干。

【性味功能】根，叶：味辛、涩，性微寒。祛风活血。果实：味酸，性微寒。清热解毒、破瘀通经、健脾。

【主治用法】治腰痛、跌打挫伤等症。用量：15～25 g。

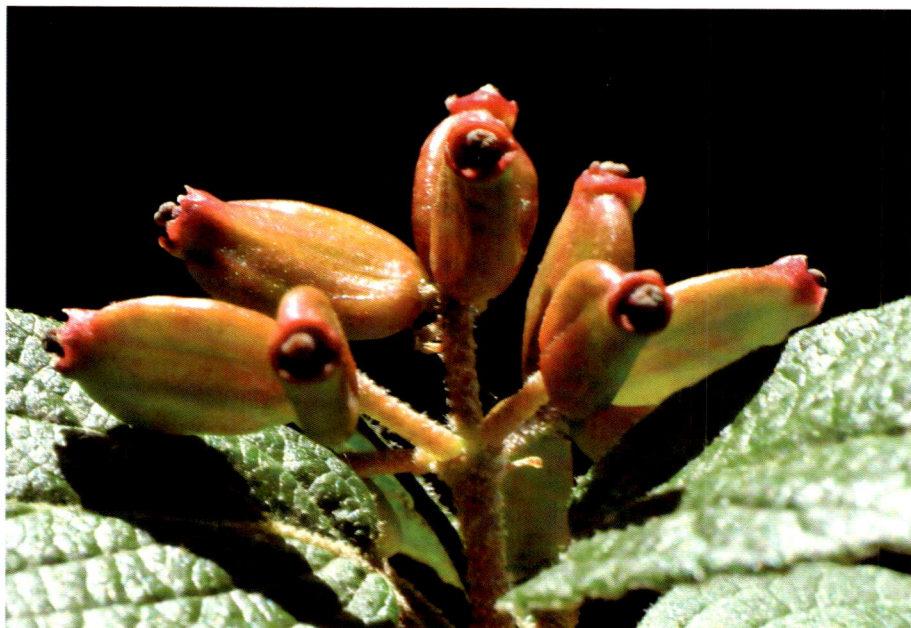

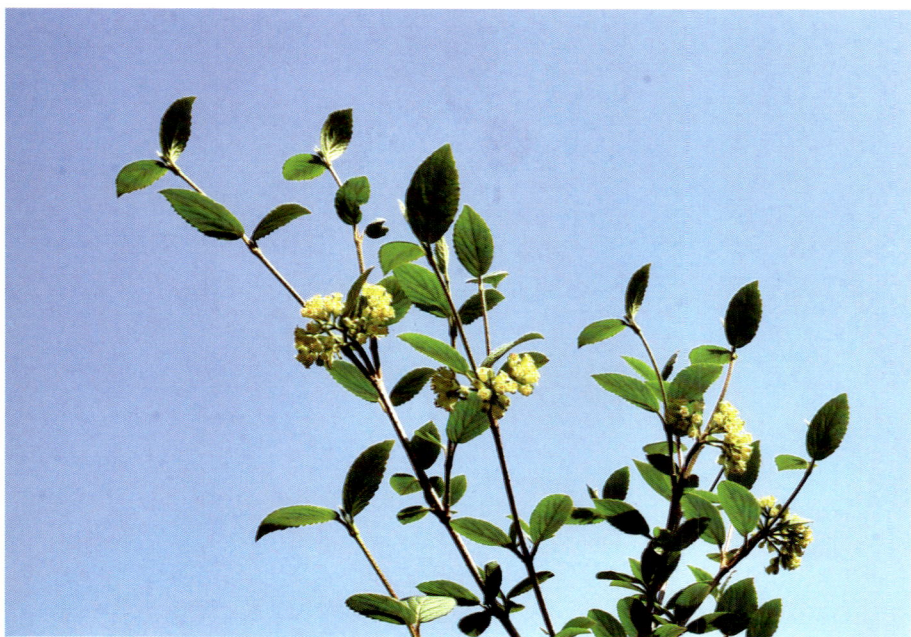

鸡树条

Viburnum opulus L. var. **calvescens** (Rehd.) Hara

【别　　名】鸡树条荚蒾、天目琼花

【基　　原】来源于忍冬科荚蒾属鸡树条 **Viburnum opulus** L. var. **calvescens** (Rehd.) Hara 的嫩枝、叶及果实入药。

【形态特征】落叶灌木，高2～3m；树皮灰褐色，有纵条及软木层；小枝褐色至赤褐色，有明显条棱，光滑无毛；冬芽卵形，外有2鳞片包被，光滑无毛。叶对生，阔卵形至卵圆形，顶端3中裂，侧裂片微外展，长2～12cm，宽5～10cm，基部圆形或截形，顶端渐尖或凸尖，有掌状3出脉，边缘有不整齐的齿牙，上面暗绿色，无毛，或沿脉有疏毛，下面淡绿色，无毛或沿脉有毛，或脉腋有簇毛，通常枝上部叶不分裂或微裂，椭圆形或长圆状披针形；叶柄粗壮，长1～4cm，上部有腺点，近无毛；托叶小钻形。复伞形花序生于枝梢的顶端，紧密多花，常由6～8出小伞花序组成，直径8～10cm，外围有不孕性的辐射花白色，径1.5～2cm，中央为孕性花，杯状，5裂，径5mm；雄蕊5，花药紫色，较长，超出花冠。核果球形，鲜红色，径约8mm；核扁圆形。花期6～7月；果期8～9月。

【生　　境】生于林缘、林内、灌丛中、山坡及路旁等处。

【分　　布】黑龙江、辽宁、吉林、内蒙古、河北、山西、山东、浙江、陕西、四川、湖北、宁夏、甘肃、青海等。

【采集加工】春、夏季割取嫩枝。切段，洗净，鲜用或晒干。春、夏、秋三季均可采摘叶，晒干。

【性味功能】嫩枝，叶：味甘，苦，性平。祛风通络、活血消肿。果实：味甘，苦，性平。止咳。

【主治用法】嫩枝，叶：治腰肢关节酸痛、跌打闪挫伤、疮疖、疥癣。用量15～20g，外用适量煎水洗患处。果实：治咳嗽、痰饮。用量：10～15g。

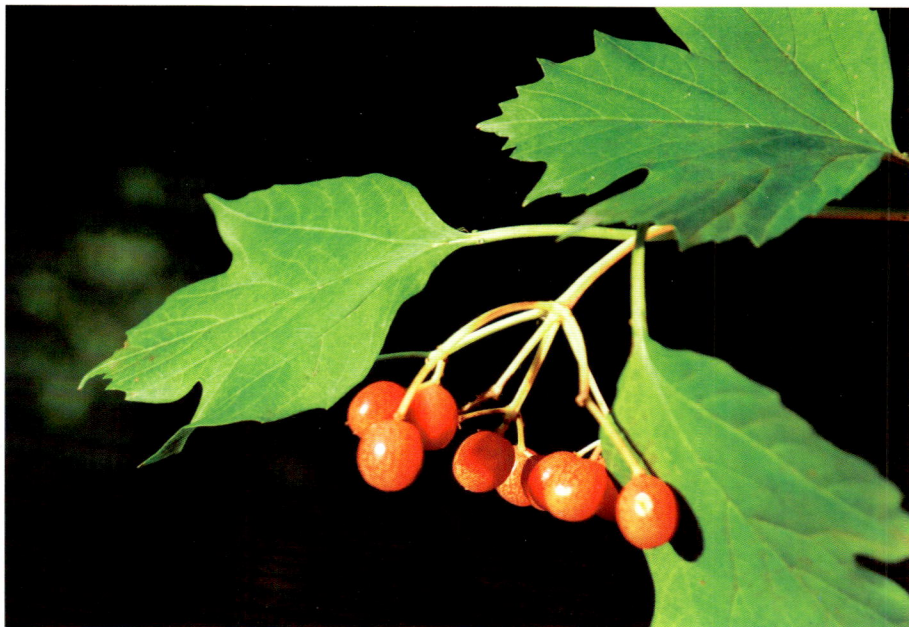

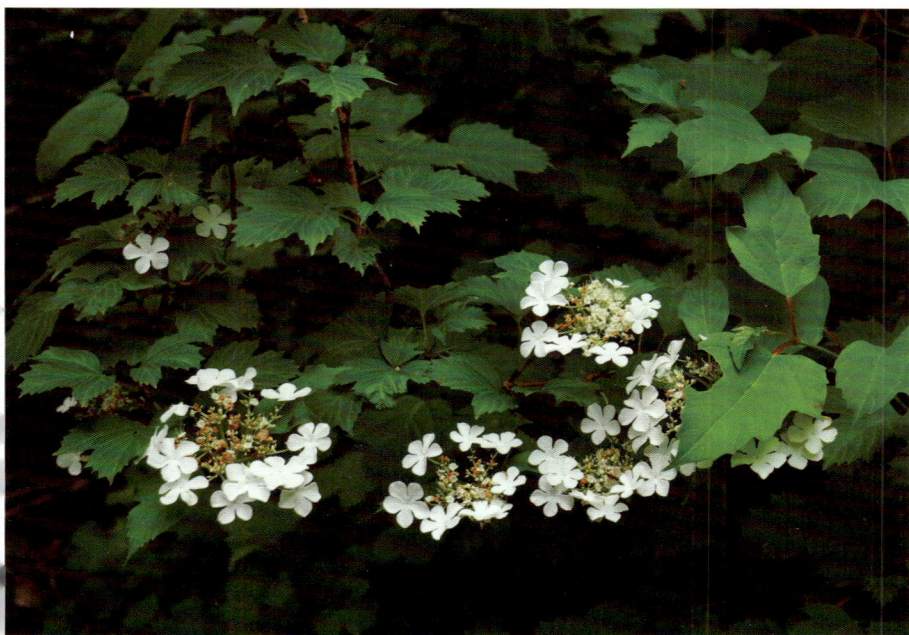

大叶野豌豆

Vicia pseudorobus Fisch et C. A. Mey

【别　　名】假香野豌豆、大叶草藤

【基　　原】来源于蝶形花科野豌豆属大叶野豌豆**Vicia pseudorobus** Fisch et C. A. Mey 的嫩茎叶入药。

【形态特征】多年生草本，高50～200 cm。根茎粗壮、木质化，须根发达。茎直立或攀援，有棱。偶数羽状复叶，长2～17 cm；顶端卷须发达，有2～3分支，托叶戟形，长0.8～1.5 cm，边缘齿裂；小叶2～5对，卵形，椭圆形或长圆披针形，长2～10 cm，宽1.2～2.5 cm，纸质或革质。顶端圆或渐尖，有短尖头，基部圆或宽楔形，叶脉清晰，侧脉与中脉为60°夹角，直达叶缘呈波形或齿状相联合。总状花序长于叶，长4.5～1.5 cm，花序轴单一，长于叶；花萼斜钟状，萼齿短，短三角形，长1 mm；花多，通常15～30，花长1～2 cm，紫色或蓝紫色，翼瓣、龙骨瓣与旗瓣近等长；胚珠2～6，子房柄长，花柱上部四周被毛，柱头头状。荚果长圆形，扁平，长2～3 cm，宽0.6～0.8 cm，棕黄色。种子2～6，扁圆形，直径约0.3 cm，棕黄色、棕红褐色至褐黄色，种脐灰白色，长相当于种子圆周1/3。花期6～9月；果期8～10月。

【生　　境】生于林缘、灌丛、山坡草及柞林或杂木森的林间草地疏林下和路旁等处。

【分　　布】分布于我国东北、华北、西北、华中和西南地区。俄罗斯、蒙古、朝鲜、日本亦有分布。

【采集加工】春、夏季采摘嫩茎叶，除去杂质，洗净，鲜用或晒干。

【性味功能】味甘、辛，性温。祛风湿、活血、舒筋、止痛。

【主治用法】治风湿病、闪挫伤、无名肿毒、阴囊湿疹等。用量：干品10～25 g，鲜品50～75 g。外用适量熏洗患处。

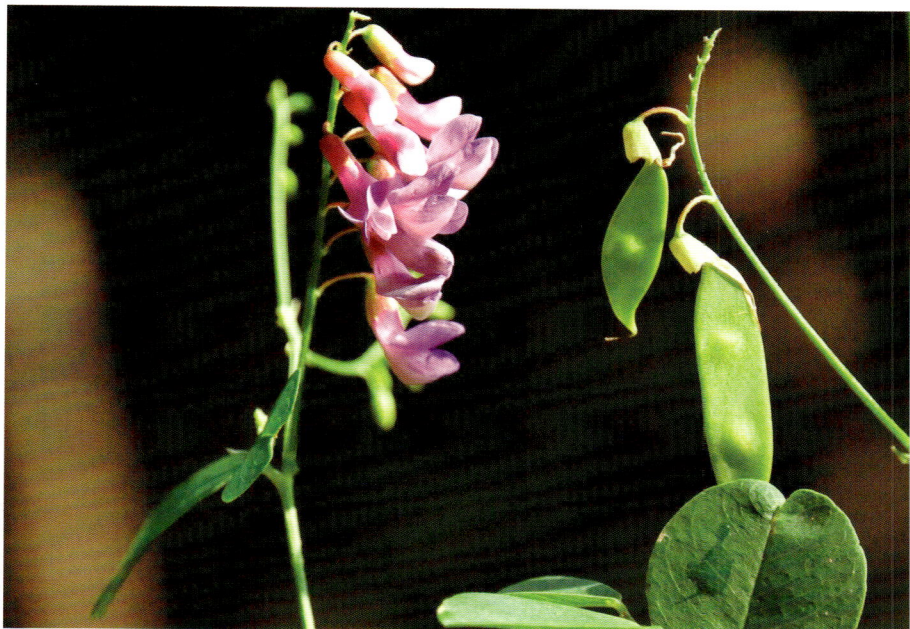

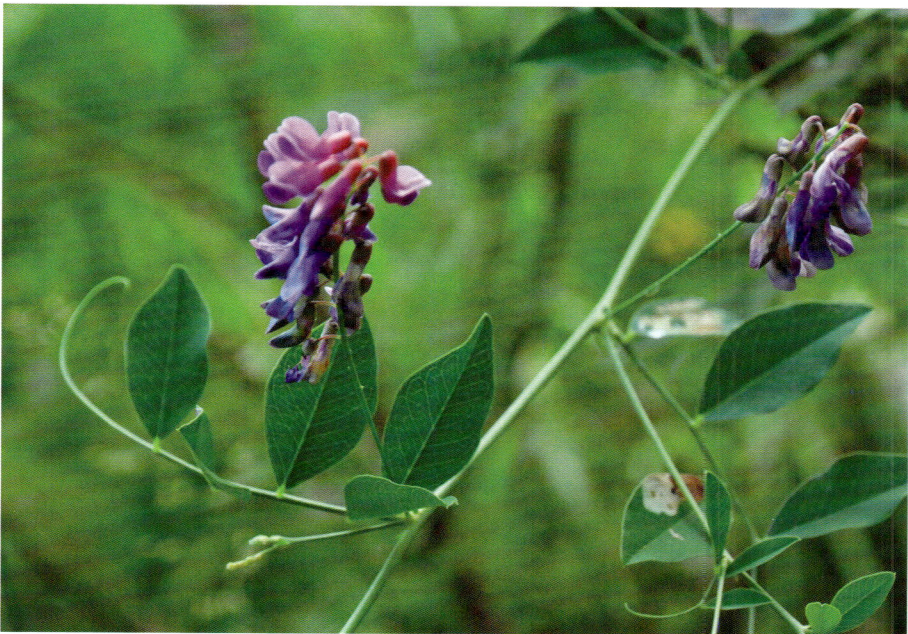

球果堇菜

Viola collina Bess.

【别　　名】毛果堇菜、圆叶毛堇菜

【基　　原】来源于堇菜科堇菜属球果堇菜 **Viola collina** Bess. 的全草入药。

【形态特征】多年生草本，花期高4～9 cm；果期高可达20 cm。根状茎粗而肥厚，具结节，长2～6 cm。叶均基生，呈莲座状；叶片宽卵形或近圆形，长1～3.5 cm，宽1～3 cm，顶端钝、锐尖或稀渐尖；果期叶片显著增大，长可达8 cm，宽约6 cm，基部心形；叶柄具狭翅，被倒生短柔毛，花期长2～5 cm；果期长达19 cm；托叶膜质，披针形。花淡紫色，长约1.4 cm，具长梗；萼片长圆状披针形或披针形，长5～6 mm；花瓣基部微带白色，上方花瓣及侧方花瓣顶端钝圆，侧方花瓣里面有须毛或近无毛；下方花瓣的距白色，较短，长约3.5 mm，平伸而稍向上方弯曲，末端钝；子房被毛，花柱基部膝曲，向上渐增粗，常疏生乳头状凸起，顶部向下方弯曲成钩状喙，喙端具较细的柱头孔。蒴果球形，密被白色柔毛，成熟时果梗通常向下方弯曲，致使果实接近地面。花期5～6月；果期7～8月。

【生　　境】生于林下、林缘、灌丛、草坡、沟谷及路旁较阴湿地等处。

【分　　布】黑龙江、辽宁、吉林、内蒙古、河北、山西、陕西、宁夏、山东、江苏、安徽、浙江、河南、四川、甘肃等。朝鲜，日本及俄罗斯的亚洲部分，欧洲也有分布。

【采集加工】花果期采收全草，除去杂质，洗净，鲜用或晒干。

【性味功能】味苦，涩，性凉。清热解毒、消肿止痛。

【主治用法】治痈疽疮毒、肺痈、跌打损伤、刀伤出血等。用量：15～25 g。外用鲜品适量捣烂敷患处。

【附　　方】

1. 治刀伤出血：球果堇菜捣烂敷患处。
2. 治跌打损伤：球果堇菜15～25 g，捣汁兑温酒服，并取渣敷患处。

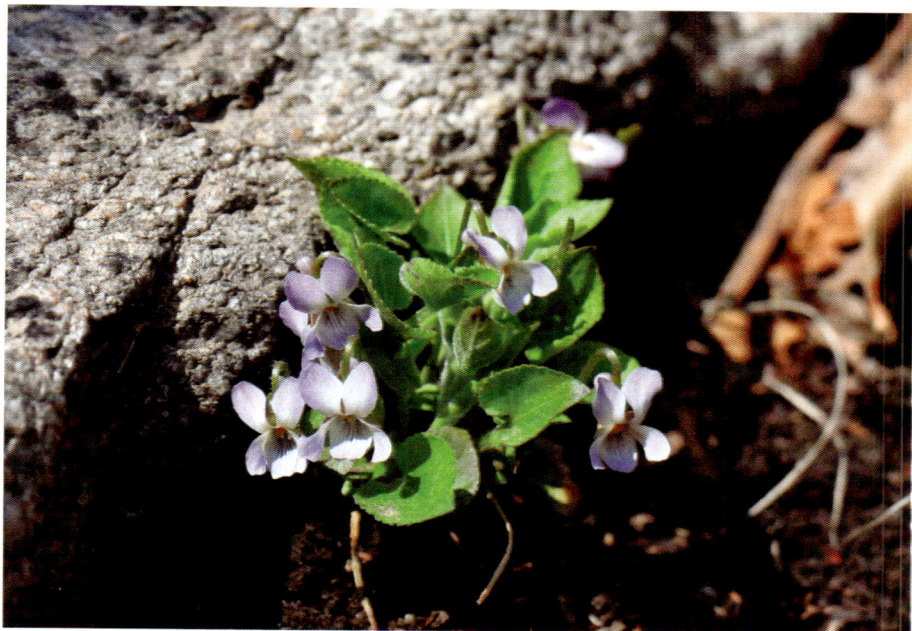

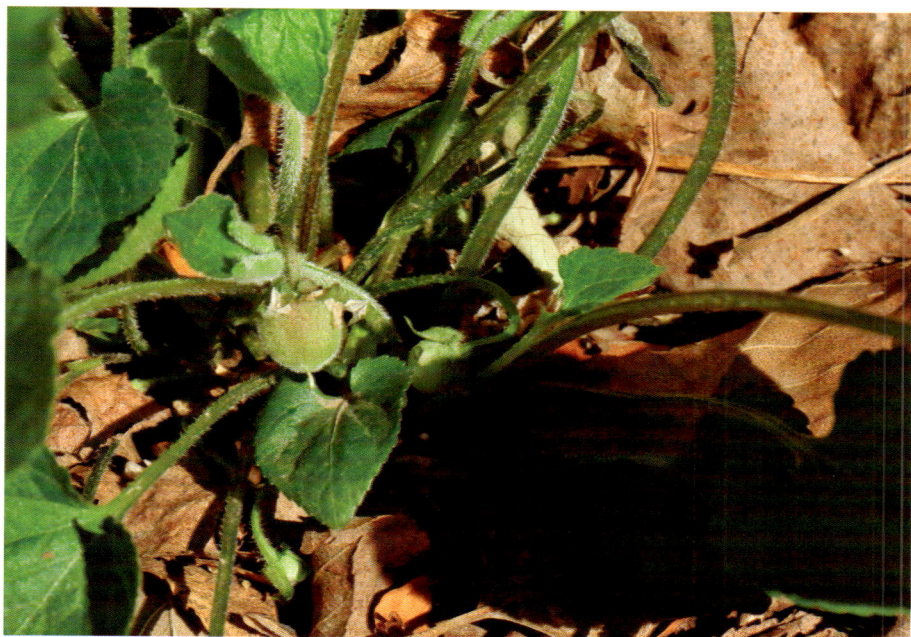

大叶堇菜

Viola diamantiaca Nakai

【别　　名】寸节七、大铧头草

【基　　原】来源于堇菜科堇菜属大叶堇菜 **Viola diamantiaca** Nakai 的干燥全草入药。

【形态特征】多年生草本，无地上茎，有细长的匍匐枝。根状茎稍粗，斜生或横走，节较密，有多数细长的褐色根。基生叶1枚，稀2或3枚自根状茎的顶端发出；叶片绿色，质地较薄，心形或卵状心形，长7～9cm，宽5～7cm，顶端具尾状渐尖，基部浅或深心形，边缘具钝齿，齿端有明显的腺体，上面绿色无毛，下面苍绿色，脉上被细毛；叶柄细，长可达二十余厘米，有翅，通常上部被细毛，下部无毛；托叶离生，淡绿色，干后近膜质，披针形或狭卵状披针形，长约1cm，顶端渐尖，边缘疏生细齿。花大，淡紫堇色或苍白色，具长梗；花梗单一，细弱，中部稍上处有2枚较小的披针形小苞片；萼片卵状披针形，无毛，基部附属物短；侧瓣长1.5～1.7cm，里面无须毛，下瓣连距长1.8～2cm；距较短粗，长约4mm，末端钝。蒴果表面具紫红色斑点，长约1.3cm。花期5～6月；果期6～7月。

【生　　境】生于阔叶林下、林缘等土质较肥沃的地方，常聚生成片生长。

【分　　布】吉林、辽宁、陕西。朝鲜也有分布。

【采集加工】花果期采收全草，除去杂质，洗净，鲜用或晒干。

【性味功能】味苦、辛，性凉。清热解毒、止血。

【主治用法】治疮疖肿毒、麦粒肿、肺结核、外伤出血、跌打损伤、毒蛇咬伤等。用量：10～15g。外用鲜草适量捣烂敷患处。

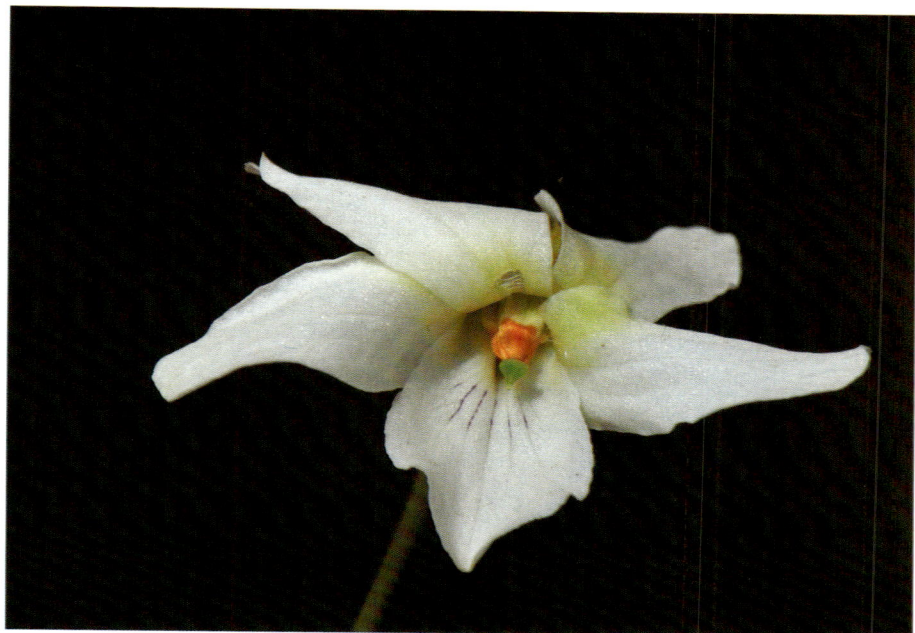

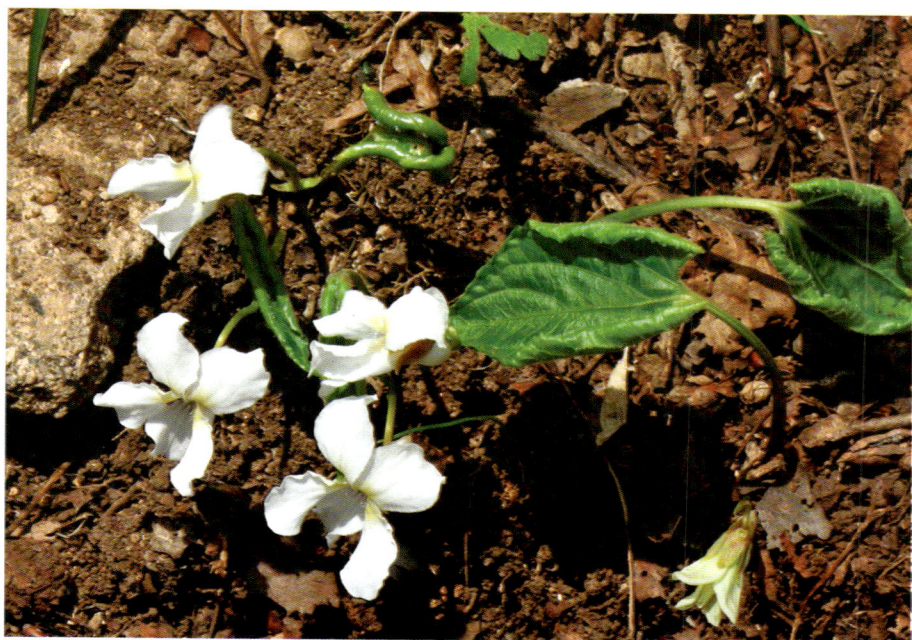

裂叶堇菜

Viola dissecta Ledeb.

【别　　名】深裂叶堇菜

【基　　原】来源于堇菜科堇菜属裂叶堇菜 **Viola dissecta** Ledeb. 的全草入药。

【形态特征】多年生草本，无地上茎，植株高度变化大，花期高3～17 cm；果期高4～34 cm。根状茎垂直，缩短，长约5～12 mm。基生叶叶片轮廓呈圆形、肾形或宽卵形，长1.2～9 cm，宽1.5～10 cm，两侧裂片具短柄，常2深裂，中裂片3深裂，裂片线形、长圆形或狭卵状披针形；托叶近膜质，苍白色至淡绿色，约2/3以上与叶柄合生。花较大，淡紫色至紫堇色；花梗通常与叶等长或稍超出于叶；果期通常比叶短；萼片卵形、长圆状卵形或披针形，长4～7 mm；上方花瓣长倒卵形，长8～13 mm，侧方花瓣长圆状倒卵形，长7～10 mm，下方花瓣连距长1.4～2.2 cm；距明显，圆筒形；花药长1.5～2 mm，下方雄蕊之距细长，长3～5 mm；子房卵球形，长约1.8 mm，花柱棍棒状，长2～2.5 mm，基部稍细并微向前方膝曲。蒴果长圆形或椭圆形，长7～18 mm，顶端尖，果皮坚硬。花期较长，花期5～6月；果期8～9月。

【生　　境】生于林缘、灌丛、河岸及山坡等处。

【分　　布】黑龙江、辽宁、吉林、内蒙古、河北、山西、陕西、山东、浙江、四川、甘肃、西藏等。朝鲜、蒙古、俄罗斯西伯利亚及中亚地区也有分布。

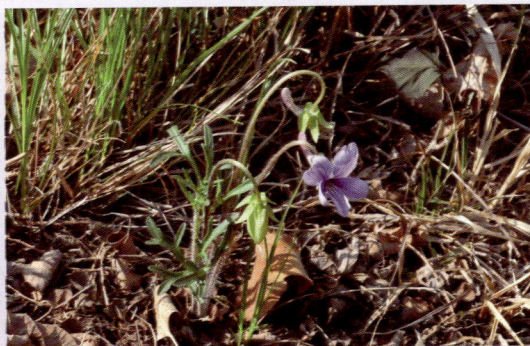

【采集加工】花果期采收全草，除去杂质，洗净，鲜用或晒干。

【性味功能】味苦，性凉。清热解毒、消肿散结。

【主治用法】治毒蛇咬伤、无名肿毒、疮疖、淋浊、白带及肾炎等。用量：15～25 g。外用鲜草捣烂敷患处。

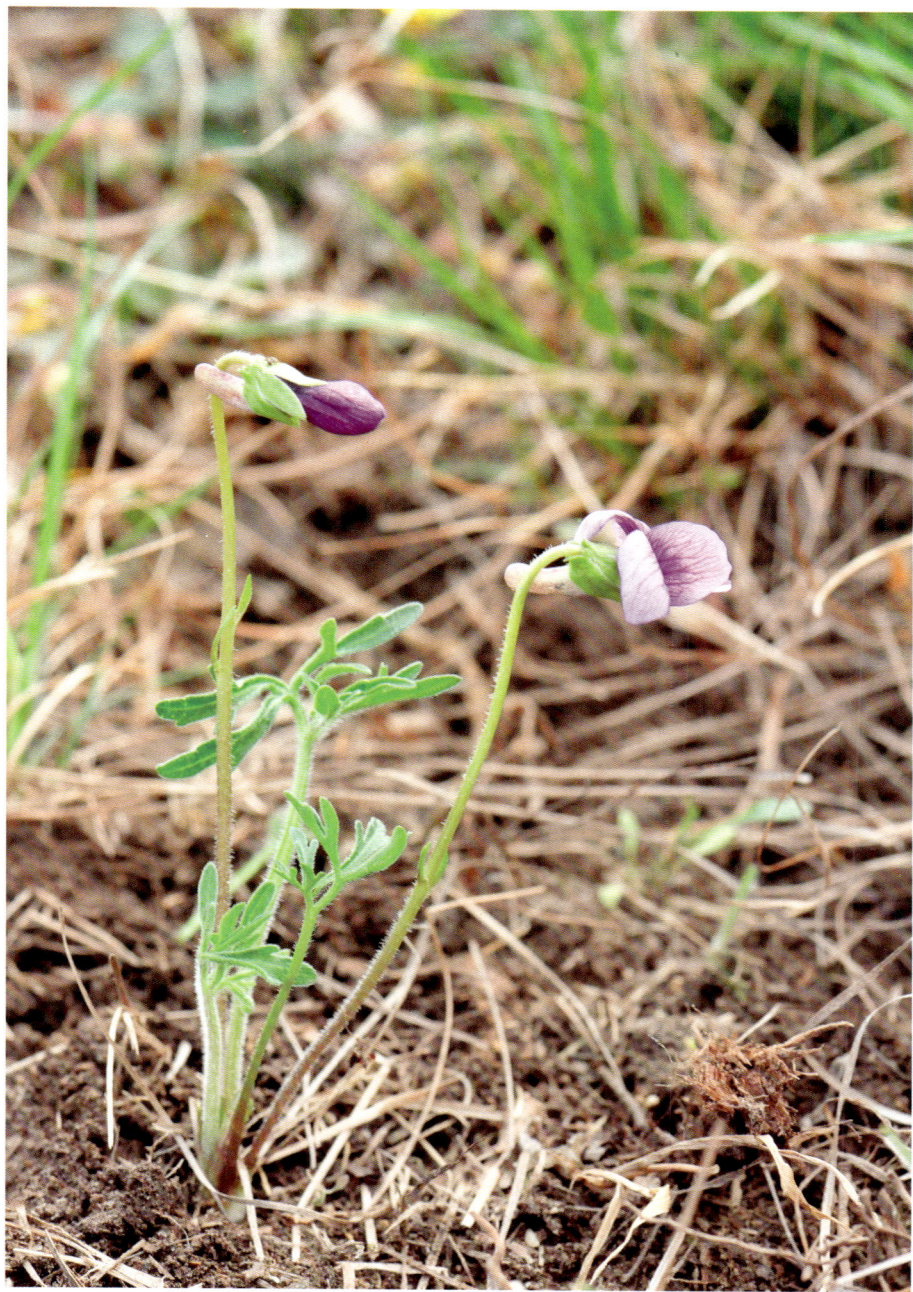

东北堇菜

Viola mandshurica W. Bckr.

【别　　名】紫花地丁

【基　　原】来源于堇菜科堇菜属东北堇菜 **Viola mandshurica** W. Bckr. 的全草入药。

【形态特征】多年生草本，无地上茎，高6～18 cm。根状茎缩短，节密生，呈暗褐色。叶3或5片以至多数，皆基生；叶片长圆形、舌形、卵状披针形，下部者通常较小呈狭卵形，长2～6 cm，宽0.5～1.5 cm，花期后叶片渐增大，呈长三角形、椭圆状披针形，稍呈戟形，长可达十余厘米，宽达5 cm，最宽处位于叶的最下部；叶柄较长，长2.5～8 cm，上部具狭翅。花紫堇色或淡紫色，较大，直径约2 cm；花梗细长，通常在中部以下或近中部处具2枚线形苞片；萼片卵状披针形或披针形，长5～7 mm；上方花瓣倒卵形，长11～13 mm，侧方花瓣长圆状倒卵形，长11～15 mm，下方花瓣连距长15～23 mm，距圆筒形；雄蕊的药隔顶端附属物长约1.5 mm；子房卵球形，长约2.5 mm，花柱棍棒状，基部细而向前方膝曲。蒴果长圆形，长1～1.5 cm，顶端尖。种子多数，卵球形，长1.5 mm，淡棕红色。花期5～6月；果期8～9月。

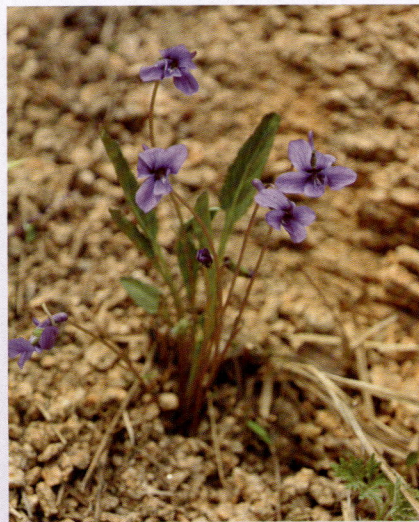

【生　　境】生于向阳山坡草地、林缘、灌丛、路旁、荒地及疏林地，常聚生成片生长。

【分　　布】黑龙江、辽宁、吉林、内蒙古、河北、山西、陕西、山东、台湾、甘肃。朝鲜、日本、俄罗斯远东地区也有分布。

【采集加工】花果期采收全草，除去杂质，洗净，鲜用或晒干。

【性味功能】味苦、辛，性寒。清热解毒、凉血消肿。

【主治用法】治结膜炎、咽炎、黄疸型肝炎、淋巴结核。用量：干品15～25 g，鲜品50～100 g。治疮疡肿毒、毒蛇咬伤，用鲜草捣烂敷患处。

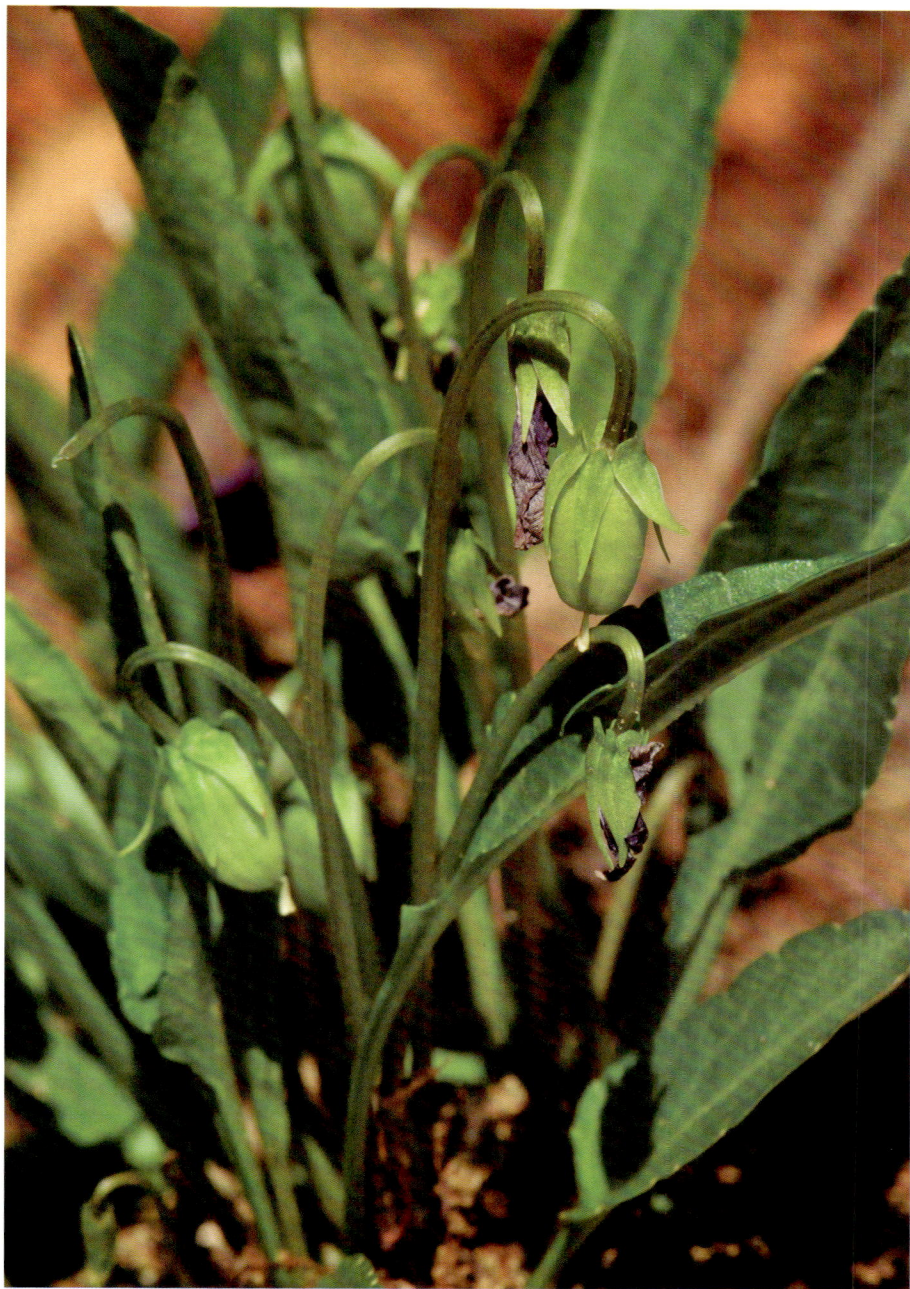

蒙古堇菜

Viola mongolica Franch.

【别　　名】白花堇菜

【基　　原】来源于堇菜科堇菜属蒙古堇菜 **Viola mongolica** Franch. 的全草入药。

【形态特征】多年生草本，无地上茎，高5～9 cm；果期高可达17 cm。根状茎稍粗壮，垂直或斜生。叶数枚，基生；叶片卵状心形、心形或椭圆状心形，长1.5～3 cm，宽1～2 cm；果期叶片较大，长2.5～6 cm，宽2～5 cm，顶端钝或急尖，基部浅心形或心形，边缘具钝锯齿；叶柄具狭翅，长2～7 cm，无毛；托叶1/2与叶柄合生，离生部分狭披针形，边缘疏生细齿。花白色；花梗细，通常高出于叶，近中部有2枚线形小苞片；萼片椭圆状披针形或狭长圆形，顶端钝或尖，基部附属物长2～2.5 mm，末端浅齿裂，具缘毛；侧方花瓣里面近基部稍有须毛，下方花瓣连距长1.5～2 cm，中下部有时具紫色条纹，距管状，长6～7 mm，稍向上弯，末端钝圆；子房无毛，花柱基部稍向前膝曲，向上渐增粗，柱头两侧及后方具较宽的缘边，前方具短喙，喙端具微上向的柱头孔。蒴果卵形，长6～8 mm。花期5～6月；果期6～7月。

【生　　境】生于阔叶林、针叶林林下及林缘及石砾地等处。

【分　　布】黑龙江、辽宁、吉林、内蒙古、河北、甘肃等。

【采集加工】花果期采收全草，除去杂质，洗净，鲜用或晒干。

【性味功能】味苦，性寒。清热解毒、凉血消肿。

【主治用法】治疗疮、痈肿、丹毒、目赤咽肿、喉痹、乳腺炎、腮腺炎、阑尾炎、黄疸型肝炎、肠炎、痢疾、麻疹热毒、结膜炎、前列腺炎、淋巴结结核、化脓性感染、毒蛇咬伤及跌打损伤等。用量：15～50 g。外用适量鲜草捣烂敷患处。阳虚者忌服，阴疽者忌用。

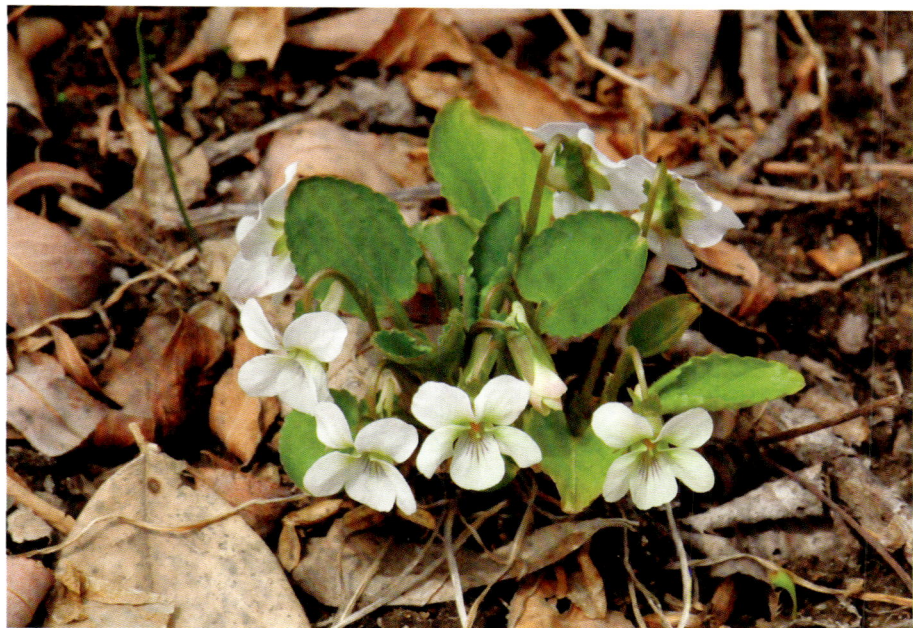

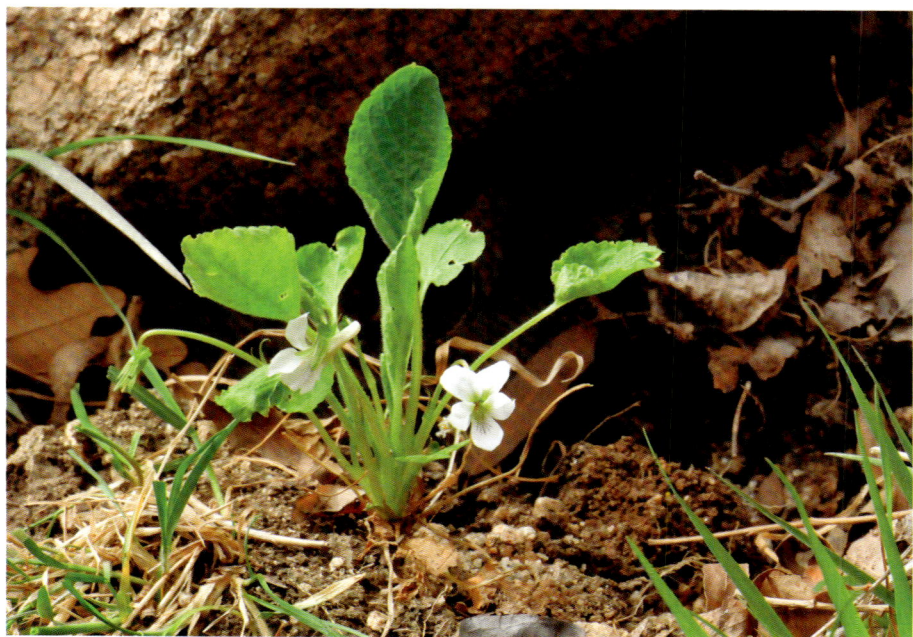

茜堇菜

Viola phalacrocarpa Maxim.

【别　　名】白果堇菜、秃果堇菜

【基　　原】来源于堇菜科堇菜属茜堇菜 **Viola phalacrocarpa** Maxim. 的全草入药。

【形态特征】多年生草本，无地上茎，高6～17 cm，花期较低矮；果期显著增高。根状茎短粗，长3～10 mm；根较粗而长。叶均基生，莲座状，叶片最下方者常呈圆形，其余叶片呈卵形或卵圆形，长1.5～4.5 cm，宽1.2～2.5 cm；果期长6～7 cm，宽5.5～6 cm，顶端钝或稍尖，边缘具低而平的圆齿；叶柄长而细，长4～13 cm；托叶外围者呈膜质，苍白色。花紫红色，有深紫色条纹；花梗细弱，通常超出于叶或与叶近等长，中部以上有2枚线形小苞片；萼片披针形或卵状披针形，连附属物长6～7 mm，上方花瓣倒卵形，下方花瓣连距长1.7～2.2 mm；雄蕊5，药隔顶端附属物长约1.5 mm，花药长约2 mm；子房卵球形，花柱棍棒状，基部膝曲，向上部明显增粗，柱头孔较粗。蒴果椭圆形，长6～8 mm，幼果密被短粗毛，成熟时毛渐变稀疏。种子卵球形，红棕色，长约1.5 mm，直径约1 mm。花期5～6月；果期6～7月。

【生　　境】生于向阳山坡草地、灌丛及林缘等处。

【分　　布】黑龙江、辽宁、吉林、内蒙古、河北、山西、陕西、山东、河南、湖北、湖南、四川、宁夏、甘肃等。朝鲜、日本及俄罗斯远东地区有分布。

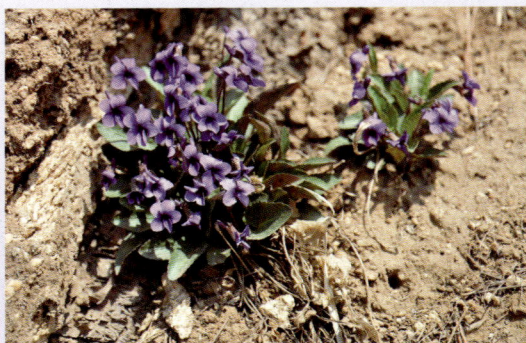

【采集加工】花果期采收全草，除去杂质，洗净，鲜用或晒干。

【性味功能】味苦，性寒。清热解毒、消肿。

【主治用法】治肠炎、痢疾、湿热黄疸、小儿鼻衄、前列腺炎、疔疮痈肿等。用量：15～30 g。外用鲜草捣烂敷患处。

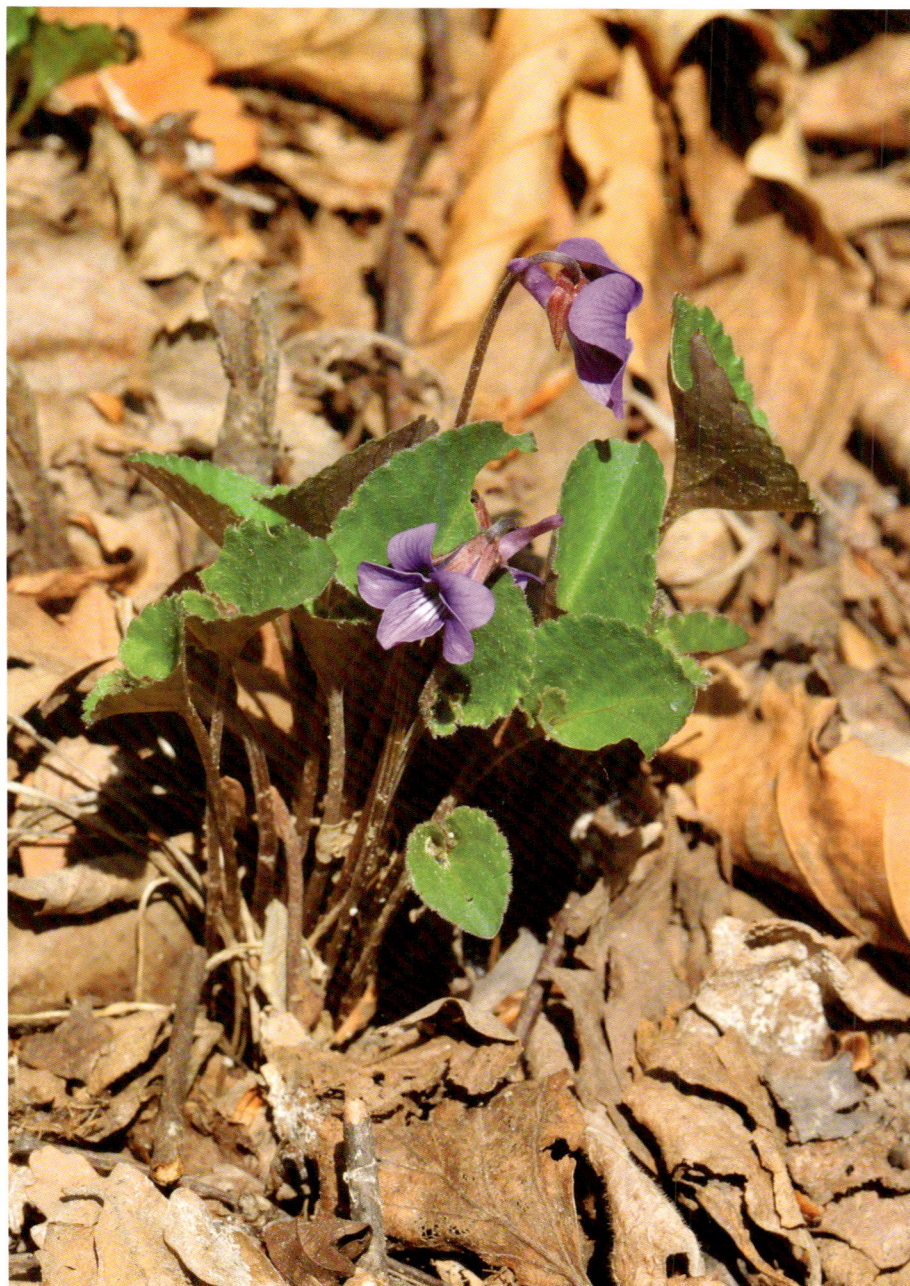

库叶堇菜

Viola sacchalinensis De Boiss.

【基　　原】来源于堇菜科堇菜属库页堇菜 **Viola sacchalinensis** De Boiss. 的全草入药。

【形态特征】多年生草本，开始无地上茎，高2～5 cm，以后逐渐抽出地上茎，高可达二十余厘米。根状茎细，残存褐色鳞片状托叶。叶片心形、卵状心形或肾形，长与宽均为1～2.5 cm，顶端钝圆，基部心形或宽心形，边缘具钝锯齿；叶柄细，下部者长4.5 cm，上部者较短；托叶卵状披针形或狭卵形，长0.8～1 cm，宽2～4 mm，顶端渐尖，基部内侧与叶柄合生，边缘密生流苏状细齿。花淡紫色，生于茎上部叶的叶腋，具长梗；花梗超出叶，长达5.5 cm，中部以上靠近花处有2枚线形苞片；萼片披针形，长约5 mm，顶端渐尖；侧瓣长圆状，下瓣连距长1.3～1.6 cm，距较短，长约3 mm，平伸或稍向上弯；子房无毛，常有腺点，花柱基部稍向前方膝曲，向上渐增粗，呈棍棒状，由顶部至喙端有乳头状附属物；喙呈钩状，喙端具向上倾斜且较大的柱头孔。蒴果椭圆形，顶端尖，无毛。花期6～7月；果期8～9月。

【生　　境】生于山地林下、林缘及高山苔原带上。

【分　　布】黑龙江、吉林、内蒙古。日本、朝鲜及俄罗斯远东地区也有分布。

【采集加工】花果期采收全草，除去杂质，洗净，鲜用或晒干。

【性味功能】味苦，性寒。清热解毒。

【主治用法】治黏膜炎。用量：15～30 g。

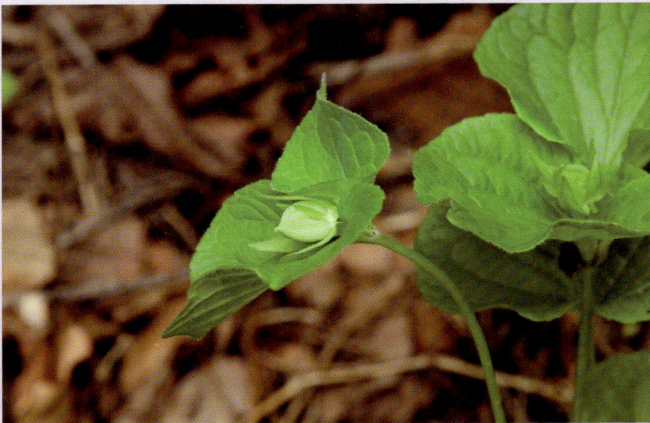

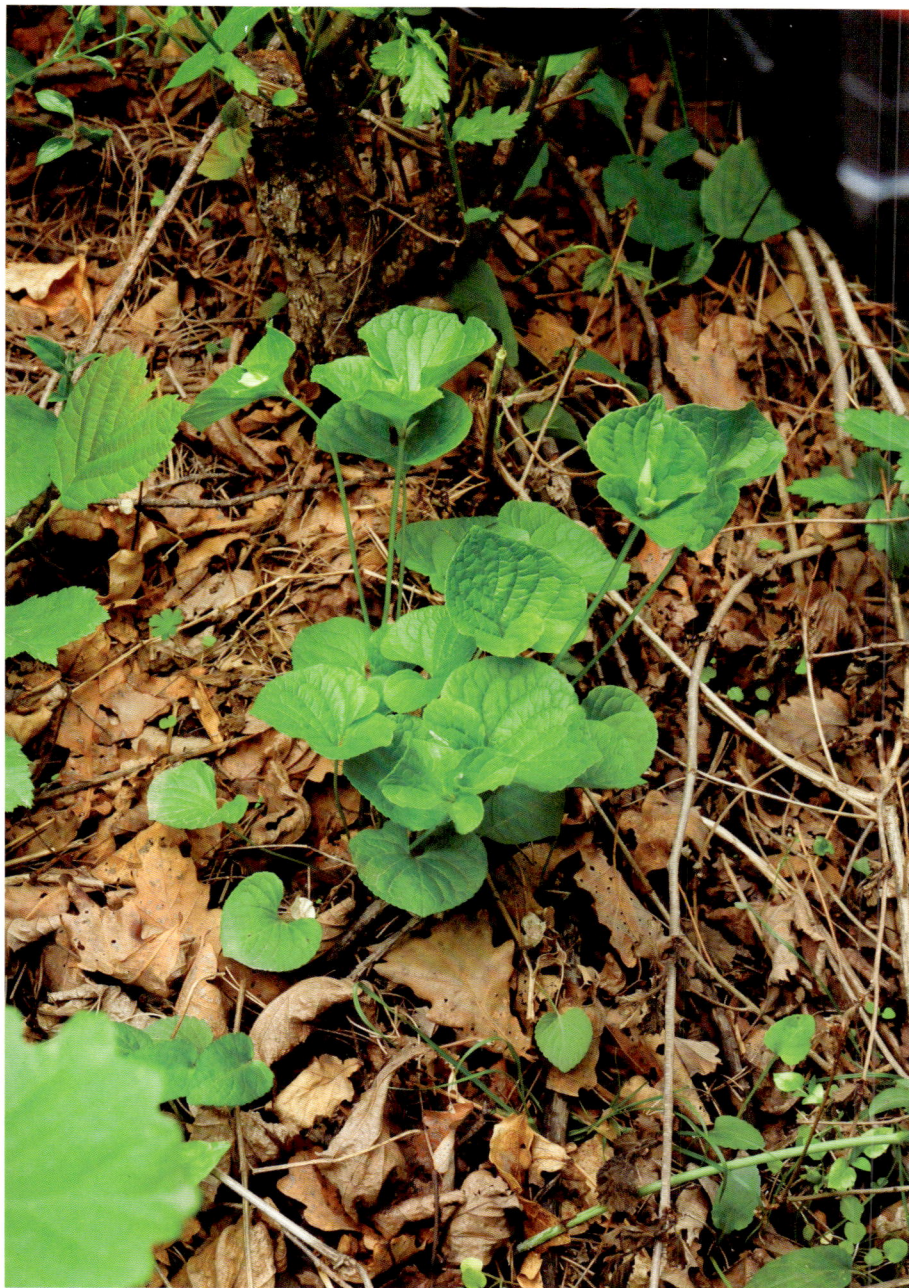

深山堇菜

Viola selkirkii Pursh ex Gold

【别　　名】一口血

【基　　原】来源于堇菜科堇菜属深山堇菜 **Viola selkirkii** Pursh ex Gold 的全草入药。

【形态特征】多年生草本，无地上茎和匍匐枝，高5～16 cm。根状茎细，长1～4 cm。叶基生，通常较多，呈莲座状；叶片薄纸质，心形或卵状心形，长1.5～5 cm，宽1.3～3.5 cm；果期长约6 cm，宽约4 cm，顶端稍急尖或圆钝，基部狭深心形，两侧垂片发达；叶柄长2～7 cm；托叶淡绿色，1/2与叶柄合生。花淡紫色，具长梗；花梗长4～7 cm，通常在中部有2枚小苞片；小苞片线形，长约5～7 mm；萼片卵状披针形，长6～7 mm；花瓣倒卵形，下方花瓣连距长1.5～2 cm。距较粗，长5～7 mm，粗2～3 mm，末端圆，直或稍向上弯；子房无毛，花柱棍棒状，基部稍向前膝曲，上部明显增粗，柱头顶部平坦，两侧具窄缘边，前方具明显短喙，喙端具向上柱头孔。蒴果较小，椭圆形，长6～8 mm，无毛，顶端钝。种子多数，卵球形，长约2 mm，直径约1.1 mm，淡褐色。花期5～6月；果期6～7月。

【生　　境】生于针阔混交林、落叶阔叶林及灌丛下腐殖层较厚的土壤上、溪谷及沟旁阴湿处。

【分　　布】黑龙江、辽宁、吉林、内蒙古、河北、山西、陕西、江苏、安徽、浙江、江西、四川、甘肃等。朝鲜、日本、蒙古、俄罗斯、欧洲其他地区，北美洲也有分布。

【采集加工】花果期采收全草，除去杂质，洗净，鲜用或晒干。

【性味功能】味苦，性寒。清热解毒、消炎、消肿。

【主治用法】治无名肿毒、暑热。用量：15～30 g。外用鲜草捣烂敷患处。

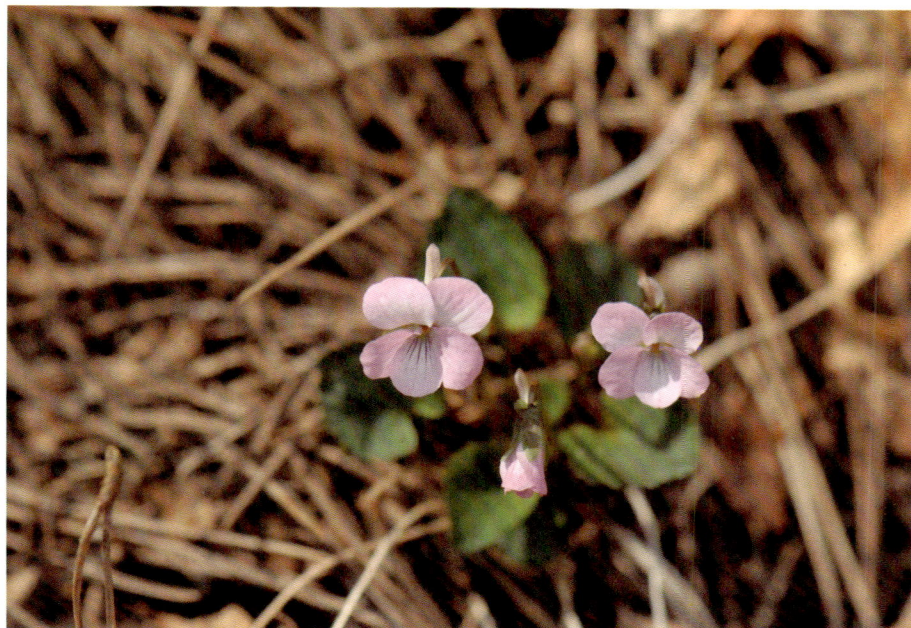

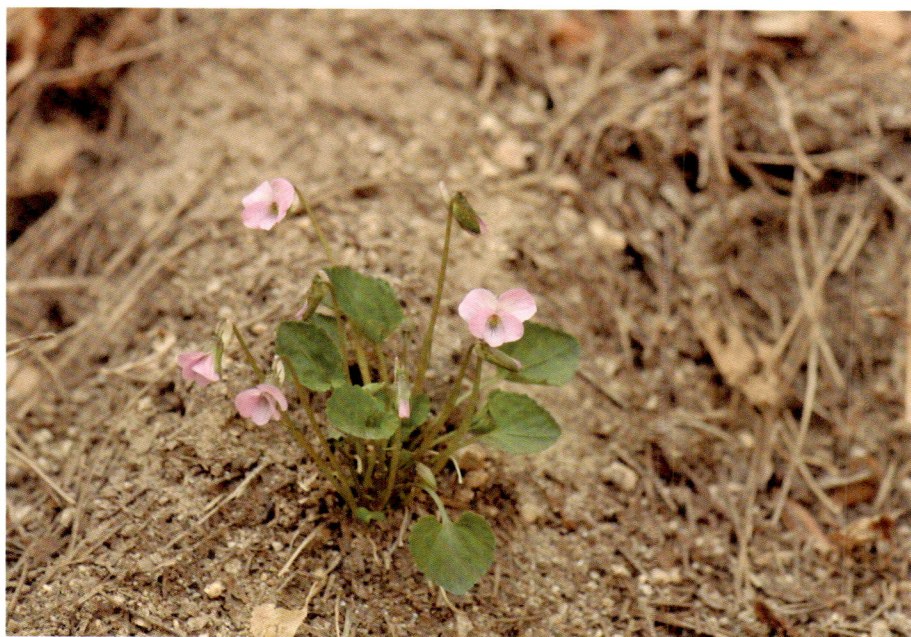

斑叶堇菜

Viola variegata Fisch ex Link

【基　　原】来源于堇菜科堇菜属斑叶堇菜 **Viola variegata** Fisch ex Link 的全草入药。

【形态特征】多年生草本，无地上茎，高3～12 cm。根状茎通常较短而细，长4～15 mm。叶均基生，呈莲座状，叶片圆形或圆卵形，长1.2～5 cm，宽1～4.5 cm，顶端圆形或钝，基部明显呈心形，边缘具平而圆的钝齿，上面暗绿色或绿色，沿叶脉有明显的白色斑纹，下面通常稍带紫红色；叶柄长1～7 cm，上部有极狭的翅或无翅；托叶淡绿色或苍白色，近膜质。花红紫色或暗紫色，下部通常色较淡，长1.2～2.2 cm；花梗长短不等，在中部有2枚线形的小苞片；萼片通常带紫色，长圆状披针形或卵状披针形，长5～6 mm；花瓣倒卵形，长7～14 mm，下方花瓣基部白色并有堇色条纹，连距长1.2～2.2 cm；距筒状，长3～8 mm，粗或较细；子房近球形，花柱棍棒状。蒴果椭圆形，长约7 mm，无毛或疏生短毛；幼果球形，通常被短粗毛。种子淡褐色，小形，长约1.5 mm，附属物短。花期5～6月；果期6～7月。

【生　　境】生于草地、撂荒地、山坡石质地、路旁多石地、灌丛间及林下或阴坡岩石上。

【分　　布】黑龙江、辽宁、吉林、内蒙古、河北、山西、安徽、陕西、甘肃等。朝鲜、日本、俄罗斯远东地区也有分布。

【采集加工】花果期采收全草，除去杂质，洗净，鲜用或晒干。

【性味功能】味甘，性凉。清热解毒、凉血、止血、除脓消炎。

【主治用法】治创伤出血。用量：15～30 g。外用鲜品适量捣烂敷患处。

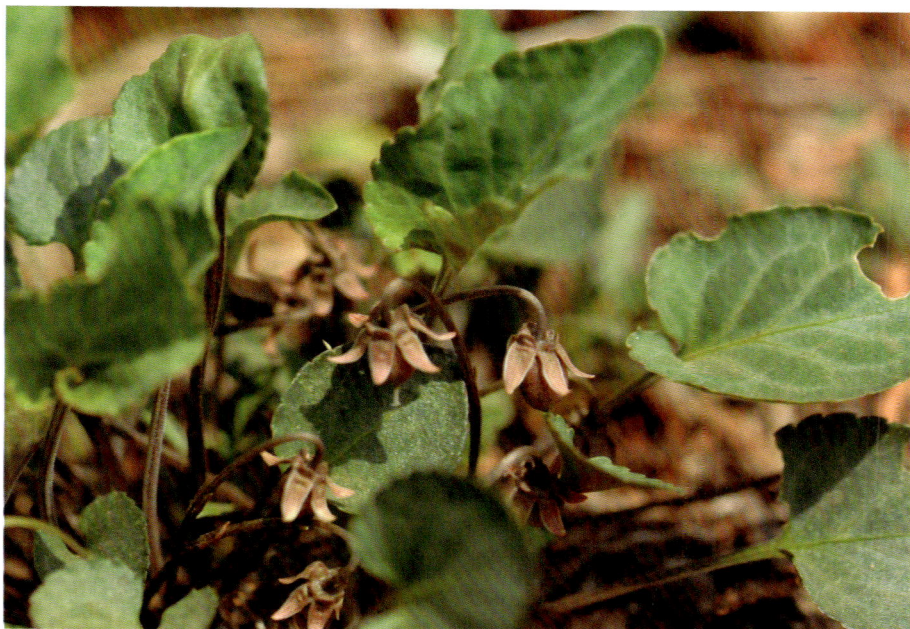

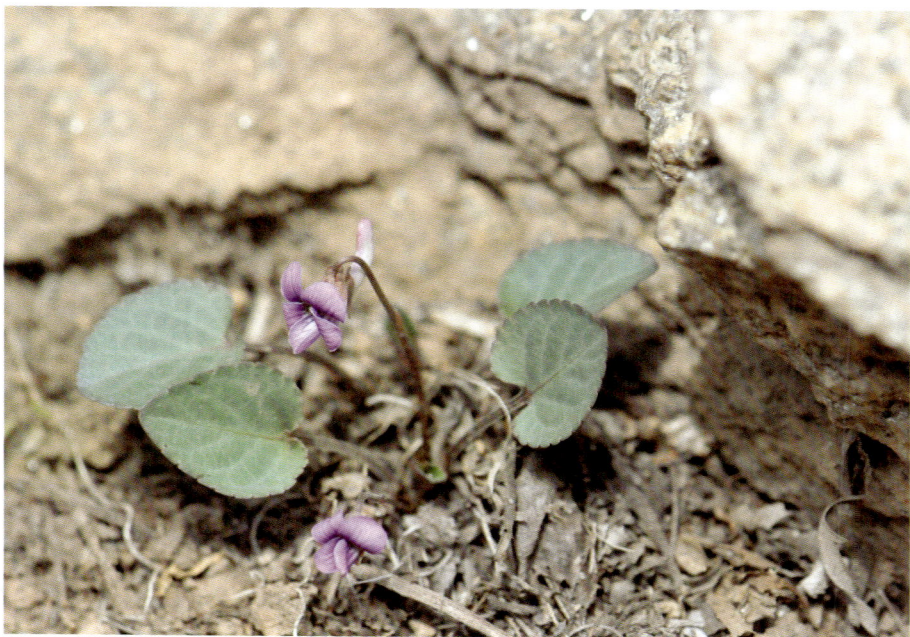

白锦带花

Weigela florida (Bunge) A. DC. f. **alba** (Nakai) C. F. Fang

【别　　名】连萼锦带花

【基　　原】来源于忍冬科锦带花属白锦带花 **Weigela florida** (Bunge) A. DC. f. **alba** (Nakai) C. F. Fang的花入药。

【形态特征】落叶灌木，高达1～3 m；幼枝稍四方形，有2列短柔毛；树皮灰色。芽顶端尖，具3～4对鳞片，常光滑。叶矩圆形、椭圆形至倒卵状椭圆形，长5～10 cm，顶端渐尖，基部阔楔形至圆形，边缘有锯齿，上面疏生短柔毛，脉上毛较密，下面密生短柔毛或茸毛，具短柄至无柄。花单生或成聚伞花序生于侧生短枝的叶腋或枝顶；萼筒长圆柱形，疏被柔毛，萼齿长约1 cm，不等，深达萼檐中部；花冠片白色，长3～4 cm，直径2 cm，外面疏生短柔毛，裂片不整齐，开展；花丝短于花冠，花药黄色；子房上部的腺体黄绿色，花柱细长，柱头2裂。果实长1.5～2.5 cm，顶有短柄状喙，疏生柔毛；种子无翅。花期5～6月；果期7～8月。

【生　　境】生于山地灌丛中或石砬子上。

【分　　布】吉林、辽宁、内蒙古、河北、河南、山东、江苏、山西、陕西等。

【采集加工】春末夏初采摘花，除去杂质，洗净，晒干。

【性味功能】味苦，性凉。活血止痛。

【主治用法】治风湿性关节炎。用量：10～15 g。

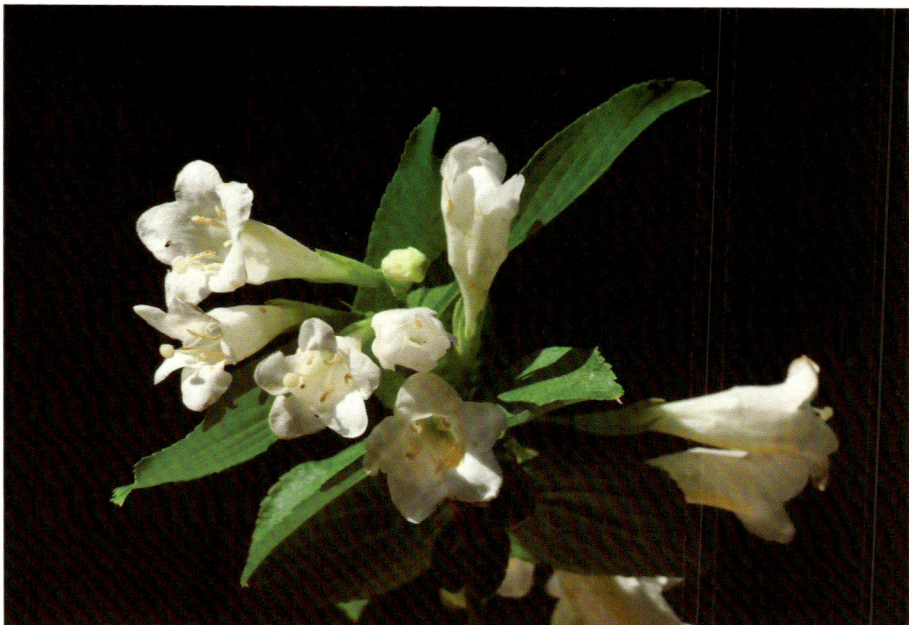

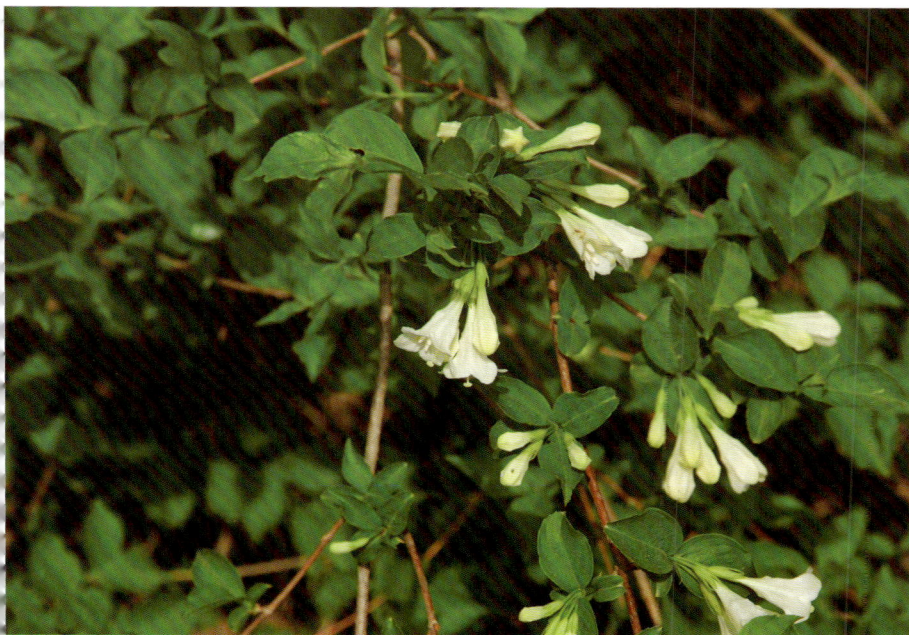

蒙古苍耳

Xanthium mongolicum Kitag

【别　　名】老苍子、胡苍子、苍子、老苍子草

【基　　原】来源于菊科苍耳属蒙古苍耳**Xanthium mongolicum** Kitag 的果实入药。

【形态特征】一年生草本，高达1m以上。根粗壮，纺锤状，具多数纤维状根。茎直立，坚硬，圆柱形，分枝，有纵沟，被短糙伏毛。叶互生，具长柄，宽卵状三角形或心形，长5～9cm，宽4～8cm，3～5浅裂，顶端钝或尖，基部心形，与叶柄连接处成相等的楔形，边缘有不规则的粗锯齿，具三基出脉，叶脉两面微凸，密被糙伏毛，侧脉弧形而直达叶缘，上面绿色，下面苍白色，叶柄长4～9cm。具瘦果的总苞成熟时变坚硬，椭圆形，绿色，或黄褐色，连喙长18～20mm，宽8～10mm，两端稍缩小成宽楔形，顶端具1或2个锥状的喙，喙直而粗，锐尖，外面具较疏的总苞刺，刺长2～5.5mm(通常5mm)，直立，向上部渐狭，基部增粗，径约1mm，顶端具细倒钩，中部以下被柔毛，上端无毛。瘦果2个，倒卵形。花期7～8月；果期8～9月。

【生　　境】生于干旱山坡及砂质荒地等处。

【分　　布】黑龙江、吉林、辽宁、内蒙古、河北。

【采集加工】秋季采摘果实，除去杂质，生用或炒黄用。

【性味功能】味辛，性温。有小毒。散风通窍、透疹止痒。

【主治用法】治鼻渊、头痛、外感风寒、麻疹、鼻窦炎、风湿痹痛、皮肤湿疹、瘙痒等。用量：6～9g。外用适量熬水洗患处。

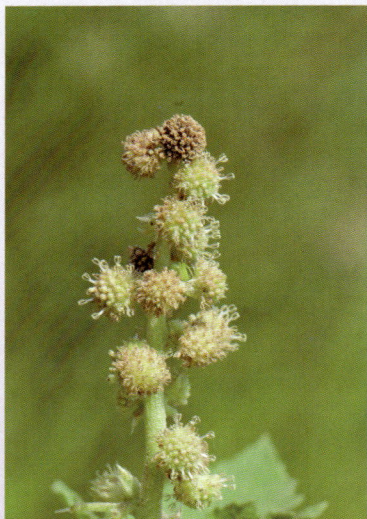

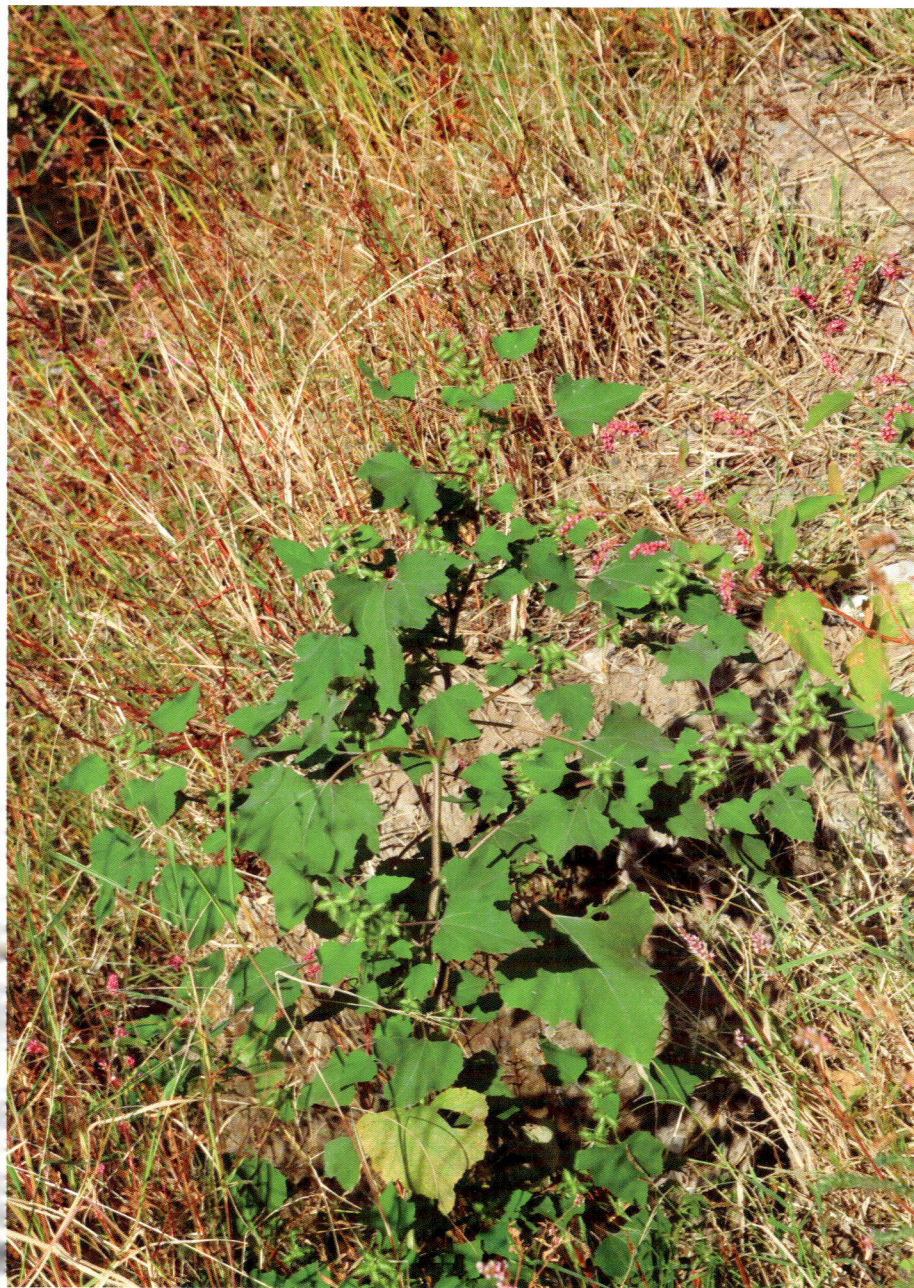

参考文献

［1］江苏新医学院. 中药大词典. 上海：上海科学技术出版社，1997.

［2］朱有昌. 东北药用植物. 哈尔滨：黑龙江科学技术出版社，1989.

［3］严仲铠，李万林. 中国长白山药用植物彩色图志. 北京：人民卫生出版社，1997.

［4］中国药材公司. 中国中药资源志要. 北京：科学出版社，1994.

［5］江纪武. 药用植物辞典. 天津：天津科学技术出版社，2005.

拉丁名索引

400

中文名索引

404